Screening Clinical Features

임상도수기능검진

| 정호발 지음 |

군자출판사

임상도수기능검진

첫째판 1쇄 인쇄 | 2011년 10월 20일
첫째판 1쇄 발행 | 2011년 10월 31일

지 은 이 정호발
발 행 인 장주연
편집디자인 김희진
표지 · 편집 김희진
발 행 처 군자출판사
등 록 제 4-139호(1991. 6. 24)

본 사 (110-717) 서울특별시 종로구 인의동 112-1 동원회관 BD 6층
Tel. (02) 762-9194/5 Fax. (02) 764-0209
대구지점 Tel. (053) 428-2748 Fax. (053) 428-2749
광주지점 Tel. (062) 228-0252 Fax. (062) 228-0251
부산지점 Tel. (051) 893-8989 Fax. (051) 893-8986

www.koonja.co.kr

* 파본은 교환하여 드립니다.
* 검인은 저자와의 합의 하에 생략합니다.

ISBN 978-89-6278-501-2

정가 38,000원

저자약력

학력사항

신구대학 물리치료과 전문학사
용인대학교 물리치료학과 이학사
용인대학교 보건복지대학원 물리치료학 전공 이학석사
성균관대학교 대학원 스포츠과학부 생체역학 전공 체육학박사

경력사항

(전)인하대학교 인하병원 물리치료실 책임기사
(전)을지대학교 물리치료학과 외래교수
(전)경복대학 작업치료과 외래교수
(전)여주대학 물리치료과 외래교수
(전)용인대학교 물리치료학과 외래교수
(전)광주보건대학 물리치료과 교수
한림대학교 대학원 외래교수
백석대학교 보건학부 교수

자격사항

OMT K-E Concept Instructor
물리치료사
의지보조기기사
인간공학기사
생활체육 1급지도자(운동처방)
생활체육 3급지도자(보디빌딩)

저서

임상생체역학(군자출판사)

머리말

먼저 정형도수치료 분야에서 검진과 치료를 위해선 환자의 이완이 선행되어야만 한다. 만약 환자가 이완을 하지 못할 경우 수동적으로 이루어지는 기능검진, 관절 가동술(mobilization)과 교정운동(manipulation)은 금기증이 되며, 신장(stretching)기법도 그 효과가 반감될 수 있다. 이런 측면에서 볼 때, 치료사의 손은 환자의 피부와 같은 재질과 온도를 갖고 있기 때문에 거부감 없이 환자에게 접근하여 환자의 이완을 유도하는데 있어 가장 효과적인 도구라고 할 수 있다.

우리 인체에는 206개의 뼈가 있고 이 뼈들은 서로 연결되어 약 182개의 관절을 형성하게 된다. 모양 변형이 가능한 치료사의 손은 이렇게 형성된 다양한 관절형태를 가장 적절하게 형상화 하여 최적의 고정을 통한 검진과 치료를 실행할 수다는 이점을 가지고 있기 때문에 그 어떤 인위적인 도구를 만든다고 하여도 즉각적이고 효과적인 이런 손의 특성을 대신할 수는 없다. 또한 효과적이고 적절할 치료를 위해서는 반드시 검진과 치료가 병행되어야만 하며 이런 기능적인 측면에서 치료사의 손은 매우 효과적이다. 즉, 치료실행이 효과가 있는지 없는지 또는 오류가 있지는 않는지 등에 대한 반응을 즉각적으로 확인할 수 있다는 장점이 있다. 이렇게 치료사의 손은 거부감 없이 환자에게 접근할 수 있고, 다양한 모양 변환이 가능하며, 진단과 치료를 병행할 수 있기 때문에 치료사의 손에 의해 이루어지는 도수치료는 감히 "물리치료의 꽃"이라고 해도 과언이 아니라는 생각이 든다. 이런 도수치료의 학문적인 발전과 임상적인 실행의 확산을 위해 이 책이 조금이나마 기여하기를 기원하며 머리말을 마무리 한다.

끝으로 한없는 신뢰와 아낌없는 지지로 항상 격려해 주시며 물리치료사로서 나의 삶에 큰 힘이 되어 주신 백인협선생님께 감사드린다.

본 교제의 내용은 저자 본인이 OMT Kaltenborn-Evjenth Concept® 연수과정에서 연수를 받으면서 습득한 내용과 강사로서 강의하면서 정리한 내용들을 종합하여 학교 교육과 임상 연수를 위하여 편찬한 것임을 미리 밝혀두는 바이다.

2011년 10월

정호발

목차

CHAPTER 1

기능검진의 역사적 배경

1. 긴 지렛대 Long lever

1) Hippocrates

손으로 행해지는 도수치료(manual therapy)는 기원전 Hippocrates(460~377 BC)시대부터 시행되어 현재에 까지 이르고 있다. 의학의 아버지라고 불리는 Hippocrates는 그가 저술한 책을 통하여 관절(articulation)의 개념에 대하여 처음으로 언급하였으며, 치료기법으로 오늘날 우리가 사용 하고 있는 것과 비슷한 견인(traction)과 가동운동(mobilization)을 이용하였다.

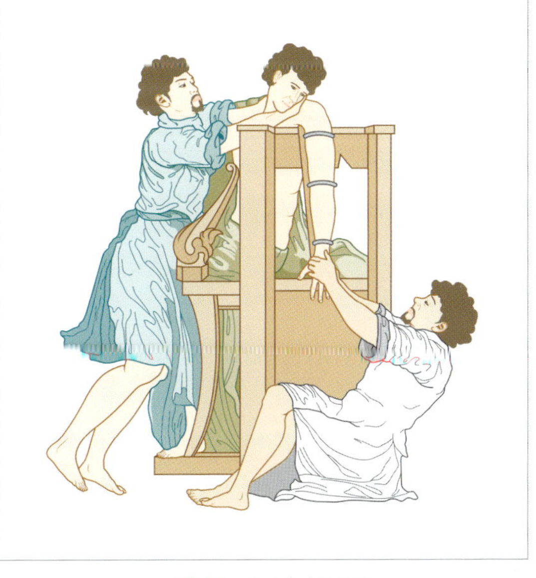

그림 1-1 기원전 가동운동

2) Galen

고대 그리스 의사인 Galen(129-200 AC)은 Hippocrates가 사용했던 견인과 가동운동을 치료에 이용하였으며, 정형도수치료(orthopedic manual therapy)를 실시할 때 열(heat)을 함께 사용하면 더 효과적이라고 주장하였다. 가동운동을 실시할 때 오늘날의 마사지(massage)에 해당하는 문지르는 치료법(rubbing)을 함께 사용하기도 하였다. 그리고 관절의 상태를 느슨함(loose)과 강직(stiff)이라는 용어를 사용하여 표현 하였는데, 느슨함과 강직이라는 용어는 오늘날에도 그대로 사용되고 있다.

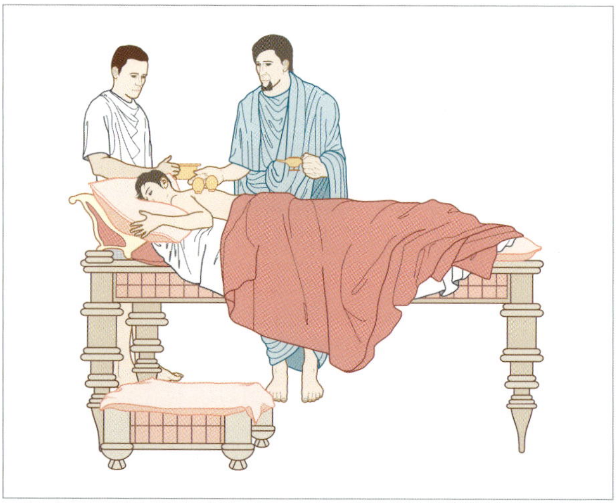

그림 1-2 고대 도수치료

근대에 이르러 지난 50년 동안 도수치료의 기술은 지속적으로 변천되어 왔다. 전통적인 교정운동(manipulation)에서는 능동움직임에 연이은 수동움직임으로 긴 지렛대를 이용하는 회선 움직임이 사용되었다. 그런데 이런 움직임은 관절 내 압박을 유발시켜 관절 내 손상을 가져 올 수 있다.

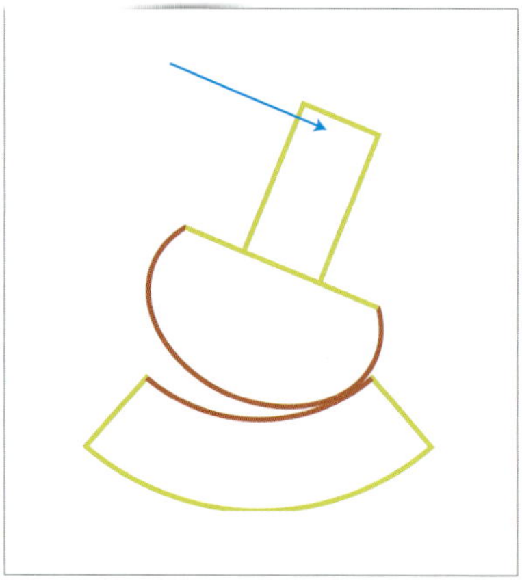

그림 1-3 긴 지렛대

2. 짧은 지렛대 Short lever

1) James Mennel

근대정형도수치료에 창시자라고 할 수 있는 영국의 의사 Dr. James Mennel은 긴 지레를 이용한 관절가동범위(rang of motion)증가 운동은 가까워지는쪽 관절면에는 압박을 유발시킬 수 있는 반면 멀어지는쪽 관절주머니나 인대는 과도하게 신장될 수 있기 때문에 짧은 지렛대를 이용하여 관절면과 평행을 이루는 만곡성 미끄러트림(gliding) 운동을 해야 한다고 주장하였다. 이런 짧은 지렛대 움직임은 James Mennel의 후계자인 James Cyriax의 검진과 치료 기술에 사용되었으며, 1952년 노르웨이 도수치료사들에게 승계되었다. 설령 이런 짧은 지렛대 움직임이라고 할지라도 관절 내 활주(sliding)에 장애가 있을 경우 관절면에 발생하는 압박을 피할 순 없다.

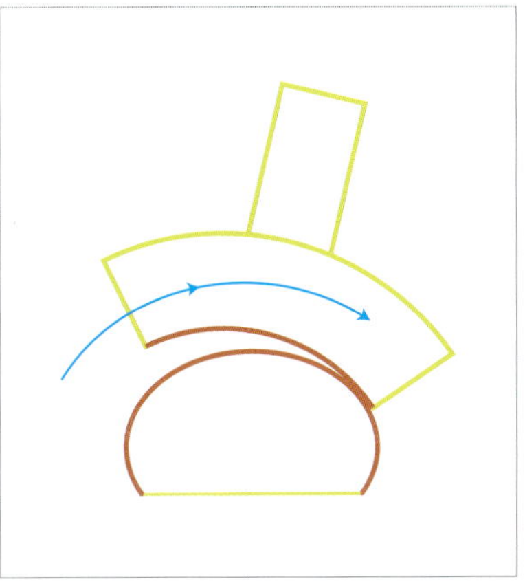

그림 1-4 짧은 지렛대

(1) 운동의 분류

James Mennel은 근대 정형도수치료의 원저라 할 수 있는 The Science and Art of Joint Manipulation VOL. I-The Extremities(J.& A. Churchill Ltd. 1949)와 VOL. II-The Spinal Column(J.& A. Churchill Ltd. 1952)을 저술하였고, 치료적운동(exercise)을 세분화 하여 아래와 같이 기술하였다. 여기에선 수동운동(passive exercise)을 생리학적운동(physiologic movement)과 부속운동(accessory movement)으로 분류하였는데, 이런 움직임들을 회선 움직임(rotational movement)과 직선 움직임(translational movement)을 포함하고 있어 기능검진의 주요 검진동작에 기준이 되며, 특히 관절내에서 일어나는 움직임들을 관절내 움직임(joint play)라는 용어를 써서 최초로 언급하였다.

능동운동의 등장성운동(isotonic movement)은 임상 기능검진에서 환자 스스로가 수행하는 능동회선검사(active rotation test)에 활용되며, 등척성운동(isometric movement)은 저항검진(resistive test)에 이용된다. 저항검진은 검사자의 저항과 환자의 저항이 같아서 움직임이 없는 것으로 정적인 등장성 수축으로도 볼 수 있다.

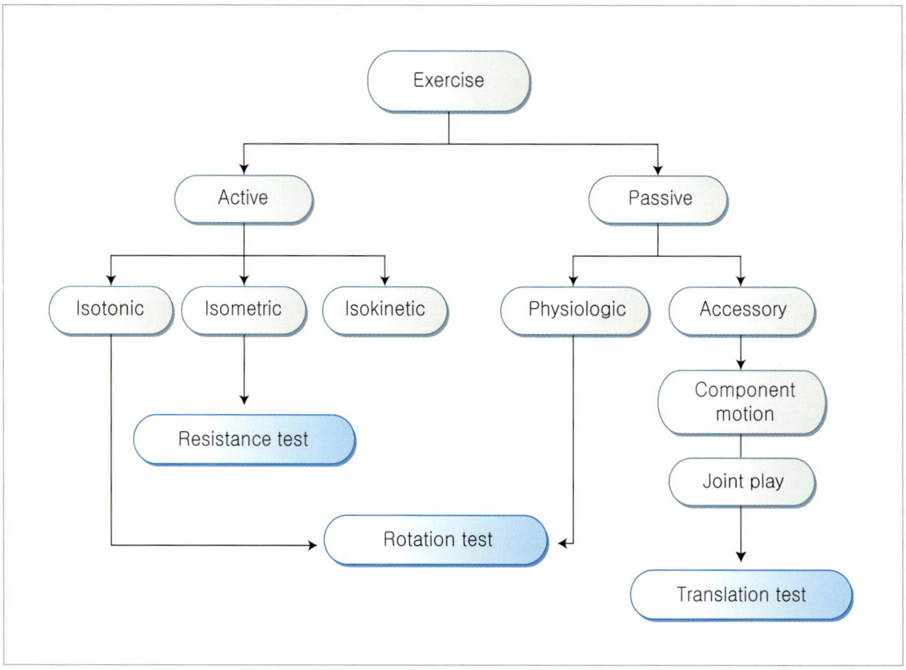

그림 1-5 운동의 분류

수동운동에서 생리학적운동은 환자가 수의적으로 수행할 수 있는 회선 움직임으로, 굽힘(flextion), 폄(extension), 벌림(abduction), 모음(adduction) 및 돌림(rotation)과 같은 관절운동으로 뼈의 움직임을 기술하는 뼈운동형상학(osteokinematics)로 설명할 수 있다. 이것은 임상 기능검진에서 능동부가검사(active more test)와 수동회선검사(passive rotation test)에 이용된다.

부속운동은 관절과 주위 조직 내에서 일어나는 움직임으로 정상 관절가동범위의 필수 조건이지만, 환자에 의해 능동적으로 수행할 수 없는 운동이다. 부속운동에는 "구성 움직임(component motion)" 과 "관절내 움직임(joint play)" 이 있다.

구성 움직임은 능동운동에 수반하는 움직임이지만, 수의적으로 조절할 수 있는 움직임은 아니다. 이 용어는 종종 부속운동과 같은 의미로 사용되기도 한다. 그 예로서 어깨관절을 벌릴 때 동시에 일어나는 어깨뼈의 위쪽회전이나, 빗장뼈의 축돌림과 같은 움직임과 발목관절 운동과 함께 일어나는 종아리뼈머리의 움직임이 구성 움직임에 포함된다.

관절내 움직임은 관절면 사이에서 일어나는 움직임을 포함할 뿐만 아니라, 뼈의 움직임을 허용하는 관절주머니의 확장성이나 기여도와도 밀접한 관계를 가지고 있다. 관절내 움직임은 관절가동범위를 통해 정상적인 관절기능을 수행하는데 꼭 필요한 움직임이고, 수동적으로는 가능하지만 환자에 의지에 의해 능동적으로 수행할 수 있는 움직임을 역시 아니다. 관절내 움직임에 속하는 운동으로는 관절면의 신연(distraction), 활주(slide), 압박(compression), 구르기(roll) 및 스핀(spin) 등이 있다. 이런 관절 내 움직임들은 관절운동형상학(arthrokinematics)으로 묘사될 수 있다.

뼈운동형상학은 뼈의 움직임을 전통적인 세 개의 면과 축. 즉, 관상면, 시상면, 수평면과 수직축, 시상축 그리고 관상축과 관련지어 기술하는 운동형상학의 한 분야이다. 일반적으로 굽힘, 폄, 벌림, 모음, 및 돌림 동작들이 여기에 포함되고, 특히 뼈 지렛대가 역학적인 축을 중심으로 움직일 때 이 운동을 스윙(swing)이라 한다.

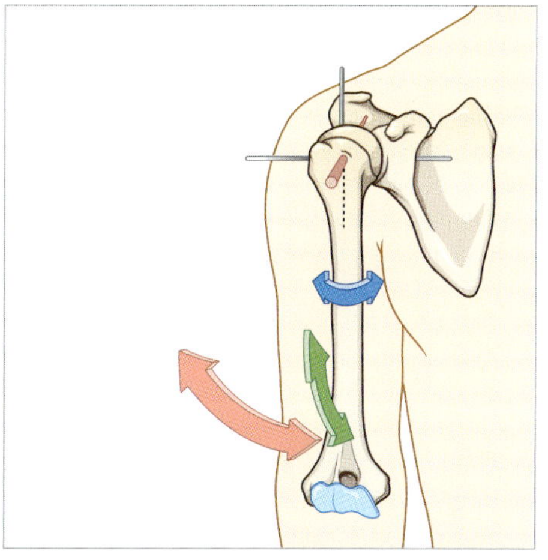

그림 1-6 회선 움직임

(2) 관절 내 움직임

관절운동형상학은 관절 하는 두 뼈의 관절면 사이에서 일어나는 움직임을 묘사하는 운동형상학의 한 분야이다. 관절 내에서 일어나는 관절면 운동은 구르기(roll), 활주(slide) 및 스핀(spin)이 복합적으로 일어난다.

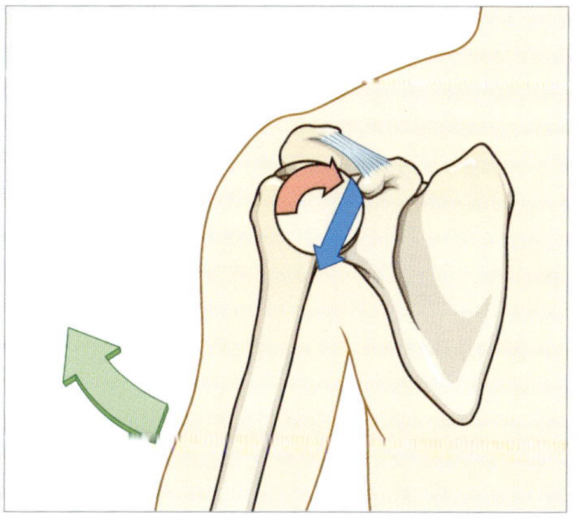

그림 1-7 관절 내 움직임

① **구르기**

ⓐ 관절면의 적합성이 부족할 때 일어나는 움직임이다.

ⓑ 한 관절면의 새로운 지점이 상대되는 관절면의 새로운 지점과 만나는 1:1 대응 형태의 움직임이다.

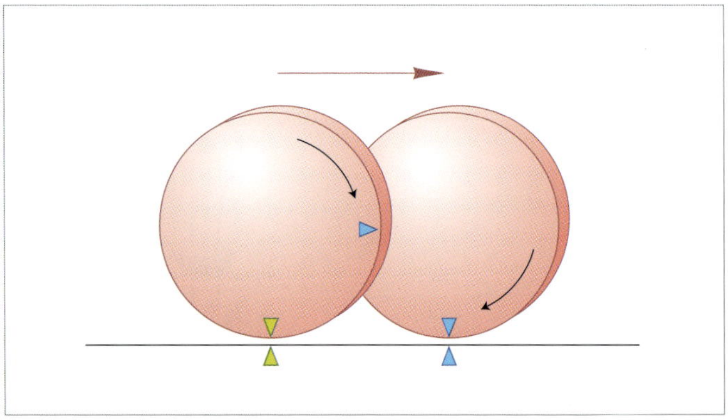

그림 1-8 구르기

ⓒ 구르기는 뼈의 각운동(스윙)을 유발한다.

ⓓ 구르기는 움직이는 뼈의 관절면의 모양과 상관없이, 각운동이 일어나는 방향과 항상 같은 방향으로 일어나다.

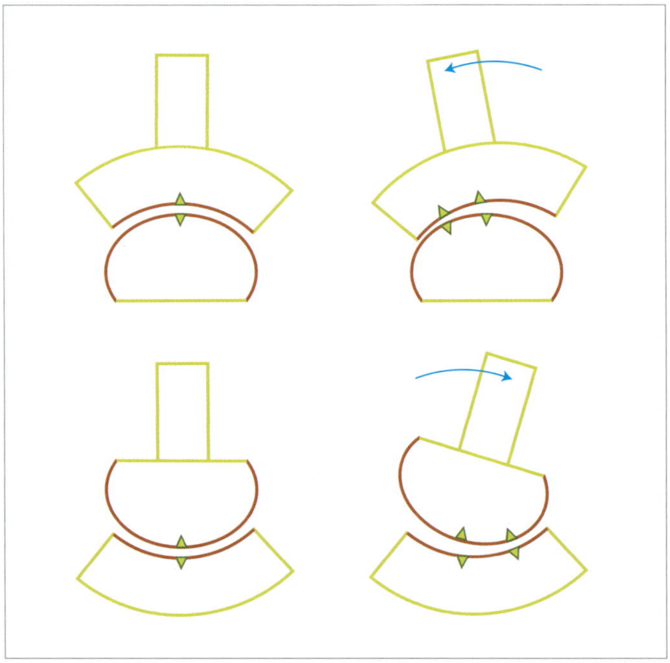

그림 1-9 구르기의 특성

ⓔ 구르기만 단독으로 일어난 경우 각운동이 진행되는 쪽 관절면에서는 압박이 일어나고, 반대쪽 관절면에서는 과도한 분리가 일어나게 된다.

ⓕ 관절이 정상적인 기능을 하고 있을 때는 순수한 구르기만 단독적으로 일어날 수 없고, 활주나 스핀과 함께 일어난다.

② **활주**

ⓐ 순수한 활주는 관절 하는 두면의 일치성이 완전해야 가능하다.

ⓑ 한 관절면의 한 지점이 상대되는 관절면의 다른 새로운 지점과 만나는 형태의 움직임이다.

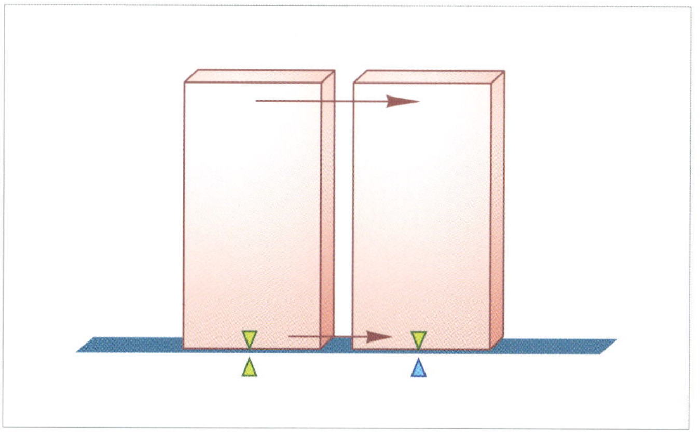

그림 1-10 활주

ⓒ 순수한 활주만이 관절내에서 일어날 수는 없다. 이유는 관절면들이 서로 완벽하게 일치할 수 없기 때문이다.

ⓓ 활주하는 방향은 움직이는 뼈의 관절면이 오목(concave)인지 또는 볼록(convex)인지에 따라 다르게 나타닌다. 민약 움직이는 뼈의 관절면이 볼록이면, 활주는 뼈의 각운동 방향과 반대 방향으로 일어나고, 움직이는 뼈의 관절면이 오목이면, 활주는 뼈의 각운동이 일어나는 방향과 같은 방향으로 일어난다.

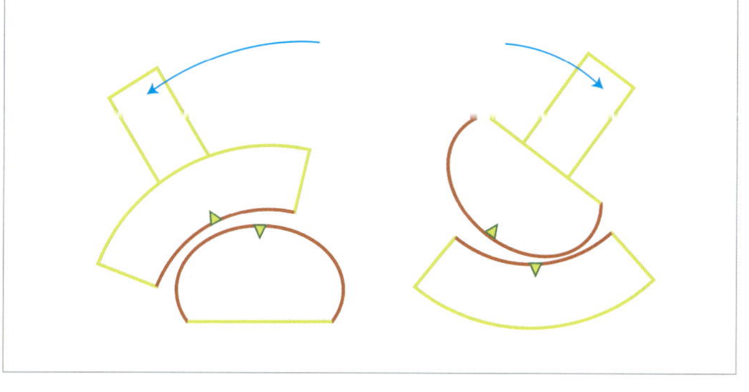

그림 1-11 활주의 특성

(3) 스핀

① 고정된 역학적 축을 중심으로 분절의 회전이 일어나는 움직임이다.

② 뼈가 스핀 할 때 움직이는 뼈의 특정 지점은 상대되는 관절면에 원호나 원을 그리게 된다.

③ 스핀은 독립적으로 일어나지 않고, 구르기나 활주와 함께 일어난다.

④ 신체 관절에서 일어나는 세 가지 스핀은 어깨관절(shoulder joint)과 엉덩관절(hip joint)의 굽힘·폄 시 일어나고, 엎침·뒤침 시 위팔노관절(humeroradial joint)에서 일어난다.

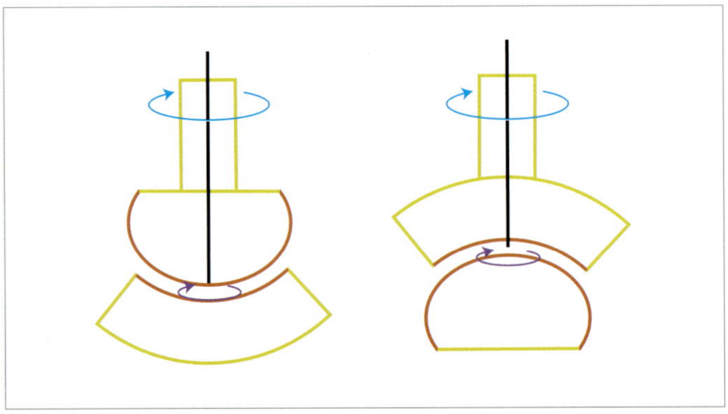

그림 1-12 스핀

2) James Cyriax

Dr. James Cyriax는 Dr. James Mennel의 후계자이자 영국의 유명한 정형외과 의사로 요통을 개선하기 위해서 견인과 교정운동 사용을 권장하였고, 의학적 지식과 임상적인 경험이 풍부한 물리치료사들이 교정운동을 하기에 적합하다고 주장하였다. 또한 검진 목적을 위하여 해부학적 구조를 수축성(contractile)과 비수축성(non-contractile) 구조로 분리하였으며, 수축성 요소에는 근육과 힘줄 그리고 힘줄의 부착부가 포함되며, 비수축성 요소로는 그 외의 모든 구조들 즉, 뼈, 관질주머니, 인대, 윤활주머니, 뼈막, 경질막 그리고 신경구조 등이 여기에 포함된다.

(1) 수축성 구조 생리 역학

① **근육**

근육(muscle)은 흥분성 물렁조직으로 근육수축에 의해서 유용한 작업들을 수행 할 수 있다. 근육수축은 힘을 뼈에 적용함으로써 관절 운동을 발생시킨다. 통합적으로 볼 때, 근육은 인체에서 가장 많은 조직으로 체중의 40~45%를 차지하며, 근육은 결합조직에 의해 지지되는 섬유와 혈관 그리고 신경이 풍부한 섬유성분으로 구성되어 있다. 근육에는 뼈대근육, 심장근육 및 민무늬근육 3가지 종류가 있다.

뼈대근육은 지방이 없는 단백질로 구성되어 있으며, 특유의 줄무늬는 액틴과 마이오신 필라멘트에 의해 규칙적으로 형성되는데, 섬유의 길이에 수직으로 되어 있어 "가로무늬"이라고 하고, 가로무늬의 폭은 약 0.001mm이다.

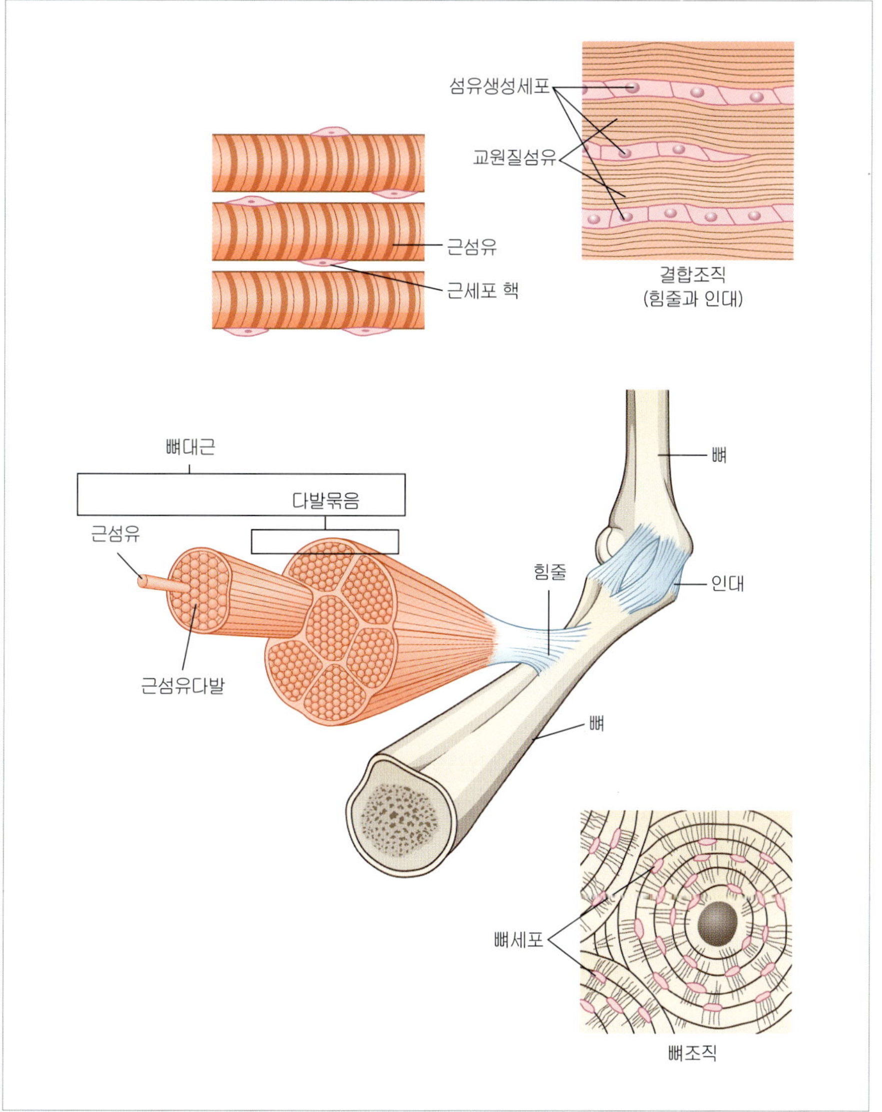

그림 1-13 수축성·비수축성 구조

근육은 중요한 역학적 특성을 갖고 있는데, 능동적인 장력-길이 양상과 수동적인 신장 특성이 그것이다. 근육의 최대 장력은 안정길이(resting length) 주변영역에서 발생한다. 근육의 길이가 안정길이 대비 85%로 단축되었을 때는, 그 근육 최대 힘의 50% 정도만 발휘되게 된다.

근육의 힘은 길이와 수축 속도에 의해 좌·우 되게 되는데, 힘, 길이 및 수축 속도는 서로 상관관계가 있으며, 구심수축(concentric contraction)의 경우 빠른 수축 속도에서 적은 힘이 발생하고, 큰 힘은 느린 수축 속도에서 발생되게 된다. 반면 원심 수축의 경우 근육수축의 특성상 속도가 빨라질수록 큰 힘이 발휘되어야만 한다.

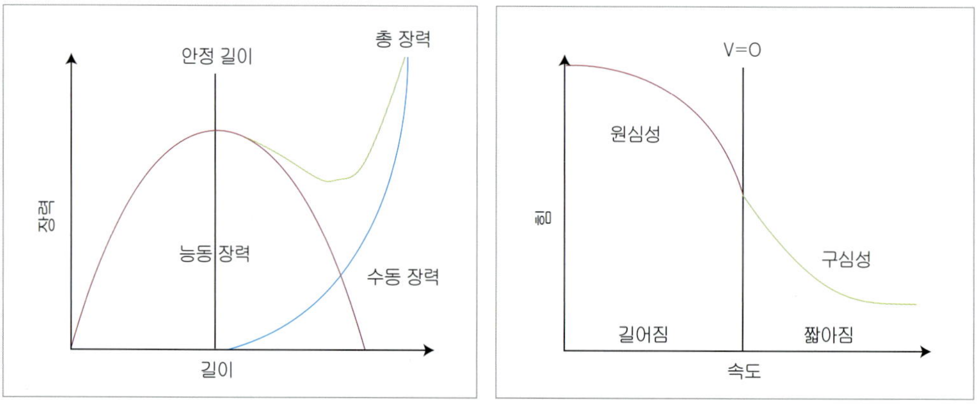

그림 1-14 근의 역학적 특성

② **힘줄**

힘줄(tendon)은 근육에 붙어 있는 물렁조직으로써 강한 섬유다발로 되어 있으며, 뼈에 힘을 전달하는 기능을 한다. 다른 조직과 마찬가지로, 힘줄의 강도와 다른 역학적 특성들은 교원질섬유(collagen fiber)의 비율과 방향에 의해 결정된다. 약 75% 아교질섬유가 힘줄의 종축 방향으로 배열되어있다. 힘줄은 비등방성으로 섬유축과 평행한 방향에서 가장 큰 강도를 가진다. 그리고 혈관이 힘줄에 분포되어 있기 때문에 손상 이후에 치유가 가능하다.

실험에 의하면 성인의 힘줄은 굽힘근에 비해 폄근에서 최종 장력강도가 증가되었지만, 팔와 다리에 대해서는 차이가 거의 없었다. 모든 근골격계 조직과 마찬가지로, 힘줄의 강도도 연령의 증가에 따라 감소했다. 80세의 강도는 30세의 80% 밖에 안 된다.

(2) 비수축성 구조 생리 역학

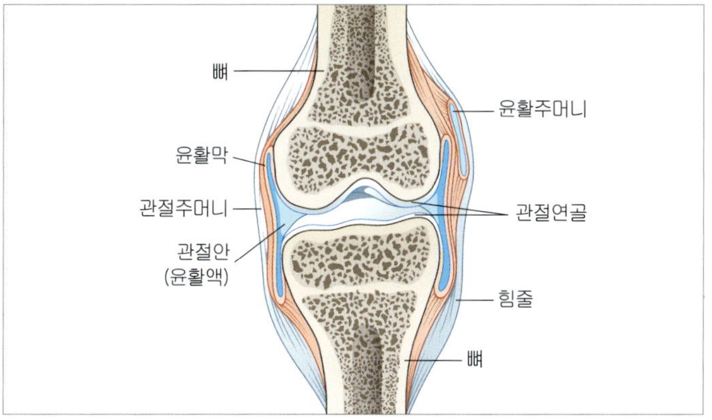

그림 1-15 윤활관절

① **연골**

연골(cartilage)은 교원질섬유 함유 비율이 높은 특수화된 결합조직으로써, 무기질을 거의 함유하지 않고 있다. 초기 태아의 골격은 대부분이 연골성이지만, 결국에는 대부분이 뼈로 대체된다. 뼈와 달리 연골은 딱딱한 조직(hard tissue)이 아니라 물렁조직(soft tissue)에 속한다. 연골에는 혈관이 분포하지 않기 때문에, 치유 능력에 많은 제한이 있다. 결과적으로 보면, 질병이나 외상으로 인한 연골손상은 거의 치유가 불가능하다.

연골은 섬유 방향에 따른 구조의 차이, 구성물질의 상대적 비율 및 위치에 따른 기능 등에 의해 세 가지 종류로 분류될 수 있다. 첫 번째 관절연골 혹은 유리연골(hyaline cartilage)로 긴뼈의 관절 끝부분에 위치하며, 관절의 정상기능과 관련된 필수적인 물렁조직이다. 두 번째 백색 섬유연골(fibrous cartilage)은 척추뼈종판과 관절원반에 위치하거나 힘줄이 안착하는 긴 뼈 홈(bony groove) 구조물에 위치한다. 척추뼈종판의 기능은 상대적으로 탄성물질인 척추원반과 딱딱한 척추뼈의 갯솜뼈(cancellous bone) 사이에서 이행부를 형성한다. 세 째 황색 탄성 섬유연골(elastic cartilage)로 풍부한 탄력소(elastin)을 가지고 있으며, 귀바퀴, 후두인두 및 후두개에 위치한다.

② **윤활관절의 관절연골**

윤활관절(synovial joint)의 관절연골(articular cartilage)은 관절이 낮은 마찰력을 가질 수 있도록 효율적인 윤활기전을 제공하고, 하중에 의한 충격을 흡수하는 장치이며, 하중을 지탱하는 실질적인 표면이다.

대표적인 관절 질환인 퇴행관절염과 류마티스관절염의 경우에는 뼈끝의 관절연골이 마모되어 표면이 거칠어지게 되며, 관절연골의 표면이 결손 되면 섬유연골이 이를 대치하게 된다. 관절연골은 관절을 이루는 뼈 말단을 덮고 있으며, 그 두께는 약 1~4mm 정도 이고, 교원질섬유 방향과 관련된 비동질성 점탄성과 비등방성을 갖는다.

표층부의 섬유들은 관절면과 평행하게 주행하고 있고, 중간 영역의 섬유들은 무작위로 주행하고 있다. 심부층의 섬유들은 관절면과 수직으로 주행하고 있다. 섬유지름과 이웃 섬유간의 거리는 관절면으로부터 깊숙이 들어갈수록 증가한다.

관절연골에서, 압박 스트레스는 정상적으로 관절면에서 일어나는 것이고, 장력 스트레스는 관절면과 나란하게 일어난다.

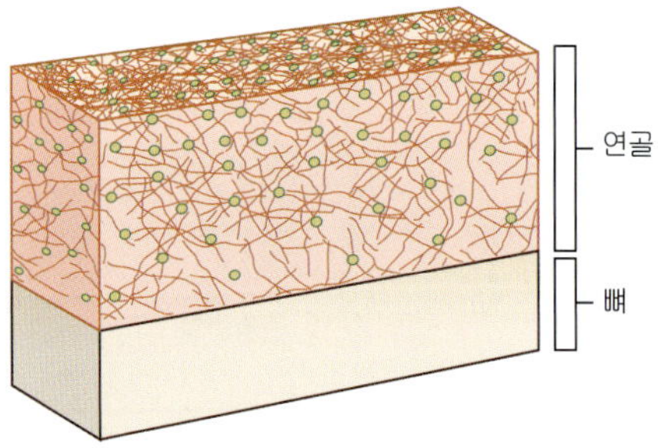

그림 1-16 연골

③ 관절주머니

관절주머니(joint capsule)는 뼈막의 연속구조로 관절 하는 두 뼈의 관절부를 싸고 있으며, 관절주머니의 내부는 관절안이라 하여 관절 하는 두 뼈를 분리시키는 공간이 있다. 이속에는 맑은 수양액인 윤활액이 있어서 관절운동 시 마찰력을 감소시키는 윤활유 역할을 한다. 관절주머니는 두 겹으로 바깥쪽의 섬유막과 내층의 윤활막으로 구성된다. 섬유막은 질긴 섬유조직으로 혈관과 신경이 풍부하며, 내층의 윤활막은 부드럽고 투명하며 신선한 윤활액을 분비하고, 노후 된 윤활액을 흡수하기도 한다.

모든 관절들은 각각 적당한 관절면이나 관절주머니로 1차적인 안정성을 갖추고 있다. 그러나 가벼운 운동에서는 문제가 없지만 때때로 격한 운동 시에는 이를 지탱하기에 부적당하다. 그리하여 관절하는 두 뼈 사이에는 많은 인대가 연결되어 있고 때로는 관절안 내에도 관절내 인대가 있어서 관절을 보강해 준다.

④ **인대**

인대(ligament)는 관절 하는 두 뼈를 연결하는 물렁조직의 섬유띠이다. 인대의 생체역학적 기능은 외적 하중에 저항하고, 두 뼈의 상대적 운동을 인도하고, 최대 관절가동범위를 통제한다. 관절움직임은 인대의 형태와 물리적인 특성에 영향을 받을 뿐만 아니라, 뼈에 대한 인대의 강직도, 위치 및 방향에도 영향을 받는다. 한 개 이상 인대의 완전손상이나 과도한 손상으로 인해 관절의 정상가동범위에서 벗어나게 되면 주변 인대도 손상되게 된다. 인대 안에는 기계수용기가 존재하기 때문에, 인대가 관절의 신경뿌리 조절에 중요한 역할을 한다.

인대의 역학적 특성을 결정할 때에는 온도, 수분함량, 스트레인(%) 및 부하에 의한 장력특성 등의 조직상태와 검사방법 등이 매우 중요하다. 특히 장력 특성은 인대가 가지는 가장 적절한 물리적인 특성이다. 만약 인대가 압박을 받게 되면, 휘어지게 되어 지지기능이 떨어진다. 그러므로 인대에서 가장 중요한 것은 압박이 아닌 장력 특성이 된다.

사람의 무릎관절 인대들을 장력 검사한 결과 앞십자인대(ACL)와 안쪽곁인대(MCL)의 파손강도는 서로 비슷하게 나타났지만, 뒤십자인대의 파손강도보다는 상당히 작게 나타났다. 임상적으로 보았을 때, 안쪽곁인대가 앞십자인대보다 자주 파열되고, 뒤십자인대는 거의 파열되지 않는다.

⑤ **윤활주머니**

윤활주머니(bursa)는 힘줄 또는 근육의 마찰을 감소시키는 주머니로 그 속에는 윤활액이 들어있다. 관절안의 일부가 외부로 돌출되어 윤활액이 차 있는 주머니의 형태로서, 위치에 따라서 근육밑윤활주머니(submuscular bursa), 피부밑윤활주머니(subcutaneous bursa), 근막밑윤활주머니(subfascial bursa) 및 힘줄밑윤활주머니(subtendinea bursa)로 구분한다.

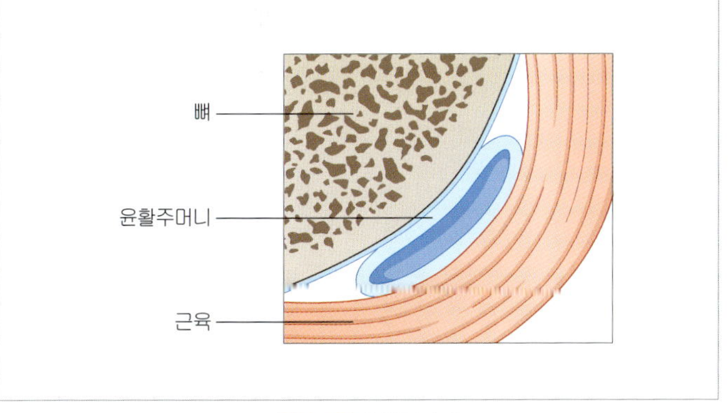

그림 1-17 윤활주머니

⑥ **힘줄집**

힘줄집(tendon sheath)한 개 또는 다수의 힘줄을 싸고 있는 결합조직성 주머니로 손과 발처럼 힘줄운동이 심한 경우에 운동을 원활하게 하는 기능을 한다. 내층은 윤활액집이고 외층은 섬유집이며, 안쪽·바깥쪽층 사이에는 윤활액이 들어있다.

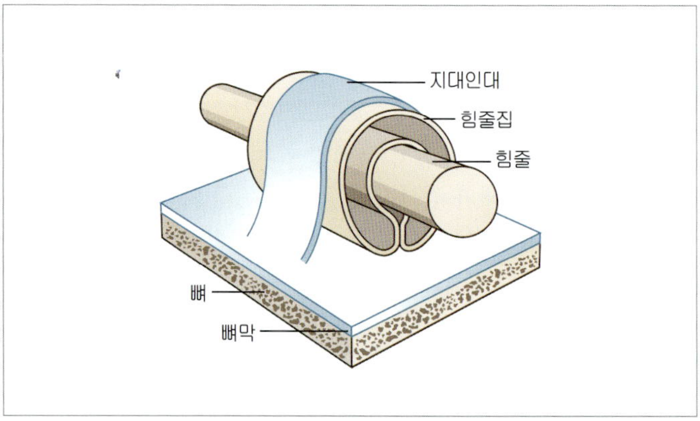

그림 1-18 힘줄집

⑦ **신경**

신경(nerve)은 중추와 근골격계를 포함하는 신체 말단 부위 사이에 감각이나 운동의 정보를 전달하는 섬유나 혹은 섬유다발이다. 척수와 신경뿌리는 정상적인 활동을 하는 동안에 5~7mm 범위 내에서 길이변화가 비교적 잘 일어난다. 그러나 주위 구조물에 병리적 변화가 있으면, 신경조직에 비정상적인 하중이 걸릴 수 있다. 비정상적인 하중은 신경뿌리 압박이나 손목굴증후군(carpal tunnel syndrome)에서처럼 압박하중일 수도 있고, 또 장력하중일 수도 있다. 병리적 하중은 만성손상 혹은 외상을 초래할 수 있다.

이렇게 James Mennel과 James Cyriax에 의해 언급된 폭넓은 검진과 치료에 대한 지식과 기법들을 현재 정형도수치료의 기반이 되었다.

3) Mac Conaill

인체의 관절면은 매우 다양한 형태의 모양을 취하고 있다. 따라서 인체 관절면을 편평형 또는 구형 등으로 간단하게 묘사하는 것은 적절한 것이 아니다. 실질적으로 인체 관절면은 한 점에서 다른 점까지 매우 불규칙한 곡률반경을 이루며 지속적인 변형을 이루고 있기 때문이다. Mac Conaill은 이런 인체 관절면의 다양한 모양의 특성을 크게 계란형(ovoid) 과 안장형(sellar)의 대표적인 관절면으로 분류하여 표기하였다.

(1) 계란형 관절면Ovoid joint surfaces

이 관절면은 모든 방향으로 볼록이거나 오목인 형태를 취하는 관절면으로, 계란 껍데기의 안쪽과 바깥쪽 면으로 비교 표현해 볼 수 있다.

(2) 안장형 관절면Sellar or saddle joint surfaces

이 관절면은 볼록면과 오목면이 서로 직각으로 만나서 휜 형태로, 마치 말을 타기 위해 얹는 말안장의 모양과 매우 흡사하다.

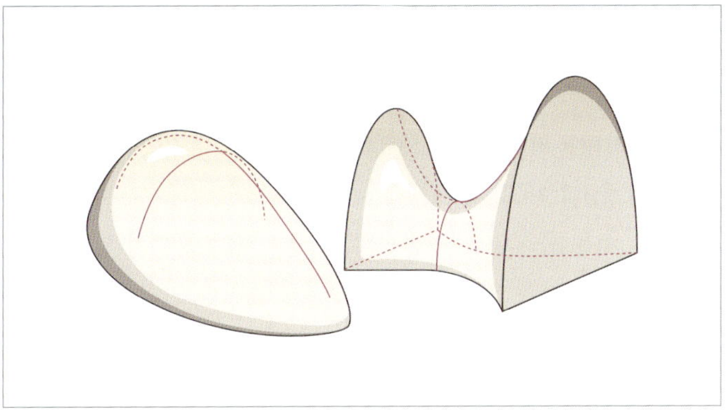

그림 1-19 대표적인 관절면

그러나 인체의 매우 다양한 관절의 형태를 단지 두 개의 대표적인 관절면으로 다 표현하는 데에는 한계가 있기 때문에 Mac Conaill은 다음과 같이 네 가지 구조의 형태로 관절 모양을 세분화하여 서술하였다.

① **변형되지 않은 계란형**: 절구관절, 3축(예: 엉덩관절과 어깨관절)

② **변형된 계란형**: 계란형관절, 2축(예: 손허리손가락관절(MCP joint))

③ **변형되지 않은 안장형**: 안장관절, 2축(예: 엄지의 손목손허리관절(CMC joint))

④ **변형된 안장형**: 경첩관절, 1축(예: 손가락사이관절(IP joint))

(3) 윤활관절

관절가동술에 주 대상이 되는 윤활관절은 해부학적 측면과 역학적인 측면에서 분류해 볼 수 있다.

① 해부학적 분류

단순관절: 관절주머니에 의해 관절 내 하나의 공간이 존재한다.

복합관절: 관절반달이나 관절원반에 의해 관절 내 공간이 양분되어 두 개의 공간이 존재한다.

② 역학적인 분류

단순관절: 서로 직교하는 세 개의 축을 기준으로 움직임을 묘사할 수 있다.

복합관절: 직교하지 않는 세 개 이상이 축을 가지며, 관절면의 형태가 평면에 가깝다.

3. 직선치료기법 Translational therapeutic technique

1) Freddy Kaltenborn

Freddy Kaltenborn은 1952~1954년까지 런던에서 Dr. James Mennel과 Dr. James Cyriax 문하에서 연구활동과 임상생활을 하였으며, 초기 도수치료에서 문제가 되었던 관절면에 작용하는 압박과 이로 인해 발생되는 통증과 손상을 최소화 할 수 있도록 하기 위해 정형도수치료에 관절운동형상학적 개념을 최초로 도입하였다. 이것은 치료면(treatment plane)이라는 기준에 대해서 직각 또는 평행을 이루는 뼈의 직선적인 움직임인 견인(translational traction) 및 압박(compression)과 미끄러트림(translational gliding)을 치료와 검진에 이용하는 것이다. 또한, Kaltenborn은 움직이는 관절면의 형태에 따라 활주의 방향이 바뀌는 것에 착안해 요철법칙(Kaltenborn's convex-concave rule)이라 불리는 법칙을 창안해 정형도수치료의 이론적 근거로 삼았다.

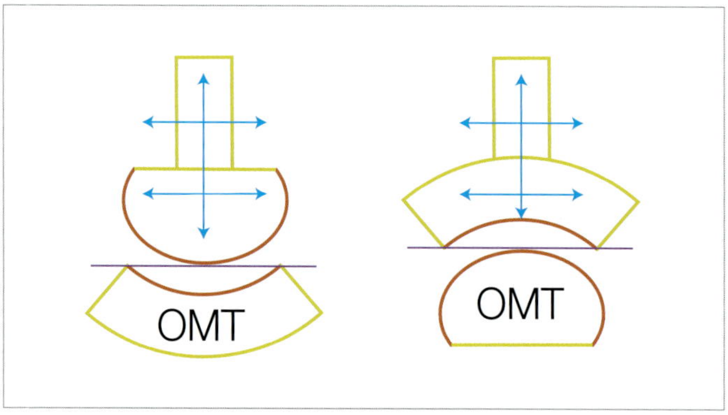

그림 1-20 직선적 기법

(1) 치료면

먼저 직선적 기법을 시행하기 위해서는 직선기법의 기준이 되는 치료면(treatment plane)의 개념을 이해하고 있어야 한다. 치료면은 볼록한 관절면에 위치하고 있는 관절 움직임의 축으로부터 상대되는 관절면인 오목한 관절면까지를 연결하는 최단 거리의 직선에 수직으로 놓여 있는 가상의 면으로 치료나 검진의 기준이 되는 면이다.

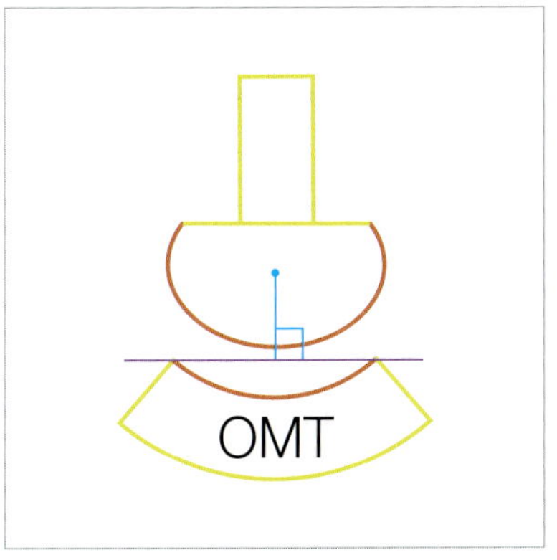

그림 1-21 치료면

(2) 직선적인 기법

Kaltenborn은 관절내 움직임 제한에 따른 회선 움직임 동작으로 인해 발생하는 관절의 압박을 피하기 위해 직선 움직임의 원리를 치료 기법에 응용하여 제한과 통증이 있는 관절치료와 검진에 직선적인 견인(traction), 압박(compression) 및 미끄러트림(gliding)이라는 세 가지 직선적 기법(translational technique) 사용을 제시하였다

① **직선적인 견인**

치료면으로부터 수직으로 직선적으로 멀어지는 움직임으로 관절 내에서는 관절면간 분리(separation)가 일어난다.

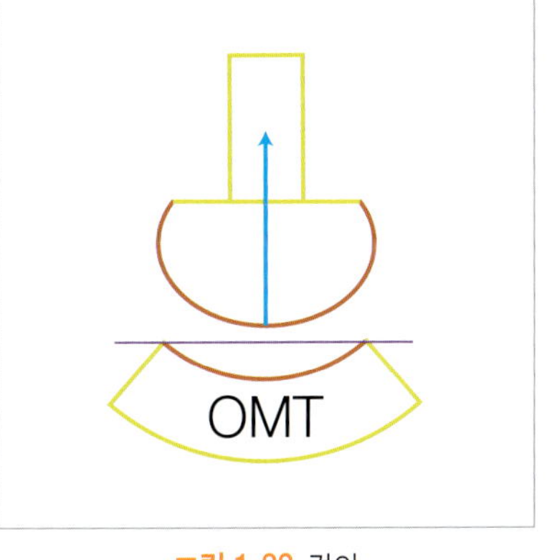

그림 1-22 견인

② **직선적인 압박**

치료면으로부터 수직으로 직선적으로 가까워지는 움직임으로 관절 내에서는 관절면간 접촉(approximation)이 일어난다.

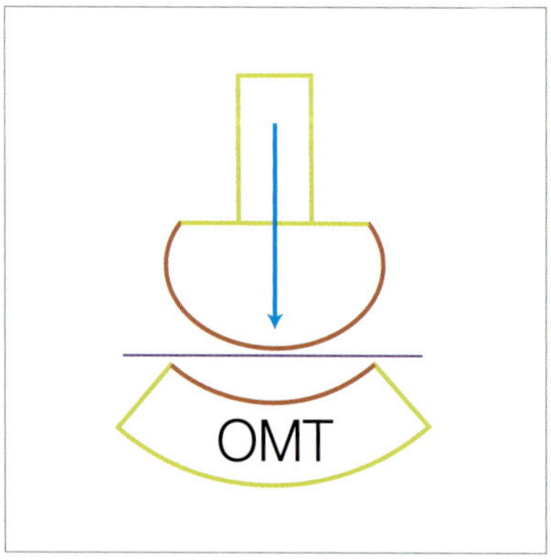

그림 1-23 압박

③ **직선적인 미끄러트림**

치료면에 대해서 평행하게 직선적으로 미끄러트리는 움직임으로 관절 내에서는 관절면간 활주(sliding)가 일어난다.

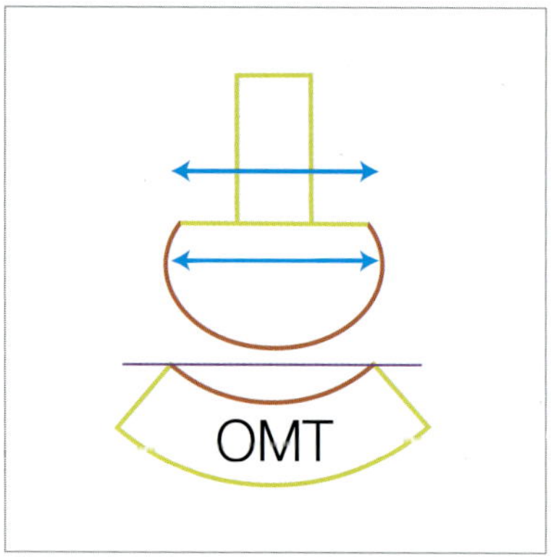

그림 1-24 미끄러트림

(3) 관절위치

① 편한위치

관절의 편한위치(resting position)는 관절주머니가 최대로 이완되어 관절안이 가장 넓어진 상태로 관절 하는 두 뼈의 접촉이 최소화되게 된다. 이 위치에서 관절내 움직임이 가장 많이 일어나게 되며, 관절에 가해지는 부하가 적어지기 때문에 관절 주변에 있는 근육들을 이완시키기에도 가장 좋은 관절위치(joint position)가 된다. 따라서 관절의 상태를 평가하고 치료하기에 매우 효과적인 관절위치이다.

인체의 각 관절들은 관절의 구조 해부학적, 생리학적 그리고 역학적 특성에 따라 각각의 관절이 특징적인 편한위치를 가지게 된다.

② 잠긴위치

관절의 잠긴위치(close packed position)는 관절주머니와 인대가 신장되어 관절 하는 두 뼈의 접촉이 최대인 상태로 관절내 움직임은 제한되며, 관절 견인 시 약간의 분리만 일어날 정도의 관절 위치이다. 인체의 관절들은 각 분절의 연접부로서 기능적 측면에서 볼 때 특정 관절의 움직임은 인접 관절 움직임에 연계성 있는 영향을 미치게 된다. 이런 인접관절 상호간 움직임에 대한 영향은 특정 관절을 검진하거나 치료 할 때 방해가 될 수 도 있다. 따라서 이런 경우 대상이 되는 관절을 제외한 인접 관절의 영향을 최소화하기 위해 주변 관절을 잠긴위치에 놓고 검진과 치료를 실행하는 경우도 있다.

표 1-1 다리관절 편한위치와 잠긴위치

다리 관절	편한위치	잠긴위치
발가락사이관절	가볍게 굽힘	최대 폄
발허리발가락관절	약 0~10° 폄	최대 굽힘
발허리관절	없음	없음
첫째발목발허리관절	약 0~10° 폄	최대 폄
발목관절	약 10° 발바닥쪽굽힘, 외반과 내반 중간	최대 발등굽힘(발목: 최대 내반)
몸쪽정강종아리관절	발목관절 약 10° 발바닥쪽굽힘	최대 발등굽힘
무릎관절	약 25~40° 굽힘	최대 폄
엉덩관절	약 30° 굽힘, 약 30° 벌림, 가볍게 바깥쪽돌림	최대 폄, 안쪽돌림, 벌림

표 1-2 팔관절 편한위치와 잠긴위치

팔 관절	편한위치	잠긴위치
손가락사이관절	가볍게 굽힘	최대 폄
손허리손가락관절	가벼운 굽힘과 자쪽굽힘	최대 굽힘
손허리관절	없음	없음
첫째손목손허리관절	굽힘, 폄, 벌림, 모음 중간	최대 대립
손목관절	가벼운 손바닥쪽굽힘, 자쪽굽힘	최대 손등 굽힘
먼쪽노자관절	약 10° 뒤침	최대 뒤침이나 최대 엎침
몸쪽노자관절	약 35° 뒤침, 팔꿈치관절 70° 굽힘	최대 뒤침이나 최대 엎침
위팔노관절	최대 뒤침, 팔꿈치관절 최대 폄	팔꿈치관절 90° 굽힘
위팔자관절	약 70° 굽힘, 아래팔 10° 뒤침	최대 폄, 아래팔 최대 뒤침
어깨관절	약 55° 벌림, 약 30° 수평모음, 팔꿈치관절 굽힘	최대 벌림, 바깥쪽돌림
복장빗장관절	빗장뼈-어깨뼈-수평각 60°	최대 어깨뼈올림
봉우리빗장관절	위각 제2늑골, 아래각 제7늑골과 같은 높이	어깨관절 90° 벌림

(4) 움직임 단계

① 정상적인 움직임 단계

모든 관절에는 관절주위 물렁조직(periarticular soft tissue)의 역학적 특성으로 인해 허락되는 움직임의 일정한 범위가 존재하게 된다. 외부에서 관절에 가해지는 힘에 의해 관절주위 물렁조직의 여분이 팽팽해져 첫 번째 멈춤(first stop)에 이르기까지 어느 정도의 수동적인 움직임을 가능하게 하는 것이다.

슬랙(slack)이란 관절주위의 물렁조직으로 인해 움직임을 가능하게 하는 여분의 정도를 표현하는 말로, 관절의 검진이나 치료를 위한 미끄러트림이나 견인 적용 시 슬랙은 팽팽해지게 된다. 미끄러트림을 적용할 때 슬랙은 미끄러트리는 방향으로 팽팽해지게 되고, 견인 적용 시에는 치료면과 수직방향으로 팽팽해지게 된다.

■ I 단계 loosen

거의 느낄 수 없는 아주 작은 움직임으로, 관절의 특정 위치를 유지하기 위한 근육수축으로 발생하는 관절의 압박이 치료사의 잡기기술에 의해 사라졌을 때에도 획득될 수 있는 단계이다.

■ II 단계 tighten

관절 주위 물렁조직에 의한 슬랙이 사라지고, 조직에 의한 확실한 저항감이 느껴지는 첫 번째 멈춤(first stop)까지의 단계이다.

■ III 단계 stretch

첫 번째 멈춤 후 관절주위 물렁조직을 마지막 멈춤(final stop)이 일어나는 방향으로 신장함으로서 도달하게 되는 단계이다.

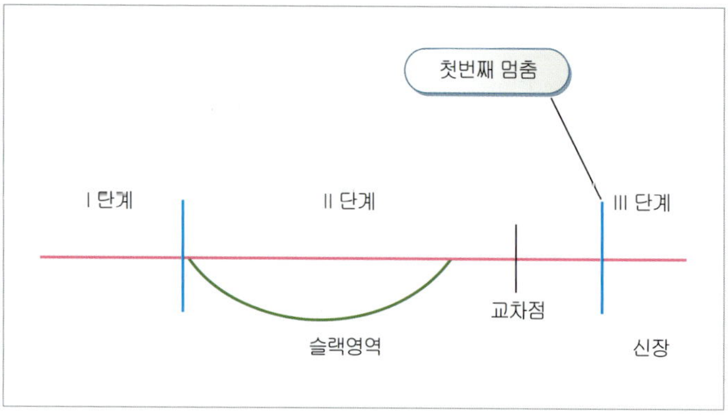

그림 1-25 생리적인 움직임 단계

② 병리적인 움직임 단계

관절 기능장애 시 움직임 단계의 양과 질 그리고 끝느낌이 변형된다.

■ 과소움직임성hypomobility

첫 번째 멈춤이 생리적인 상태에서 보다 미리 나타난다.

■ 과대움직임성hypermobility

첫 번째 멈춤이 생리적인 상태에서 보다 나중에 나타난다.

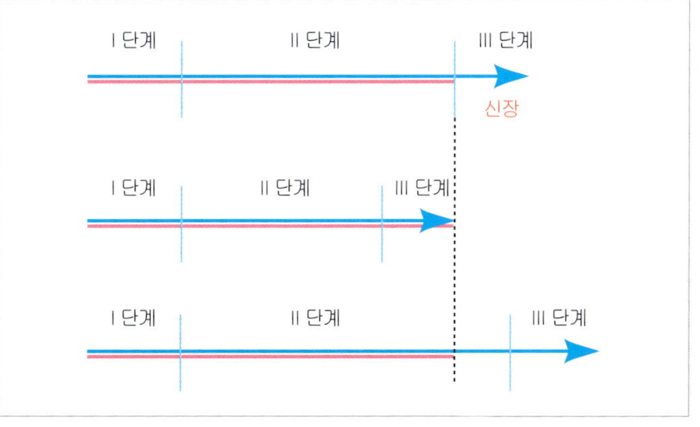

그림 1-26 병리적인 움직임 단계

③ 움직임 단계 적용

■ I 단계

통증감소나 관절가동술을 적용하기 위하여 I 단계의 견인은 항상 이용되며, 미끄러트림 시에도 사용된다.

■ II 단계

- 관절내 움직임의 양과 질 검진을 위하여 사용된다.
- 통증감소를 위해 사용되며, 이런 경우에는 절대 슬랙이 완전히 팽팽해지는 지점인 첫 번째 멈춤까지 시행하지 않고 느슨함만 사라지는 교차점(cross point)까지만 진행한다.
- 결합조직의 단축 없이 수축성 구조의 긴장에 의해 움직임성이 제한된 경우 수축성 구조의 이완을 위해서 사용할 수 있으며, 이 경우 수축성 구조의 이완을 위해서 관절가동술을 적용하는 것이다.
- 스트레스-스트레인 곡선(stress-strain curve)에서 II단계는 탄력성 영역(elastic zone)에 속하게 된다. 외부에서 가해진 힘에 의해 변형이 일어나지만 가해진 힘이 사라지면 원래 상태로 되돌아가는 영역이다. 모든 일상생활동작이 이 영역에서 이루어지며 탄력성 영역에서 관절가동범위 증가는 없다.

■ III 단계

- 끝 느낌(end feel)을 검진하기 위해 사용된다.
- 결합조직의 단축, 관절면 활주 제한으로 인한 움직임성이 제한된 경우 신장을 위하여 활용된다.
- 스트레스 스트레인 곡선에서 III단계는 가소성 영역(plastic zone)에 속한다. 외력에 의한 변형이 외력이 사라져도 변형된 형태를 그대로 유지하는 영역으로, 신장력에 의해 획득된 범위가 신장력이 사라져도 유지될 수 있는 영역으로 실질적인 조직의 신장이 이루어지는 영역이다.

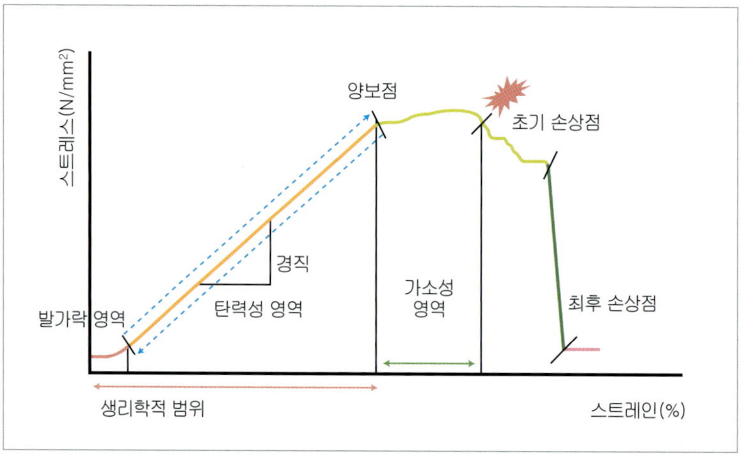

그림 1-27 스트레스 스트레인 곡선

(5) 끝 느낌

끝 느낌(end feel)은 III 단계의 움직임으로, 첫 번째 멈춤에서 마지막 멈춤까지 연장된 수동적인 움직임을 실행하는 동안 검사자가 느끼게 되는 느낌을 말하는 것이다.

끝 느낌은 회선움직임 시와 직선적인 관절 내 움직임 시에도 감지 할 수 있으며, 병리적인 끝 느낌과 생리적인 끝 느낌을 구별하는 것은 관절의 검진과 치료를 위해서 매우 중요하다.

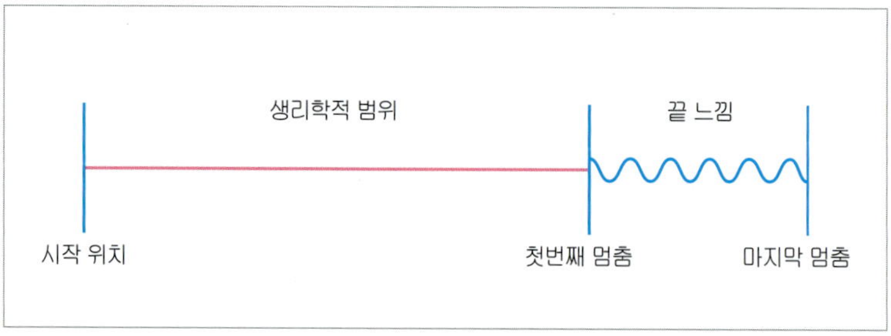

그림 1-28 끝 느낌

① **생리적인 끝 느낌**

각 관절의 해부학적 구조나 움직임이 진행되는 방향에 따라 특징적인 끝 느낌이 있으며, 개인의 체격과 신체유형에 따라서도 다르게 나타날 수 있다. 일반적으로 회선움직임의 끝느낌은 부드러움(soft), 뻣뻣함(firm), 딱딱함(hard) 세 가지 유형으로 평가 할 수 있으며 정상적이 끝 느낌에는 통증이 없다.

■ 부드러움

끝 느낌이 물렁조직의 접근에 의하여 나타나거나 신장에 의해 발생하는 경우에 해당된다. 물렁조직 접근에 의한 제한은 무릎관절 굽힘이 좋은 예이고, 물렁조직 신장에 의한 제한은 발목관절 발등 굽힘이 그 좋은 예라 할 수 있다.

■ 뻣뻣함

끝 느낌이 관절주머니 또는 인대의 신장에 의하여 나타나는 경우로 어깨관절이나 엉덩관절의 바깥쪽돌림과 안쪽돌림이 그 예이다.

■ 딱딱함

끝 느낌이 뼈나 연골이 서로 접근하여 압박됨에 따라 나타나게 된다. 팔꿈치관절의 폄과 굽힘에서 느껴볼 수 있다.

표 1-3 팔관절 끝 느낌

팔 관절	끝 느낌
손가락사이관절(IP joint)	뻣뻣함
손허리손가락관절(MCP joint)	뻣뻣함
손허리관절(metacarpal joint)	뻣뻣함
첫째손목손허리관절(1st CMC joint)	뻣뻣함
손목관절(wrist joint)	뻣뻣함
먼쪽노자관절(distal radioulnar joint)	뒤침: 뻣뻣함/엎침: 딱딱함
팔꿈치관절(elbow joint)	굽힘: 딱딱함/폄: 딱딱함
어깨관절(shoulder joint)	뻣뻣함
복장빗장관절(sternoclavicular joint)	뻣뻣함
봉우리빗장관절(acromioclavicular joint)	뻣뻣함

표 1-4 다리관절 끝 느낌

다리 관절	끝 느낌
발가락사이관절(IP joint)	뻣뻣함
발허리발가락관절(MTP joint)	뻣뻣함
발허리관절(metatarsal joint)	뻣뻣함
첫째발목발허리관절(1st TMT joint)	뻣뻣함
발목관절(ankle joint)	족저굽힘: 뻣뻣함/발등굽힘: 부드러움
몸쪽정강이종아리관절(proximal tibiofibular joint)	뻣뻣함
무릎관절(knee joint)	굽힘: 부드러움/폄: 뻣뻣함
엉덩관절(hip joint)	뻣뻣함

② 병리적인 끝 느낌

병리적인 끝 느낌은 검사하는 관절의 특징적인 끝느낌이 아닌 다른 성질의 느낌이 다른 지점에서 나타난다. 다시 말해 첫 번째 멈춤이 정상보다 너무 일찍 또는 너무 늦게 나타나며 그 후의 연장된 움직임의 특성이 검사하는 관절의 정상적인 특성과는 다르게 나타난다.

흉터조직(scar tissue): 빳빳함이 증가되고, 탄력성이 감소된 끝 느낌
근육 긴장: 부드러움이 감소된 끝 느낌
결합조직 단축: 빳빳함이 더욱 증가하고, 탄력성이 감소된 끝 느낌
관절 내 부종: 스펀지 같은 끝 느낌

병리적인 끝 느낌은 움직임의 양이 정상일 때도 나타날 수 있다. 또한 환자의 방어긴장으로 검진을 방해하거나, 통증 등의 원인으로 인해 환자가 움직임을 중단하기를 원해서 검사자가 끝 느낌을 감지할 수 없을 때 이런 경우에는 "텅 빔(empty)" 이라고 한다.

CHAPTER 2

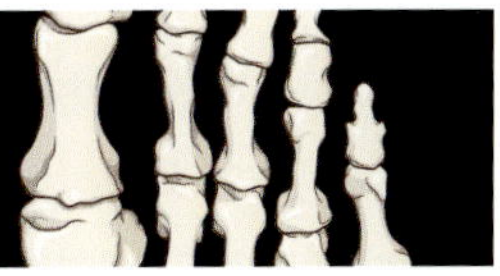

근골격계 기능검진

1. 구체적인 검진과정

관절의 주 기능은 움직이는 것에 있다. 그러나 안정(stability)이 바탕이 되지 않은 관절 움직임은 정상관절 기능이라 말할 수 없다. 또한 정상관절기능에서는 움직임에 통증이 수반되어서는 안 된다. 즉, 정상적인 관절의 기능이라 함은 안정성을 바탕으로 하여 통증 없이 전범위 운동이 가능해야한다는 것이다. 물론 여기에 개인적인 특성, 직업, 성별이나 나이 등에 따라 통증이 수반되지 않는 다소 적은 움직임이나 다소 많은 움직임은 정상 범주로 본다.

비정상적인 관절기능이라 함은 통증이 수반된 과움직임성(hypermobility)이나 통증이 수반된 저움직임성(hypomobility) 그리고 관절의 불안정성(instability) 등이다.

따라서 몸기능장애(somatic dysfunction)에서 대표적인 임상적인 증상은 우선 통증이다. 그리고 관절의 경우에서는 통증이 수반된 과움직임성이나 저움직임성이 나타나고 물렁조직의 경우에는 근육의 단축(shortening)이나 근육의 쇠약(muscle weakness)이 주로 나타난다.

도수치료에서 진행되는 검진은 치료사가 가지고 있는 의학적인 지식과 임상적인 경험을 바탕으로 치료사의 감각기관을 이용하여 환자의 문제점을 결정해 가는 과정으로 일반적인 검진이 진행되는 순서는 다음과 같다.

문진(history) → **시진**(inspection) → **기능검진**(test of function) → **촉진**(palpation)
→ **신경-혈관학적 검사**(neurological-vascular examination)

1) 문진

(1) 가능하면 신속, 정확하고 완벽하게 해야 한다.
(2) 현재의 문제점이 무엇인지를 먼저 파악한다.
(3) 과거력과의 연계성도 확인하다.
(4) 가족력의 있는지도 알아본다.
(5) 내부 장기에 대한 체계적인 점검이 필요하다.
(6) 개인의 일상과 연계된 작업환경, 생활환경 등을 점검한다.

2) 시진

(1) 환자를 관찰하는 것은 검진 시 중요한 요소들에 대한 정보를 수집하고 이러한 것들을 집중적으로 파악하는데 도움이 된다.
(2) 일상생활동작: 옷 갈아입기, 보행 등
(3) 보조기: 지팡이, 코르셋
(4) 자세: 항동통자세, 습관적인자세
(5) 모양: 팽윤, 위축, 변형
(6) 피부: 피부색, 흉터조직

3) 기능검진

기능검진(functional test)이란 치료사 손에 의해 가해지는 힘의 다양한 형태로 인해 나타나는 직선적임 움직임과 회선적인 움직임을 이용하여 몸기능장애를 감별하기 위한 검진방법이다.

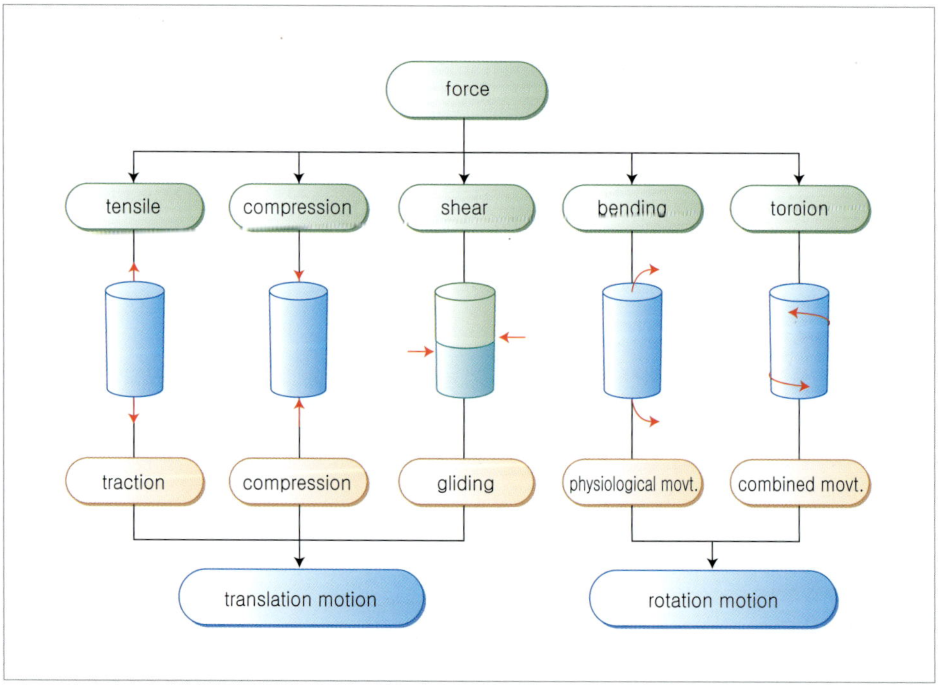

그림 2-1 힘의 형태

(1) 능동과 수동의 회선움직임active & passive rotation motion

능동움직임과 수동움직임의 양과 질 비교하고 끝 느낌, 안정성 및 증상의 변화 등을 검진한다.

① 생리학적 움직임(physiologic movements)

② 기능적인 움직임(functional movements)

(2) 직선적 관절내 움직임translational joint play

움직임의 양, 질, 끝 느낌 및 증상의 변화 등을 검사한다.

① 견인(traction)

② 압박(compression)

③ 미끄러트림(gliding)

(3) 저항검진resistive test

대상근의 근력과 통증 등을 평가하고 협동근들과의 문제를 감별한다.

(4) 수동적인 물렁조직 검진passive soft tissue test

① 물렁조직의 길이, 움직임(mobility) 및 탄력성(elasticity)에 대한 검진

② 길이 검진을 위한 생리적인 움직임

③ 물렁조직 움직임(soft tissue play)

(5) 추가적인 검진additional test

① 통증유발 및 감소 검사를 통한 증상부위의 판별

② 협응력, 순발력, 지구력

③ 기능적인 작업 능력

④ 인간공학

4) 촉진

(1) 조직의 특성을 잘 파악하여 표면조직에서 심부조직까지 조직구조를 점검한다.

(2) 표면적인 촉진(palpation): 온도, 습도, 맥박 등

(3) 구조의 촉진: 뼈, 인대, 근육, 신경, 혈관 등

(4) 조직의 특성: 조직의 결과 모양, 두께, 대칭성, 탄력성, 움직임, 염발음, 압통점 등

5) 신경-혈관학적 검진

(1) 각 레벨에 따른 힘줄반사

(2) 피부분절(dermatome)에 따른 감각검진

(3) 각 레벨에 따른 근력검진

(4) 인체 둘레 치수 측정

(5) 신경 움직임성 검진

6) 그 외 의사들의 부가적인 검사

(1) 방사선 검사
(2) 병리 검사
(3) 전기 진단
(4) 천자

2. 기능검진

1) 능동과 수동 회선움직임 검사

검진 시작 시 통증을 유발하는 움직임은 가능하면 피하도록 해야 하며, 만약 검진 시작단계에서 증상이 자꾸 유발되면 다음단계 검진이 어려워지거나 불가능해 질 수 있다. 능동과 수동움직임 검진 시 환자에게 증상의 유발, 확산, 변화 및 특성 등에 대하여 구체적이고 자세하게 질문하여야 한다. 어떤 특정 움직임이 환자의 주요 장애를 유발시켰을 경우 주의점으로 기록하여야 한다. 능동과 수동움직임의 크기를 비교하고 그 원인이 수축성 또는 비수축성구조에 있는지에 대한 판단을 시도하여야 하며 움직임의 크기를 정상치 또는 양쪽(반대편)을 비교하여야 한다. 특히 수동움직임의 크기는 그에 해당하는 정상적인 능동움직임보다 항상 크다. 능동과 수동 움직임 검사에는 표준움직임(standard-movements, 생리학적 움직임)과 복합움직임(combined movements, 기능적인 움직임)의 두 가지 형태가 있으며 각각 특정한 목적을 위하여 사용된다.

표준 움직임은 정하여진 축을 중심으로 정해진 면에서 이루어진다. 이것은 실행하는 것이 일정하여 측정, 진단 및 치료경과를 기록하는데 적합하다. 이 움직임들은 표준화되어있어 치료사나 의사 상호간의 의사소통(communication)을 위한 기초가 될 수 있다.

복합 움직임은 여러 개의 축들을 중심으로 여러 개의 면에서 일어난다. 치료사는 이러한 움직임을 이용하여 특정한 방향에서 서로 다른 구조들에 선택적으로 부하가 걸리게 하는 것이 가능하다. 많은 경우에 환자의 현재 증상을 유발시키는 것과 손상의 역학적 기전을 분석하기 위하여 복합 움직임의 실행이 필요하다.

(1) 능동움직임 검사

능동 움직임들은 환자의 협력과 신경-근-골격계의 정상적인 기능 등이 요구된다. 능동움직임들에서는 수축성, 비수축성 구조물 그리고 환자의 움직이려는 의지 등이 검사된다. 능동 움직임들로 짧은 시간 내에 손상부위를 판별하는데 필요한 정보와 기능장애(dysfunction)의 종류 그리고 손상의 심각성 정도 등을 파악할 수 있다. 이 동작에서 통증호(painful arc) 또는 관절주머니 유형(capsular pattern) 등이 나타날 수 있으며, 움직임의 양(크기)과 질도 평가할 수 있다. 예를 들어, 정상에서 벗어나는 움직임이나 비정상적인 소음, 비빔소리(crepitus) 등에 주의하여야 한다. 능동움직임 시 환자에게 증상에 대하여, 특히 환자가 스스로 느끼는 통증과 통증의 변화 등에 대하여 상세하고 구체적인 질문이 필요하다.

① **동통호**

만약 능동움직임 시 움직임의 가동범위 중 어느 일정 범위에서만 통증이 나타나거나 반사적으로 회피움직임이 나타나고 이 범위로부터 이전 범위와 이후 범위의 움직임에서는 통증이 나타나지 않을 경우, 이러한 상태를 Cyriax는 "통증호"라고 표기하였다. 통증호(painful arc)가 있다는 것은 통증에 예민한 조직이 자극 받고 있음을 암시하는 것이며, 움직임이 정상 가동범위로 부터 벗어나는 것은 통증을 피하기 위한 환자의 의도적 행동이라 할 수 있다.

② **관절주머니 유형**

Cyriax는 관절 움직임 제한이 비례적인 특징을 가지고 나타날 때, 이를 "관절주머니 유형"이라고 하였다. 관절주머니 유형(capsular pattern)은 3~4가지 움직임들을 순차적으로 열거하여 서술하는데 그 첫 번째 움직임이 백분율로 볼 때 가장 장애가 심하다. 어깨관절의 예를 들면, "바깥쪽돌림-벌림-안쪽돌림" 순으로 이것을 백분율로 볼 때 바깥쪽돌림이 가장 제한이 심하고, 벌림이 두 번째로 제한되었으며 안쪽돌림이 가장 작게 제한되었음을 의미한다.

Cyriax의 관절주머니 유형은 관절염(arthritis)에서 처럼 전체적으로 관절주머니가 손상되었을 때 나타나는 것이다. 반면 관절주머니의 일부가 단축되거나 통증이 있을 경우, 관절주머니가 손상 되였음에도 불구하고 관절주머니 유형은 나타나지 않는다. 단지 관절주머니의 손상된 부위가 신장되었을 경우에만 통증과 움직임의 제한이 나타난다.

표 2-1 팔관절 관절주머니 유형

팔 관절	관절주머니 유형
손가락사이 관절	모든 방향으로 제한, 굽힘이 가장 심함
손허리발가락 관절	모든 방향으로 제한, 굽힘이 가장 심함
손허리 관절	모든 방향의 움직임이 같은 크기로 제한
첫째 손목손허리 관절	벌림>폄
손목 관절	모든 방향의 움직임이 같은 크기로 제한
노자 관절	팔꿈치관절 움직임 제한이 심할 때, 뒤침과 엎침이 같은 크기로 제한
팔꿈치 관절	굽힘>폄(굽힘 제한이 90° 일 때, 폄 10° 비율)
어깨 관절	바깥쪽돌림>벌림>안쪽돌림
복장빗장 관절	없음
봉우리빗장 관절	없음

표 2-2 다리관절 관절주머니 유형

다리 관절	관절주머니 유형
발가락사이관절	모든 방향으로 제한, 굽힘이 가장 심함
발허리발가락관절	모든 방향으로 제한, 굽힘이 가장 심함
발허리관절	없음
발목관절	발바닥쪽굽힘>발등굽힘
몸쪽정강종아리관절	없음
무릎관절	굽힘>폄(굽힘제한이 90° 일 때, 폄 5° 비율, 제한이 심할 때 돌림제한)
엉덩관절	안쪽돌림>폄>벌림>바깥쪽돌림

(2) 수동움직임 검사

수동 전 가동범위 움직임을 통해서 얻은 움직임의 질과 끝 느낌으로부터 대단히 중요한 검진 정보를 얻을 수 있다. 수동움직임들에서 움직임의 양, 관절주머니와 인대의 안정성 등이 검사되며, 관절주머니 유형이나 근육 단축 등을 판단할 수 있다. 일반적으로 관절의 수동움직임은 능동움직임보다 양이 많은 것이 특징이다. 특히 수동검사 중 증상의 변화를 주의 깊게 관찰하여야 한다. 이외에도 수동움직임을 통해 신경신장검사(nerve stretching test) 등을 실시할 수 있다

2) 직선 움직임 검사

관절내 움직임의 양과 질 그리고 끝 느낌은 관절 검진에서 가장 중요한 요소이다. 직선적인 견인, 압박 그리고 미끄러트림은 일차적으로 해부학적 관절의 구조를 검사하는 것이다. 관절내 움직임 검사에는 다음과 같은 두 가지의 방법이 가능하다.

첫 번째 관절의 한쪽 파트너를 고정하고 다른 쪽을 잡아서 관절에 존재하는 직선적인 움직임의 전체적인 크기를 직선적으로 움직여 본다. 정상적인 움직임의 양과 질, 증상의 변화와 마지막느낌 등에 주의를 기울여서 시행한다.

두 번째 진동(vibration) 또는 같은 방향으로의 흔듦(oscillation). 즉, 크기가 작은 직선적인 움직임 실행은 대부분 특별한 고정 없이 관절틈을 촉진하면서 실시한다. 이웃관절 또는 반대편의 같은 관절의 검진 소견과 비교해 본다.

작은 관절들 특히 척추관절에서 관절내 움직임 검진 시 두 번째의 방법이 위에 서술한 첫 번째 방법 보다 선호된다.

환자를 검진하는 동안에 증상이 나타나는지 또는 증상에 변화가 있는지 그리고 통증이 움직임 양과 질에 영향을 미치는지에 대하여 질문한다.

(1) 견인과 압박

많은 경우 관절통증은 견인에 의하여 감소되고 압박에 의하여 유발 또는 증가한다. 그러므로 이러한 관절내 움직임들은 관절의 손상과 물렁조직의 손상을 감별하는데 도움이 될 수 있다. 견인과 압박(traction and compression)은 편안위치(resting position)와 편안위치를 벗어난 위치(nonresting position)에서 실행된다.

주의해야할 것은 저항검진 대부분의 경우에서 관절 내에 압박이 유발된다. 그러므로 저항검진 전에 항상 압박검진을 먼저 실행하여, 근육을 대상으로 하는 저항검진 시 근육 수축에 의해 발생한 관절압박으로 유발되는 통증 때문에 생길 수 있는 오진의 가능성을 최소화하여야 한다.

(2) 미끄러트림

직선적인 미끄러트림(gliding)의 양과 질 그리고 마지막느낌에 대한 검진은 미끄러지는 움직임이 제한된 방향을 찾는데 도움이 된다.

따라서 경험이 많은 도수치료사들(manual therapist)은 미끄러트리는 움직임을 관절의 편안위치와 편안위치에서 벗어난 다양한 위치에서 검사하게 된다.

3) 저항검사

저항검사(resistive test)는 수축성 구조를 검사하는 것으로서 그 중에서도 특히 근육의 상태를 검사하는 것이다. 즉, 직접적으로는 해당 근육의 근력을 검사하는 것이고 간접적으로는 해당관절, 신경, 근육의 혈액순환 등의 기능과 상태를 판단하는 것이다. 저항검사를 통하여 유발되는 통증은 수축하는 요소들의 손상을 뜻하며 이때의 전제조건은 압박검사에서 통증이 없어야 한다는 것이다. 대부분의 경우 원인이 되는 구조를 정확하게 찾기 위해서는 연계된 검진들이 필요하다. 보편적인 저항검사에는 3가지 방법이 있다.

- 맨손에 의한 방법(예: Daniel법, Kendall법)
- 기구에 의한 방법(예: 여러 가지의 등속성 운동기기)
- 특수한 기능 검진법(예: PNF-테크닉)

Cyriax는 "저항검진 시 관절은 중립위치에 머물러야 하며 근육은 최대로 수축되어야 한다."고 하였다. 이처럼 검진 시 관절을 움직이지 않게 하는 것은 관절 압박에 의한 관절 갈림현상이 통증의 원인으로 작용하는 것을 방지하기 위함이다. 그러나 최대의 근육수축시 관절에 나타나는 압박과 활주는 피할 수 없으므로 저항검진 시 관절의 비정상이 통증의 원인이 될 수 있다. 따라서 저항검진하기 전에 압박과 미끄러트림 검사를 사전에 실시하면 관절 자체가 장애의 원인이 아니라는 것을 미리 확인할 수 있다. 만약 압박검사가 통증의 원인으로 나타나면 저항검진은 큰 의미가 없다. Cyriax는 저항검진을 아래와 같이 해석하였다.

- 통증 + 강한 근력 → 근육-힘줄의 작은 손상
- 통증 + 약한 근력 → 근육-힘줄의 많은 손상
- 통증 없음 + 약한 근력 → 신경손상, 근육과 힘줄의 파열(rupture)
- 통증 없음 + 강한 근력 → 정상 즉, 소견 없음

(1) 협동근들 중에서의 통증이 일어나는 근육의 감별검진

일반적으로 하나의 특정한 움직임을 실행하기 위해서 여러 개의 근육들이 함께 작용한다. 근전도(electromyography)를 통한 연구결과 협동근들(synergists) 중 특정 근육의 활동을 관절위치에 따라 완전히 없앨 수 없다는 것이 밝혀졌다. 이것이 의미하는 것은 모든 능동움직임 시 정상적으로 모든 협동근들은 관절의 위치에 상관없이 활동한다는 것이다. 그러므로 협동근 중 어떤 근육-힘줄에서 통증이 나타나는지를 감별하기 위해 관절의 여러 위치에서 실행하는 전통적인 근육검진을 신뢰할 수 없다는 것이다. 협동근들 중 어떠한 근육이 손상 되었는지를 찾아내기 위해서 치료사는 각 근육의 개별적인 수축을 유발시키거나 억제시켜야 한다. 이런 검진을 위하여 해부학적-생리학적 특성을 고려하여 아래 서술한 세 가지 방법 중 하나 또는 그 이상을 사용할 수 있다.

① 특정 근육의 같은 관절에 작용하는 이차적인 기능검진

동일한 관절에서, 어떤 근육이 다른 협동근들이 갖지 않은 두 번째의 기능을 가지고 있다면 이 두 번째 기능의 검진을 통하여 즉, 이 근육의 활동을 유발시켜서 오직 이 근육만을 위한 감별검진을 할 수 있다. 예를 들어, 무릎관절의 굽힘 시 통증이 나타나면

부가적으로 무릎관절의 바깥쪽돌림과 안쪽돌림을 검진한다. 바깥쪽돌림 시 통증이 나타나면 넙다리 두갈래근(biceps femoris)의 손상으로 볼 수 있으며 그 외의 무릎관절의 안쪽돌림근인 동시에 굽힘근들은 손상되지 않았다고 할 수 있다.

② **특정 근육의 이웃 관절에 작용하는 이차적인 기능검진**

만약 협동근들 중 유일하게 어떤 근육이 인접관절에도 작용할 수 있는 경우 이 근육은 힘줄을 포함하여 다른 협동근들과 분리하여 평가할 수 있다. 즉 이 근육의 활동을 인접관절의 기능을 이용하여 유발시킬 수 있다. 예를 들어 어깨관절의 굽힘 시 통증이 나타날 때, 그 원인은 이 움직임에 작용하는 여러 협동근 중 한 근육일 수 있다. 만약 팔꿈치관절의 굽힘 저항 검진 시 같은 통증이 유발된다면 위팔 이두근(biceps brachii) 손상을 의심할 수 있다, 왜냐하면 어깨관절의 굽힘움직임의 협동근육들 중 이 근육만이 어깨관절과 팔꿈치관절에 모두에 작용하는 유일한 근육이기 때문이다.

③ **상호 억제작용의 사용**

협동근들 중 통증을 일으키는 근육을 감별하기 위하여 한 근육의 선택적 이완을 사용할 수 있다. 이 기법에서는 "상호억제 개념(reciprocal inhibition concept)"을 사용한다. 검사되는 협동근들 중 한 근육의 활동을 억제시키는 것은 그에 해당하는 대항근(antagonist)의 긴장을 통하여 이루어진다. 즉, 치료사는 대항근에 저항을 주는 동시에 검진하는 움직임에 저항을 주어 협동근들 중 억제되지 않은 나머지 근육들의 능동적인 수축을 유발시킨다. 예를 들어 손목관절의 손등굽힘 시 통증이 나타남. 손목관절의 손등굽힘근육들과 손가락관절의 폄근육들은 협동근들이다. 단지 손목관절 손등굽힘근들만 저항 수축을 유발시키기 위하여 손가락관절 폄근들의 작용을 억제시킨다. 예를 들면, 환자가 손에 물건을 잡으면 손가락관절 굽힘근들의 작용하게 되고 상대적으로 손가락 폄근들은 이완하게 된다. 동시에 치료사는 손목관절 손등굽힘에 저항을 주어 손목관절 손등굽힘근들만 수축하게 한다. 반대로 손가락관절 폄근들만의 저항 수축을 유발시키기 위하여서는 손목관절 손등굽힘근들의 작용을 억제한다. 검진자는 손목관절의 손등굽힘근에 저항을 주며 동시에 손가락관절 폄근들의 저항검진을 한다.

4) 물렁조직 수동검사

물렁조직들도 관절에서와 마찬가지로 움직임의 양과 질이 수동움직임을 통하여 검진되어야 하며 통증이 나타날 때에는 세부적인 평가가 이루어 져야 한다. 수동 물렁조직검진은 생리적인 움직임과 부가적인 움직임 두 가지로 구분된다.

(1) 생리적인 움직임들-길이 검진

관절의 정상적인 움직임은 물렁조직의 정상적인 길이와 정상적인 끝 느낌을 전제로 한다. 근육의 이는곳과 닿는곳이 서로 최대로 멀어진 상태에서 근육의 길이가 검진된다. 근육의 길이가 최대에 도달하도록 하기 위하여 복합적인 움직임들이 실행된다. 여기에서 근육의 주 기능뿐만 아니라 관련되는 모든 관절에서 일어나는 전체적인 부가적 기능들도 고려되어져야 한다. 물론 동작에 참여하는 관절들의 움직임성은 수동으로 행하여지는 직선적인 움직임과 회선적인 움직임을 통하여 사전에 검사되어져야 한다. 관절과 물렁조직의 기능장애의 감별과 물렁조직 단축의 종류. 즉, 긴장성 경련 또는 구조적 단축을 판단하기 위하여 끝 느낌의 판별은 특히 중요하다. 근육연축(muscle spasm)은 근육구축(muscle contracture)보다 덜 빳빳함의 끝 느낌을 나타낸다. 근육길이는 수동 회선적인 움직임 실행에서도 역시 검진될 수 있다.

(2) 부속 움직임들

물렁조직 움직임(soft tissue play)을 통하여 근육의 탄력성, 근육의 움직임성 그리고 근육의 구조 또는 그 외의 다른 물렁조직들이 검진되어질 수 있다. 물렁조직 움직임은 단지 수동으로만 모든 방향으로 검진되어질 수 있다. 즉, 근육섬유에 대해 횡적, 대각선 그리고 종적방향으로 실행되는 부드러운 움직임을 통하여 긴장의 변화, 국소적인 근육유착 또는 이웃 조직들과의 유착 등을 알아낼 수 있다. 여기에서 관절은 움직이지 않는다. 이러한 물렁조직의 평가는 검진의 한 부분인 촉진(palpation)에서 동시에 이루어 질 수도 있다.

5) 부가적인 검사

환자의 증상부위를 정확히 국소화(localization)하기 위하여 연계성 있는 검진이 필요할 수 있다. Evjenth의 증상부위 감별에서는 통증경계 가까이에서 이루어지는 감별 움직임을 통하여 통증들을 재현 또는 유발(provocation)시키거나 통증경계 부근에서 나타난 통증을 감소 또는 제거(alleviation)하는 것을 시도한다. 이 기법으로 증상의 원인이 되는 관절뿐만 아니라 증상을 유발시키는 움직임의 방향들과 증상을 유발시키는 구조들 역시 세밀하게 감별 진단(specific localization)할 수 있다.

그 외 협응력, 순발력, 지구력, 기능적 작업 능력(functional work capacity) 그리고 작업장이나 직장의 인간공학적 설계와 구조 등의 평가는 필요에 따라 선택된다. 이러한 검진들은 항상 연계되어져야만 하는 것은 아니며, 또한 유용하고 가치 있는 정보를 얻기 위해 반드시 고가의 장비가 있어야하는 것도 아니다.

환자에게 가장 적절한 재활치료를 하기 위해선 검진 시, 세계보건기구(WHO)가 분류한 세 가지 측면 손상, 장애, 핸디캡 모두를 고려하여야만 한다.

- Impairment 손상(신체적인 측면)
- Disability 장애(인간적인 측면, 개인적인 측면)
- Handicap 핸디캡(사회적인 측면)

3. 감별진단 Differential diagnosis

1) 수축성 요소

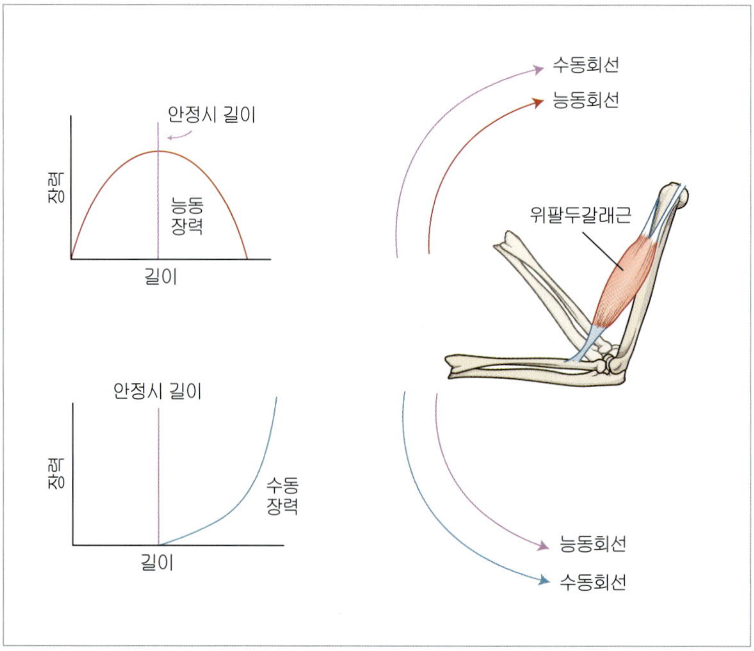

그림 2-2 수축성 구조의 장력특성

위 그림을 기준으로 중력을 고려하지 않은 조건에서 수축성 요소(contractile component)의 특성을 고려해 보면 능동회선 동작에서는 능동장력이 증가하는 수축성 구조에서 증상이 유발되게 되고, 수동회선 동작에서는 수동장력이 증가하는 수축성 구조에서 증상이 유발되게 되기 때문에 능동회선 동작과 수동회선 동작에서 증상이 유발되는 방향이 서로 반대가 되게 된다.

2) 비수축성 요소

비수축성 요소(non-contractile component)는 수축하는 구조물이 아니기 때문에 능동장력을 발생시킬 수 없다. 따라서 능동회선 동작이나 수동회선 동작 모두가 비수축성 구조물에 수동장력을 증가시키게 될 때 증상이 유발되게 된다. 따라서 능동회선 동작과 수동회선 동작이 서로 같은 방향에서 증상이 유발되게 된다.

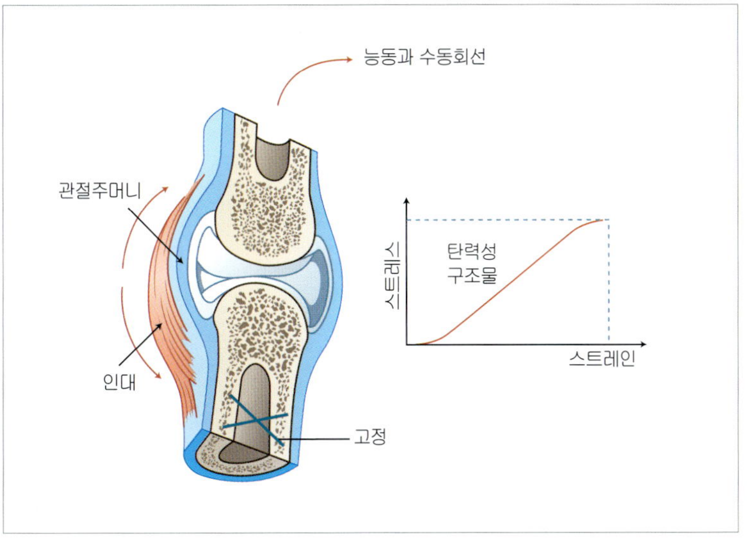

그림 2-3 비수축성 구조의 장력특성

관절가동성에 영향을 미치는 물렁조직의 상대적 중요성을 알아보기 위해 고양이 발목관절을 측정하여 본 결과 다음 표 2-3과 같았다. 물론 사람에게 이 결과를 적용하기에는 무리가 있을 수 있지만 관절 주변 물렁조직의 그 상대적인 중요성은 유추해 볼 수 있다.
표 2-3의 내용을 상대적으로 사람에게 적용해 볼 때, 인체의 유연성은 수축성 구조 약 50%, 비수축성 구조 약 50%에 의해 좌·우 된다고 볼 수 있다.

인체를 구성하는 약 182개의 관절은 안정성을 바탕으로 한 움직임성을 그 기능으로 하고 있다. 물론 개인차나 환경적인 영향에 따라 다소 과움직임성이나, 저움직임성을 갖는다 할지라도 통증이 수반되지 않는다면 정상적인 기능으로 평가하게 된다.

표 2-3 관절주위 물렁조직의 유연성

구조	유연성에 대한 저항(총비율 %)
관절주머니	47
근육	41
힘줄	10
피부	2

인체의 근육은 약 450~600여개로 몸무게의 약 40%를 점유하며 우리 몸을 빈틈없이 감싸고 있다. 우리가 일상생활동작을 수행하기 위해서는 적어도 420개의 근육을 사용하여야만 가능하며, 이런 근육들은 부드럽고 유연한 동작을 수행하기 위해서 통증이 수반되지 않는 적절한 탄력성과 유연성 가지고 있어야 하며, 동작을 유발 시킬 수 있는 근력과 그 동작을 유지하거나 반복할 수 있는 지구력 또 한 가지고 있어야만 정상적인 기능을 하고 있다고 평가 받을 수 있다.

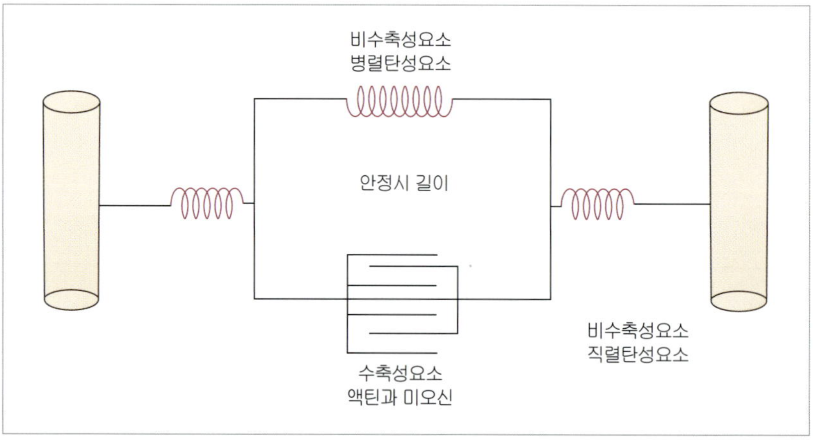

그림 2-4 수축성 구조의 역학적 특성

수축성 조직인 근육 · 힘줄에 포함되어 있는 20~30%의 비수축성 조직인 근막과 같은 결합조직을 신장시키기 위해서는 반드시 수축성 구조의 이완이 선행되어야만 가능할 수 있다.

수축성 구조에 병렬로 연결된 탄력성 결합조직은 근육섬유를 싸고 있는 근육속막(endomysium), 근육섬유다발을 싸고 있는 근육다발막(perimysium) 그리고 근육을 감싸고 있는 근육바깥막(epimysium)으로, 이들 병렬 탄력요소들은 어떤 이유에 의해 능동적 근육긴장이 오랜 시간 지속되다보면 근육장력 변화에 적응하여 길이가 짧아지게 된다.

수축성 구조에 직렬로 연결된 탄성요소인 힘줄은 외부에서 힘이 가해지면 직접적으로 외력에 영향을 받게 되지만 수축성 구조에 병렬로 연결된 탄성 결합조직은 근육의 긴장이 이완되지 않는 이상 외력의 영향을 적게 받게 된다.

CHAPTER 3

물렁조직 가동술

1. 섬유 횡 마사지Friction massage

1) 효과

(1) 손상된 섬유를 가동
(2) 세포생성(섬유모세포 자극)
(3) 두꺼운 신경을 자극
(4) 움직임이 있는 모든 조직의 순환증진
(5) 히스타민 흡수를 통한 통증 감소
(6) 만성증상을 급성증상으로 전환하여 염증성 반응을 활성화

2) 적응증

(1) 외상 후 조직이 변형된 부위(흉터, 유착부위)
(2) 퇴행성질환(뼈, 인대, 힘줄, 근육)

3) 금기증

(1) 류머티즘 환자
(2) 급성 윤활주머니염
(3) 물렁조직의 석회화, 뼈형성(ossification)
(4) 일반적인 물리치료 금기 환자(피부과민반응)
(5) 박테리아성 염증질환

4) 적용방법

(1) 촉진을 통해 손상된 부위를 찾고, 그 곳에만 정확하게 적용한다.
(2) 환자에게 효과, 절차 등에 대해 설명하여야 한다.
(3) 환자, 치료사 모두 적절한 자세에서 실시하여야 한다.
(4) 대상 조직이 최대로 신장된 위치에서 적용하지 않는다. 최대 하 신장자세에서 적용한다.
(5) 피부만 문지르지 않도록 주의하고 피부 밑의 대상 조직에서 횡 방향으로 마사지가 일어나도록 한다.
(6) 횡 마사지를 시행하는 동안, 방측성 충혈을 즉, 조직에 가해지던 압박이 사라지면 압박에 의해 퍼져 나갔던 혈액이 다시 모이는 원리를 이용하기위해 마사지는 당기는 방향으로만 압박을 적용하여 실시한다. 이 방법은 치료사의 적용하는 손가락뼈사이관절에서도 견인만 일어나고 압박을 피할 수 있기 때문에 치료사 몸을 보호하는 차원에서도 매우 유용하다.
(7) 천천히, 일정한 간격, 일정한 압력을 율동적으로 적용한다.
(8) 적용시간은 만성의 경우 10~15분, 급만성의 경우 3~5분 정도 실시한다.
(9) 1주일에 2~3회, 총 6회 실시한다.
(10) 통증이 수반되는 등의 부작용이 있을 수 있다.
(11) 통증이 다음날까지 지속되면 강도를 줄이거나 휴식을 취해야 한다.

2. 수축성 조직 기능마사지 Functional massage

1) 효과

(1) 굵은 신경섬유자극에 의한 통증조절
(2) 순환 증진(동작이 수반된 상태에서 마사지를 시행하기 때문에 순환이 더 많이 증가되고 조직 온도 상승을 가져온다. 엔도르핀과 같은 화합물질을 생성하고 노폐물을 제거하는 효과도 있다)
(3) 근육의 종방향으로 시행하여 물렁조직을 가동시키고, 관절의 활동성을 증진
(4) 팽팽해진 근막에 영향
(5) 근 반사에 의해 긴장이 완화
(6) 관절의 움직임을 조절
(7) 고유수용기를 자극하여 운동감각과 위치감각을 인지

2) 적응증

(1) 근육통
(2) 긴장된 근육
(3) 근육, 힘줄 부위의 퇴행성 변화를 방지
(4) 신장을 적용하기 전에 사용
(5) 손상 후에 발생한 흉터나 유착

3) 금기증

(1) 털이 많은 부위에 적용할 때 주의해야 한다.
(2) 관절장애가 있는 경우
(3) 관절의 과움직임성 또는 저움직임성이 있는 경우
(4) 외상 초기나 혈종(hematoma)이 있는 경우
(5) 석회화, 뼈형성
(6) 물렁조직에 화농성질환이나 피부병 등

4) 적용방법

(1) 치료사는 근육의 이는곳, 닿는곳 및 기능 등을 인지하고 실시하며, 관절과 근육의 움직임이 동시에 일어나도록 한다.
(2) 근 길이가 짧은 상태에서 시작하여, 근육섬유의 종 방향으로 진행한다. 근육의 길이도 늘어나는 방향으로 적용한다.
(3) 근육이완이 목적이기 때문에 신장 수용기가 자극되지 않도록 천천히, 호흡과 맞추어서 실시한다.
(4) 최대 운동 범위까지는 적용하지 않는다.
(5) 가동성이 가능한 관절 즉, 활주가 일어나는 관절을 대상으로 실시한다.
(6) 통증 없이, 율동적으로 시행한다.
(7) 피부의 발적이 일어나지 않도록 주의하며, 피부의 미끄러짐 없이 실시하여야 한다.
(8) 근육섬유의 주행 방향을 따라서 적용한다.
(9) 근육과 힘줄 부위에 적용한다.

3. 수축성 조직 신장

1) 신장을 위한 생리역학

근육은 외부자극에 민감하게 반응하는 부분으로 근육을 과도하게 사용하거나, 사용하지 않거나, 잘못 사용하는 것에 대하여 끊임없이 재적응하는 구조물이다. 이렇게 재적응하는 과정에서 근육은 흔히 짧아지게 되는데, 짧아진 근육은 뼈막, 힘줄 그리고 근육에 통증을 유발하기도하며, 다른 조직이나 분절에 연관통을 일으키기도 한다. 또한 같은 작용을 하는 근육군내에서 어떤 한 근육이 짧아졌을 경우, 이 빳빳하고 짧아진 근육을 갑자기 세게 수축하게 되면 더욱 큰 스트레스를 받게 되고 이로 인해 그 근육 자체나 힘줄부위에 손상을 받게 된다. 근육을 지나치게 사용하게 되면 자연히 그 근육이 손상을 입거나 대항근의 과도한 억제를 초래하게 된다.

근육은 두 종류의 신경세포인 근방추(muscle spindle)와 골지힘줄기관(Golgi tendon organ; GTO)에 의해서 손상되는 것이 방지되게 되는데, 근방추는 예기치 않은 움직임이 일어났을 때 근육세포가 너무 많이 늘어나는 것을 막아준다. 즉 근육을 수축시켜 팽팽하게 당겨줌으로써 이 일을 수행한다. 이런 일은 자동적으로 일어나서 근육이 과도하게 늘어나는

것을 막아준다, 느리게 의도적으로 수행되는 신장에 의해서는 근방추가 활성화되지 않는다. 골지힘줄기관은 신경섬유를 통해서 근육이 얼마만큼 긴장하고 있는지를 뇌에 전달한다. 긴장이 너무 고조되면 골지힘줄기관은 근육의 수축을 중지하는 신호를 보낸다. 이 신호는 근육을 이완하게 한다.

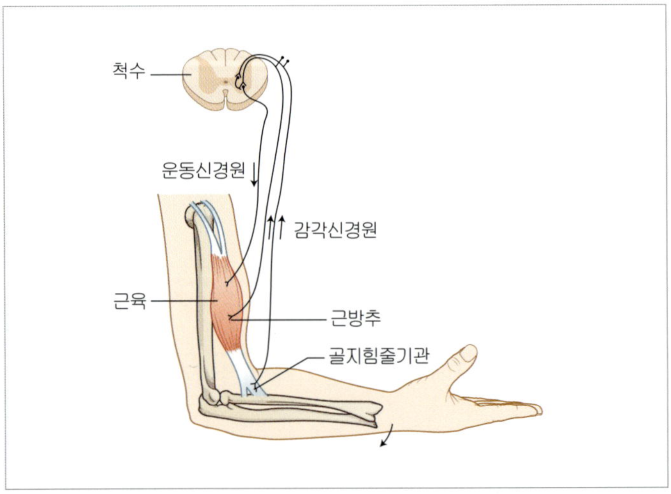

그림 3-1 고유수용기

(1) 근방추

근방추(muscle spindle)는 근육의 주요 감각기관(stretch receptor)이며, 추외근 섬유(extrafusal fiber)와 나란히 놓인 미세구조의 추내근 섬유(intrafusal fiber)로 구성되어있다. 근방추의 감각수용기들은 중심부에 위치하고 핵주머니섬유(nuclear bag fiber)와 핵사슬섬유(nuclear chain fiber)라 불린다.

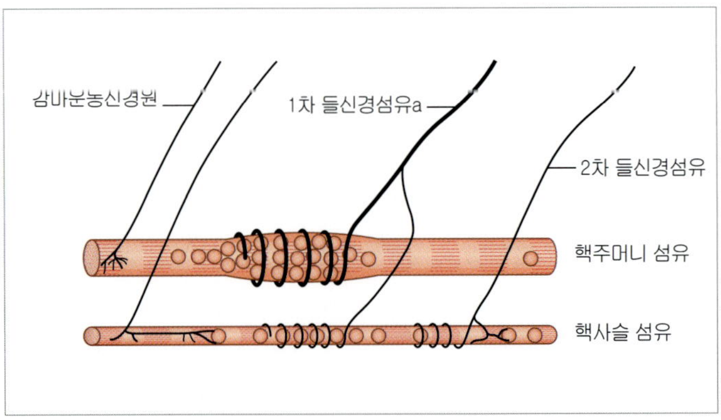

그림 3-2 근방추

신장에 의해 자극될 때 근육에서의 신장 속도 즉, 신장 시간과 길이 변화에 관한 수용기들로부터의 정보는 1차 들신경섬유 a(afferent fiber: group Ia)와 2차 들신경섬유(afferent fiber: group II)를 경유하여 중추신경계로 전달된다. 또한 이런 섬유들은 알파 또는 감마운동신경원에 시냅스를 이루고, 각각 그들 자신의 추외근섬유와 추내근섬유의 수축을 촉진하며, 대항근(antagonist)을 억제한다. 본래 신장에 반응하는 이런 이차섬유들을 자극하기 위한 방법에는 두 가지가 있는데 하나는 근육이 전반적으로 늘어나는 것에 의한 것이고, 다른 하나는 감마 날 경로를 경유하여 전달되는 추내근섬유의 수축 자극에 의한 것이다.

대뇌 겉질(cortex)에서 발생한 날(efferent) 신호가 내림길(descending track)를 통해 대상 근육의 추외근섬유에만 전달되면 근육은 맘대로 수축(voluntary contraction)을 하게 되며, 근육의 길이는 짧아지게 된다. 이런 근 길이 변화는 추내근섬유의 중심부에 위치한 들신경원(afferent neuron)의 발화율을 감소시키게 된다.

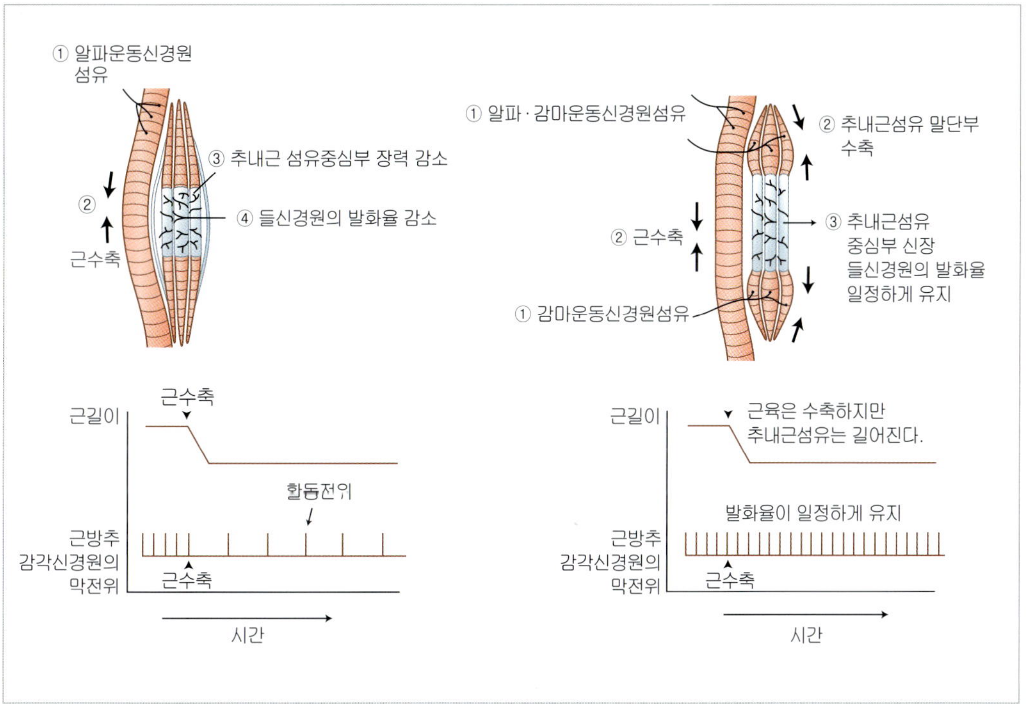

그림 3-3 근방추 기능 1

반면 대뇌 겉질에서 발생한 날 신호가 내림길를 통해 대상 근육의 추외근섬유와 추내근 섬유 모두에 전달되었을 경우에는 근육의 맘대로 수축과 함께 추내근섬유말단부의 수축에 의해 추내근섬유중심부가 신장되어 근육의 길이가 짧아짐에도 불구하고 들신경원의 발화율이 일정하게 유지된다.

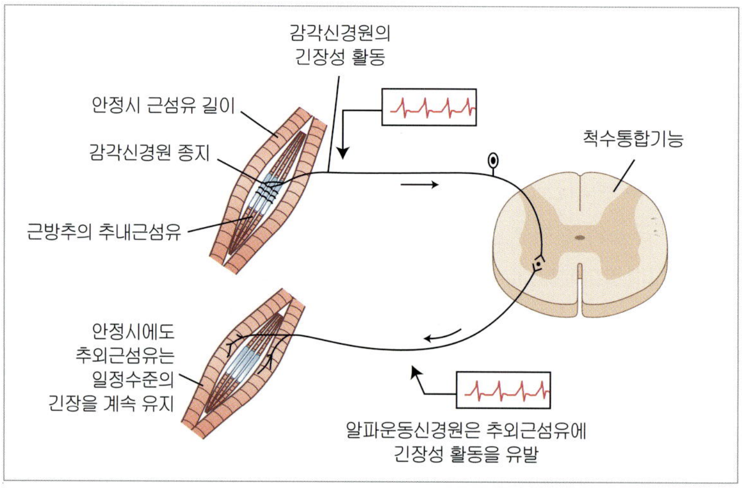

그림 3-4 근방추 기능 2

근방추의 주 기능 중에 하나는 추내근 섬유 중심부에 있는 들신경원의 긴장성 활동에 의해 추외근섬유의 긴장력을 일정 수준으로 유지하는 것이다.

추외근섬유 즉, 근육 외부에서 적용된 신장력에 의해 근 길이가 늘어나게 되면, 추내근섬유 중심부에 있는 들신경원은 이런 들신호를 척수로 보내고 척수는 반사적으로 알파운동신경원을 통해 대상근육을 수축하여 근 길이가 짧아지게 한다. 이런 근 길이 변화는 추내근섬유의 중심부에 위치한 들신경원의 발화율(firing rate)을 감소시키게 된다.

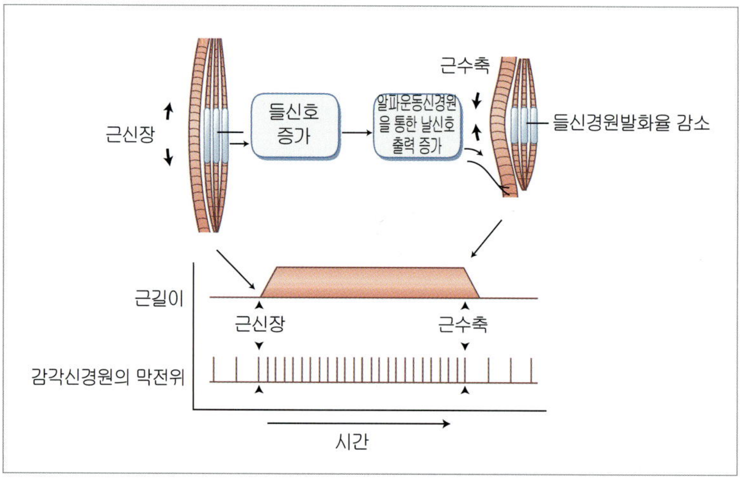

그림 3-5 근방추의 활성

(2) 골지힘줄기관

골지힘줄기관(golgi tendon organ)은 근힘줄접합부 근처에 위치하고 근육의 추외근 섬유 끝부분을 감싸고 있으며 1차 들신경섬유 b(afferent fiber: group Ib)를 경유하여 들자극(afferent stimulation)을 전도한다. 이것은 수동적 신장 혹은 능동적 근육수축 모두에 의해 야기되는 근육 내 장력에 대해 매우 민감하다. 골지힘줄기관은 그것이 위치한 근육에서 장력을 억제하는 보호기전이다. 이 효과를 자동억제(autogenic inhibition)라 부른다. 골지힘줄기관은 능동적인 근육수축 후의 활성화에 대해서는 매우 낮은 문턱값(threshold)을 가지고 있으나 수동신장에 의한 활성화에 대해서는 높은 문턱값를 가지고 있다.

근육 내에 과도한 장력이 발생한 때에 근육 내 골지힘줄기관의 활성화가 알파 운동신경원의 활동을 억제하여 근육 내 장력을 감소시킨다. 신장하는 동안에 힘줄 안의 장력은 각각의 근육섬유가 어떻게 억제할지를 결정함으로 이완할 수 있다.

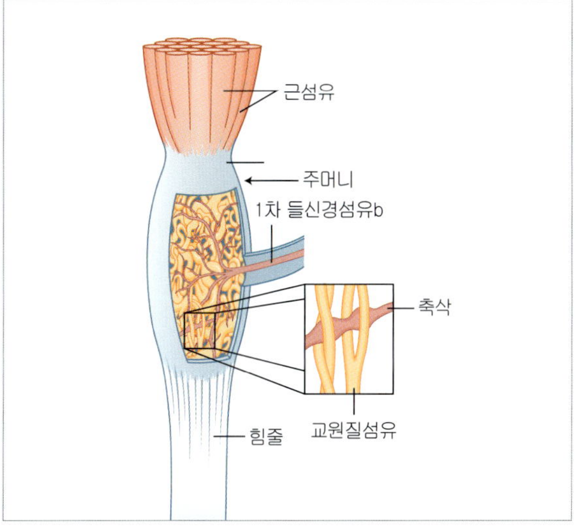

그림 3-6 골지힘줄기관

(3) 근육의 역학적 특성

능동적인 등척성 수축에 의해 발생되는 근육의 능동장력(ative tension)은 근육의 길이에 따라 다르다. 근육의 길이를 생체 내의 안정시를 100으로 하여 등척성 수축과 근육의 길이와의 관계를 조사해 보면, 길이 장력곡선을 구할 수 있는데. 근의 실질적 장력은 근섬유가 생리적으로 적당한 길이보다 더 짧아지거나 길어지면 오히려 감소한다. 즉, 근섬유가 안정시의 길이를 유지할 때에 가장 큰 장력이 발생하는 것이다.

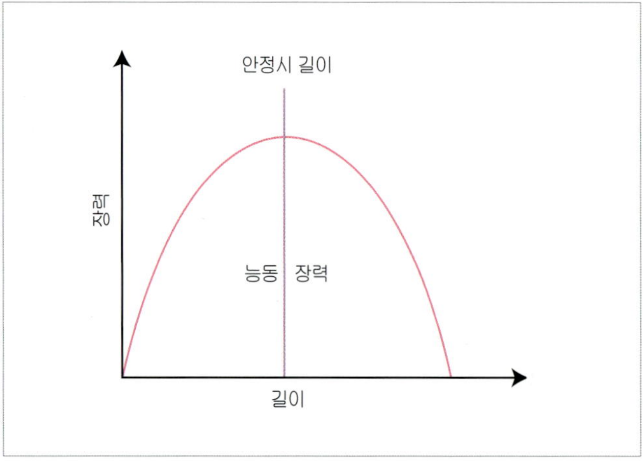

그림 3-7 길이-능동장력 곡선

수동장력(passive tension)은 근육이 안정 길이를 능가하고 비수축성 근육의 팽대부(muscle belly)가 신장되었을 때 전개되는 장력을 반영한다. 이러한 수동 장력은 주로 병렬과 직렬 탄성요소에서 전개된다.

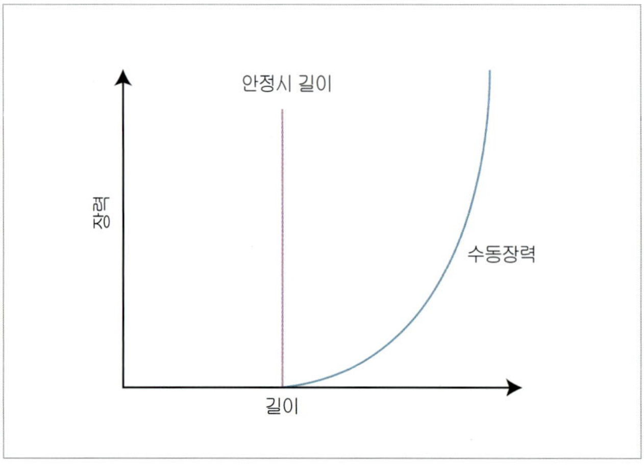

그림 3-8 길이-수동장력 곡선

(4) 근육의 생리학적 특성

근육은 수많은 실핏줄(capillary)을 함유하고 있다. 정상적인 경우 근육의 횡단면적의 1평방 밀리미터 당 약 3,000개의 실핏줄이 있으며, 근육이 휴식 시에는 실핏줄이 닫혀있다. 근육이 활동을 시작하면 실핏줄은 점점 더 넓게 열리며, 근육의 작용이 많으면 많을수록 더 많은 혈액이 실핏줄을 통해 흐르게 되고, 해당근육의 웜-업(warm-up) 효과를 증대시키게 된다.

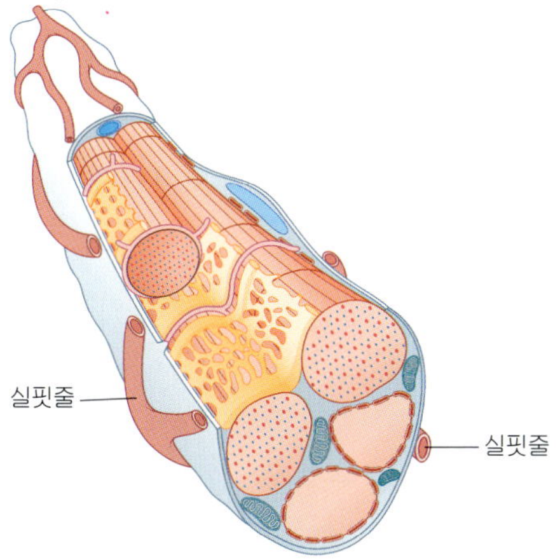

그림 3-9 근육의 실핏줄

(5) 증상

짧아진 구조물 때문에 일어나는 기능 장애는 다음과 같은 변화를 일으키게 되고, 이런 변화 중에 하나 또는 그 이상을 관찰함으로써 기능 장애를 진단할 수 있다.

① 운동의 패턴 변화
② 근육의 부피 변화
③ 근육의 탄력성 변화
④ 관절운동범위 변화
⑤ 관절 내 움직임 변화
⑥ 끝 느낌 변화

2) 신장의 적응증

통증이나 운동제한이 동시에 또는 따로 존재하는 모든 근골격계 장애 환자를 대상으로 검진하여 검진 결과가 관절 내 움직임은 정상이지만 근육이 짧아져 있거나 근육에 강직이 있으면 신장 기법이 적응증이 된다.

3) 신장의 금기증

병리적인 원인이 의심되는 기능 장애나 통증

4) 신장의 진행과정

(1) 시작자세

효과적이고 안전하게 수축성 조직을 신장하기 위해서는 시작자세가 중요하다. 특기 신장을 실시하는 동안 목과 허리가 잘 보호되어야 하며, 이를 위해서 반드시 정확한 자세가 유지되어야 한다.

(2) 신장

신장은 다음과 같은 순서로 진행한다. 신장할 대상 근육확인 → 근육의 활성화 → 신장동작 실행 → 천천히 점진적으로 신장을 한계까지 실행

① 신장할 대상 근육 확인

먼저 대상근육이나 근육군의 경직 여부를 확인하다.

② 근육의 활성화

대상근육이 확인 되었으면 관절가동범위의 변화 없이 대상근육의 등장성 수축을 약 5초간 유지한다. 이렇게 함으로서 대상근육이 웜-업 되고, 신장을 위한 준비가 이루어진다. 따라서 과도한 수축이 필요한 것은 아니다.

먼저 치료사는 관절의 운동 제한이 있는 방향과 같은 방향으로 최대한으로 힘을 주는 동시에 환자가 이 자세를 유지할 수 있도록 등장성으로 저항하도록 하게 한다. 환자와 치료사는 같은 세기로 힘을 주고 저항하여야 한다. 환자는 신장시키고자 하는 대상근육 하나 또는 모든 근육을 수축시킨다. 이렇게 하면 관절의 움직임은 거의 없다.

대상 근육을 활성화시키는 생리학적 배경에는 첫 번째 수축성 구조는 따뜻해지면 신장효과가 증가하게 되는데, 이를 위한 예열은 외부에서 열을 적용하는 것 보다 생리학적 측면에서 근육 활동에 의한 웜-업이 더 효과적이라는 것이다. 두 번째 Sherrington은 통증 없이 근수축을 강하게 하면 할수록 이어서 오는 근 이완 효과는 크다고 주장하였다. 모든 정형도수치료에 공통된 특징은 근육이 이완되어야 한다는 점이다. 특히 신장효과를 증대시키기 위해서 근 이완은 반드시 선행되어야 한다. 따라서 근육이 등장성 수축 직후에 최대한으로 이완된다는 원칙에 바탕을 두고 기본적이고 가장 안전한 일련의 신장기법을 적용함으로서 보다 효과적인 신장을 기대할 수 있다.

- 등장성 수축

먼저 치료사는 신장 목적에 따른 해당관절들을 대상근육에 통증이 유발되지 않은 만큼의 관절 가동범위까지 이동시킨다. 짧아진 조직이 비교적 신장된 위치에서 신장을 시작하는 것도 가능하다. 그러나 흔히 환자가 쉽게 저항할 수 있는 자세에서 시작하는 것이 필요하다. 이자세에서 환자는 짧아진 근육의 등장성 수축을 통해 치료사의 동작에 저항하도록 한다. 이 시기에는 관절 자체에는 움직임이 없도록 환자와 치료사가 서로 반대방향으로 균형 잡힌 힘을 부과한다. 이 때 치료사의 손잡기 기술과 저항은 편안하고 통증을 유발시키지 말아야하며 환자를 보호하는 것이어야 한다. 환자에게 등장성 수축에 의한 통증이 발생하지 않는다면, 치료사는 관련된 근육의 수축에 대항하여 몇 초 동안 충분한 저항을 줌으로써 대상근육에 빠르고 쉽게

피로를 유발 할 수 있다. 등장성 수축이 환자에게 통증을 일으키면 치료사는 저항을 줄이고 반대 방향으로 힘의 균형을 유지하는 기간을 10초에서 30초까지 연장해 나아가야 한다.

- 수축 후 이완

치료사는 환자가 짧아진 근육을 충분히 수축시켰다고 느끼면, 환자에게 이완하라고 지시한다. 환자가 이완하면 그에 맞춰 치료사도 저항을 감소시켜 통증을 유발하거나 불필요한 동작이 일어나지 않도록 한다.

③ **신장동작 실행**

수초 간 근육을 이완시킨 후, 수축성 조직을 늘리기 위한 신장력을 적용한다. 신장력은 이는곳과 닿는곳이 서로 멀어지는 방향으로 적용되며, 정상적인 근육작용의 반대 방향으로 진행된다. 필요에 따라 신장을 보다 쉽고 효과적으로 적용하기 위해, 호흡과 눈의 초점을 이용하기도 한다.

치료사가 힘을 주고 있는 동안에 환자가 통증을 느끼거나 혹은 통증에 대한 두려움 때문에 이완을 하지 않을 수도 있다. 이럴 경우 치료사는 통증이완을 위한 견인을 적용하거나, 환자가 스스로가 운동제한이 있는 방향으로 능동적으로 움직임을 움직이도록 하거나, 반대로 가벼운 저항을 주기도 한다. 이렇게 함으로써 환자는 운동을 조절할 수 있게 되고 이완도 가능하게 된다. 이완이 되지 않은 상태에서의 신장은 편심수축(eccentric contraction)과 동일한 효과를 대상 근육에 일으켜 신장 후에 지연성 근육통(delayed onset muscle soreness)을 유발 시킬 수 있다. 따라서 반드시 대상 근육의 이완이 선행된 후에 신장력을 적용하는 것이 효과적이다

등장성 수축과 이완을 실시한 다음에는 다음과 같은 네 가지로 운동이 개선된다.

- 치료사는 관절의 운동제한이 있는 방향과 같은 방향으로 힘을 준다.
- 이 동작이 통증을 유발하거나 환자가 통증을 두려워하면, 치료사가 신장력을 약하게 적용하는 대신 환자가 적극적으로 관절을 움직이도록 한다.
- 환자가 적극적으로 관절을 움직이고 있는 동안 치료사는 가벼운 견인을 실시함으로서 통증을 상당히 줄일 수 있다.
- 가벼운 견인과 더불어 치료사가 다음과 같은 두 가지 가운데 하나를 해줌으로써 간혹 통증을 더욱 줄일 수 있다. 환자의 관절운동을 도와주거나, 환자의 관절운동에 가벼운 저항을 준다.

④ **천천히 점진적으로 신장을 한계까지 실행**

이것은 근육의 활성화와 신장 동작을 반복하는 것으로, 신장은 적어도 30초 동안 흔들리거나 급격한 움직임 없이 유지되어야 하며, 필요에 따라서는 1분 이상 지속할 수도 있다.

신장은 개선이 확인 될 때까지 지속하며 천천히 부드럽게 하는 것이 큰 힘으로 급하게 하는 것보다 효과적이다. 외부에서 빠르게 적용되는 신장력은 근방추를 자극하여 오히려 대상 근육을 수축시켜 신장을 방해하며, 경우에 따라서는 외부에서 적용된 신장력과 근방추 자극에 의한 근수축에 의해 조직이 손상 될 수 도 있다.

일단 새로운 자세가 처음으로 달성되면 수축, 이완, 신장의 순서를 계속해서 점차적으로 목적하는 운동 범위까지의 개선을 얻을 수 있다.

(3) 대항근 자극

어떤 근육이 오랫동안 경직되어 있으면, 그 근육의 대항근은 제대로 작용할 수 없게 되어 정상적인 기능을 수행하지 못하거나 근 쇠약(muscle weakness)이 발생할 수 있다. 따라서 정상적인 기능을 회복시키기 위해서는 이 근육들을 자극하는 것이 매우 중요하다. 신장동작을 계속하면서 동시에 대항근을 긴장시키는 운동을 병행함으로서 이 근육들을 자극할 수 있다. 순서대로 치료를 한 직후에는 항상 치료하는 근육의 대항근을 자극하여 운동제한이 있는 방향으로 움직임을 증가시켜 주어야 한다.

대항근을 자극하기 위해서는 치료사는 힘을 주거나 저항을 주었던 방향과 반대 방향으로 움직이도록 한다. 힘을 준 방향을 반대로 하려면 치료사는 실시하는 치료 기법에 따라 손을 그대로 유지하거나 또는 바꾸어야만 한다. 치료사가 반대 방향으로 힘을 줄 준비가 되면, 환자에게 치료할 때 신장시킨 바로 그 방향으로 움직이도록 지시하고 치료사는 그 반대로 힘을 주어 대항근의 수축하는 능력과 힘을 평가한다.

관절운동이 제한되거나 통증이 있으면 대항근을 억제시켜 그 근육의 쇠약를 초래한다. 따라서 이 대항근 움직임의 전 범위를 강화시킬 필요가 있다. 대항근은 그 근육운동의 전 범위에서 운동을 조절할 수 있어야 하고, 그 운동범위의 어떤 위치에서도 관절을 유지 할 수 있어야 한다. 대항근의 자극은 효과적인 치료에 있어서 빼놓을 수 없는 부분이라고 할 수 있다.

CHAPTER 4

손가락

1. 손과 손목 촉지

1) 노뼈와 자뼈의 붓돌기

아래팔 먼쪽 손등쪽의 안쪽·바깥쪽 끝에서 노뼈의 붓돌기(styroid process of radius)와 자뼈의 붓돌기(styroid process of ulnar)를 촉지해 볼 수 있다. 노뼈와 자뼈의 붓돌기는 복잡한 손목뼈들을 촉지하기 위한 중요한 몸쪽의 경계가 되기 때문에 우선적으로 촉지하여 그 위치를 표시한다.

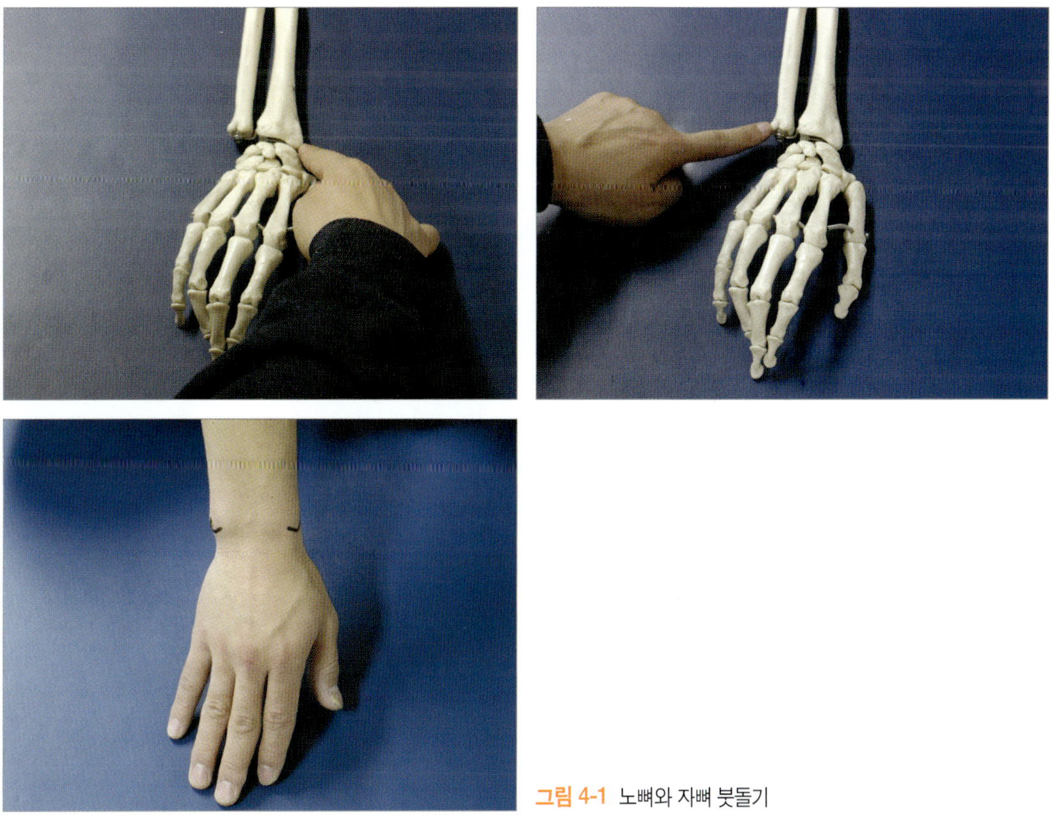

그림 4-1 노뼈와 자뼈 붓돌기

2) 먼쪽 노뼈와 자뼈의 틈

새끼펴근힘줄(extensor digiti minimi tendon)이 먼쪽 노자관절(radioulnar joint) 틈 위로 지나가기 때문에 새끼펴근힘줄을 수축시켜 보면 그 경계를 보다 명확하게 확인해 볼 수 있다.

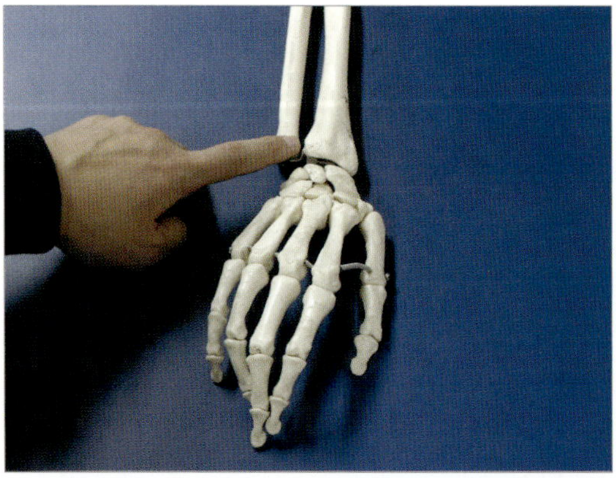

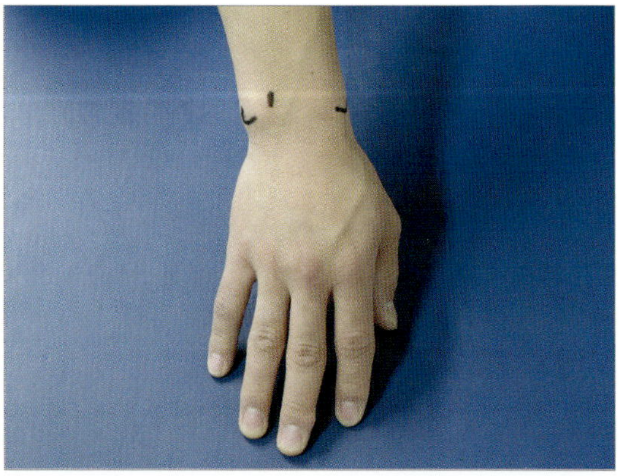

그림 4-2 먼쪽 노자관절 틈

노뼈의 붓돌기, 자뼈의 붓돌기 그리고 먼쪽 노자관절의 경계를 확인한 후 치료사 두 번째 손가락의 끝으로 각 뼈의 경계를 촉지하여 먼쪽 노자관절부를 표시할 수 있으며, 이곳은 손목뼈들의 몸쪽 경계부가 된다.

등결절(dorsal tubercle)은 노뼈의 먼쪽끝 손등쪽 대략 중간 위치에서 촉지할 수 있다. 등결절은 긴엄지펴근(extensor pollicis longus)과 노쪽손목펴근(extensor carpi radialis)의 경계를 이룬다.

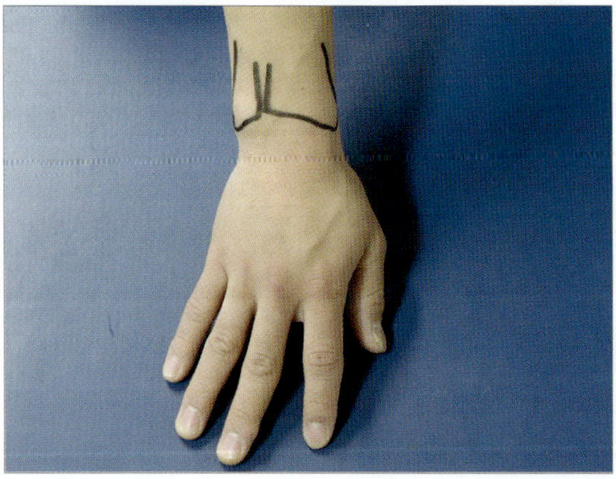

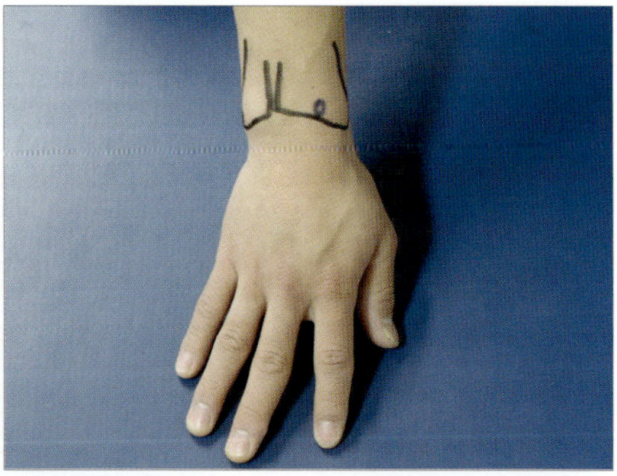

그림 4-3 먼쪽 노자관절과 등결절

3) 각 손허리뼈의 바닥

첫 번째부터 다섯 번째까지 각 손허리뼈의 바닥(base of metacarpal)을 촉지하여 표시한다. 먼저 각 손허리뼈의 몸통을 촉지하고 몸통을 따라 몸쪽으로 올라가 몸통보다 넓고 두꺼워진 느낌의 손허리뼈 바닥을 확인하고 바닥끝에서 치료사 두 번째 손가락의 끝을 이용하여 손목손허리관절틈을 확인하여 표시한다.

손허리뼈 바닥의 관절틈은 손목뼈들을 촉지할 때 먼쪽 경계가 되는 중요한 부위이다.

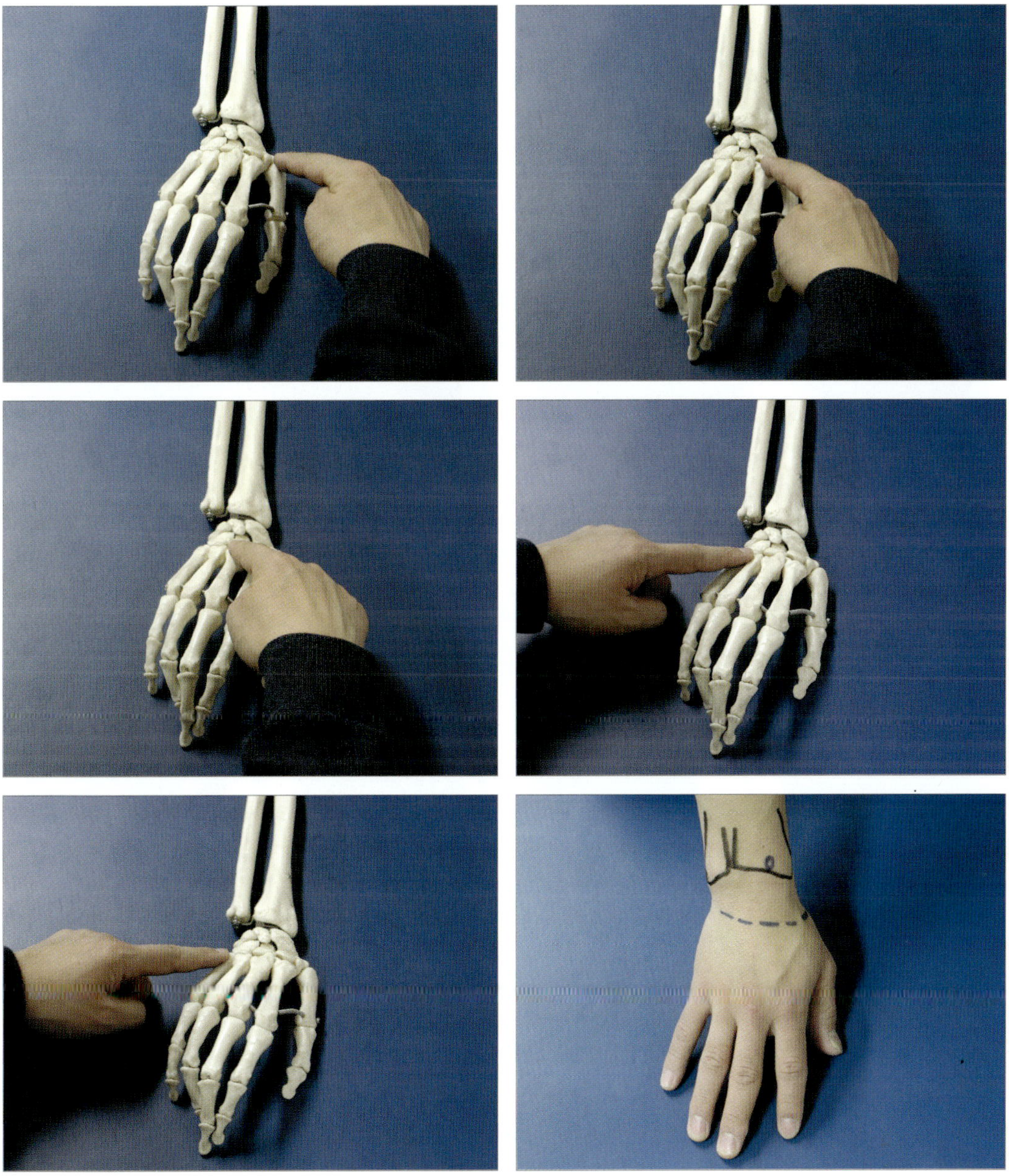

그림 4-4 각 손허리뼈 바닥

4) 손허리뼈

각 손허리뼈(metacarpal bones)의 바닥를 확인한 후 다시 손허리뼈의 몸통을 촉지하여 몸통을 따라 먼쪽으로 내려가다 보면 몸통 보다 커지고 두꺼워진 느낌의 손허리뼈 머리를 확인할 수 있고, 머리 끝에서 치료사 두 번째 손가락의 끝을 이용하여 손허리손가락관절의 틈을 확인하여 표시할 수 있다.

이렇게 각 손허리뼈의 바닥과 머리가 확인되면 양쪽 끝을 기준으로 하여 각 손허리뼈의 몸통의 경계를 따라가며 첫 번째부터 다섯 번째까지 각 손허리뼈들을 표시할 수 있다.

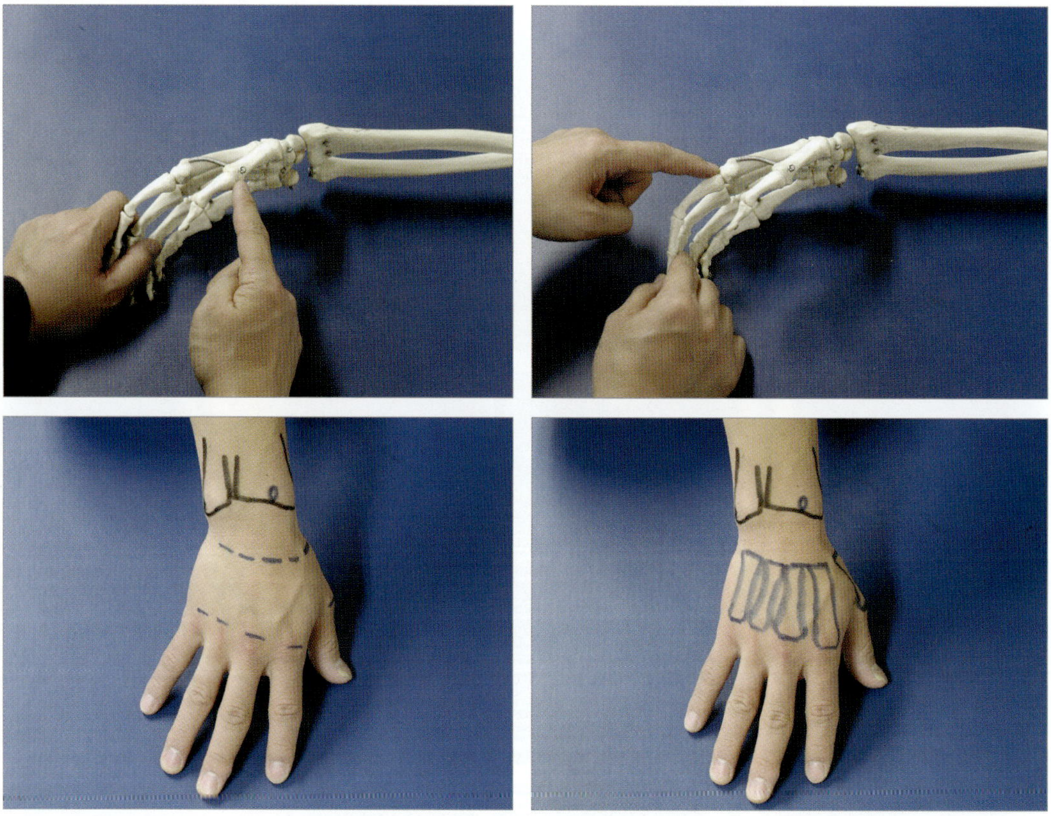

그림 4-5 각 손허리뼈 머리와 손허리뼈

5) 반달뼈

각각의 손목뼈들을 촉지하기 위해 기준이 되어 주는 뼈가 반달뼈(lunate)이다. 따라서 반달뼈를 손목뼈들을 촉지하기 위한 손목부의 몸쪽과 먼쪽 경계사이에서 가장 먼저 찾는다.

반달뼈는 손목관절을 손바닥쪽으로 굽혔을 때, 노뼈와 자뼈 등쪽 경계 부위의 몸쪽 손목열에서 가장 돌출되는 뼈이기 때문에 쉽게 촉지 할 수 있다.

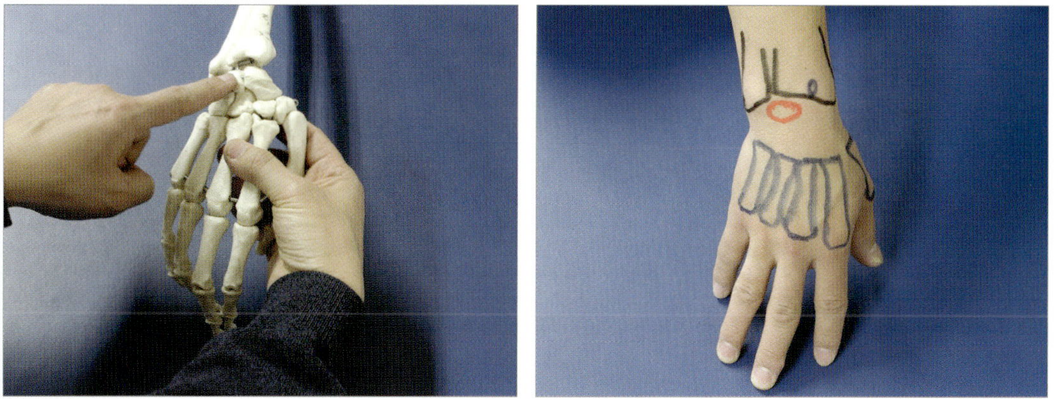

그림 4-6 반달뼈

6) 알머리뼈

알머리뼈(capitate)는 손목뼈 중 가장 큰 뼈로 반달뼈 먼쪽과 세 번째 손허리뼈 몸쪽 사이에서 만져볼 수 있다. 세 번째, 네 번째 손허리뼈 경계 부위에서 몸쪽으로 올라가 알머리뼈의 자뼈쪽 경계를 찾고, 두 번째, 세 번째 손허리뼈 경계 부위에서 몸쪽으로 올라가 알머리뼈의 노뼈쪽 경계를 찾는다. 특히 알머리뼈는 세 번째 손허리뼈 몸쪽에서 촉지 할 때 약간 함몰된 듯 한 느낌을 느끼게 되는데 이것은 알머리뼈의 모양 때문에 나타나는 특징이다.

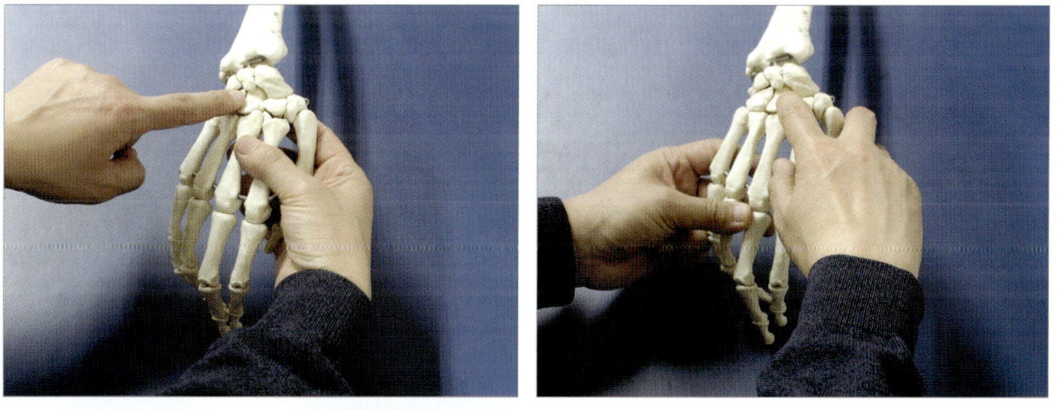

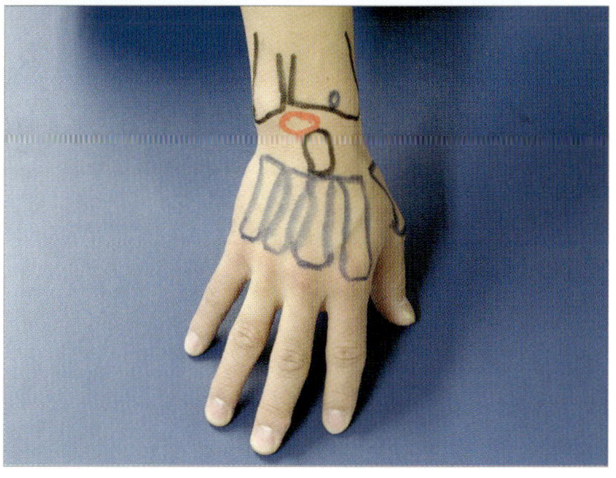

그림 4-7 알머리뼈

7) 갈고리뼈

갈고리뼈(hamate)의 먼쪽은 네 번째, 다섯 번째 손허리뼈의 바닥과 몸쪽은 반달뼈와 그리고 노뼈쪽에는 알머리뼈와 경계를 이루고 있기 때문에, 자뼈쪽 경계만 자뼈쪽에서 촉지 해 찾으면 쉽게 표시할 수 있다.

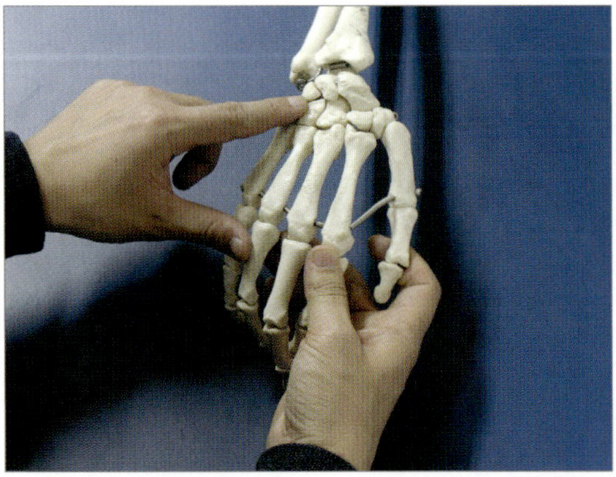

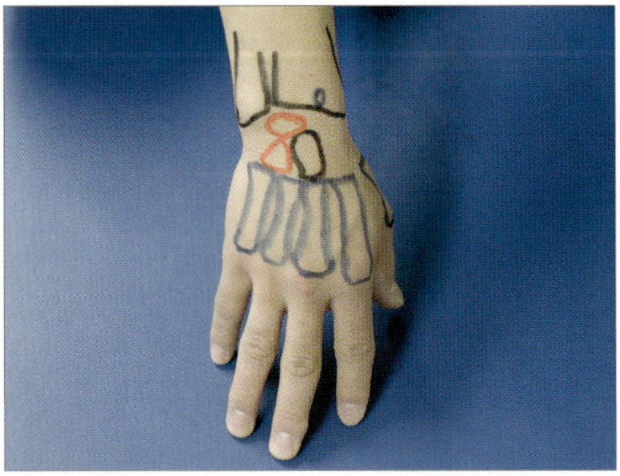

그림 4-8 갈고리뼈

8) 작은마름뼈

작은마름뼈(trapezoid)를 두 번째 손허리뼈 바닥에서 몸쪽으로 올라가면서 촉지할 수 있다. 자뼈쪽은 알머리뼈와 경계를 이루고 있기 때문에, 몸쪽의 손배뼈쪽 경계와 노뼈쪽의 경계만을 찾으면 표시할 수 있게 된다.

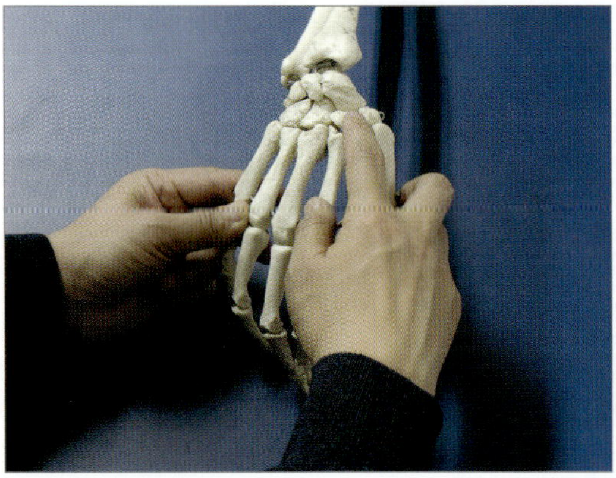

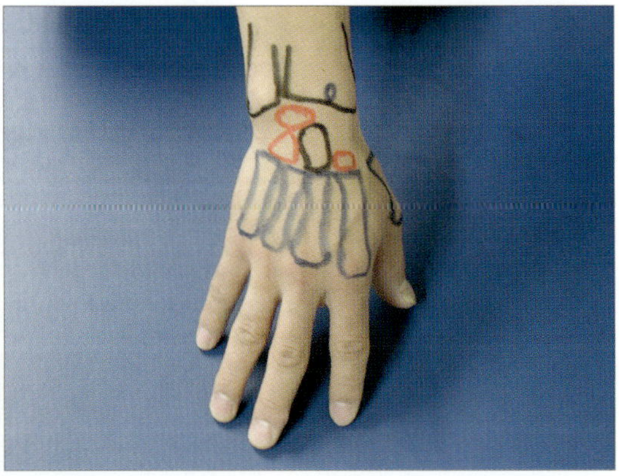

그림 4-9 작은마름뼈

9) 큰마름뼈

큰마름뼈(trapezium)는 물렁조직이 많지 않은 손의 등쪽에서, 첫 번째 손허리뼈 바닥을 기준으로 몸쪽으로 올라가면서 손배뼈쪽 경계를 먼저 확인하고, 노뼈쪽과 자뼈쪽에 있는 경계를 찾아 표시하게 된다.

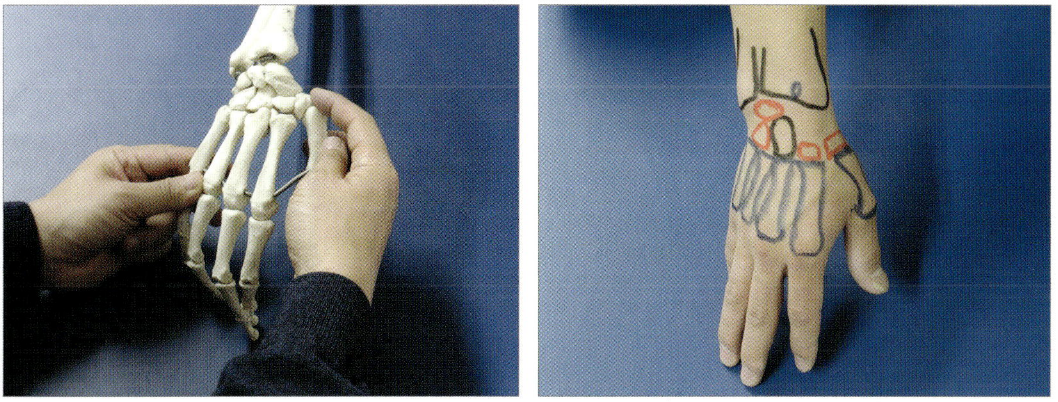

그림 4-10 큰마름뼈

10) 손배뼈

손배뼈(scaphoid)는 임상적으로 많은 의미를 갖는 손목뼈로, snuffbox의 바닥을 형성하고, 손목뼈 중 가장 골절이 잘되는 뼈로, 손목관절을 자뼈쪽으로 굽혔을 때, 노뼈의 붓돌기 바로 아래에서 밀려나오는 노뼈쪽 경계를 만져볼 수 있다. 따라서 손배뼈는 몸쪽에 노뼈, 먼쪽에 큰마름뼈와 작은마름뼈 그리고 자뼈쪽에 반달뼈, 알머리뼈와 경계를 이루고 있기 때문에 이들 경계 사이에서 손등쪽에서 확인되는 부위를 표시 할 수 있다.

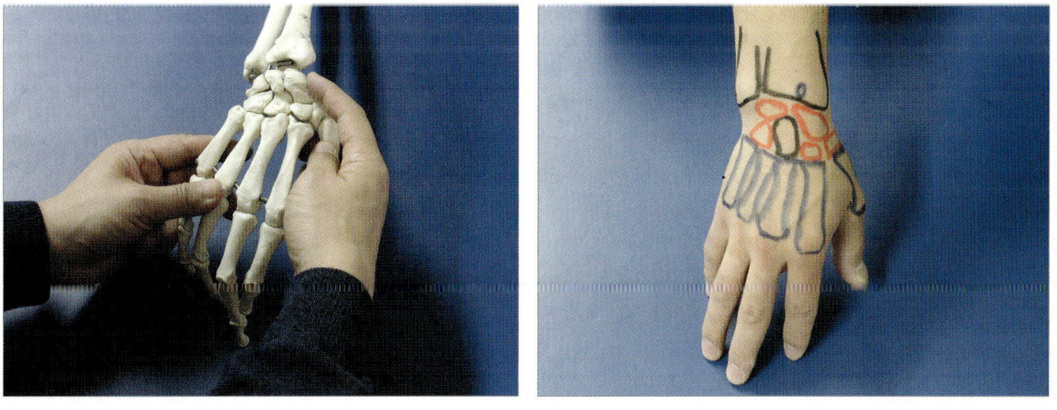

그림 4-11 손배뼈

11) 세모뼈

세모뼈(triquetrum)는 손목관절을 노뼈쪽으로 굽혔을 때 자뼈의 붓돌기 아래에서 밀려 나오기 때문에 쉽게 자뼈쪽 경계를 만져 볼 수 있다.

세모뼈는 노뼈쪽에는 반달뼈, 몸쪽에 반달(memiscus)을 포함한 자뼈 그리고 먼쪽에는 갈고리뼈와 비스듬히 경계를 이루고 있기 때문에 이들 경계 사이에서 표시할 수 있다.

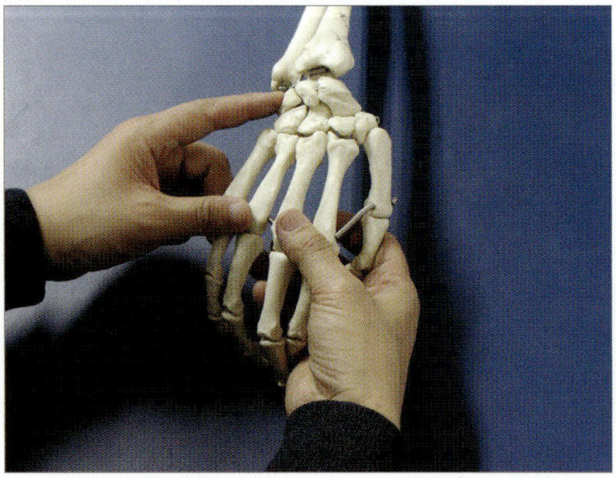

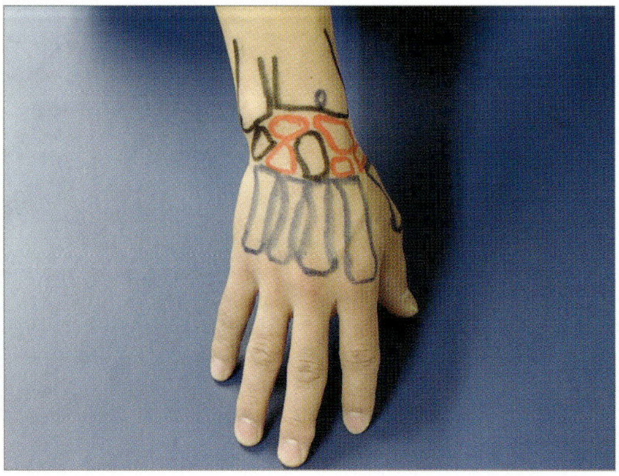

그림 4-12 세모뼈

12) 콩알뼈

콩알뼈(pisiform)는 세모뼈의 손바닥쪽에 위치하고 있어, 손의 등쪽에서는 만져보기 힘들고, 손의 바닥쪽에서만 만져보고 표시 할 수 있다.

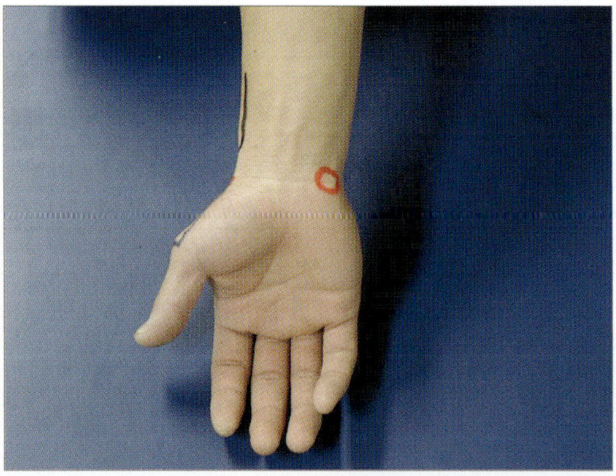

그림 4-13 콩알뼈

13) 손가락 손허리손가락관절, 손가락뼈사이관절

손가락뼈사이관절(IP joint of fingers)들은 물렁조직이 적은 손가락의 등쪽에서, 각 관절을 수동으로 굽히면 관절틈이 벌어지기 때문에 보다 쉽게 관절의 경계를 찾을 수 있다. 따라서 각 관절을 수동으로 굽히고, 손가락의 등쪽에서 끝마디 손가락뼈와 중간마디 손가락뼈 사이에서 먼쪽 손가락뼈사이관절 경계를 찾고, 중간마디 손가락뼈와 첫마디 손가락뼈 사이에서 몸쪽 손가락뼈사이관절의 경계를 찾아 표시한다.

손의 손등쪽에서 손허리뼈와 첫마디 손가락뼈 사이에서 손허리손가락관절(MCP joint of fingers)의 경계도 확인할 수 있다.

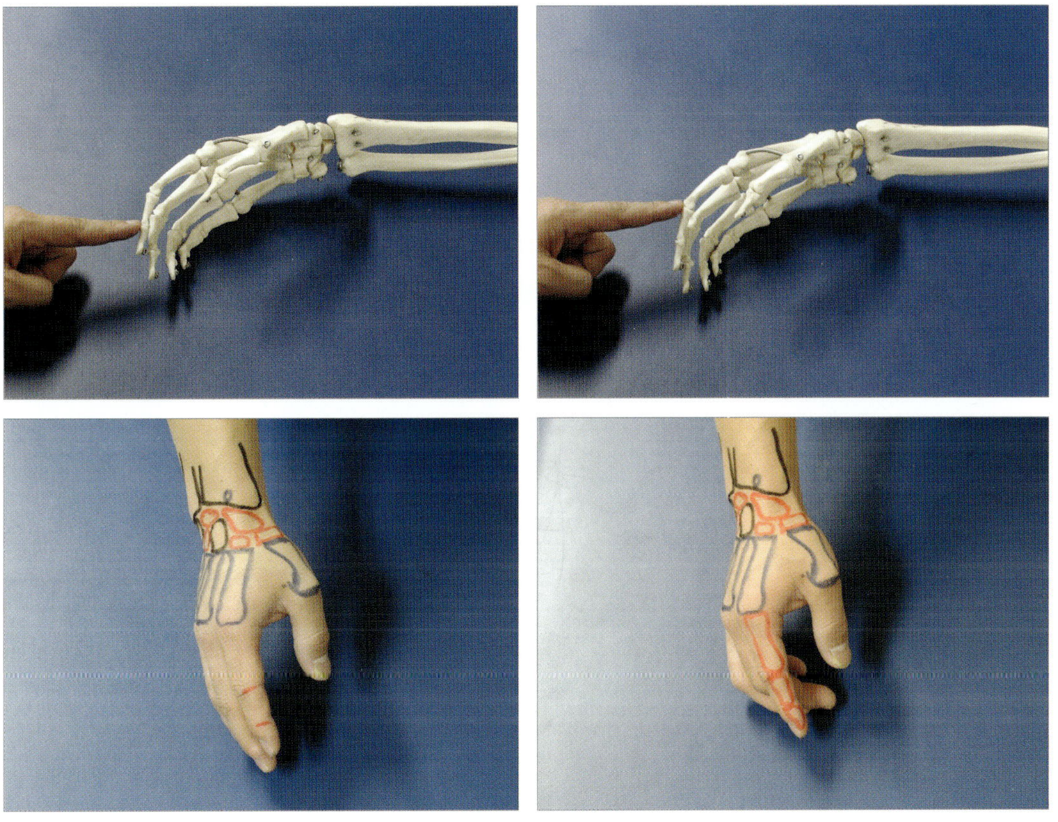

그림 4-14 손가락뼈사이관절

14) 엄지 손허리손가락관절, 손가락뼈사이관절

엄지손가락 관절을 수동으로 굽히면 엄지의 손등쪽에서 관절틈이 벌어지기 때문에 보다 쉽게 관절의 경계를 찾을 수 있다. 끝마디 손가락뼈와 첫마디 손가락뼈 사이에서 손가락뼈사이관절 경계를 찾고, 손허리뼈와 첫마디 손가락뼈 사이에서 손허리손가락관절의 경계도 확인할 수 있다. 특히 엄지의 손목손허리관절은 안장관절이기 때문에 굽힘, 폄, 벌림, 모음 동작의 특성이 중요하다.

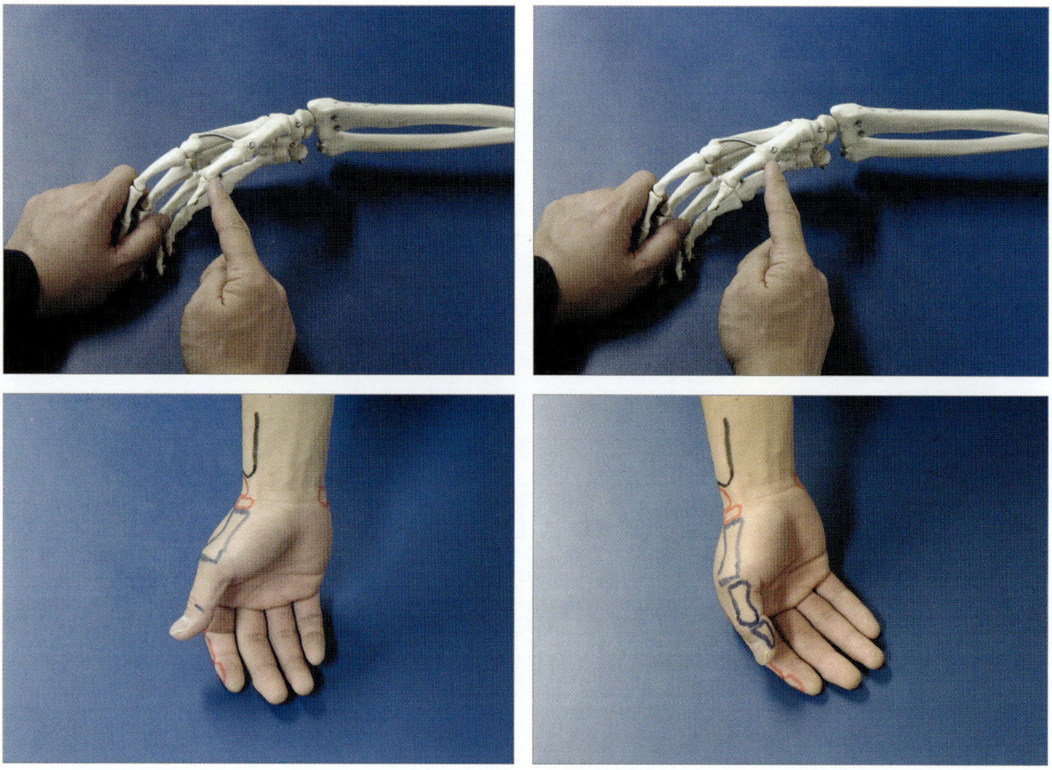

그림 4-15 엄지손가락뼈사이관절

2. 몸쪽·먼쪽손가락뼈사이관절 PIP and DIP joints

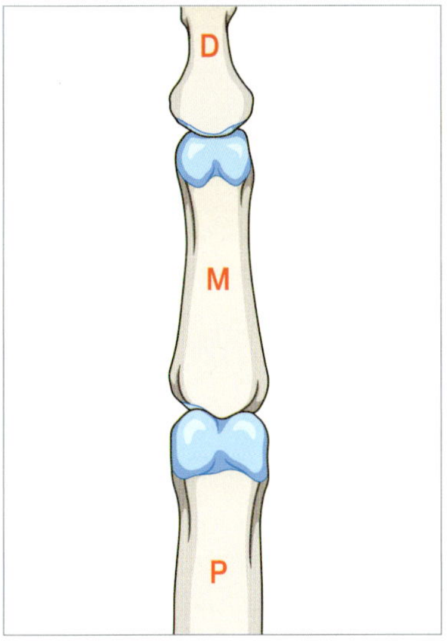

그림 4-16 손가락뼈사이관절

1) 기능해부학

(1) **관절의 구성**: 몸쪽 손가락뼈사이관절(PIP), 먼쪽 손가락뼈사이관절(DIP)

(2) **해부학적 분류**: 단순관절

(3) **역학적인 분류**: 1축 경첩관절(변형된 안장형)

(4) **볼록 관절면**: 손가락뼈 머리

(5) **오목 관절면**: 손가락뼈 바닥

손가락뼈 머리의 볼록한 관절면에는 고랑(sulcus)이 있으며, 이 고랑에 꼭 맞는 융기(eminent)가 손가락뼈 바닥의 오목관절면에 존재하기 때문에 굽힘, 폄 시 마치 레일처럼 움직임을 유도하게 된다.

(6) **치료면**: 손가락뼈 바닥 아래에 위치

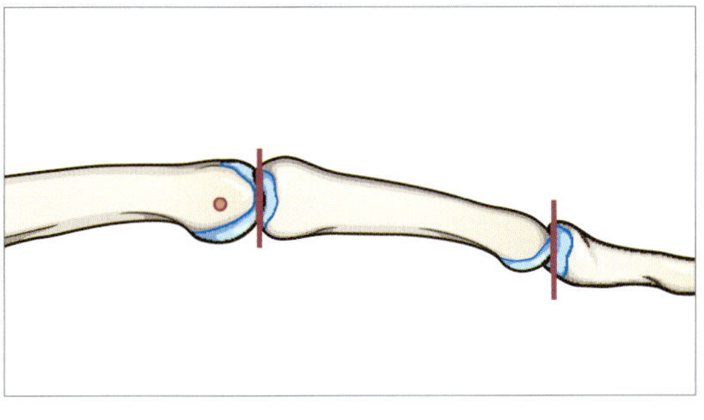

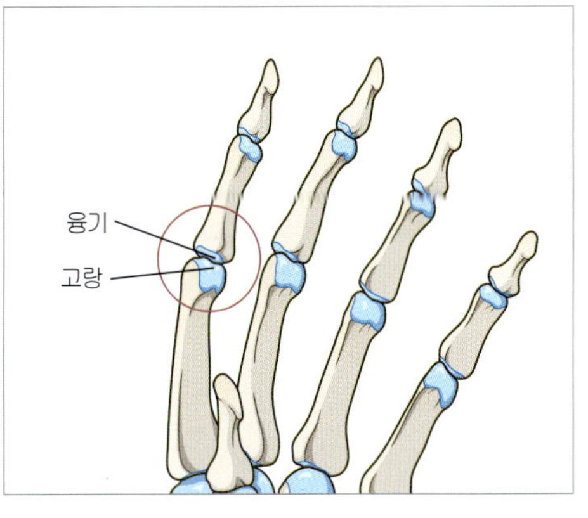

그림 4-17 손가락뼈사이관절의 특성

2) 뼈운동형상학

(1) **굽힘**: 손가락뼈 머리를 통과하는 횡축을 기준으로 손바닥 쪽으로 구부러짐

(2) **폄**: 손가락뼈 머리를 통과하는 횡축을 기준으로 손등 쪽으로 펴짐

3) 관절운동형상학

(1) 굽힘 시

구르기: 오목법칙에 따라 굽힘이 진행되는 손바닥 방향으로 구르기가 일어난다.

활주: 오목법칙에 따라 굽힘이 진행되는 손바닥 방향으로 활주가 일어난다.

(2) 폄 시

구르기: 오목법칙에 따라 폄이 진행되는 손등 방향으로 구르기가 일어난다.

활주: 오목법칙에 따라 폄이 진행되는 손등 방향으로 활주가 일어난다.

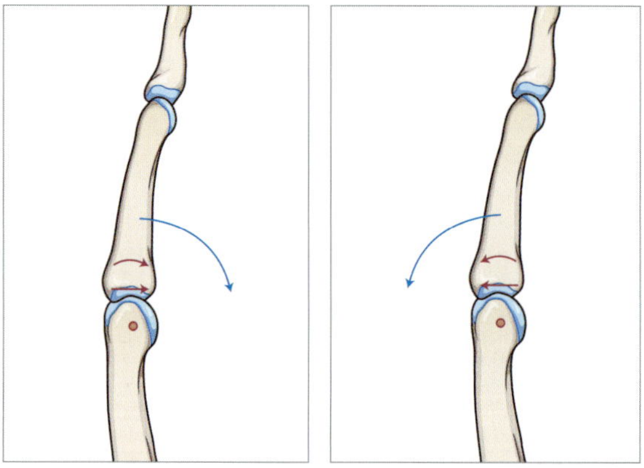

그림 4-18 손가락뼈사이관절의 관절운동형상학

4) 회선검사

(1) 굽힘 회선 검사

자세 • 환자: 앉거나 선 자세
치료사: 검사하고자 하는쪽 옆에 선 자세

① **능동검사**

손가락뼈사이관절들의 굽힘운동을 능동적으로 시작위치에서 굽힘의 마지막 위치까지 수행하게 한다.

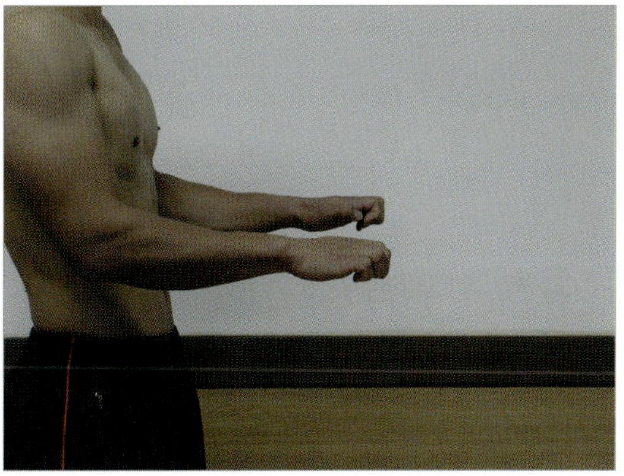

그림 4-19 손가락뼈사이관절 굽힘능동검사

② **능동부가검사**

고정 • 치료사는 고정하는 손의 엄지와 두 번째 손가락으로 환자의 첫마디 손가락뼈를 고정하여 치료사 몸에 안정시킨다.

실행 • 환자가 능동적으로 수행한 굽힘의 마지막 위치에서 치료사는 실행하는 손의 엄지와 두 번째 손가락을 이용하여 중간마디 손가락뼈의 먼쪽에 수동적인 압력을 굽힘방향으로 가해 마지막 정지위치까지 간다.

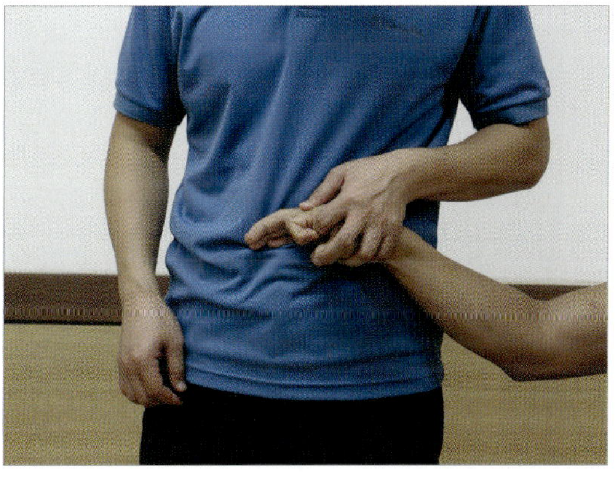

그림 4-20 손가락뼈사이관절 굽힘능동부가검사

③ **수동검사**

고정 • 치료사의 고정하는 손의 엄지와 두 번째 손가락으로 환자의 첫마디 손가락뼈를 고정하여 치료사 몸에 안정시킨다.

실행 • 시작위치에서 치료사는 실행하는 손의 엄지와 두 번째 손가락을 이용하여 중간마디 손가락뼈의 먼쪽을 손등쪽에서 잡고 마지막 정지위치까지 수동굽힘운동을 실시한다.

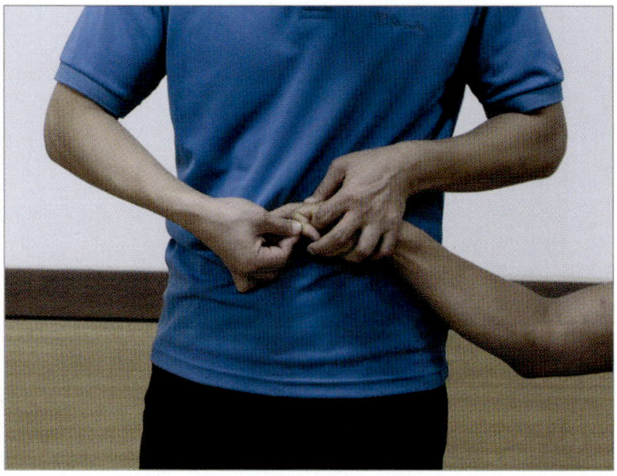

그림 4-21 손가락뼈사이관절 굽힘수동검사

(2) 폄 회선 검사

자세 • 환자: 앉거나 선 자세
치료사: 검사하고자 하는쪽 옆에 선 자세

① 능동검사

손가락 손가락뼈사이관절들의 폄운동을 능동적으로 시작위치에서 폄의 마지막 위치까지 수행하게 한다.

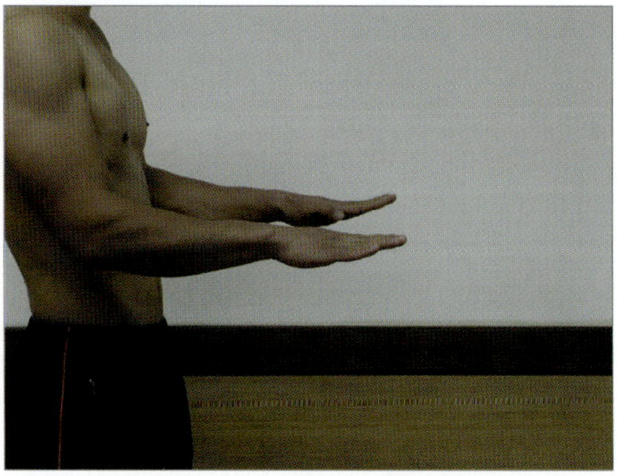

그림 4-22 손가락뼈사이관절 폄능동검사

② 능동부가검사

고정 • 치료사는 고정하는 손의 엄지와 두 번째 손가락으로 환자의 첫마디 손가락뼈를 고정하여 치료사 몸에 안정시킨다.

실행 • 환자가 능동적으로 수행한 폄의 마지막 위치에서 치료사 실행하는 손의 엄지와 두 번째 손가락을 이용하여 중간마디 손가락뼈의 먼쪽 손바닥쪽에서 폄방향으로 수동적인 압력을 가해 마지막 정지위치까지 간다.

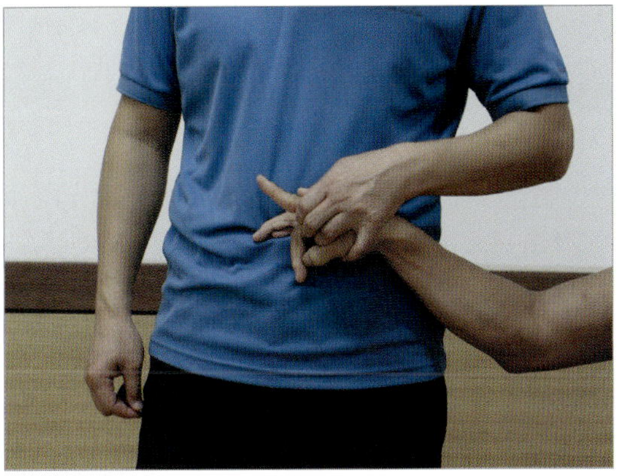

그림 4-23 손가락뼈사이관절 폄능동부가검사

③ **수동검사**

고정 • 치료사의 고정하는 손의 엄지와 두 번째 손가락을 이용하여 환자의 첫마디 손가락뼈를 고정하고 이것을 몸에 안정시킨다.

실행 • 시작위치에서 치료사는 실행하는 손의 엄지와 두 번째 손가락을 이용하여 중간마디 손가락뼈의 먼쪽을 손바닥 방향에서 잡고 마지막 정지위치까지 수동폄운동을 실시한다.

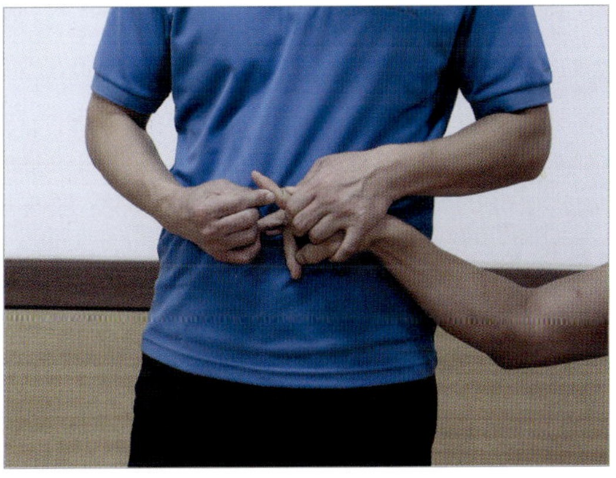

그림 4-24 손가락뼈사이관절 폄수동검사

5) 안정성 검사

(1) 노뼈쪽 곁인대 안정성 검사

자세 • 환자: 앉거나 선 자세
치료사: 검사하고자 하는쪽 옆에 선 자세

고정 • 치료사는 고정하는 손의 엄지와 두 번째 손가락으로 환자의 첫마디 손가락뼈를 고정하여 치료사 몸에 안정시킨다.

실행 • 치료사는 실행하는 손의 엄지와 두 번째 손가락을 이용하여 환자 중간마디 손가락뼈를 접촉하고, 노뼈쪽 구조물에 압력이 가해지도록 하여 노뼈쪽곁인대의 안정성을 검사한다.

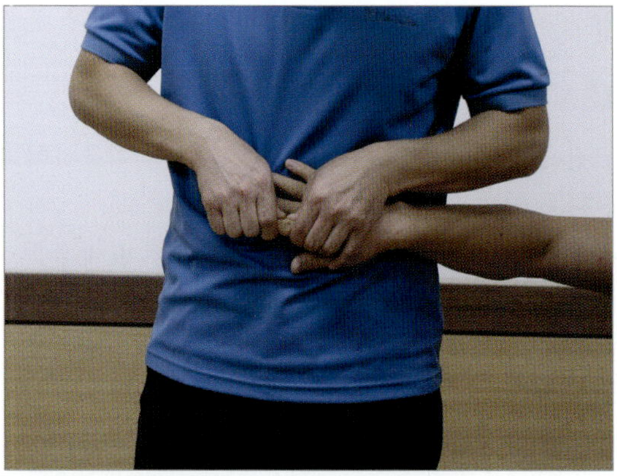

그림 4-25 손가락뼈사이관절 노뼈쪽안정성검사

(2) 자뼈쪽 곁인대 안정성 검사

자세 • 환자: 앉거나 선 자세
치료사: 검사하고자 하는쪽 옆에 선 자세

고정 • 치료사는 고정하는 손의 엄지와 두 번째 손가락을 이용하여 환자의 첫마디 손가락뼈를 고정하고 이것을 몸에 안정시킨다.

실행 • 치료사 실행하는 손의 엄지와 두 번째 손가락을 이용하여 환자 중간마디 손가락뼈를 접촉하고, 자뼈쪽 구조물에 압력이 가해지도록 하여 자뼈쪽곁인대의 안정성을 검사한다.

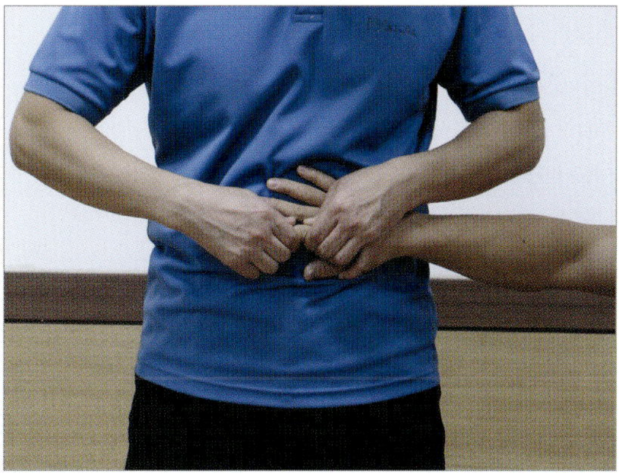

그림 4-26 손가락뼈사이관절 자뼈쪽안정성검사

6) 직선검사

(1) 견인 검사

자세 • 환자: 앉거나 선 자세
치료사: 검사하고자 하는쪽 옆에 선 자세

고정 • 치료사의 고정하는 손의 엄지와 두 번째 손가락을 이용하여 환자의 첫마디 손가락뼈를 고정하고 이것을 몸에 안정시킨다.

실행 • 치료사 실행하는 손의 엄지와 두 번째 손가락을 이용하여 환자 중간마디 손가락뼈의 관절틈 가까운쪽을 접촉하고 치료면에 수직으로 직선적인 견인력을 가하여 검사한다.

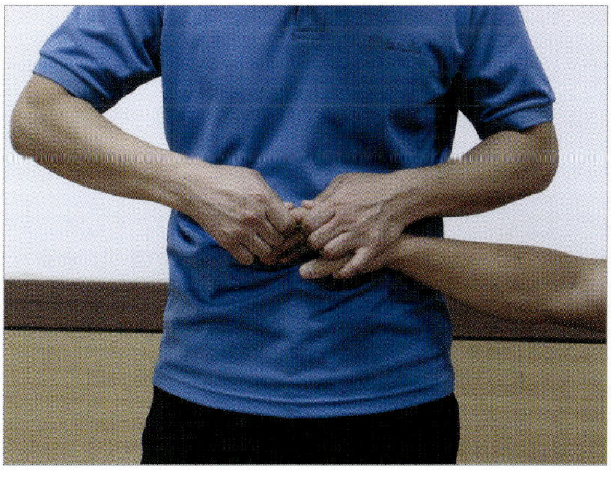

그림 4-27 손가락뼈사이관절 견인검사

(2) 압박검사

자세 • 환자: 앉거나 선 자세
치료사: 검사하고자 하는쪽 옆에 선 자세

고정 • 치료사의 고정하는 손의 엄지와 두 번째 손가락을 이용하여 환자의 첫마디 손가락뼈를 고정하고 이것을 몸에 안정시킨다.

실행 • 치료사 실행하는 손의 엄지와 두 번째 손가락을 이용하여 환자 중간마디 손가락뼈의 관절틈 가까운쪽을 접촉하고 치료면에 수직으로 직선적인 압박력을 가하여 검사한다.

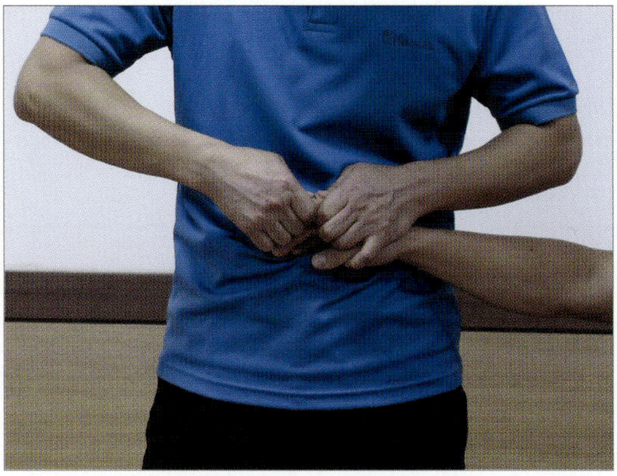

그림 4-28 손가락뼈사이관절 압박검사

(3) 손등쪽 미끄러트림 검사

자세 • 환자: 앉거나 선 자세
치료사: 검사하고자 하는쪽 옆에 선 자세

고정 • 치료사의 고정하는 손의 엄지와 두 번째 손가락을 이용하여 환자의 첫마디 손가락뼈를 고정하고 이것을 몸에 안정시킨다.

실행 • 치료사 실행하는 손의 엄지와 두 번째 손가락을 이용하여 환자 중간마디 손가락뼈의 관절틈 가까운쪽을 접촉하고 치료면에 평행하게 손등 방향으로 직선적인 전단력을 가하여 검사한다.

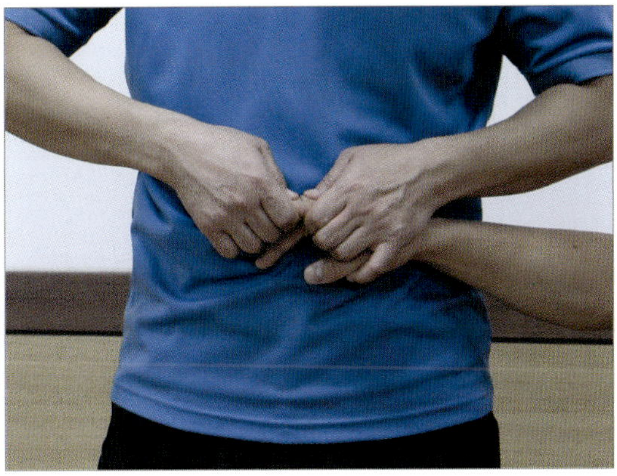

그림 4-29 손가락뼈사이관절 손등쪽미끄러트림검사

(4) 손바닥쪽 미끄러트림 검사

자세 • 환자: 앉거나 선 자세
치료사: 검사하고자 하는쪽 옆에 선 자세

고정 • 치료사의 고정하는 손의 엄지와 두 번째 손가락을 이용하여 환자의 첫마디 손가락뼈를 고정하고 이것을 몸에 안정시킨다.

실행 • 치료사 실행하는 손의 엄지와 두 번째 손가락을 이용하여 환자 중간마디 손가락뼈의 관절틈 가까운쪽을 접촉하고 치료면에 평행하게 손바닥 방향으로 직선적인 전단력을 가하여 검사한다.

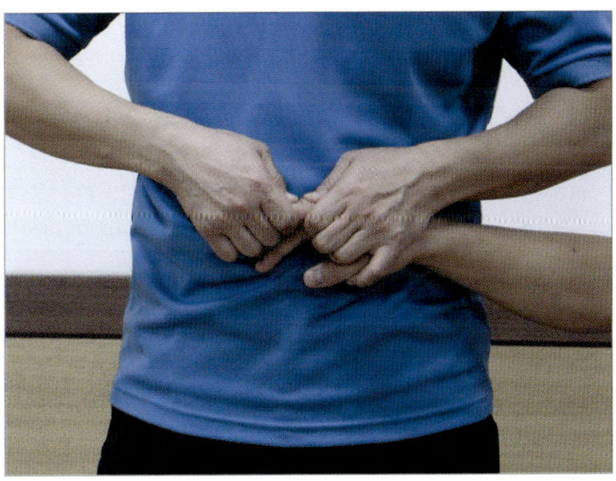

그림 4-30 손가락뼈사이관절 손바닥쪽미끄러트림검사

7) 저항검사

(1) 몸쪽 손가락뼈사이관절 굽힘 저항검사

자세 • 환자: 검사하고자 하는쪽 팔꿉치관절 굽힘, 아래팔 뒤침 그리고 손허리손가락관절 폄 상태에서 앉거나 선 자세

치료사: 검사하고자 하는쪽 앞에 선 자세

고정 • 치료사는 고정하는 손을 이용하여 환자 손을 손등쪽에서 잡아 첫마디 손가락뼈를 고정한다. 실행하는 손의 손가락을 이용하여 환자 손가락의 중간마디손가락뼈를 손바닥쪽에서 접촉한다.

실행 • 환자는 굽힘운동을 실시하고 치료사는 실행하는 손을 이용하여 폄방향으로 수동적인 저항을 가해, 굽힘운동에 대한 근력을 검사한다.

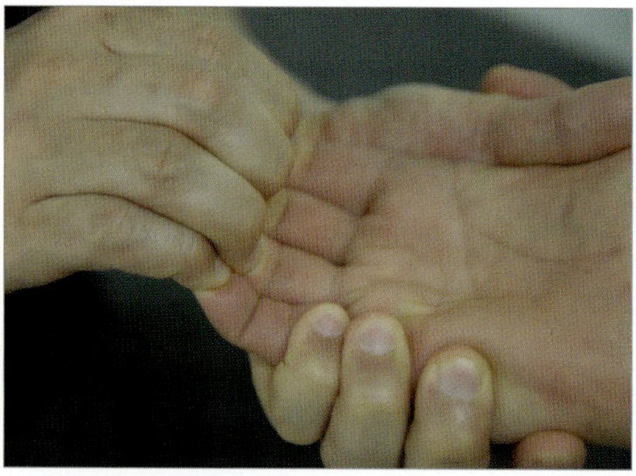

그림 4-31 몸쪽 손가락뼈사이관절 굽힘 저항검사

(2) 먼쪽 손가락뼈사이관절 굽힘 저항검사

자세 • 환자: 검사하고자 하는쪽 팔꿉치관절 굽힘, 아래팔을 뒤침 손허리손가락관절 폄 그리고 첫마디 손가락뼈사이관절 폄 상태에서 앉거나 선 자세

치료사: 검사하고자 하는쪽 앞에 선 자세

고정 • 치료사는 고정하는 손을 이용하여 환자 손을 손등쪽에서 잡아 중간마디 손가락뼈를 고정한다. 실행하는 손의 손가락을 이용하여 환자 손가락의 끝마디 손가락뼈를 손바닥쪽에서 접촉한다.

실행 • 환자는 굽힘운동을 실시하고 치료사는 실행하는 손을 이용하여 폄방향으로 수동적인 저항을 가해, 굽힘운동에 대한 근력을 검사한다.

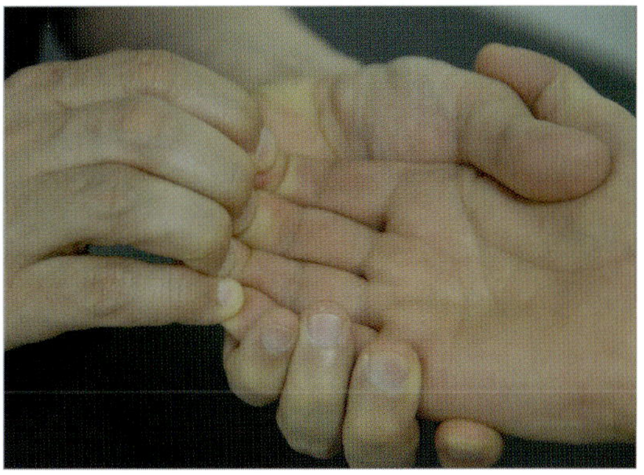

그림 4-32 먼쪽 손가락뼈사이관절 굽힘 저항검사

8) C_8 - 레벨 신경학적 검사

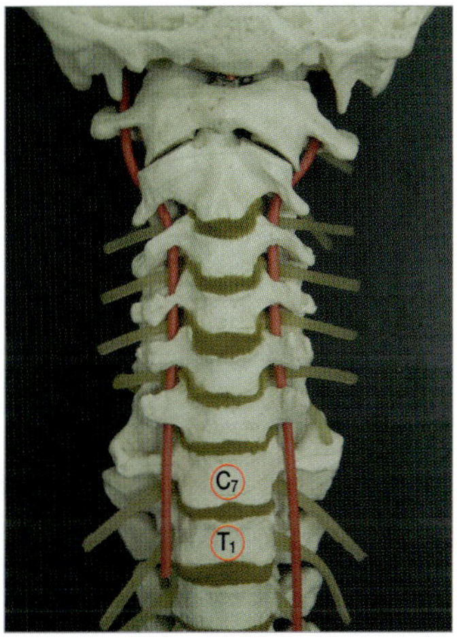

근력 검사: 손가락 굽힘근군(finger flexor group)

반사 검사: 없음

감각 검사: 아래팔의 안쪽

그림 4-33 C_8 신경학적 레벨

(1) 근력검사

① 손가락 굽힘근군

자세 • 환자: 검사하고자 하는쪽 팔꿈치관절 굽힘, 아래팔을 뒤침 손허리손가락관절 폄 그리고 첫마디 손가락뼈사이관절 폄 상태에서 앉거나 선 자세

치료사: 검사하고자 하는쪽 앞에 선 자세

고정 • 치료사는 고정하는 손을 이용하여 환자 손을 손등쪽에서 잡아 중간마디 손가락뼈를 고정한다. 실행하는 손의 손가락을 이용하여 환자 손가락의 끝마디 손가락뼈를 손바닥쪽에서 접촉한다.

실행 • 환자는 굽힘운동을 실시하고 치료사는 실행하는 손을 이용하여 폄방향으로 수동적인 저항을 가해, 손가락 굽힘근군에 대한 근력의 정도를 평가한다.

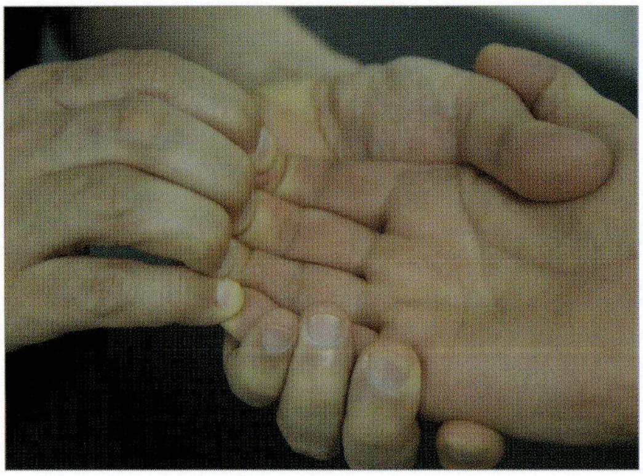

그림 4-34 C_8 신경학적 레벨 근력검사

(2) 감각검사

C_8의 신경학적 레벨인 다섯 번째, 네 번째 손가락 그리고 아래팔 자뼈쪽의 먼쪽에 지각 이상이 있는지 다른 신경학적 레벨 부위와 비교하여 보고, 오른쪽, 왼쪽 양측을 비교 평가하여본다.

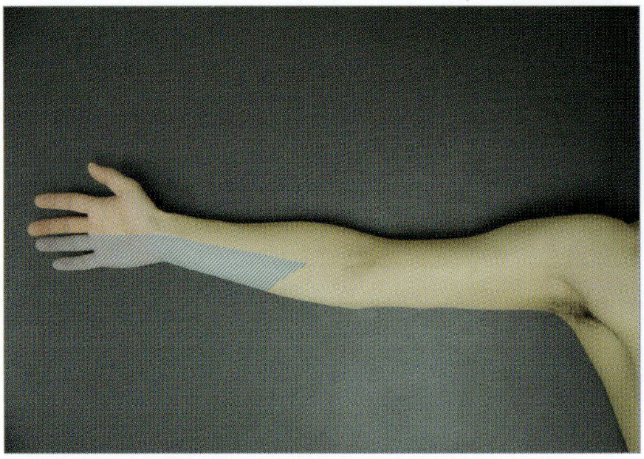

그림 4-35 C_8 신경학적 레벨 감각검사

3. 손허리손가락관절 MCP joint

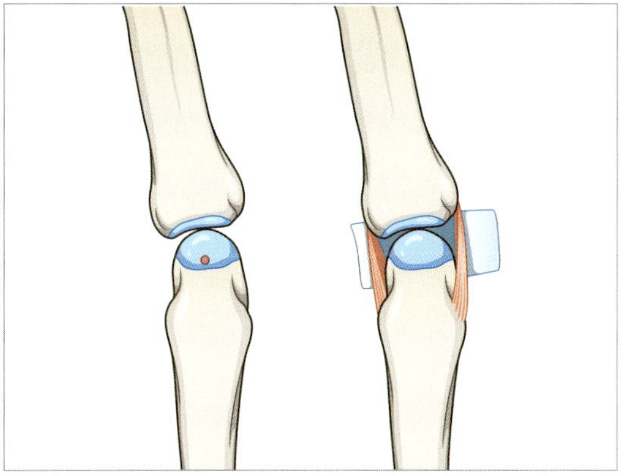

그림 4-36 손허리손가락관절

1) 기능해부학

(1) **해부학적 분류**: 단순관절

(2) **역학적인 분류**: 2축 관절(변형된 계란형)

(3) **볼록 관절면**: 손허리뼈 머리

(4) **오목 관절면**: 첫마디 손가락뼈 지저부

손허리뼈 머리의 볼록한 관절면에는 고랑(sulcus)이 있으며, 이 고랑에 꼭 맞는 융기(eminent)가 첫마디 손가락뼈 바닥의 오목관절면에 존재하여 손가락을 굽혔을 때 손가락 끝이 손의 중앙을 향하게 된다.

(5) **치료면**: 첫마디 손가락뼈 바닥에 위치

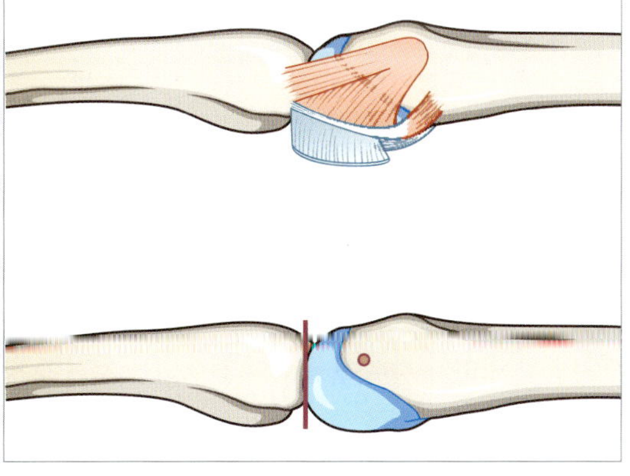

그림 4-37 손허리손가락관절 특징

2) 뼈운동형상학

(1) **굽힘**: 손허리뼈들의 머리를 통과하는 전두축을 기준으로 손바닥쪽으로 구부러짐
(2) **폄**: 손허리뼈들의 머리를 통과하는 전두축을 기준으로 손등쪽으로 펴짐
(3) **노뼈쪽굽힘**: 손허리뼈들의 머리를 통과하는 시상축을 기준으로 노뼈쪽으로 구부러짐
(4) **자뼈쪽굽힘**: 손허리뼈들의 머리를 통과하는 시상축을 기준으로 자뼈쪽으로 구부러짐

3) 관절운동형상학

(1) 굽힘 시

구르기: 오목법칙에 따라 굽힘이 진행되는 손바닥 방향으로 구르기가 일어난다.
활주: 오목법칙에 따라 굽힘이 진행되는 손바닥 방향으로 활주가 일어난다.

(2) 폄 시

구르기: 오목법칙에 따라 폄이 진행되는 손등 방향으로 구르기가 일어난다.
활주: 오목법칙에 따라 폄이 진행되는 손등 방향으로 활주가 일어난다.

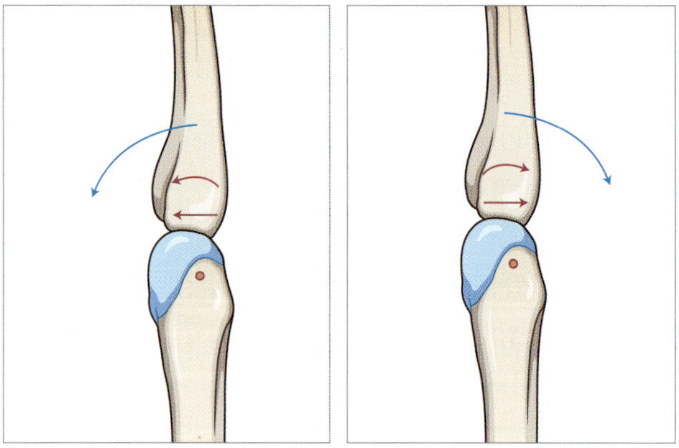

그림 4-38 손허리손가락관절 굽힘, 폄 관절운동형상학

(3) 노뼈쪽 굽힘 시

구르기: 오목법칙에 따라 노뼈쪽 굽힘이 진행되는 노뼈쪽 방향으로 구르기가 일어난다.
활주: 오목법칙에 따라 노뼈쪽 굽힘이 진행되는 노뼈쪽 방향으로 활주가 일어난다.

(4) 자뼈쪽 굽힘 시

구르기: 오목법칙에 따라 자뼈쪽 굽힘이 진행되는 자뼈쪽 방향으로 구르기가 일어난다.
활주: 오목법칙에 따라 자뼈쪽 굽힘이 진행되는 자뼈쪽 방향으로 활주가 일어난다.

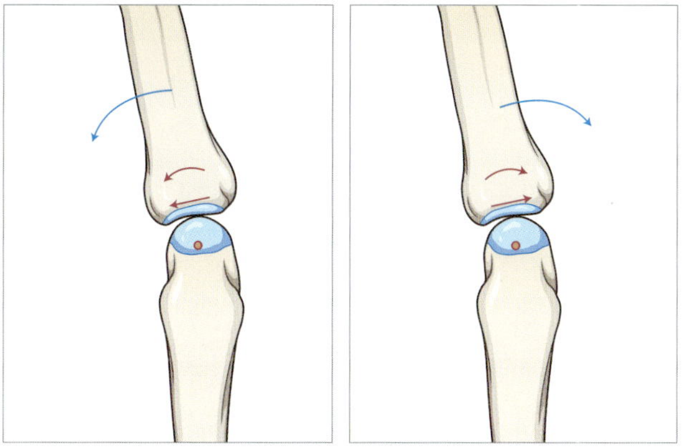

그림 4-39 손허리손가락관절 벌림, 모음 관절운동형상학

4) 회선검사

(1) 굽힘 회선 검사

자세 • 환자: 앉거나 선 자세
　　치료사: 검사하고자 하는쪽 옆에 선 자세

① **능동검사**

손허리손가락관절들의 굽힘운동을 능동적으로 시작위치에서 굽힘의 마지막 위치까지 수행하게 한다.

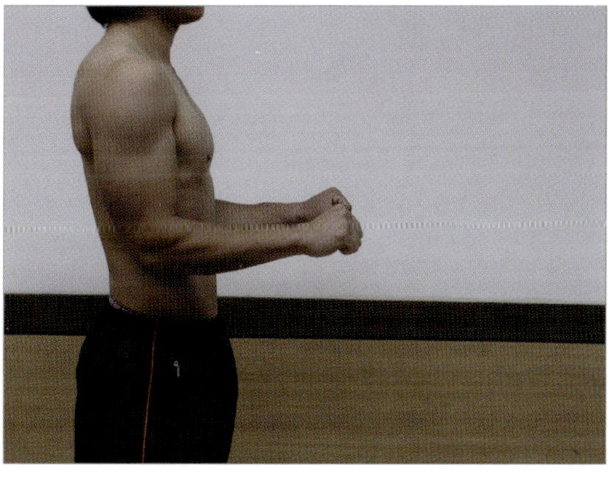

그림 4-40 손허리손가락관절 굽힘능동검사

② **능동부가검사**

고정 • 치료사는 고정하는 손의 엄지와 두 번째 손가락으로 환자 손허리뼈의 먼쪽을 고정하고 이것을 몸에 안정시킨다.

실행 • 환자가 능동적으로 수행한 굽힘의 마지막 위치에서 치료사는 실행하는 손의 엄지와 두 번째 손가락을 이용하여 첫마디 손가락뼈의 먼쪽에 굽힘방향으로 수동적인 압력을 가해 마지막 정지위치까지 간다.

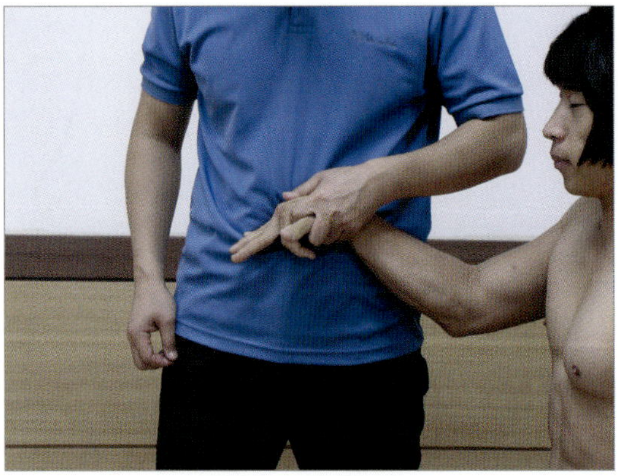

그림 4-41 손허리손가락관절 굽힘능동부가검사

③ **수동검사**

고정 • 치료사는 고정하는 손의 엄지와 두 번째 손가락을 이용하여 환자 손허리뼈의 먼쪽을 고정하고 이것을 몸에 안정시킨다.

실행 • 시작위치에서 치료사는 실행하는 손의 엄지와 두 번째 손가락을 이용하여 첫마디 손가락뼈의 먼쪽을 손등 방향에서 잡고 마지막 정지위치까지 수동굽힘운동을 실시한다.

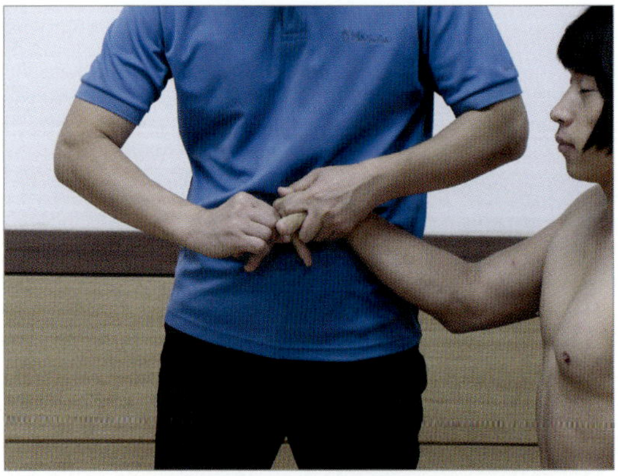

그림 4-42 손허리손가락관절 굽힘수동검사

(2) 폄 회선 검사

자세 • 환자: 앉거나 선 자세
치료사: 검사하고 하는쪽 옆에 선 자세

① **능동검사**

손허리손가락절들의 폄운동을 능동적으로 시작위치에서 폄의 마지막 위치까지 수행하게 한다.

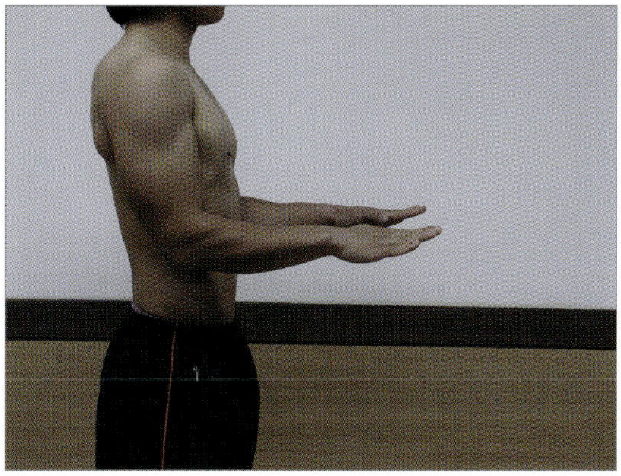

그림 4-43 손허리손가락관절 폄능동검사

② **능동부가검사**

고정 • 치료사는 고정하는 손의 엄지와 두 번째 손가락으로 환자 손허리뼈의 먼쪽을 고정하고 이것을 몸에 안정시킨다.

실행 • 환자가 능동적으로 수행한 폄의 마지막 위치에서 치료사는 실행하는 손의 엄지와 두 번째 손가락을 이용하여 첫마디 손가락뼈의 먼쪽에 폄방향으로 수동적인 압력을 가해 마지막 정지위치까지 간다.

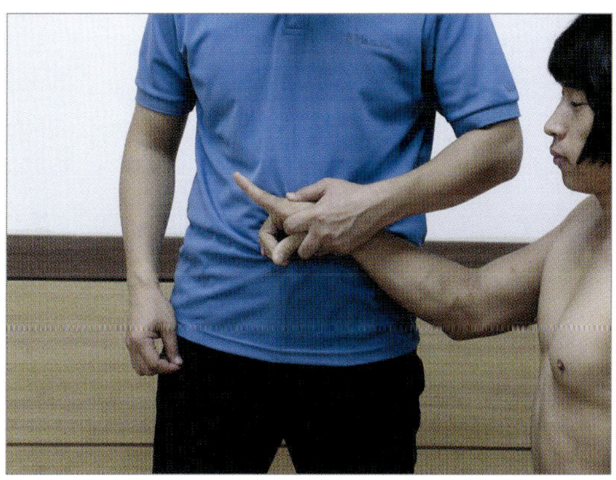

그림 4-44 손허리손가락관절 폄능동부가검사

③ **수동검사**

고정 • 치료사는 고정하는 손의 엄지와 두 번째 손가락을 이용하여 환자 손허리뼈의 먼쪽을 고정하고 이것을 몸에 안정시킨다.

실행 • 시작위치에서 치료사는 실행하는 손의 엄지와 두 번째 손가락을 이용하여 첫마디 손가락뼈의 먼쪽을 손바닥 방향에서 잡고 마지막 정지위치까지 수동폄운동을 실시한다.

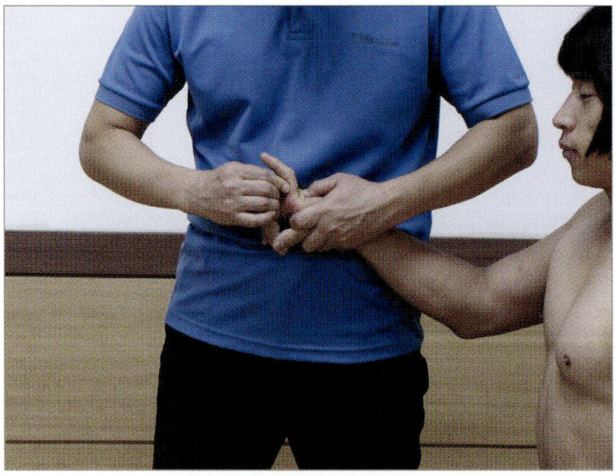

그림 4-45 손허리손가락관절 폄수동검사

(3) 벌림(두 번째 손가락 노뼈쪽옆굽힘) 회선검사

자세 • 환자: 앉거나 선 자세
치료사: 검사하고자 하는쪽 옆에 선 자세

① 능동검사

손허리손가락관절들의 벌림(노뼈쪽옆굽힘)운동을 능동적으로 시작위치에서 벌림의 마지막 위치까지 수행하게 한다.

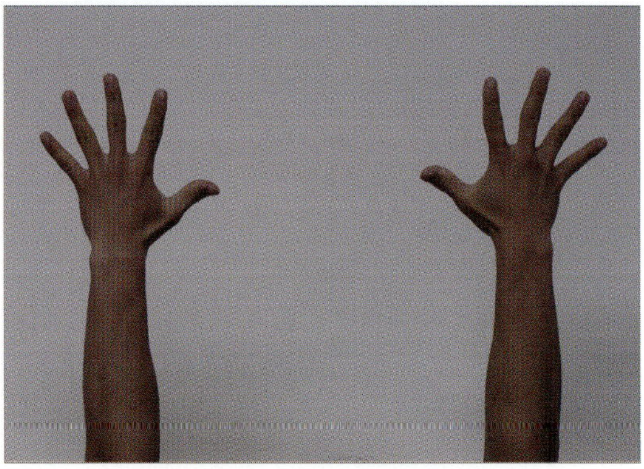

그림 4-46 손허리손가락관절 벌림능동검사

② 능동부가검사

고정 • 치료사는 고정하는 손의 엄지와 두 번째 손가락으로 환자 손허리뼈의 먼쪽을 고정하고 이것을 몸에 안정시킨다.

실행 • 환자가 능동적으로 수행한 노뼈쪽옆굽힘의 마지막 위치에서 치료사는 실행하는 손의 엄지와 두 번째 손가락을 이용하여 첫마디 손가락뼈의 먼쪽에 노뼈쪽방향으로 수동적인 압력을 가해 마지막 정지위치까지 간다.

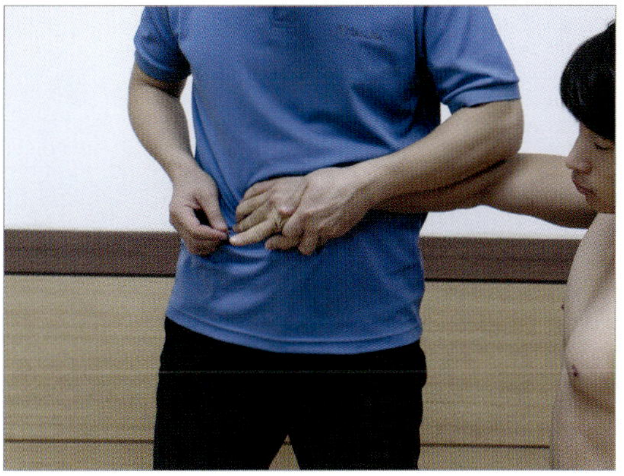

그림 4-47 손허리손가락관절 노뼈쪽옆굽힘능동부가검사

③ **수동검사**

고정 • 치료사는 고정하는 손의 엄지와 두 번째 손가락을 이용하여 환자 손허리뼈의 먼쪽을 고정하고 이것을 몸에 안정시킨다.

실행 • 시작위치에서 치료사는 실행하는 손의 엄지와 두 번째 손가락을 이용하여 첫마디 손가락뼈의 먼쪽을 자뼈쪽에서 잡고 마지막 정지위치까지 수동 노뼈쪽옆굽힘운동을 실시한다.

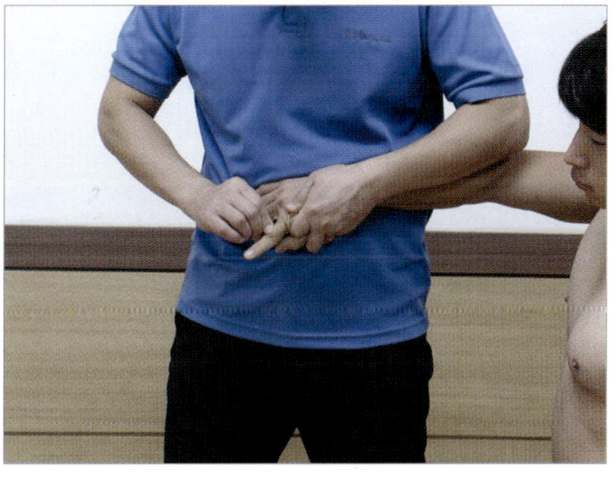

그림 4-48 손허리손가락관절 노뼈쪽옆굽힘수동운동

(4) 모음(두 번째 손가락 자뼈쪽옆굽힘) 회선검사

자세 • 환자: 앉거나 선 자세
치료사: 검사하고자 하는쪽 옆에 선 자세

① **능동검사**

손허리손가락관절들의 모음(자뼈쪽옆굽힘)운동을 능동적으로 시작위치에서 모음의 마지막 위치까지 수행하게 한다.

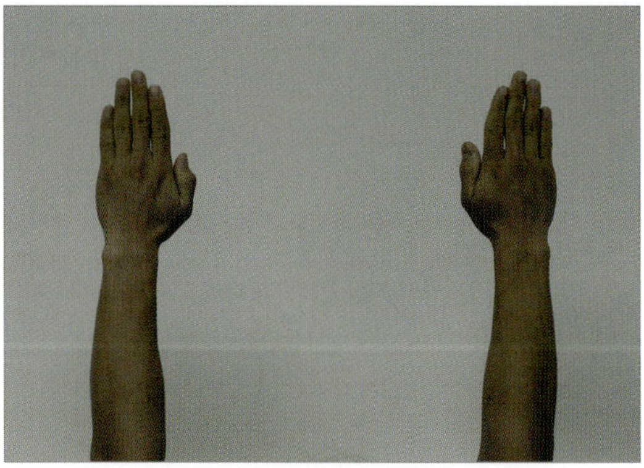

그림 4-49 손허리손가락관절 모음능동운동

② **능동부가검사**

고정 • 치료사는 고정하는 손의 엄지와 두 번째 손가락으로 환자 손허리뼈의 먼쪽을 고정하고 이것을 몸에 안정시킨다.

실행 • 환자가 능동적으로 수행한 자뼈쪽옆굽힘의 마지막 위치에서 치료사는 실행하는 손의 엄지와 두 번째 손가락을 이용하여 첫마디 손가락뼈의 먼쪽에 자뼈쪽방향으로 수동적인 압력을 가해 마지막 정지위치까지 간다.

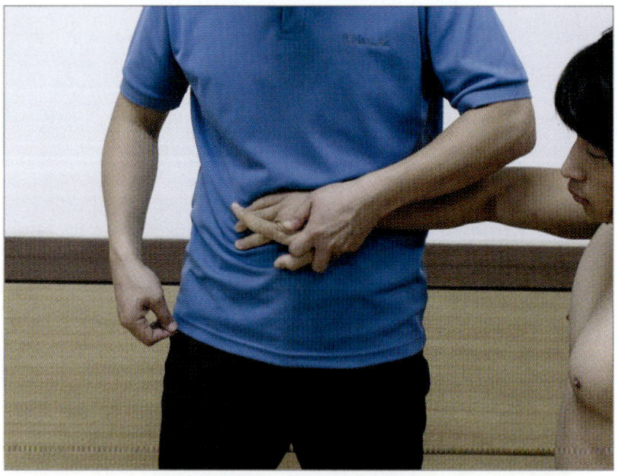

그림 4-50 손허리손가락관절 자뼈쪽옆굽힘능동부가검사

③ **수동검사**

고정 • 치료사는 고정하는 손의 엄지와 두 번째 손가락을 이용하여 환자 손허리뼈의 먼쪽을 고정하고 이것을 몸에 안정시킨다.

실행 • 시작위치에서 치료사는 실행하는 손의 엄지와 두 번째 손가락을 이용하여 첫마디 손가락뼈의 먼쪽을 노뼈쪽에서 잡고 마지막 정지위치까지 수동 자뼈쪽옆굽힘운동을 실시한다.

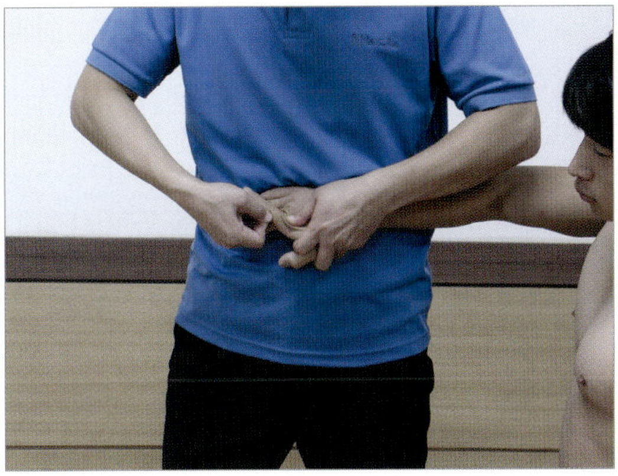

그림 4-51 손허리손가락관절 자뼈쪽옆굽힘수동검사

5) 직선검사

(1) 견인 검사

자세 • 환자: 앉거나 선 자세
치료사: 검사하고 하는쪽 옆에 선 자세

고정 • 치료사 고정하는 손의 엄지와 두 번째 손가락을 이용하여 환자 손허리뼈 머리부의 관절틈 가까운쪽을 고정한다.

실행 • 치료사 실행하는 손의 엄지와 두 번째 손가락을 이용하여 환자 첫마디 손가락뼈의 관절틈 가까운쪽을 접촉하고 치료면에 수직으로 직선적인 견인력을 가하여 검사한다.

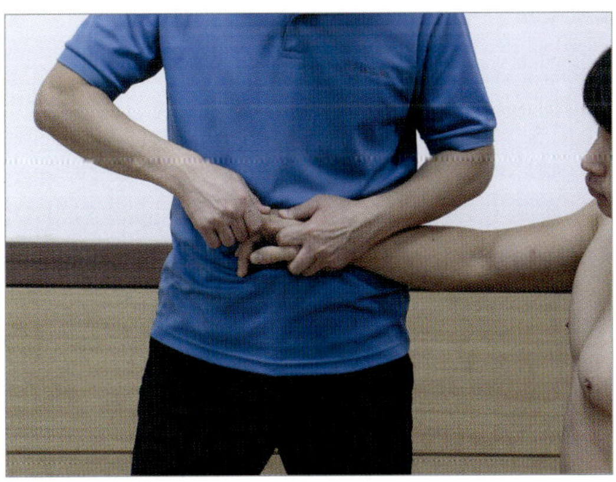

그림 4-52 손허리손가락관절 견인검사

(2) 압박 검사

자세 • 환자: 앉거나 선 자세
치료사: 검사하고자 하는쪽 옆에 선 자세

고정 • 치료사 고정하는 손의 엄지와 두 번째 손가락을 이용하여 환자의 손허리뼈 머리부의 관절틈 가까운쪽을 고정하고 이것을 몸에 안정시킨다.

실행 • 치료사 실행하는 손의 엄지와 두 번째 손가락을 이용하여 환자 첫마디 손가락뼈의 관절틈 가까운쪽을 접촉하고 치료면에 수직으로 직선적인 압박력을 가하여 검사한다.

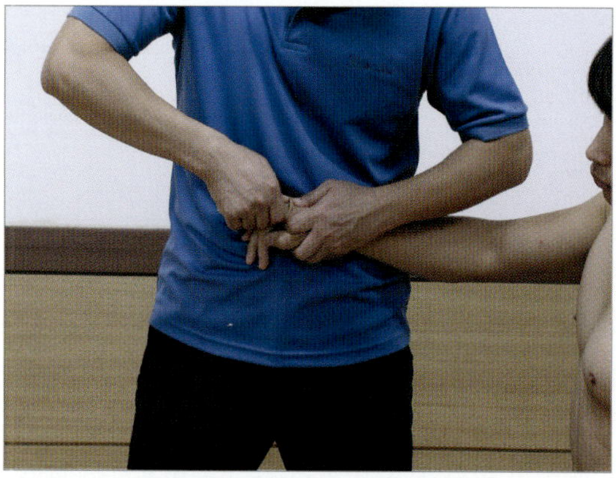

그림 4-53 손허리손가락관절 압박검사

(3) 손등쪽 미끄러트림 검사

자세 • 환자: 앉거나 선 자세
치료사: 검사하고자 하는쪽 옆에 선 자세

고정 • 치료사는 고정하는 손의 엄지와 두 번째 손가락을 이용하여 환자 손허리뼈 머리부의 관절틈 가까운쪽을 고정하고 이것을 몸에 안정시킨다.

실행 • 치료사는 실행하는 손의 엄지와 두 번째 손가락을 이용하여 환자 첫마디 손가락뼈의 관절틈 가까운쪽을 접촉하고 치료면에 평행하게 손등 방향으로 직선적인 전단력을 가하여 검사한다.

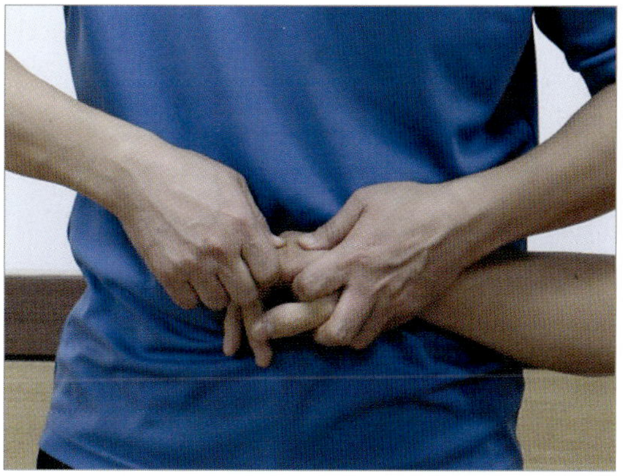

그림 4-54 손허리손가락관절 손등쪽 미끄러트림 검사

(4) 손바닥쪽 미끄러트림 검사

자세 • 환자: 앉거나 선 자세
치료사: 검사하고자 하는쪽 옆에 선 자세

고정 • 치료사는 고정하는 손의 엄지와 두 번째 손가락을 이용하여 환자 손허리뼈 머리부의 관절틈 가까운쪽을 고정하고 이것을 몸에 안정시킨다.

실행 • 치료사는 실행하는 손의 엄지와 두 번째 손가락을 이용하여 환자 첫마디 손가락뼈의 관절틈 가까운쪽을 접촉하고 치료면에 평행하게 손바닥 방향으로 직선적인 전단력을 가하여 검사한다.

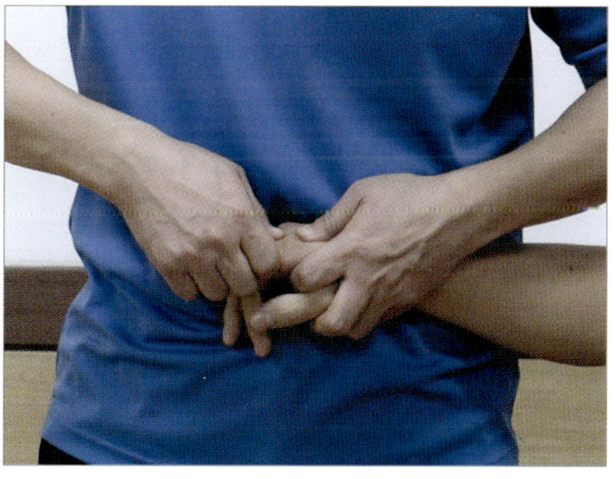

그림 4-55 손허리손가락관절 손바닥쪽 미끄러트림 검사

(5) 자뼈쪽 미끄러트림 검사

자세 • 환자: 앉거나 선 자세
치료사: 검사하고자 하는쪽 옆에 선 자세

고정 • 치료사는 고정하는 손의 엄지와 두 번째 손가락을 이용하여 환자 손허리뼈 머리부의 관절틈 가까운쪽을 고정하고 이것을 몸에 안정시킨다.

실행 • 치료사는 실행하는 손의 엄지와 두 번째 손가락을 이용하여 환자 첫마디 손가락뼈의 관절틈 가까운쪽을 접촉하고 치료면에 평행하게 자뼈쪽 방향으로 직선적인 전단력을 가하여 검사한다.

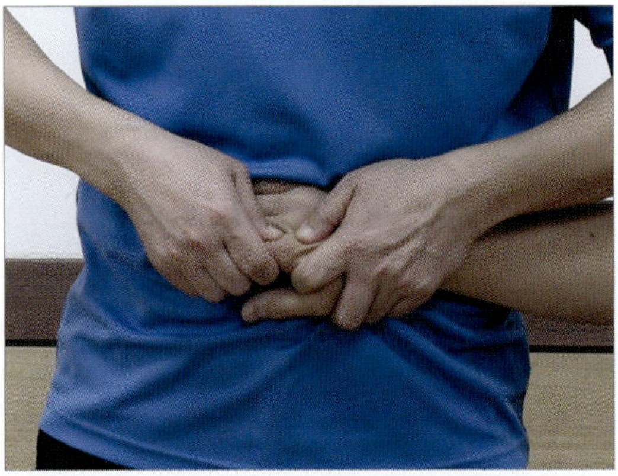

그림 4-56 손허리손가락관절 자뼈쪽 미끄러트림 검사

(6) 노뼈쪽 미끄러트림 검사

자세 • 환자: 앉거나 선 자세
치료사: 검사하고자 하는쪽 옆에 선 자세

고정 • 치료사는 고정하는 손의 엄지와 두 번째 손가락을 이용하여 환자의 손허리뼈 머리부의 관절틈 가까운쪽을 고정하고 이것을 몸에 안정시킨다.

실행 • 치료사는 실행하는 손의 엄지와 두 번째 손가락을 이용하여 환자의 첫마디 손가락뼈의 관절틈 가까운쪽을 접촉하고 치료면에 평행하게 노뼈쪽 방향으로 직선적인 전단력을 가하여 검사한다.

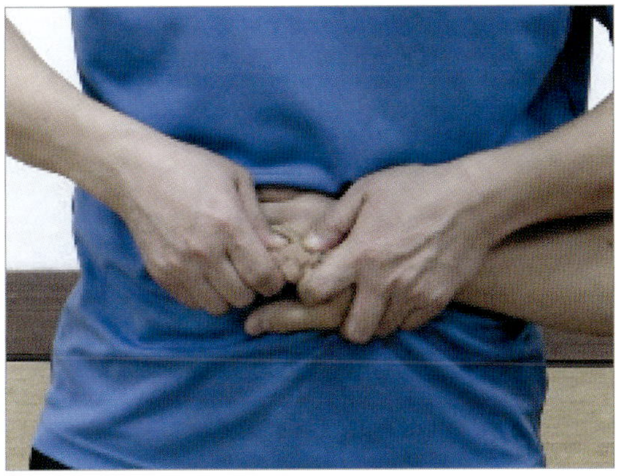

그림 4-57 손허리손가락관절 노뼈쪽 미끄러트림 검사

6) 저항검진

(1) 굽힘

자세 • 환자: 검사하고자 하는쪽 팔꿈치관절 굽힘, 아래팔을 뒤침, 손가락뼈사이관절 폄 그리고 손허리손가락관절 굽힘 상태에서 앉거나 선 자세

치료사: 검사하고자 하는쪽 앞에 선 자세

고정 • 치료사는 고정하는 손을 이용하여 환자 손을 손등쪽에서 잡아 손허리뼈의 먼쪽을 고정한다. 실행하는 손의 손가락을 이용하여 환자 손가락의 첫마디 손가락뼈를 손바닥쪽에서 접촉한다.

실행 • 환자는 굽힘운동을 실시하고 치료사는 실행하는 손을 이용하여 폄방향으로 수동적인 저항을 가해, 굽힘운동에 대한 근력을 검사한다.

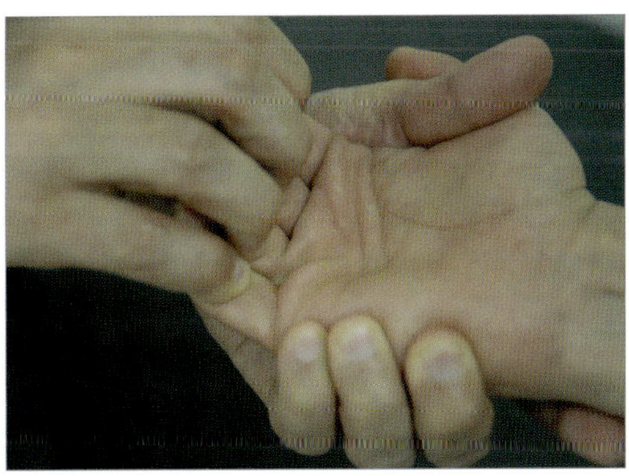

그림 4-58 손허리손가락관절 굽힘저항검사

(2) 폄

자세 • 환자: 검사하고자 하는쪽 팔꿈치관절 굽힘, 아래팔을 엎침, 손가락뼈사이관절 굽힘 그리고 손허리손가락관절 폄 상태에서 앉거나 선 자세

치료사: 검사하고자 하는쪽 앞에 선 자세

고정 • 치료사는 고정하는 손을 이용하여 환자 손을 손바닥쪽에서 잡아 손허리뼈의 먼쪽을 고정한다. 실행하는 손의 손가락을 이용하여 환자 손가락의 첫마디 손가락뼈를 손등쪽에서 접촉한다.

실행 • 환자는 폄운동을 실시하고 치료사는 실행하는 손을 이용하여 굽힘방향으로 수동적인 저항을 가해, 폄운동에 대한 근력을 검사한다.

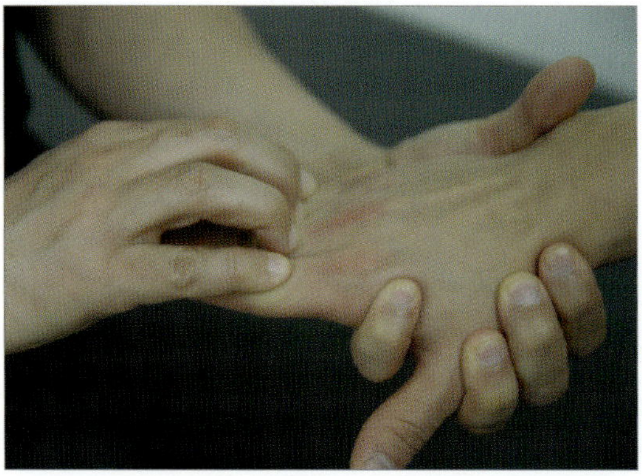

그림 4-59 손허리손가락관절 폄저항검사

(3) 벌림

자세 • 환자: 검사하고자 하는쪽 팔꿈치관절 굽힘, 아래팔을 엎침, 손가락뼈사이관절 폄 그리고 손허리손가락관절 폄 상태에서 앉거나 선 자세

치료사: 검사하고자 하는쪽 앞에 선 자세

고정 • 치료사는 고정하는 손을 이용하여 환자 손을 손바닥쪽에서 잡아 손허리뼈의 먼쪽을 고정한다. 실행하는 손의 엄지와 두 번째 손가락을 이용하여 환자 두 번째 손가락과 다섯 번째 손가락의 첫마디 손가락뼈의 먼쪽을 각각 바깥쪽에서 접촉한다.

실행 • 환자는 벌림운동을 실시하고 치료사는 실행하는 손을 이용하여 모음방향으로 수동적인 저항을 가해, 벌림운동에 대한 근력을 검사한다.

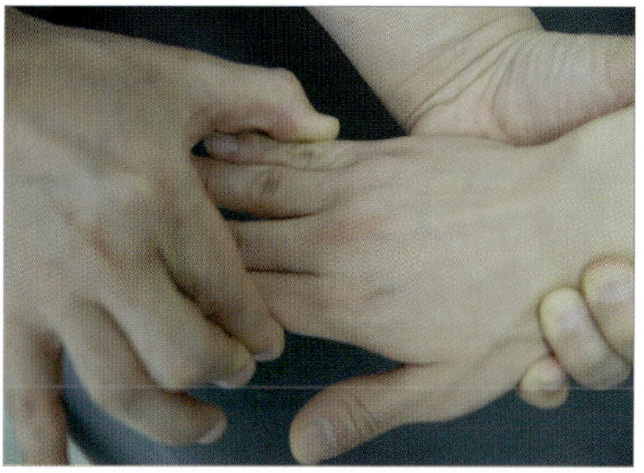

그림 4-60 손허리손가락관절 벌림저항검사

(4) 모음

자세 • 환자: 검사하고자 하는쪽 팔꿈치관절 굽힘, 아래팔을 엎침, 손가락뼈사이관절 폄 그리고 손허리손가락관절 폄 상태에서 앉거나 선 자세

치료사: 검사하고자 하는쪽 앞에 선 자세

고정 • 치료사는 고정하는 손을 이용하여 환자 손을 손바닥쪽에서 잡아 손허리뼈의 먼쪽을 고정한다. 실행하는 손의 엄지와 두 번째 손가락을 이용하여 환자 두 번째 손가락과 다섯 번째 손가락의 첫마디 손가락뼈의 먼쪽을 각각 안쪽에서 접촉한다.

실행 • 환자는 벌림운동을 실시하고 치료사는 실행하는 손을 이용하여 모음방향으로 수동적인 저항을 가해, 벌림운동에 대한 근력을 검사한다.

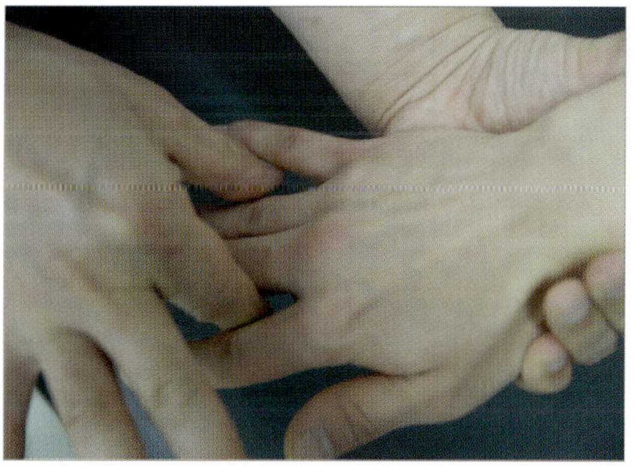

그림 4-61 손허리손가락관절 모음저항검사

7) T_1 - 레벨 신경학적 검사대상

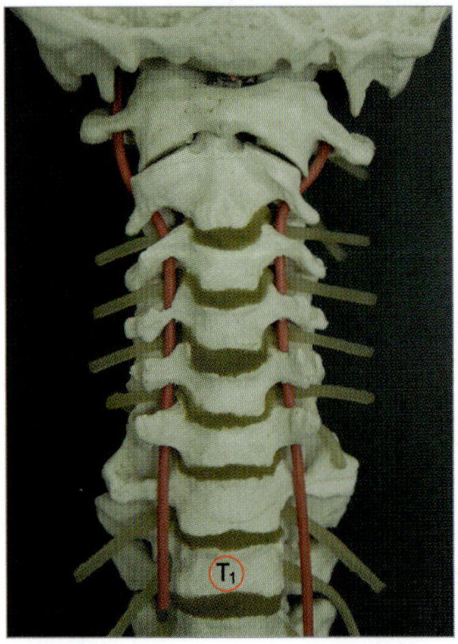

근력검사: 손가락 벌림근군(finger abductor group)

반사검사: 없음

감각검사: 위팔의 안쪽(안쪽 위팔근피 신경)

그림 4-62 T_1 신경학적 레벨

(1) 근력검사

① 손가락 벌림근군

자세 • 환자: 검사하고자 하는쪽 팔꿈치관절 굽힘, 아래팔을 엎침, 손가락뼈사이관절 폄 그리고 손허리손가락관절 폄 상태에서 앉거나 선 자세

치료사: 검사하고자 하는쪽 앞에 선 자세

고정 • 치료사는 고정하는 손을 이용하여 환자 손을 손바닥쪽에서 잡아 손허리뼈의 먼쪽을 고정한다. 실행하는 손의 엄지와 두 번째 손가락을 이용하여 환자 두 번째 손가락과 다섯 번째 손가락의 첫마디 손가락뼈의 먼쪽을 각각 바깥쪽에서 접촉한다.

실행 • 환자는 벌림운동을 실시하고 치료사는 실행하는 손을 이용하여 모음방향으로 수동적인 저항을 가해, 손가락 벌림근군에 대한 근력의 정도를 평가한다.

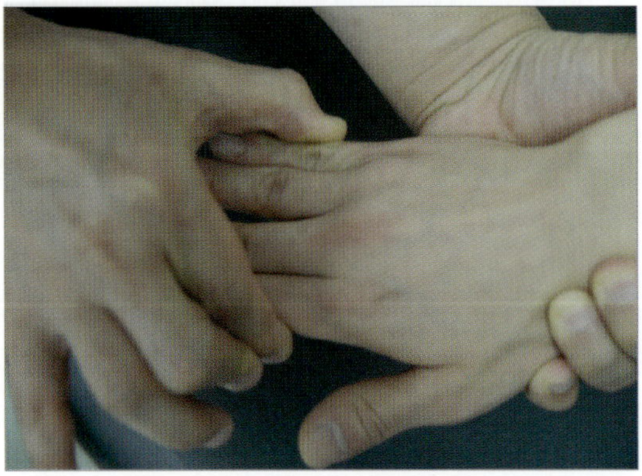

그림 4-63 T_1 신경학적 레벨 근력검사

(2) 감각검사

C_8의 신경학적 레벨인 아래팔의 몸쪽과 위팔의 안쪽에 지각 이상이 있는지 다른 신경학적 레벨 부위와 비교하여 보고, 오른쪽, 왼쪽 양측을 비교 평가하여 본다.

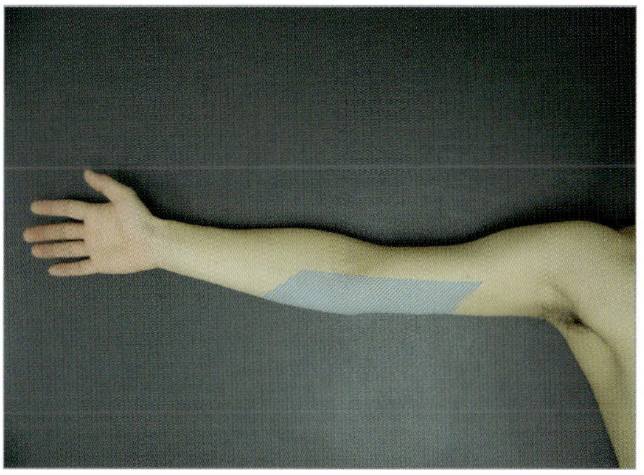

그림 4-64 T_1 신경학적 레벨 감각검사

4. 엄지 손허리손가락관절 MCP joint of thumb

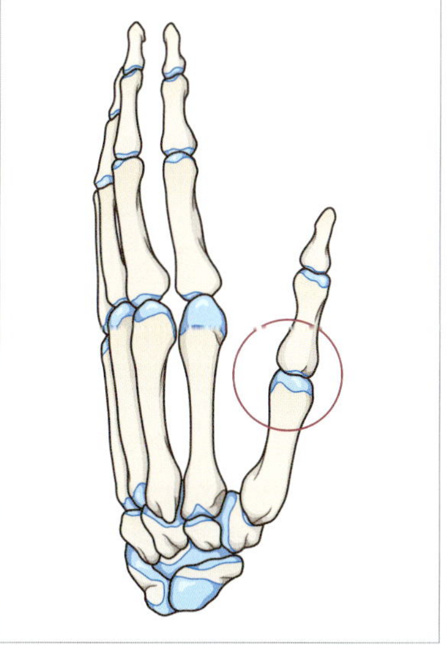

그림 4-65 엄지 손허리손가락관절

1) 기능해부학

(1) **해부학적 분류**: 단순관절

(2) **역학적인 분류**: 1축 경첩관절(변형된 안장형)

(3) **볼록 관절면**: 첫 번째 손허리뼈 머리

(4) **오목 관절면**: 엄지의 첫마디 손가락뼈 바닥

(5) **치료면**: 엄지 첫마디 손가락뼈 바닥의 오목면에 위치

2) 뼈운동형상학

(1) **굽힘**: 첫번째 손허리뼈 머리를 통과하는 시상축을 기준으로 자뼈쪽으로 구부러짐

(2) **폄**: 첫번째 손허리뼈 머리를 통과하는 시상축을 기준으로 노뼈쪽으로 펴짐

3) 관절운동형상학

(1) 굽힘 시

구르기: 오목법칙에 따라 굽힘이 진행되는 자뼈쪽 방향으로 구르기가 일어난다.

활주: 오목법칙에 따라 굽힘이 진행되는 자뼈쪽 방향으로 활주가 일어난다.

(2) 폄 시

구르기: 오목법칙에 따라 폄이 진행되는 노뼈쪽 방향으로 구르기가 일어난다.

활주: 오목법칙에 따라 폄이 진행되는 노뼈쪽 방향으로 활주가 일어난다.

4) 회선검사

(1) 굽힘 회선 검사

자세 • 환자: 앉거나 선 자세

치료사: 검사하고자 하는쪽 옆에 선 자세

① **능동검사**

엄지손가락 손허리손가락관절의 굽힘운동을 능동적으로 시작위치에서 굽힘의 마지막 위치까지 수행하게 한다.

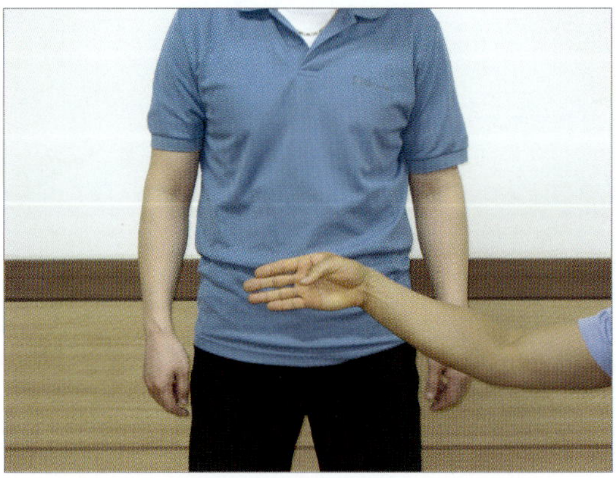

그림 4-66 엄지 손허리손가락관절 굽힘 능동검사

② **능동부가검사**

고정 • 치료사는 고정하는 손의 엄지와 두 번째 손가락을 이용하여 환자의 엄지 손허리뼈의 먼쪽을 고정하고 이것을 몸에 안정시킨다.

실행 • 환자가 능동적으로 수행한 굽힘의 마지막 위치에서 치료사는 실행하는 손의 엄지와 두 번째 손가락을 이용하여 첫마디 손가락뼈의 먼쪽에 굽힘방향으로 수동적인 압력을 가해 마지막 정지위치까지 간다.

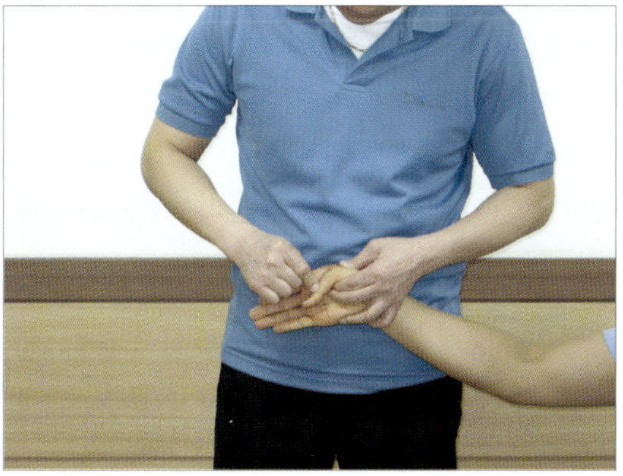

그림 4-67 엄지 손허리손가락관절 굽힘능동부가검사

③ **수동검사**

고정 • 치료사는 고정하는 손의 엄지와 두 번째 손가락을 이용하여 환자의 엄지 손허리뼈의 먼쪽을 고정하고 이것을 몸에 안정시킨다.

실행 • 시작위치에서 치료사는 실행하는 손의 엄지와 두 번째 손가락을 이용하여 첫마디 손가락뼈의 먼쪽을 손등 방향에서 잡고 마지막 정지위치까지 수동굽힘운동을 실시한다.

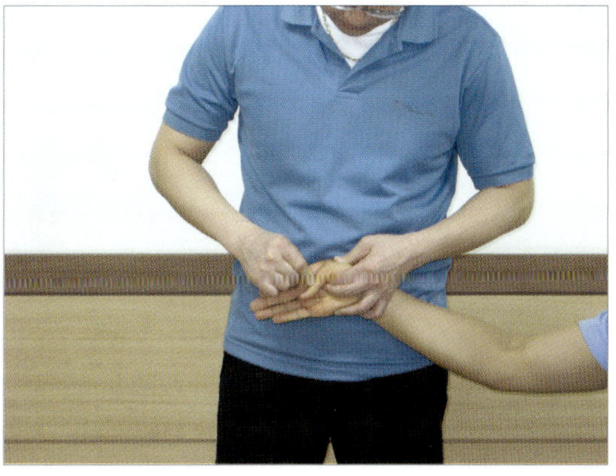

그림 4-68 엄지 손허리손가락관절 굽힘수동검사

(2) 폄 회선 검사

자세 • 환자: 앉거나 선 자세
치료사: 검사하고자 하는쪽 옆에 선 자세

① **능동검사**

엄지손가락 손허리손가락관절의 폄운동을 능동적으로 시작위치에서 폄의 마지막 위치까지 수행하게 한다.

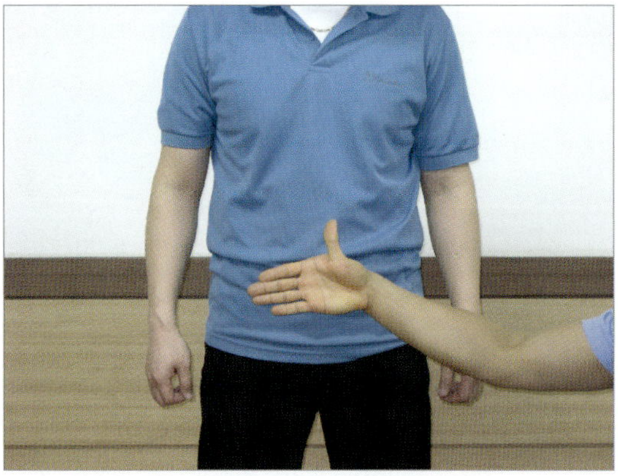

그림 4-69 엄지 손허리손가락관절 폄능동검사

② **능동부가검사**

고정 • 치료사는 고정하는 손의 엄지와 두 번째 손가락을 이용하여 환자의 엄지 손허리뼈 먼쪽을 고정하고 이것을 몸에 안정시킨다.

실행 • 환자가 능동적으로 수행한 폄의 마지막 위치에서 치료사 실행하는 손의 엄지와 두 번째 손가락을 이용하여 첫마디 손가락뼈의 먼쪽에 폄방향으로 수동적인 압력을 가해 마지막 정지위치까지 간다.

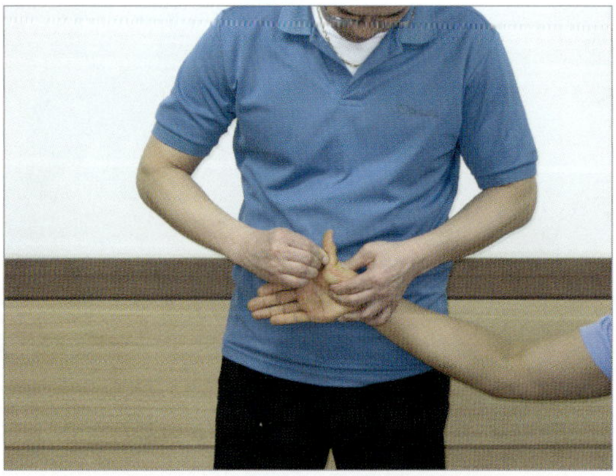

그림 4-70 엄지 손허리손가락관절 폄능동부가검사

③ **수동검사**

고정 • 치료사는 고정하는 손의 엄지와 두 번째 손가락을 이용하여 환자의 엄지 손허리뼈 먼쪽을 고정하고 이것을 몸에 안정시킨다.

실행 • 시작위치에서 치료사 실행하는 손의 엄지와 두 번째 손가락을 이용하여 첫마디 손가락뼈의 먼쪽을 손바닥 방향에서 잡고 마지막 정지위치까지 수동폄운동을 실시한다.

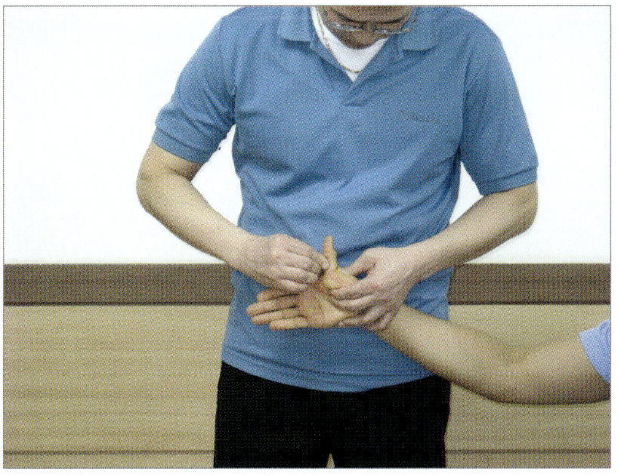

그림 4-71 엄지 손허리손가락관절 폄수동검사

5) 직선검사

(1) 견인 검사

자세 • 환자: 앉거나 선 자세
치료사: 검사하고자 하는쪽 옆에 선 자세

고정 • 치료사 고정하는 손의 엄지와 두 번째 손가락을 이용하여 환자의 엄지 손허리뼈의 관절틈 가까운쪽을 고정한다

실행 • 치료사 실행하는 손의 엄지와 두 번째 손가락을 이용하여 환자의 첫마디 손가락뼈의 관절틈 가까운쪽을 접촉하고 치료면에 수직으로 직선적인 견인력을 가하여 검사한다.

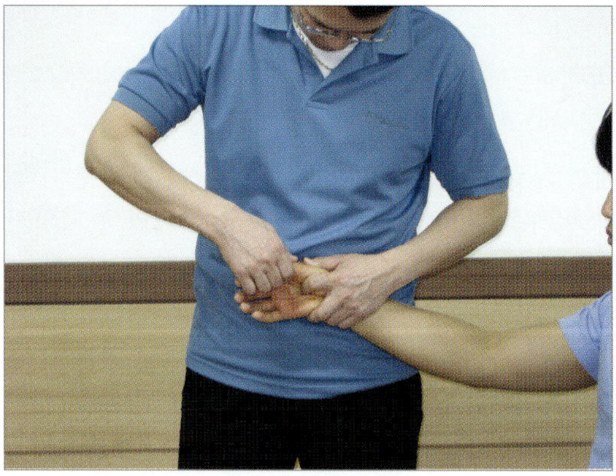

그림 4-72 엄지 손허리손가락관절 견인검사

(2) 압박검사

자세 • 환자: 앉거나 선 자세
치료사: 검사하고자 하는쪽 옆에 선 자세

고정 • 치료사는 고정하는 손의 엄지와 두 번째 손가락을 이용하여 환자의 엄지 손허리뼈의 관절틈 가까운쪽을 고정한다.

실행 • 치료사는 실행하는 손의 엄지와 두 번째 손가락을 이용하여 환자의 첫마디 손가락뼈의 관절틈 가까운쪽을 접촉하고 치료면에 수직으로 직선적인 압박력을 가하여 검사한다.

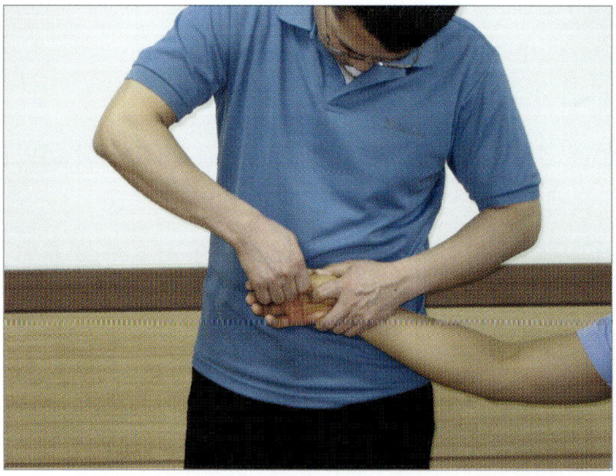

그림 4-73 엄지 손허리손가락관절 압박검사

(3) 자뼈쪽 미끄러트림 검사

자세 • 환자: 앉거나 선 자세
치료사: 검사하고자 하는쪽 옆에 선 자세

고정 • 치료사는 고정하는 손의 엄지와 두 번째 손가락을 이용하여 환자의 엄지 손허리뼈의 관절틈 가까운쪽을 고정한다.

실행 • 치료사는 실행하는 손의 엄지와 두 번째 손가락을 이용하여 환자의 첫마디 손가락뼈의 관절틈 가까운쪽을 접촉하고 치료면에 평행하게 자뼈쪽 방향으로 직선적인 전단력을 가하여 검사한다.

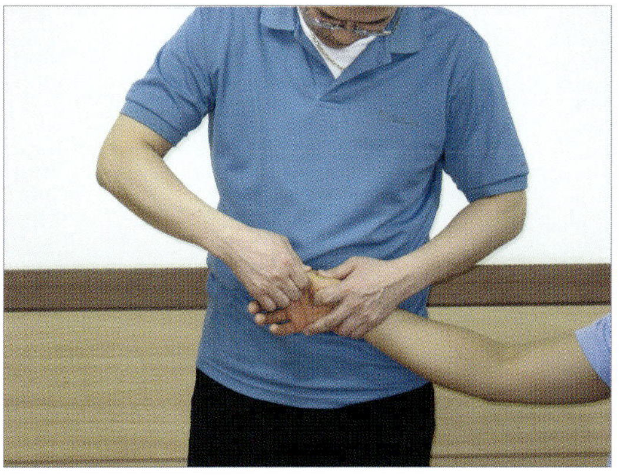

그림 4-74 엄지 손허리손가락관절 자뼈쪽 미끄러트림 검사

(4) 노뼈쪽 미끄러트림 검사

자세 • 환자: 앉거나 선 자세
치료사: 검사하고자 하는쪽 옆에 선 자세

고정 • 치료사는 고정하는 손의 엄지와 두 번째 손가락을 이용하여 환자의 엄지 손허리뼈의 관절틈 가까운쪽을 고정한다.

실행 • 치료사 실행하는 손의 엄지와 두 번째 손가락을 이용하여 환자의 첫마디 손가락뼈의 관절틈 가까운쪽을 접촉하고 치료면에 평행하게 노뼈쪽방향으로 직선적인 전단력을 가하여 검사한다.

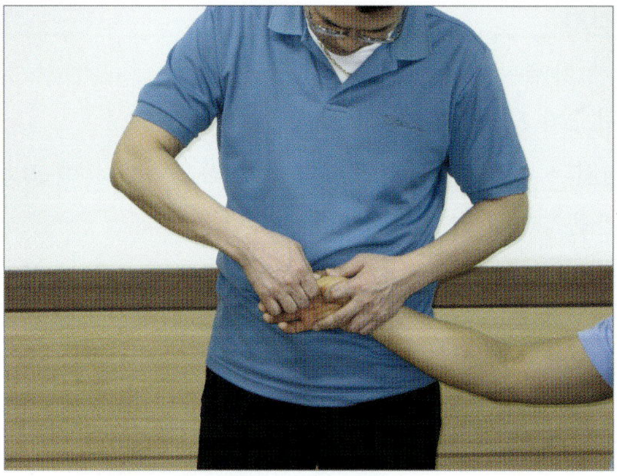

그림 4-75 엄지 손허리손가락관절 노뼈쪽 미끄러트림 검사

CHAPTER 5

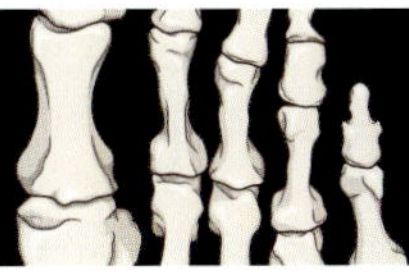

손허리

1. 손허리의 먼쪽 Distal metacarpus

관절의 특성: 제 2~5 손허리뼈머리들은 깊은가로손바닥인대(deep transverse metacarpal ligament)에 의한 인대결합(syndesmosis)

기능적인 특성: 먼쪽 가로활(distal transverse arch)을 형성

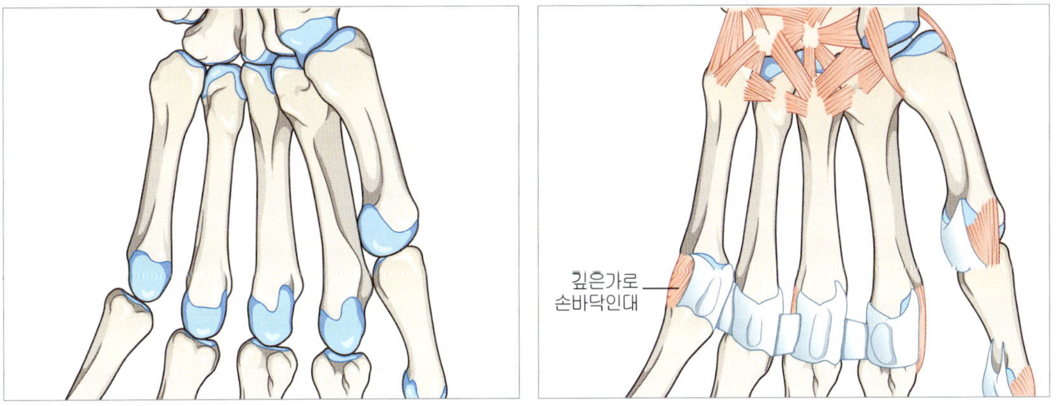

그림 5-1 손허리의 먼쪽 특성

2. 손허리의 몸쪽 Proximal metacarpus

1) 기능해부학

(1) 손허리의 몸쪽 특성

관절의 분류: 손허리뼈사이관절(intermetacarpal joint), 제 2~5 손목손허리관절(CMC joint)

해부학적 분류: 단순관절

역학적인 분류: 복합관절

(2) 손허리뼈사이관절 특성

관절의 특성: 각 손허리뼈 바닥 사이에서 손허리뼈사이관절

기능적인 특성: 몸쪽 가로활(proximal transverse arch)을 형성

치료면: 손허리뼈 바닥 사이에 위치

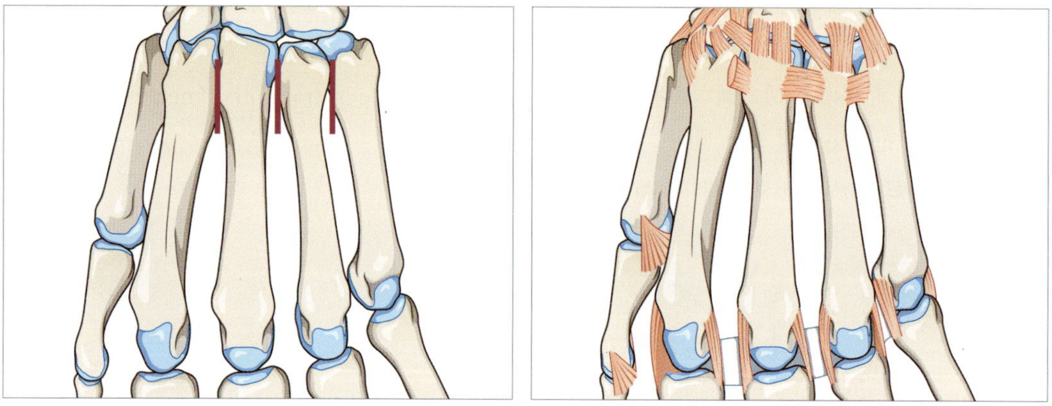

그림 5-2 손허리의 몸쪽 특성

(3) 제 2~5 손목손허리관절 특성

볼록 관절면: 손목뼈의 먼쪽

오목 관절면: 제 2~5 손허리뼈 바닥

치료면: 손허리뼈 바닥 오목한 면에 위치

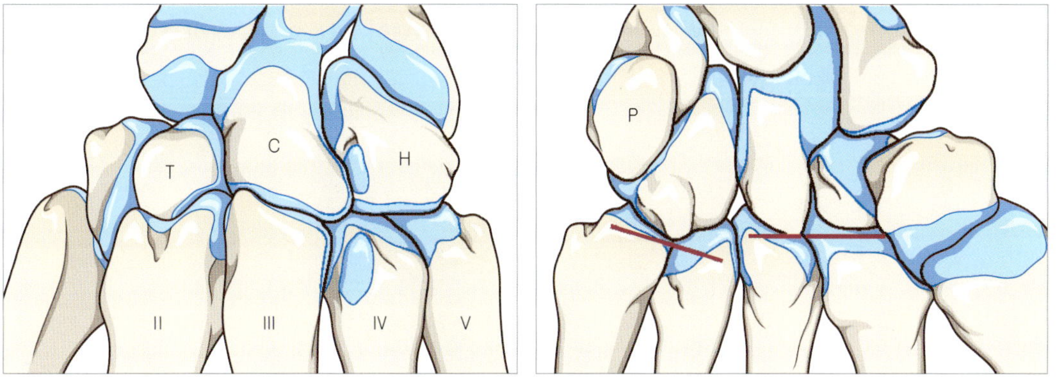

그림 5-3 손목손허리관절의 특성

2) 뼈운동형상학

(1) 손허리뼈간 관절

손가락 움직임 시 정해지지 않은 축을 중심으로 작은 동반 움직임만 존재

(2) 손목손허리관절

굽힘: 손목뼈를 통과하는 전두축을 기준으로 손바닥 쪽으로 구부러짐

폄: 손목뼈를 통과하는 전두축을 기준으로 손등 쪽으로 펴짐

노뼈쪽굽힘: 손목뼈를 통과하는 시상축을 기준으로 노뼈쪽으로 구부러짐

자뼈쪽굽힘: 손목뼈를 통과하는 시상을 기준으로 자뼈쪽으로 구부러짐

손허리뼈들 사이에 작은 움직임은 제 2와 제 3 손허리뼈에서부터 제 4와 제 5 손허리뼈로 갈수록 증가한다. 제 5 손허리뼈는 갈고리뼈와 이루는 과절면의 형태에 의하여 굽힘, 폄과 자뼈쪽굽힘, 노뼈쪽굽힘 뿐만 아니라 맞섬(opposition)움직임의 실행도 가능하다.

3) 회선검사

(1) 오목 검사

자세 • 환자: 앉거나 선 자세
치료사: 검사하고자 하는쪽 앞에 선 자세

① **능동검사**

환자가 세 번째 손허리뼈를 중심으로 손등면이 최대 오목형을 이루도록 능동적으로 수행하게 한다.

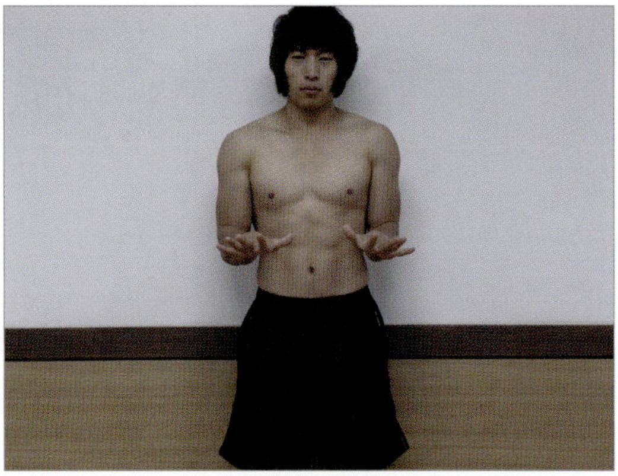

그림 5-4 손허리부 오목능동검사

② **능동부가검사**

고정 • 치료사는 양손의 엄지가 환자 손 3번째 손허리뼈의 손등쪽에 위치한 상태로 하여 환자 손을 양쪽에서 잡는다.

실행 • 환자가 능동적으로 세 번째 손허리뼈를 중심으로 손등면이 최대 오목형을 이루도록 수행한 후, 치료사 양손으로 환자 손허리의 손등쪽면이 최대 오목형을 이루도록 수동적인 압력을 가해 마지막 정지 위치까지 간다.

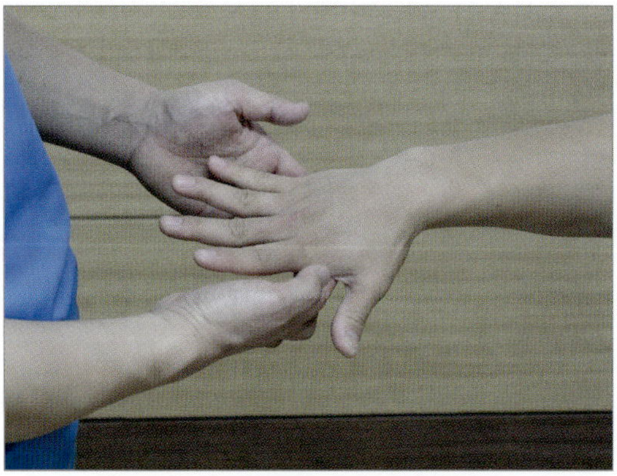

그림 5-5 손허리부 오목능동부가검사

③ **수동검사**

고정 • 치료사는 양손으로 환자손 3번째 손허리뼈의 손등쪽면에 자신의 양쪽 엄지가 위치한 상태로 환자 손을 양측에서 각각의 두 번째 손가락과 세번째 손가락을 이용하여 잡음

실행 • 치료사 양손으로 환자 손허리의 손등쪽면이 최대 오목형을 이루도록 시작자세에서 마지막 정지 위치까지 수동운동을 실시한다.

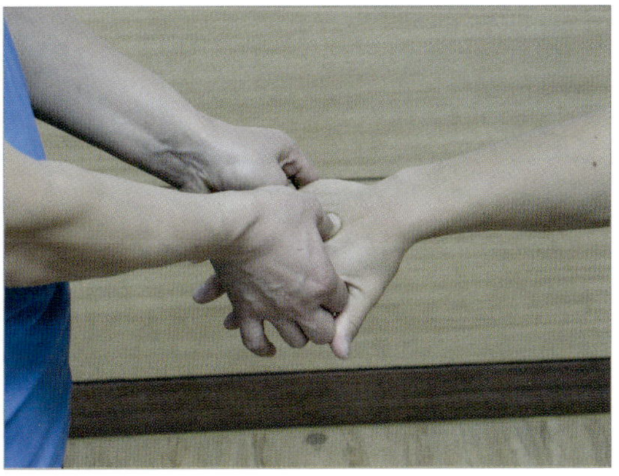

그림 5-6 손허리부 오목수동검사

(2) 볼록검사

자세 • 환자: 앉거나 선 자세
치료사: 검사하고자 하는쪽 앞에 선 자세

① **능동검사**

환자가 능동적으로 세 번째 손허리뼈를 중심으로 손등쪽면이 최대 볼록형을 이루도록 수행한다.

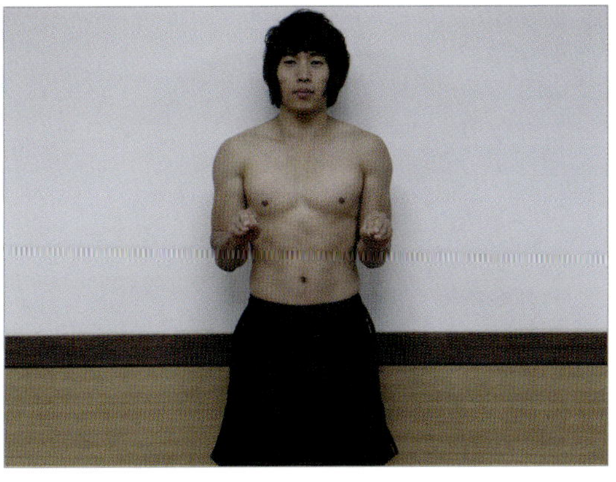

그림 5-7 손허리부 볼록능동검사

② **능동부가검사**

고정 • 치료사는 양손으로 환자 손 3번째 손허리뼈의 손바닥쪽면에 자신의 양쪽 두 번째 손가락이 위치한 상태로 환자 손의 양쪽면을 각각의 엄지를 이용하여 잡음

실행 • 환자가 능동적으로 세 번째 손허리뼈를 중심으로 손등쪽면이 최대 볼록형을 이루도록 수행한 후 치료사 양손으로 환자 손허리의 손등쪽면이 최대 볼록형을 이루도록 수동적인 압력을 가해 마지막 정지위치까지 간다.

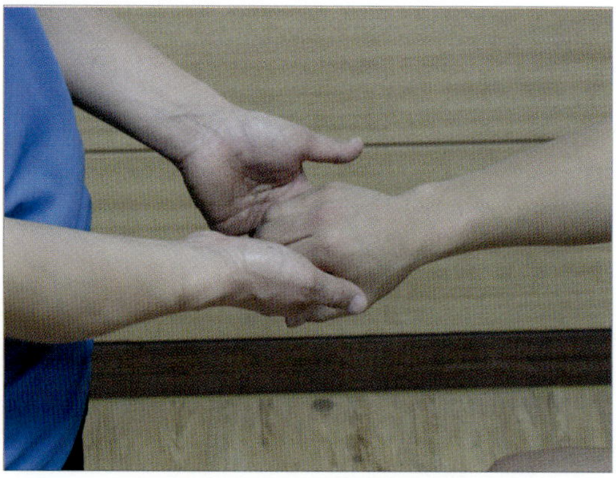

그림 5-8 손허리뼈 볼록능동부가검사

③ **수동검사**

고정 • 치료사는 양손으로 환자 손 3번째 손허리뼈의 손바닥쪽면에 자신의 두 번째 손가락이 위치한 상태로 환자 손의 양측을 잡음

실행 • 치료사 양손으로 환자 손허리의 손등쪽면이 최대 볼록형을 이루도록 시작자세에서 마지막 정지 위치까지 수동운동을 실시한다.

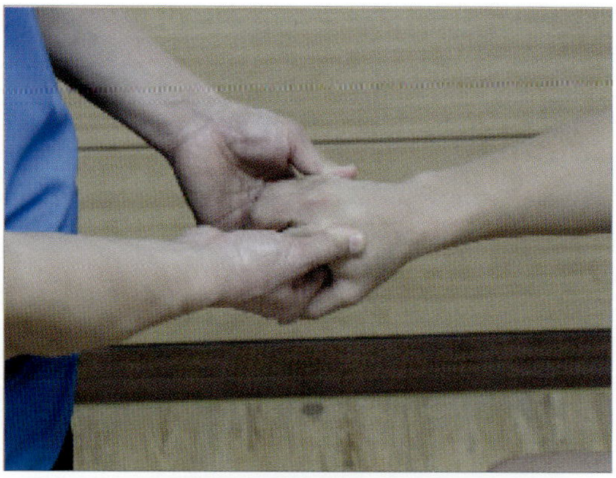

그림 5-9 손허리부 볼록수동검사

(3) 먼쪽 손허리뼈 인대결합distal metacarpal syndesmosis 수동검사

① 인대결합

자세 • 환자: 앉거나 선 자세
치료사: 검사하고자 하는쪽 앞에 선 자세

고정 • 치료사는 고정하는 손 엄지와 두 번째 손가락을 이용하여 환자 세 번째 손허리뼈 먼쪽을 고정한다.

실행 • 치료사는 실행하는 손 엄지와 두 번째 손가락을 이용하여 환자 두 번째 손허리뼈 먼쪽을 잡고, 손등쪽 방향과 손바닥쪽 방향으로 수동적인 움직임을 실시한다.

이외에도 세 번째 손허리뼈 먼쪽을 고정하고 네 번째 손허리뼈 먼쪽을 수동적으로 움직여 검사할 수 있고, 네 번째 손허리뼈 먼쪽을 고정하고 다섯 번째 손허리뼈 먼쪽을 수동적으로 움직여 검사할 수 있다.

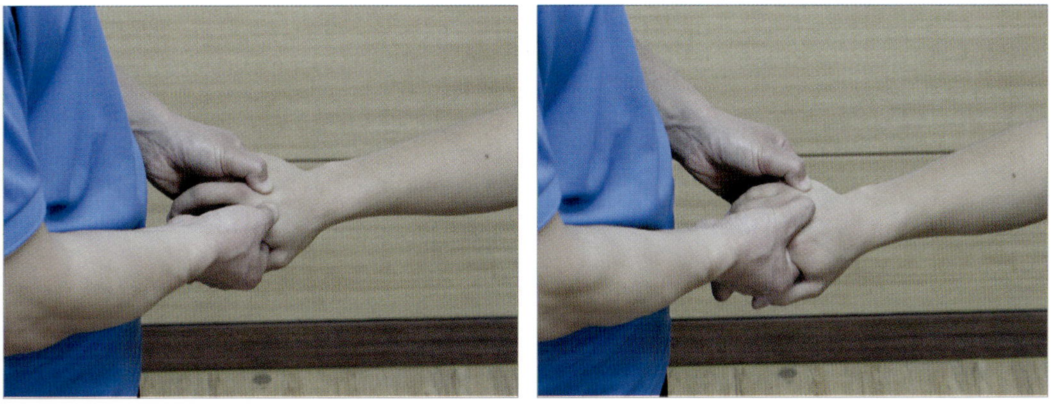

그림 5-10 손허리의 먼쪽 움직임검사

② 손허리뼈사이관절

자세 • 환자: 앉거나 선 자세
치료사: 검사하고자 하는쪽 앞에 선 자세

고정 • 치료사는 고정하는 손 엄지와 두 번째 손가락을 이용하여 환자 세 번째 손허리뼈 몸쪽을 고정한다.

실행 • 치료사는 실행하는 손 엄지와 두 번째 손가락을 이용하여 환자 두 번째 손허리뼈 몸쪽을 잡고, 손등쪽 방향과 손바닥쪽 방향으로 수동적인 움직임을 실시한다.

이외에도 세 번째 손허리뼈 몸쪽을 고정하고 네 번째 손허리뼈 몸쪽을 수동적으로 움직여 검사할 수 있고, 네 번째 손허리뼈 몸쪽을 고정하고 다섯 번째 손허리뼈 몸쪽을 수동적으로 움직여 검사할 수 있다.

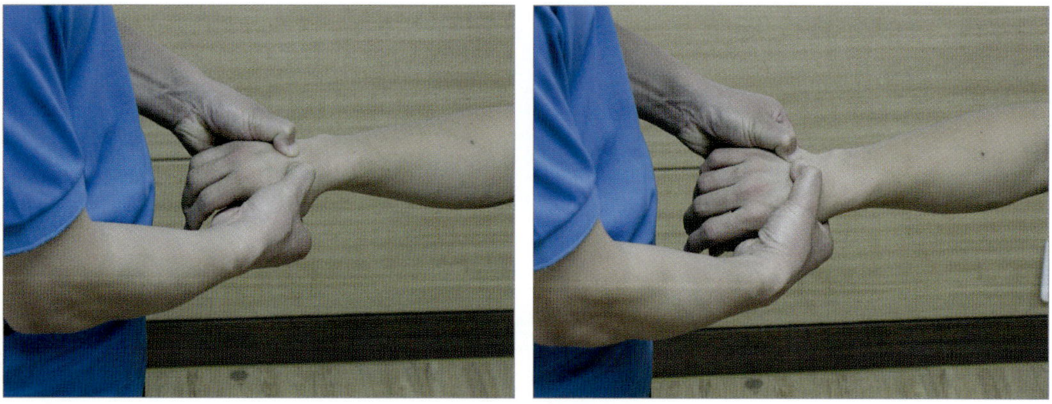

그림 5-11 손허리의 몸쪽 움직임검사

③ 손목손허리관절

자세 • 환자: 앉거나 선 자세
치료사: 환자의 검사하고자 하는쪽 옆에 선 자세

굽힘검사

고정 • 치료사는 고정하는 손 엄지와 두 번째 손가락을 이용하여 환자 (각각의)손목뼈 먼쪽을 고정하고 이것을 몸에 안정시킨다.

실행 • 치료사는 실행하는 손 엄지와 두 번째 손가락을 이용하여 환자 (II~V)손허리뼈 먼쪽을 잡고, 손바닥쪽 방향으로 수동적인 움직임을 시작자세에서 마지막 정지 위치까지 실시한다.

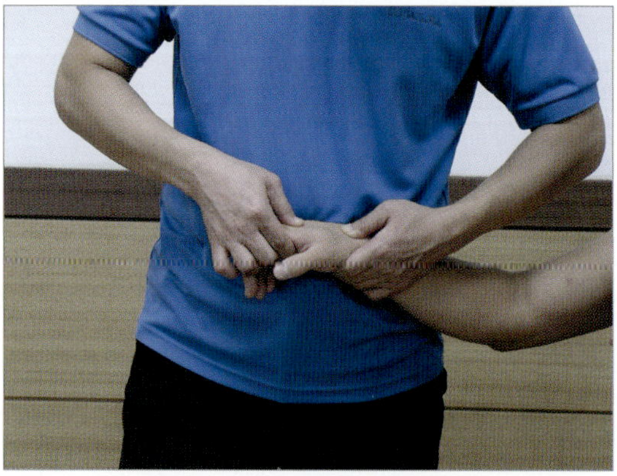

그림 5-12 손목손허리관절 굽힘회선검사

펌검사

고정 • 치료사는 고정하는 손 엄지와 두 번째 손가락을 이용하여 환자 (각각의)손목뼈 먼쪽을 고정하고 이것을 몸에 안정시킨다.

실행 • 치료사는 실행하는 손 엄지와 두 번째 손가락을 이용하여 환자 (II~V)손허리뼈 먼쪽을 잡고, 손등 방향으로 수동적인 움직임을 시작자세에서 마지막 정지 위치까지 실시한다.

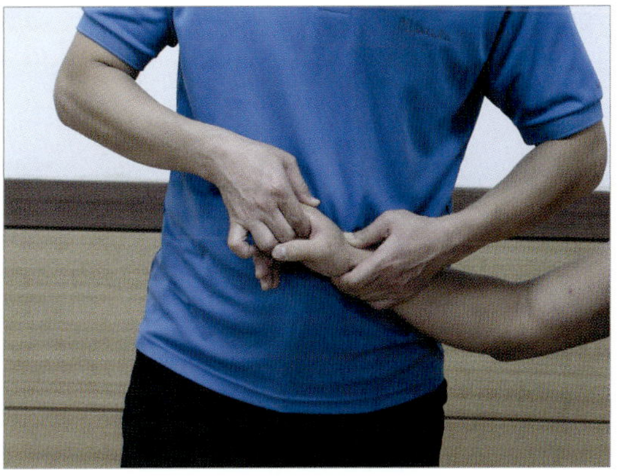

그림 5-13 손목손허리관절 폄회선검사

4) 직선검사

(1) 손목손허리관절 견인검사

자세 • 환자: 앉거나 선 자세
치료사: 검사하고자 하는쪽 옆에 선 자세

고정 • 치료사는 고정하는 손 엄지와 두 번째 손가락을 이용하여 환자 (각각의)손목뼈 관절틈 가까운쪽을 고정하고 이것을 몸에 안정시킨다.

실행 • 치료사는 실행하는 손 엄지와 두 번째 손가락을 이용하여 환자 (II~V)손허리뼈 관절틈 가까운쪽을 잡고, 치료면에 수직으로 직선적인 견인력을 가하여 검사한다.

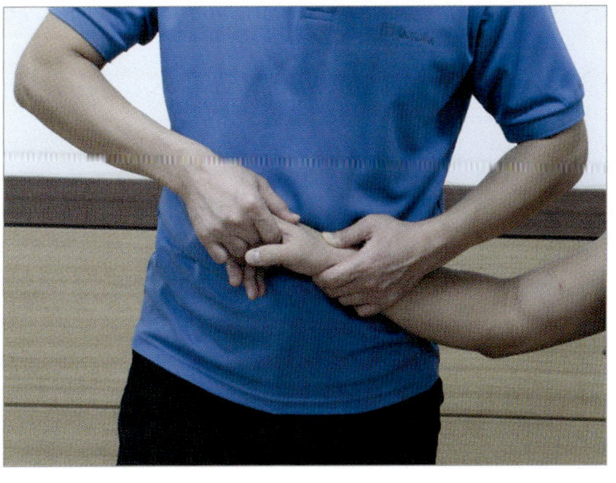

그림 5-14 손목손허리관절 견인검사

(2) 손목손허리관절 압박검사

자세 • 환자: 앉거나 선 자세
치료사: 검사하고자 하는쪽 옆에 선 자세

고정 • 치료사는 고정하는 손 엄지와 두 번째 손가락을 이용하여 환자 (각각의)손목뼈 관절틈 가까운쪽을 고정하고 이것을 몸에 안정시킨다.

실행 • 치료사는 실행하는 손 엄지와 두 번째 손가락을 이용하여 환자 (II~V)손허리뼈 관절틈 가까운쪽을 잡고, 치료면에 수직으로 직선적인 압박력을 가하여 검사한다.

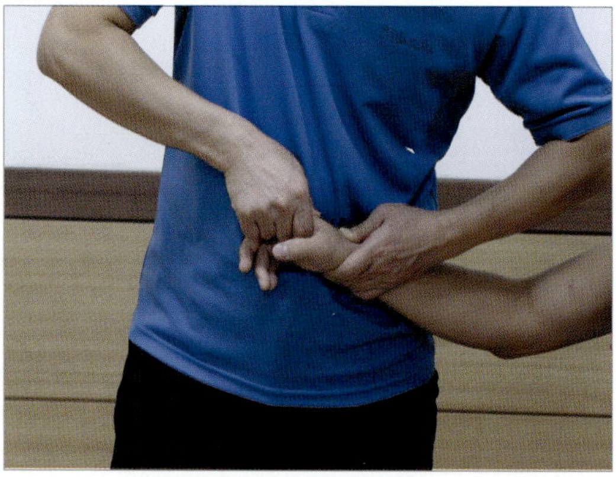

그림 5-15 손목손허리관절 압박검사

(3) 몸쪽손허리뼈사이관절 압박검사

자세 • 환자: 앉거나 선 자세
치료사: 검사하고자 하는쪽 앞에 선 자세

고정 • 치료사는 고정하는 손의 엄지두덩과 새끼두덩에 환자 손의 다섯 번째 손허리뼈 자뼈쪽을 접촉하여 고정한다.

실행 • 치료사 실행하는 손의 엄지두덩과 새끼두덩에 환자 손의 두 번째 손허리뼈 노뼈쪽을 접촉하고 몸쪽 손허리뼈사이 관절에 압박이 가해지도록 수동적인 압력을 가하다

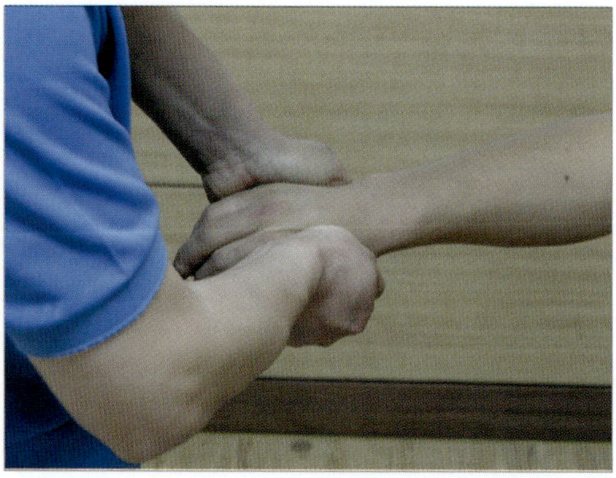

그림 5-16 손허리부 압박검사

5) 저항검사

(1) 볼록동작

자세 • 환자: 검사하고자 하는쪽 팔꿈치관절 굽힘과 아래팔의 엎침 상태에서 앉거나 선 자세

치료사: 검사하고자 하는쪽 앞에 선 자세

고정 • 치료사는 양손으로 환자손 3번째 손허리뼈의 손등쪽에 자신의 양쪽 엄지가 위치한 상태로 환자 손의 손허리부 먼쪽의 안쪽·바깥쪽에서 양쪽 두 번째 손가락과 세번째 손가락을 이용하여 접촉한다.

실행 • 환자가 능동적으로 세 번째 손허리뼈를 중심으로 손등쪽면이 최대 볼록형을 이루도록 수행하고 치료사는 실행하는 손을 이용하여 반대 방향으로 수동적인 저항을 가해, 볼록동작에 대한 근력을 검사한다.

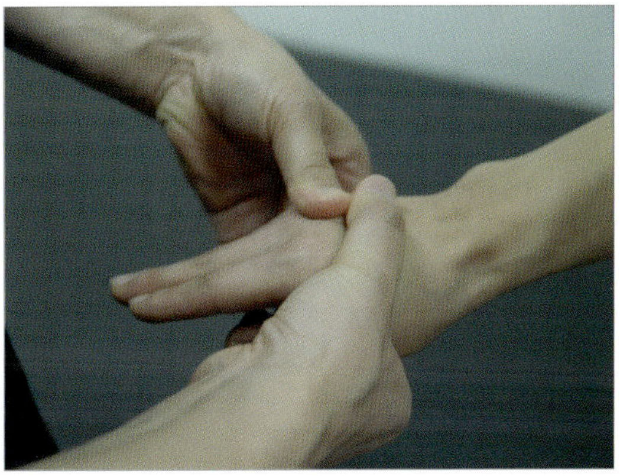

그림 5-17 손허리부 볼록저항검사

(2) 오목동작

자세 • 환자: 검사하고자 하는쪽 팔꿈치관절 굽힘과 아래팔의 엎침 상태에서 앉거나 선 자세

치료사: 검사하고자 하는쪽 앞에 선 자세

고정 • 치료사는 양손으로 환자 손 3번째 손허리뼈의 손바닥쪽면에 자신의 양쪽 두 번째 손가락이 위치한 상태로 환자 손의 손허리부 먼쪽의 양쪽면을 양쪽 엄지를 이용하여 접촉한다.

실행 • 환자가 능동적으로 세 번째 손허리뼈를 중심으로 손등쪽면이 최대 오목형을 이루도록 수행하고 치료사는 실행하는 손을 이용하여 반대 방향으로 수동적인 저항을 가해, 오목동작에 대한 근력을 검사한다.

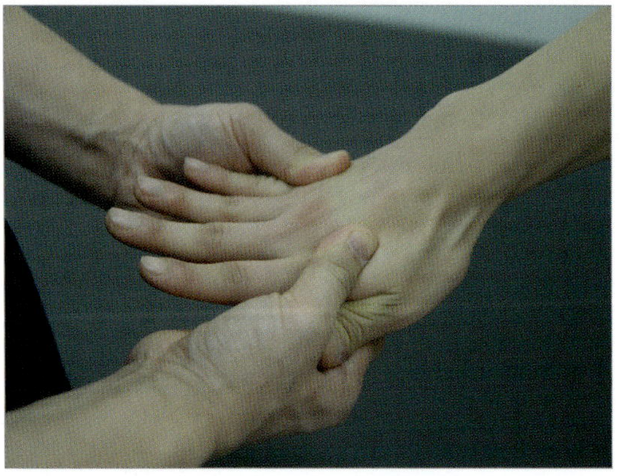

그림 5-18 손허리부 오목저항검사

3. 엄지의 손목손허리관절CMP joint of thumb

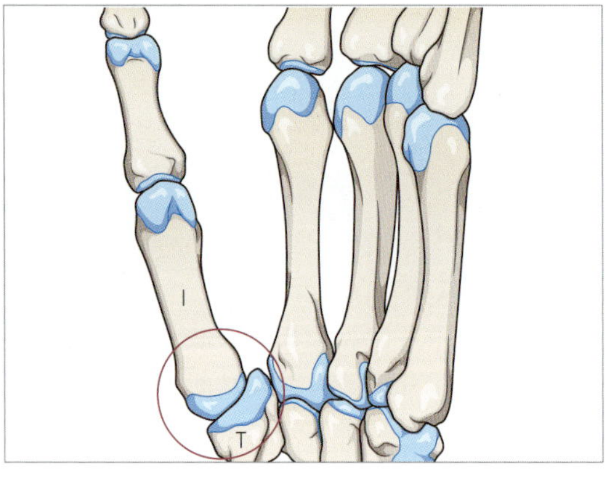

그림 5-19 엄지 손목손허리관절

1) 기능해부학

(1) **해부학적 분류**: 단순관절

(2) **역학적인 분류**: 2축 안장관절(변형되지 않은 안장형)

(3) **볼록 관절면**: 첫번째 손허리뼈 바닥 손등쪽-손바닥쪽 방향, 큰마름뼈 노뼈-자뼈 방향

(4) **오목 관절면**: 큰마름뼈 손등쪽-손바닥쪽 방향, 첫번째 손허리뼈 바닥 노뼈-자뼈 방향

(5) **치료면**

굽힘 - 폄: 첫번째 손허리뼈의 오목형인 바닥에 위치

벌림 - 모음: 큰마름뼈 오목면에 위치

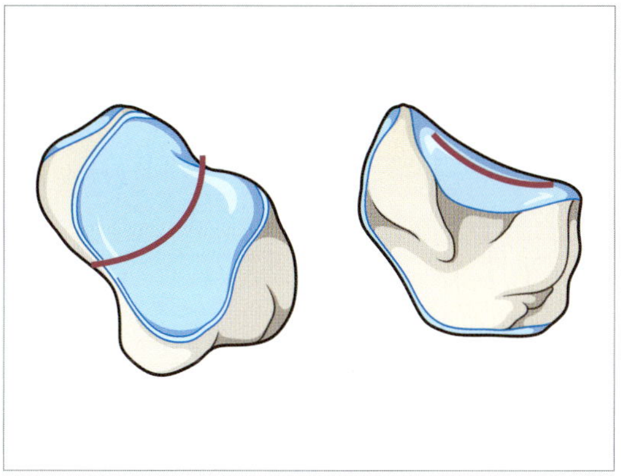

그림 5-20 큰마름뼈의 특징

2) 뼈운동형상학

(1) **굽힘**: 큰마름뼈의 볼록 부분을 통과하는 시상축을 기준으로 자뼈쪽으로 구부러짐

(2) **폄**: 큰마름뼈의 볼록 부분을 통과하는 시상축을 기준으로 노뼈쪽으로 펴짐

(3) **벌림**: 첫째손허리뼈 지저부의 볼록 부분을 통과하는 전두측을 기준으로 손바닥쪽 방향으로 움직인다.

(4) **모음**: 첫째손허리뼈 지저부의 볼록 부분을 통과하는 전두측을 기준으로 손등쪽 방향으로 움직인다.

(5) **맞섬**: 벌린 상태에서 부가적인 굽힘

3) 관절운동형상학

(1) 굽힘 시

구르기: 오목법칙에 따라 굽힘이 진행되는 자뼈쪽 방향으로 구르기가 일어난다.

활주: 오목법칙에 따라 굽힘이 진행되는 자뼈쪽 방향으로 활주가 일어난다.

(2) 폄 시

구르기: 오목법칙에 따라 폄이 진행되는 노뼈쪽 방향으로 구르기가 일어난다.

활주: 오목법칙에 따라 폄이 진행되는 노뼈쪽 방향으로 활주가 일어난다.

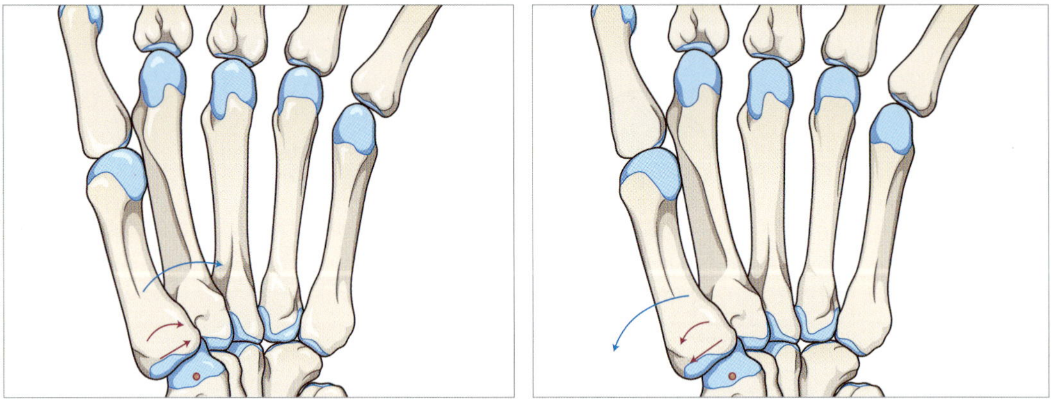

그림 5-21 엄지 손목손허리관절 굽힘, 폄 관절운동형상학

(3) 벌림 시

구르기: 볼록법칙에 따라 벌림이 진행되는 손바닥쪽 방향으로 구르기가 일어난다.

활주: 볼록법칙에 따라 벌림이 진행되는 손바닥쪽 방향의 반대인 손등쪽 방향으로 활주가 일어난다.

(4) 모음 시

구르기: 볼록법칙에 따라 모음이 진행되는 손등쪽 방향으로 구르기가 일어난다.

활주: 볼록법칙에 따라 모음이 진행되는 손등쪽 방향의 반대인 손바닥쪽 방향으로 활주가 일어난다.

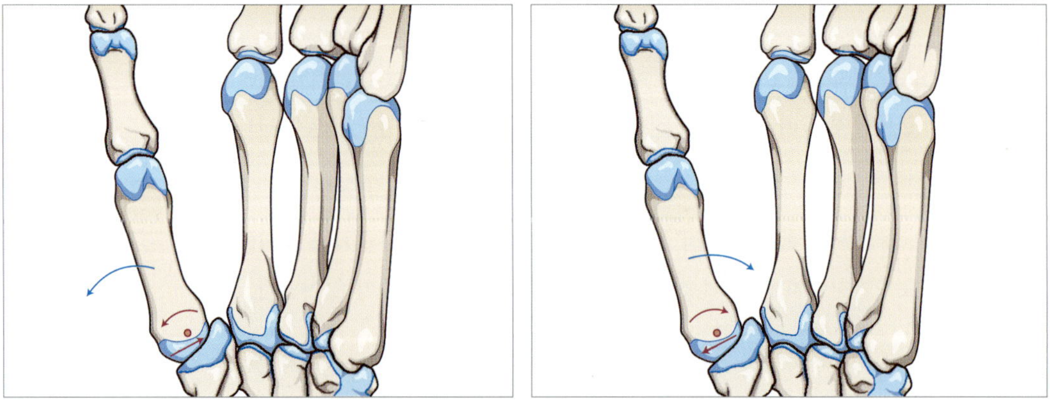

그림 5-22 엄지 손목손허리관절 벌림, 모음 관절운동형상학

4) 회선검사

(1) 굽힘 회선 검사

자세 • 환자: 앉거나 선 자세
치료사: 검사하고자 하는쪽 옆에 선 자세

① 능동검사

엄지 손목손허리관절의 굽힘운동을 능동적으로 시작위치에서 굽힘의 마지막 위치까지 수행하게 한다.

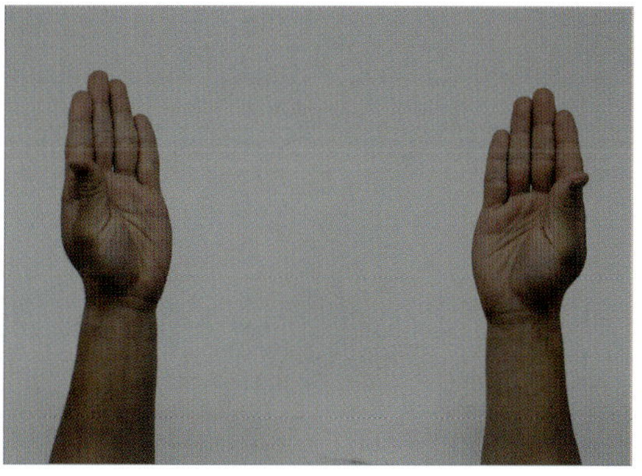

그림 5-23 엄지 손목손허리관절 굽힘능동검사

② 능동부가검사

고정 • 치료사는 고정하는 손의 엄지와 두 번째 손가락을 이용하여 환자 큰마름뼈의 먼쪽을 고정하고 이것을 몸에 안정시킨다.

실행 • 환자가 능동적으로 수행한 굽힘의 마지막 위치에서 치료사는 실행하는 손의 엄지와 두 번째 손가락을 이용하여 엄지 손허리뼈의 먼쪽에 굽힘방향으로 수동적인 압력을 가해 마지막 정지 위치까지 간다.

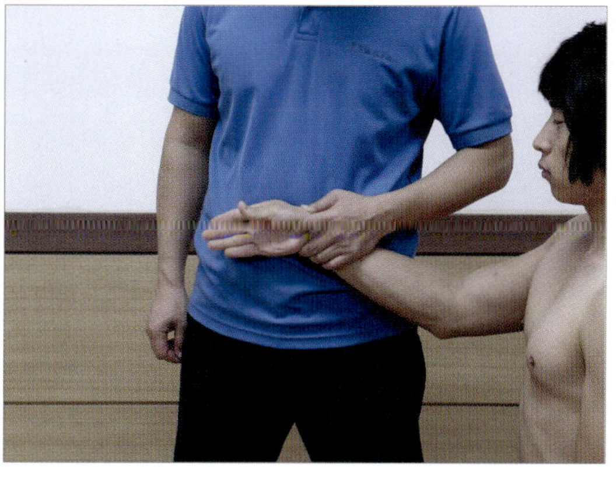

그림 5-24 엄지 손목손허리관절 굽힘능동부가검사

③ **수동검사**

고정 • 치료사는 고정하는 손의 엄지와 두 번째 손가락을 이용하여 환자 큰마름뼈의 먼쪽을 고정하고 이것을 몸에 안정시킨다.

실행 • 시작위치에서 치료사는 실행하는 손의 엄지와 두 번째 손가락을 이용하여 엄지 손허리뼈의 먼쪽을 손등 방향에서 잡고 마지막 정지위치까지 수동굽힘운동을 실시한다.

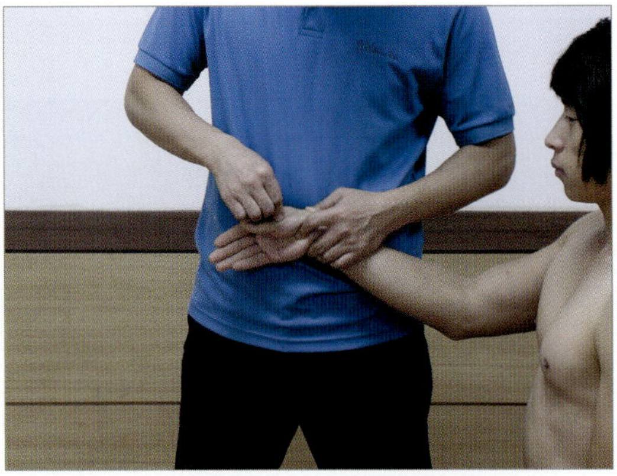

그림 5-25 엄지 손목손허리관절 굽힘수동검사

(2) 폄 회선 검사

자세 • 환자: 앉거나 선 자세
치료사: 검사하고자 하는쪽 옆에 선 자세

① **능동검사**

엄지 손목손허리관절의 굽힘운동을 능동적으로 시작위치에서 폄의 마지막 위치까지 수행하게 한다.

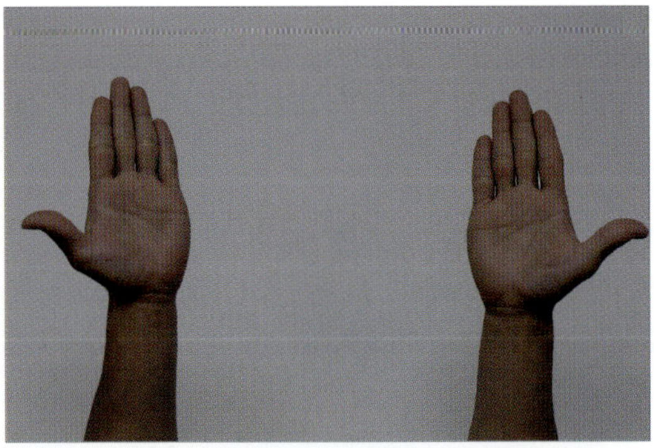

그림 5-26 엄지 손목손허리관절 폄능동검사

② **능동부가검사**

고정 • 치료사는 고정하는 손의 엄지와 두 번째 손가락을 이용하여 환자 큰마름뼈의 먼쪽을 고정하고 이것을 몸에 안정시킨다.

실행 • 환자가 능동적으로 수행한 폄의 마지막 위치에서 치료사는 실행하는 손의 엄지와 두 번째 손가락을 이용하여 엄지 손허리뼈의 먼쪽에 폄방향으로 수동적인 압력을 가해 마지막 정지 위치까지 간다.

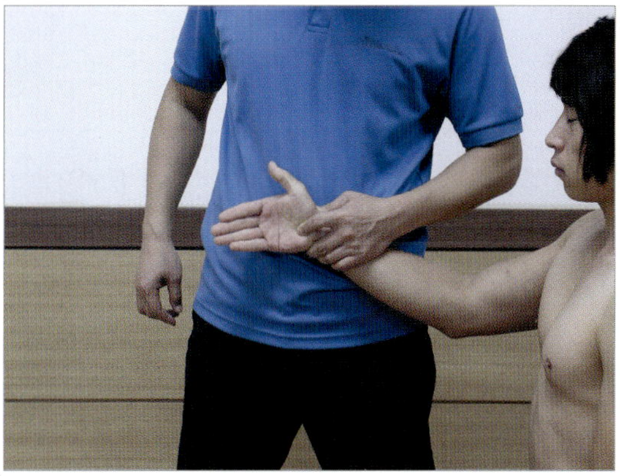

그림 5-27 엄지 손목손허리관절 폄능동부가검사

③ **수동검사**

고정 • 치료사는 고정하는 손의 엄지와 두 번째 손가락을 이용하여 환자 큰마름뼈의 먼쪽을 고정하고 이것을 몸에 안정시킨다.

실행 • 시작위치에서 치료사는 실행하는 손의 엄지와 두 번째 손가락을 이용하여 엄지 손허리뼈의 먼쪽을 손바닥 방향에서 잡고 마지막 정지위치까지 수동폄운동을 실시한다.

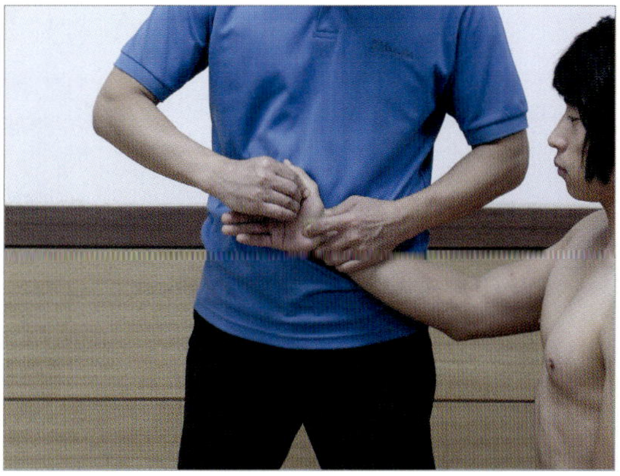

그림 5-28 엄지 손목손허리관절 폄수동검사

(3) 벌림 회선검사

자세 • 환자: 앉거나 선 자세
치료사: 검사하고자 하는쪽 옆에 선 자세

① **능동검사**

엄지 손목손허리관절의 벌림운동을 능동적으로 시작위치에서 벌림의 마지막 위치까지 수행하게 한다.

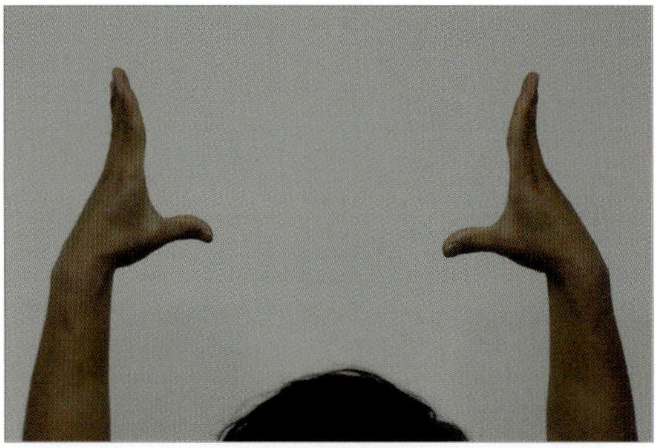

그림 5-29 엄지 손목손허리관절 벌림능동검사

② **능동부가검사**

고정 • 치료사는 고정하는 손의 엄지와 두 번째 손가락을 이용하여 환자 큰마름뼈의 먼쪽을 고정하고 이것을 몸에 안정시킨다.

실행 • 환자가 능동적으로 수행한 벌림의 마지막 위치에서 치료사는 실행하는 손의 엄지와 두 번째 손가락을 이용하여 엄지 손허리뼈의 먼쪽에 벌림방향으로 수동적인 압력을 가해 마지막 정지위치까지 간다.

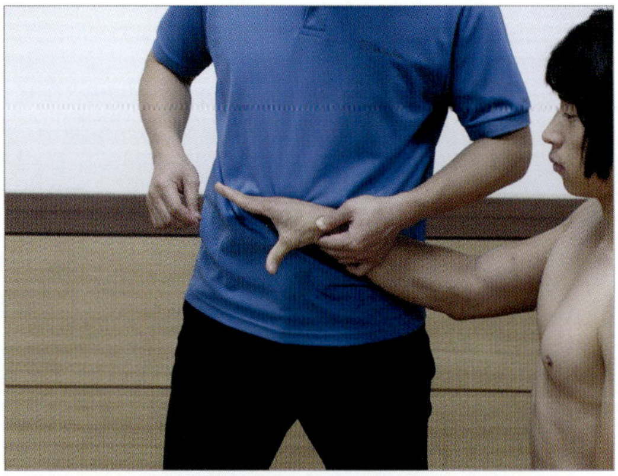

그림 5-30 엄지 손목손허리관절 벌림능동부가검사

③ **수동검사**

고정 • 치료사는 고정하는 손의 엄지와 두 번째 손가락을 이용하여 환자 큰마름뼈의 먼쪽을 고정하고 이것을 몸에 안정시킨다.

실행 • 시작위치에서 치료사는 실행하는 손의 엄지와 두 번째 손가락을 이용하여 엄지 손허리뼈의 먼쪽을 자뼈쪽 방향에서 잡고 마지막 정지위치까지 수동벌림운동을 실시한다.

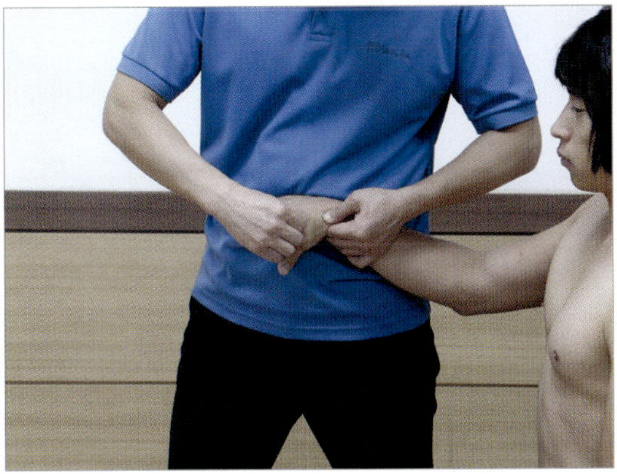

그림 5-31 엄지 손목손허리관절 벌림수동검사

(4) 모음 회선검사

자세 • 환자: 앉거나 선 자세
치료사: 검사하고자 하는쪽 옆에 선 자세

① **능동검사**

엄지 손목손허리관절의 모음운동을 능동적으로 시작위치에서 모음의 마지막 위치까지 수행하게 한다.

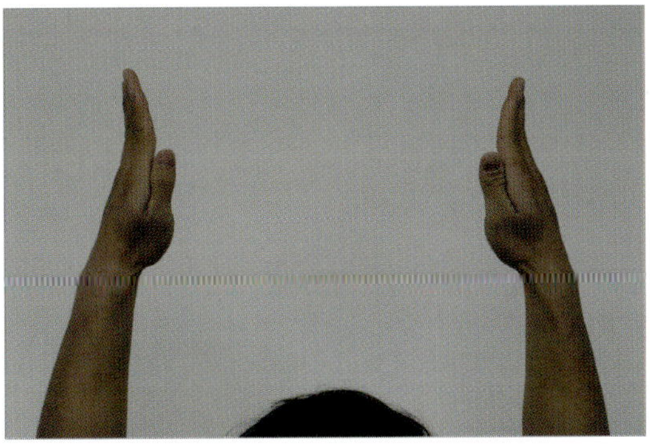

그림 5-32 엄지 손목손허리관절 모음능동검사

② **능동부가검사**

고정 • 치료사는 고정하는 손의 엄지와 두 번째 손가락을 이용하여 환자 큰마름뼈의 먼쪽을 고정하고 이것을 몸에 안정시킨다.

실행 • 환자가 능동적으로 수행한 모음의 마지막 위치에서 치료사는 실행하는 손의 엄지와 두 번째 손가락을 이용하여 엄지 손허리뼈의 먼쪽에 모음방향으로 수동적인 압력을 가해 마지막 정지위치까지 간다.

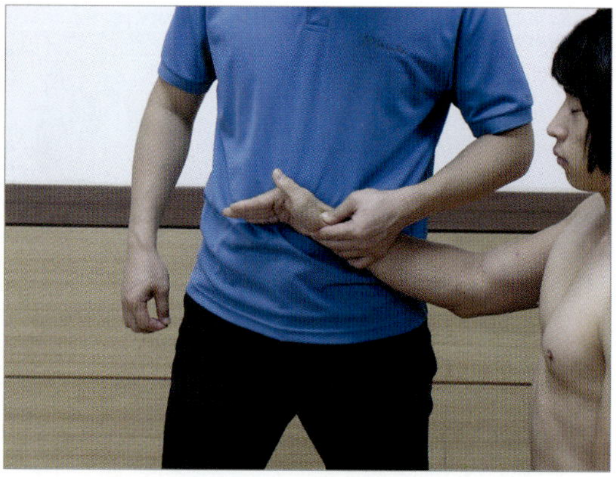

그림 5-33 엄지 손목손허리관절 모음능동부가검사

③ **수동검사**

고정 • 치료사는 고정하는 손의 엄지와 두 번째 손가락을 이용하여 환자 큰마름뼈의 먼쪽을 고정하고 이것을 몸에 안정시킨다.

실행 • 시작위치에서 치료사는 실행하는 손의 엄지와 두 번째 손가락을 이용하여 엄지 손허리뼈의 먼쪽을 노뼈쪽 방향에서 잡고 마지막 정지위치까지 수동모음운동을 실시한다.

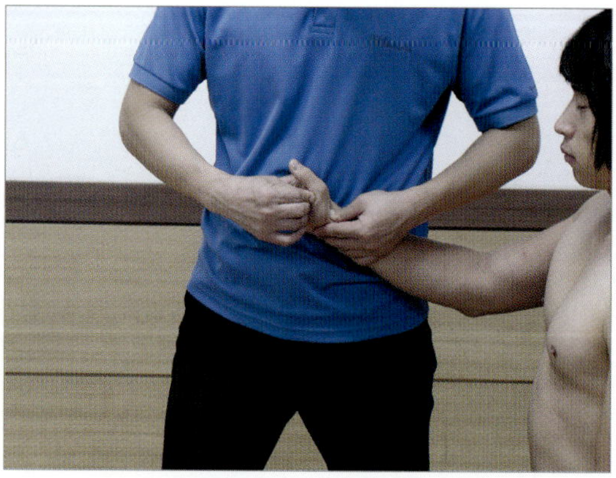

그림 5-34 엄지 손목손허리관절 모음수동검사

5) 직선검사

(1) 견인 검사

자세 • 환자: 앉거나 선 자세
치료사: 검사하고자 하는쪽 옆에 선 자세

고정 • 치료사 고정하는 손의 엄지와 두 번째 손가락을 이용하여 환자 큰마름뼈의 관절틈 가까운쪽을 고정한다.

실행 • 치료사는 실행하는 손의 엄지와 두 번째 손가락을 이용하여 엄지 손허리뼈의 관절틈 가까운쪽을 접촉하고 치료면에 수직으로 직선적인 견인력을 가하여 검사한다.

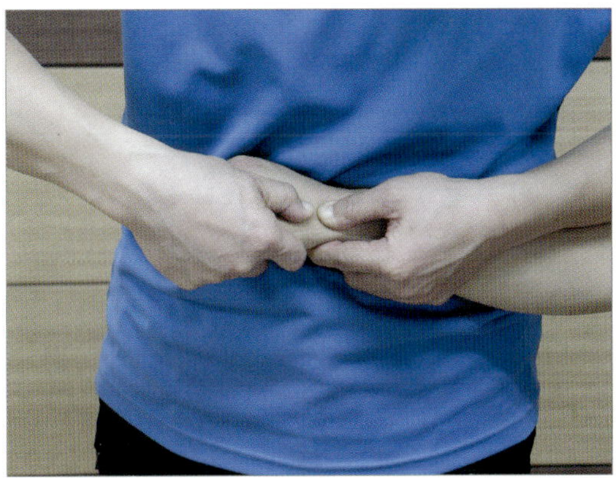

그림 5-35 엄지 손목손허리관절 견인검사

(2) 압박 검사

자세 • 환자: 앉거나 선 자세
치료사: 검사하고자 하는쪽 옆에 선 자세

고정 • 치료사 고정하는 손의 엄지와 두 번째 손가락을 이용하여 환자 큰마름뼈의 관절틈 가까운쪽을 고정한다.

실행 • 치료사는 실행하는 손의 엄지와 두 번째 손가락을 이용하여 엄지 손허리뼈의 관절틈 가까운쪽을 접촉하고 치료면에 수직으로 직선적인 압박력을 가하여 검사한다.

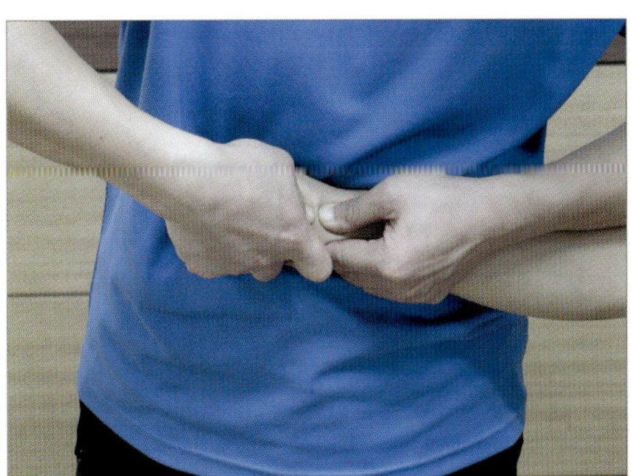

그림 5-36 엄지 손목손허리관절 압박검사

(3) 자뼈쪽 미끄러트림 검사

자세 • 환자: 앉거나 선 자세
치료사: 검사하고자 하는쪽 옆에 선 자세

고정 • 치료사는 고정하는 손의 엄지와 두 번째 손가락을 이용하여 환자 큰마름뼈의 관절틈 가까운쪽을 고정한다.

실행 • 치료사 실행하는 손의 엄지와 두 번째 손가락을 이용하여 엄지 손허리뼈의 관절틈 가까운쪽을 접촉하고 치료면에 평행하게 자뼈쪽 방향으로 직선적인 전단력을 가하여 검사한다.

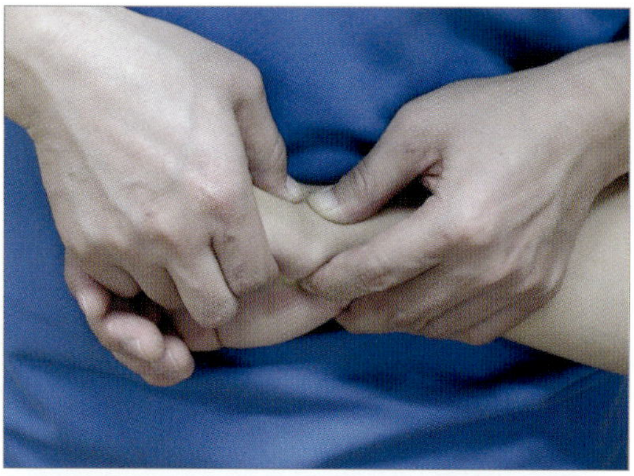

그림 5-37 엄지 손목손허리관절 자뼈쪽미끄러트림검사

(4) 노뼈쪽 미끄러트림 검사

자세 • 환자: 앉거나 선 자세
치료사: 검사하고자 하는쪽 옆에 선 자세

고정 • 치료사는 고정하는 손의 엄지와 두 번째 손가락을 이용하여 환자 큰마름뼈의 관절틈 가까운쪽을 고정한다.

실행 • 치료사는 실행하는 손의 엄지와 두 번째 손가락을 이용하여 엄지 손허리뼈의 관절틈 가까운쪽을 접촉하고 치료면에 평행하게 노뼈쪽 방향으로 직선적인 전단력을 가하여 검사한다.

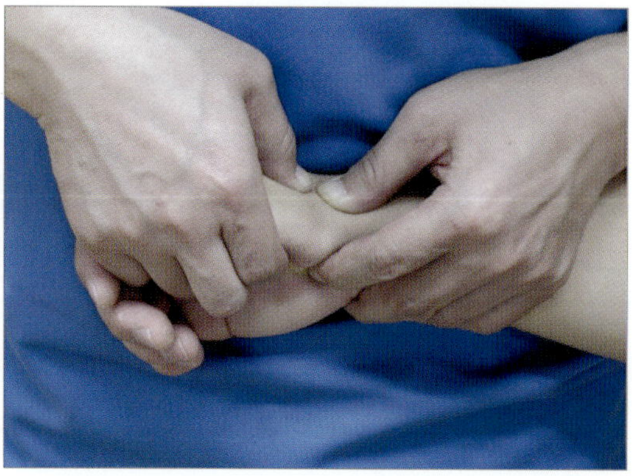

그림 5-38 엄지 손목손허리관절 노뼈쪽미끄러트림검사

(5) 손등쪽 미끄러트림 검사

자세 • 환자: 앉거나 선 자세
치료사: 검사하고자 하는쪽 옆에 선 자세

고정 • 치료사는 고정하는 손의 엄지와 두 번째 손가락을 이용하여 환자 큰마름뼈의 관절틈 가까운쪽을 고정한다.

실행 • 치료사는 실행하는 손의 엄지와 두 번째 손가락을 이용하여 엄지 손허리뼈의 관절틈 가까운쪽을 접촉하고 치료면에 평행하게 손등쪽방향으로 직선적인 전단력을 가하여 검사한다.

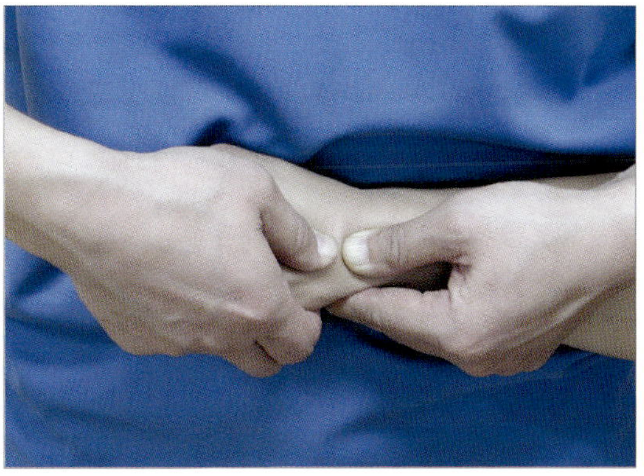

그림 5-39 엄지 손목손허리관절 손등쪽 미끄러트림 검사

(6) 손바닥쪽 미끄러트림 검사

자세 • 환자: 앉거나 선 자세
치료사: 검사하고자 하는쪽 옆에 선 자세

고정 • 치료사는 고정하는 손의 엄지와 두 번째 손가락을 이용하여 환자 큰마름뼈의 관절틈 가까운쪽을 고정한다.

실행 • 치료사는 실행하는 손의 엄지와 두 번째 손가락을 이용하여 엄지 손허리뼈의 관절틈 가까운쪽을 접촉하고 치료면에 평행하게 손바닥쪽 방향으로 직선적인 전단력을 가하여 검사한다.

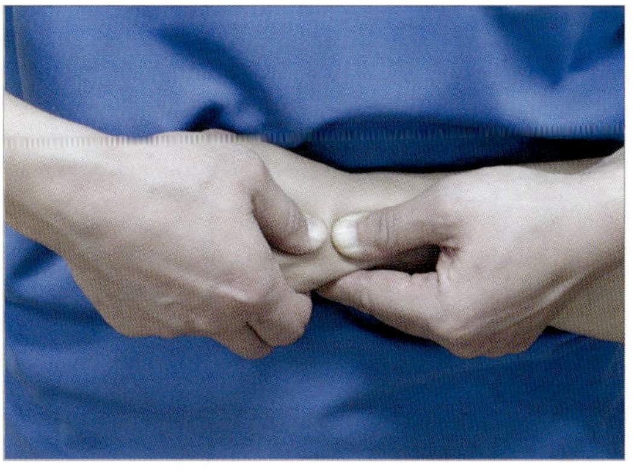

그림 5-40 엄지 손목손허리관절 손바닥쪽미끄러트림검사

6) 저항검진

(1) 굽힘

자세 • 환자: 검사하고자 하는쪽 팔꿈치관절 굽힘과 아래팔의 중립 위 상태에서 앉거나 선 자세
치료사: 검사하고자 하는쪽 앞에 선 자세

고정 • 치료사는 고정하는 손을 이용하여 환자 엄지의 손목부를 고정한다. 실행하는 손의 엄지와 나머지 손가락을 이용하여 환자 엄지의 손허리 먼쪽을 잡는다.

실행 • 환자는 굽힘운동을 실시하고 치료사는 실행하는 손을 이용하여 폄방향으로 수동적인 저항을 가해, 굽힘운동에 대한 근력을 검사한다.

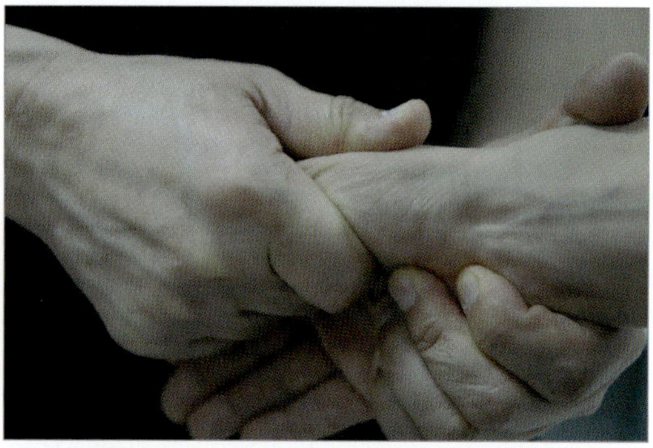

그림 5-41 엄지 손목손허리관절 굽힘저항검사

(2) 폄

자세 • 환자: 검사하고자 하는쪽 팔꿈치관절 굽힘과 아래팔의 중립 위 상태에서 앉거나 선 자세
치료사: 검사하고자 하는쪽 앞에 선 자세

고정 • 치료사는 고정하는 손을 이용하여 환자 엄지의 손목부를 고정한다. 실행하는 손의 엄지와 나머지 손가락을 이용하여 환자 엄지의 손허리 먼쪽을 잡는다.

실행 • 환자는 폄운동을 실시하고 치료사는 실행하는 손을 이용하여 굽힘방향으로 수동적인 저항을 가해, 폄운동에 대한 근력을 검사한다.

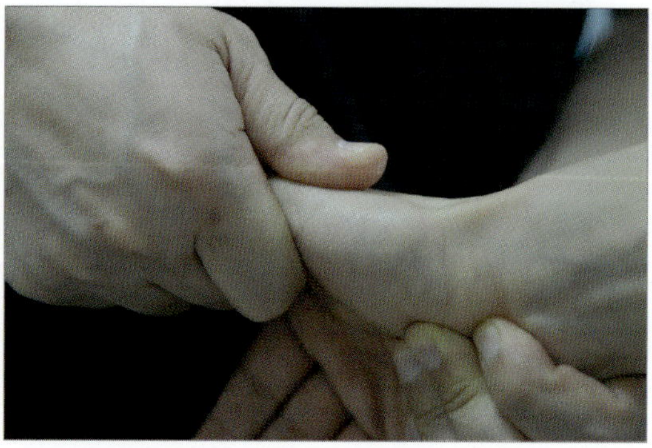

그림 5-42 엄지 손목손허리관절 폄저항검사

(3) 모음

자세 • 환자: 검사하고자 하는쪽 팔꿈치관절 굽힘과 아래팔의 엎침 상태에서 앉거나 선 자세
치료사: 검사하고자 하는쪽 앞에 선 자세

고정 • 치료사는 고정하는 손을 이용하여 환자 엄지의 손목부를 고정한다. 실행하는 손의 엄지와 나머지 손가락을 이용하여 환자 엄지의 손허리 먼쪽을 잡는다.

실행 • 환자는 모음운동을 실시하고 치료사는 실행하는 손을 이용하여 벌림방향으로 수동적인 저항을 가해, 모음운동에 대한 근력을 검사한다.

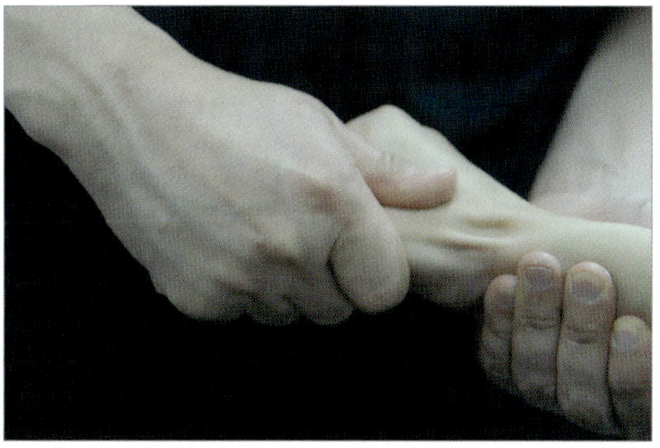

그림 5-43 엄지 손목손허리관절 모음저항검사

(4) 벌림

자세 • 환자: 검사하고자 하는쪽 팔꿈치관절 굽힘과 아래팔의 뒤침 상태에서, 아래팔을 치료대 위에 안정시키고 앉거나 선 자세
치료사: 검사하고자 하는쪽 옆에 선 자세

고정 • 치료사는 고정하는 손을 이용하여 환자 엄지의 손목부를 치료대에 고정한다. 실행하는 손의 엄지와 나머지 손가락을 이용하여 환자 엄지의 손허리 먼쪽을 잡는다.

실행 • 환자는 벌림운동을 실시하고 치료사는 실행하는 손을 이용하여 모음방향으로 수동적인 저항을 가해, 벌림운동에 대한 근력을 검사한다.

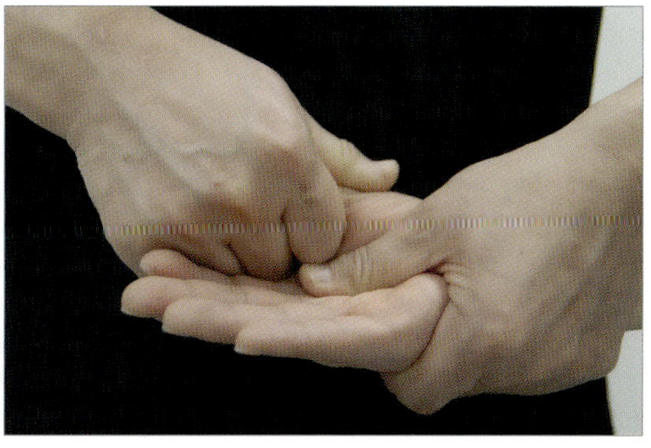

그림 5-44 엄지 손목손허리관절 벌림저항검사

7) 근육의 감별검사

(1) 엄지 손목손허리관절 벌림 시 증상유발

대상근육: 긴엄지벌림근(abductor pollicis longus),
짧은엄지벌림근(abductor pollicis brevis)

① 긴엄지벌림근 감별

자세 • 환자: 검사하고자 하는쪽 팔꿈치관절 굽힘과 전환의 뒤침상태에서 앉거나 선 자세
치료사: 검사하고자 하는쪽 옆에 선 자세

고정 • 치료사는 고정하는 손을 이용하여 환자의 아래팔의 몸쪽을 자뼈쪽에서 고정한다. 실행하는 손은 환자손을 노뼈쪽에서 잡는다.

실행 • 환자는 노뼈쪽굽힘운동을 실시하고 치료사는 실행하는 손을 이용하여 자뼈쪽방향으로 수동적인 저항을 가해, 노뼈쪽굽힘운동에 의해 증상의 변화가 생기는지 검사한다.

감별 • 엄지의 손목손허리관절 벌림에 대한 증상완화 위치에서, 손목관절 노뼈쪽굽힘 저항운동을 실시하여 증상의 변화가 있을 시에는 긴엄지벌림근의 문제를 의심해 볼 수 있다.

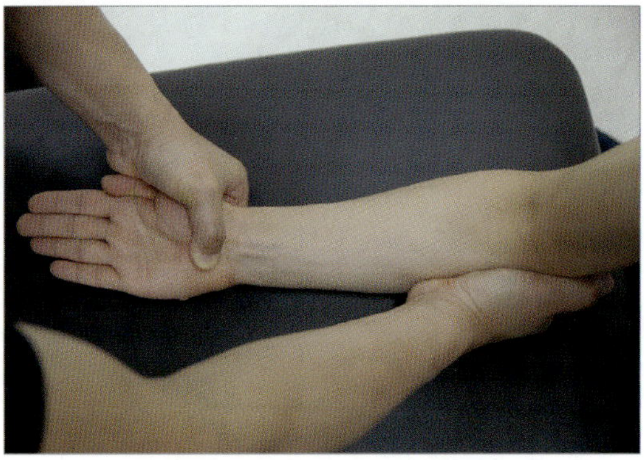

그림 5-45 긴엄지벌림근 근육감별검사

② **짧은엄지벌림근 감별**

자세 • 환자: 검사하고자 하는쪽 팔꿈치관절 굽힘과 아래팔의 뒤침 상태에서, 아래팔을 치료대 위에 안정시키고 앉거나 선 자세

치료사: 검사하고자 하는쪽 옆에 선 자세

고정 • 치료사는 고정하는 손을 환자 아래팔의 먼쪽을 접촉하여 환자 엄지의 손목부를 치료대에 고정한다. 실행하는 손의 엄지를 환자 엄지의 첫마디 손가락뼈 측면에 접촉한다.

실행 • 환자는 벌림운동을 실시하고 치료사는 실행하는 손을 이용하여 모음방향으로 수동적인 저항을 가해, 벌림운동에 의해 증상의 변화가 생기는지 검사한다.

감별 • 엄지의 손목손허리관절에 벌림저항운동을 실시하여 증상의 변화가 있을 시에는 짧은엄지벌림근의 문제를 의심해 볼 수 있다.

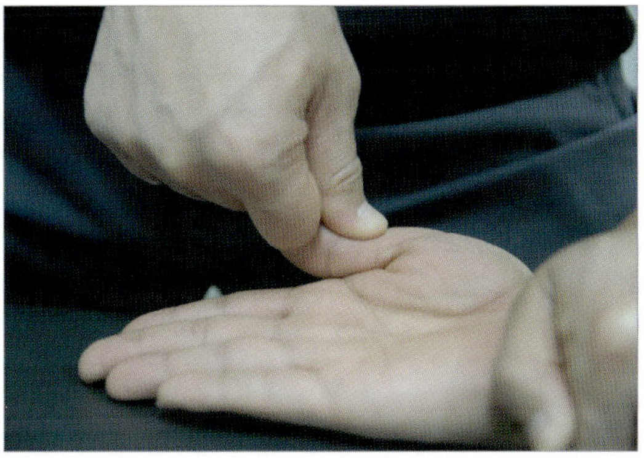

그림 5-46 긴엄지벌림근 근육감별검사

CHAPTER 6

손목과 노손목관절

손목과 노손목관절은 8개의 손목뼈와 반달(meniscus)을 포함한 자뼈 그리고 노뼈로 구성된다.

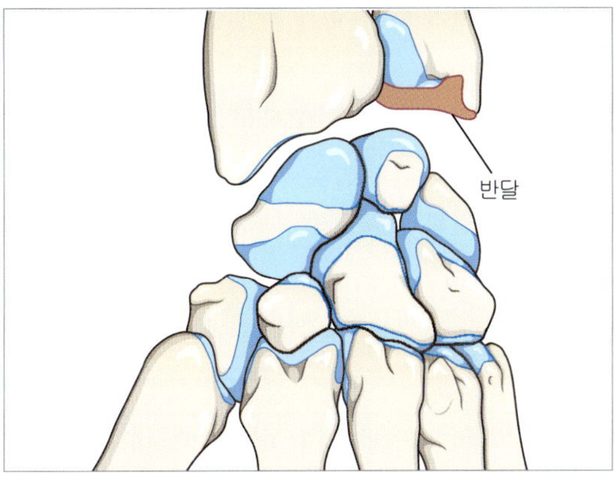

그림 6-1 손목과 노손목관절(carpus & wrist joint)

1. 노손목관절 Radiocarpal joint

1) 기능해부학

손배뼈와 원상골의 노뼈쪽영역는 노뼈와 관절하며, 세모뼈와 원상골의 자뼈쪽영역는 반달과 관절한다.

(1) **해부학적 분류:** 단순관절

(2) **역학적인 분류:** 2축 계란형관절(변형되지 않은 계란형)

(3) **볼록 관절면:** 손배뼈, 원상골, 세모뼈의 몸쪽

(4) **오목 관절면:** 노뼈, 반달

(5) **치료면:** 노뼈와 반달에 의한 오목한 관절면에 위치

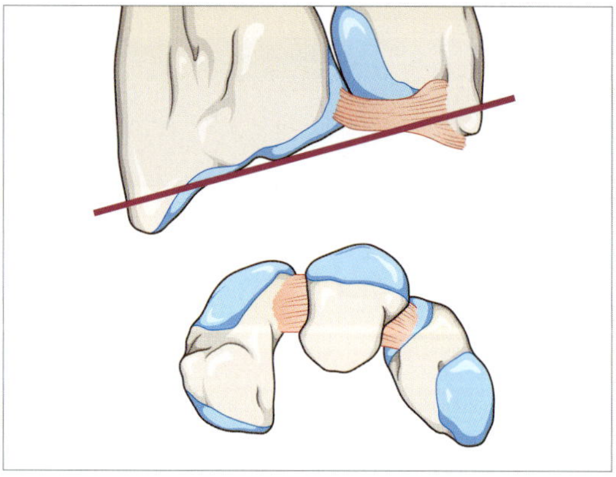

그림 6-2 노손목관절

2) 뼈운동형상학

(1) **손바닥쪽 굽힘**: 알머리뼈의 바닥 볼록 부분을 통과하는 전두축을 기준으로 손등 방향으로 구부러짐

(2) **손등쪽 굽힘**: 알머리뼈의 바닥 볼록 부분을 통과하는 전두축을 기준으로 손바닥 방향으로 구부러짐

(3) **노뼈쪽 굽힘**: 알머리뼈의 바닥 볼록 부분을 통과하는 시상축을 기준으로 노뼈쪽 방향으로 움직임

(4) **자뼈쪽 굽힘**: 알머리뼈의 바닥 볼록 부분을 통과하는 시상축을 기준으로 자뼈쪽 방향으로 움직임

3) 관절운동형상학

(1) 손바닥쪽굽힘 시

구르기: 볼록법칙에 따라 손바닥쪽굽힘이 진행되는 손바닥 방향으로 구르기가 일어난다.

활주: 볼록법칙에 따라 손바닥쪽굽힘이 진행되는 손바닥 방향의 반대인 손등 방향으로 활주가 일어난다.

(2) 손등쪽굽힘 시

구르기: 볼록법칙에 따라 손등쪽굽힘이 진행되는 손등 방향으로 구르기가 일어난다.

활주: 볼록법칙에 따라 손등쪽굽힘이 진행되는 손등 방향의 반대인 손바닥 방향으로 활주가 일어난다.

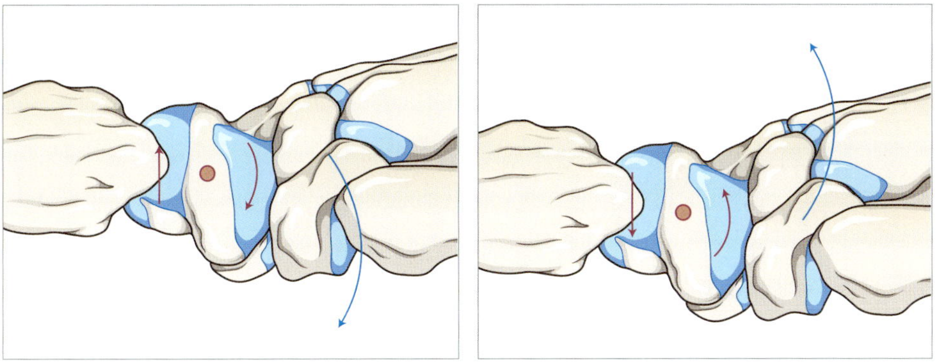

그림 6-3 노손목관절 굽힘, 폄 관절운동형상학

(3) 노뼈쪽굽힘 시

구르기: 볼록법칙에 따라 노뼈쪽굽힘이 진행되는 노뼈쪽으로 구르기가 일어난다.

활주: 볼록법칙에 따라 노뼈쪽굽힘이 진행되는 노뼈쪽의 반대인 자뼈쪽으로 활주가 일어난다.

(4) 자뼈쪽굽힘 시

구르기: 볼록법칙에 따라 자뼈쪽굽힘이 진행되는 자뼈쪽으로 구르기가 일어난다.

활주: 볼록법칙에 따라 자뼈쪽굽힘이 진행되는 자뼈쪽의 반대인 노뼈쪽으로 활주가 일어난다.

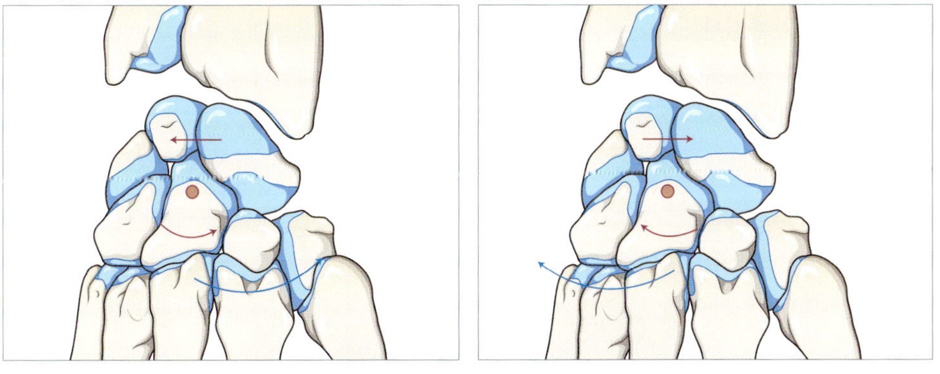

그림 6-4 노손목관절 노뼈쪽, 자뼈쪽 굽힘 관절운동형상학

4) 회선검사

(1) 손바닥쪽굽힘 회선 검사

자세 • 환자: 앉거나 선 자세
치료사: 검사하고자 하는쪽 옆에 선 자세

① **능동검사**

노손목관절의 손바닥쪽굽힘운동을 능동적으로 시작위치에서 굽힘의 마지막 위치까지 수행하게 한다.

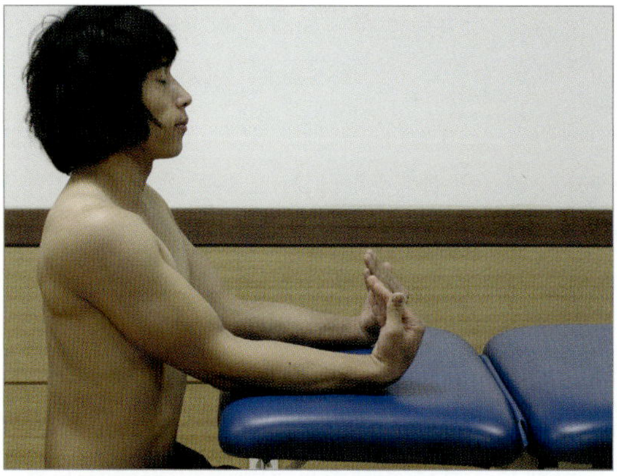

그림 6-5 노손목관절 굽힘능동검사

② **능동부가검사**

고정 • 치료사는 고정하는 손을 이용하여 환자의 아래팔의 먼쪽을 잡아 치료사 몸통에 고정한다.

실행 • 환자가 능동적으로 수행한 손바닥쪽굽힘의 마지막 위치에서 치료사는 실행하는 손을 이용하여 손바닥쪽굽힘방향으로 수동적인 압력을 가해 마지막 정지 위치까지 간다.

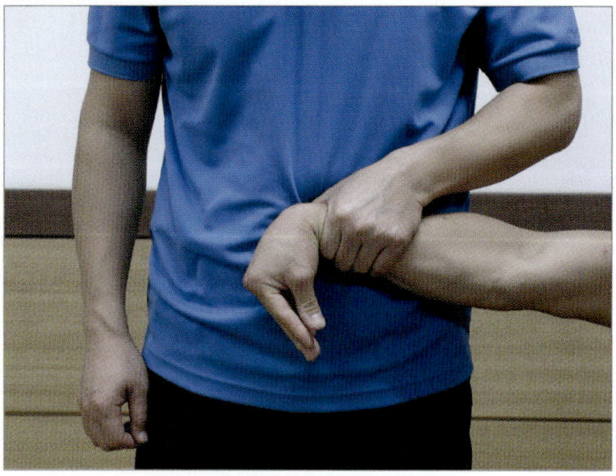

그림 6-6 노손목관절 굽힘능동부가검사

③ **수동검사**

고정 • 치료사는 고정하는 손을 이용하여 환자의 아래팔의 먼쪽을 잡아 치료사 몸통에 고정한다.

실행 • 시작위치에서 치료사는 실행하는 손을 이용하여 손바닥쪽굽힘방향으로 마지막 정지 위치까지 수동굽힘운동을 실시한다.

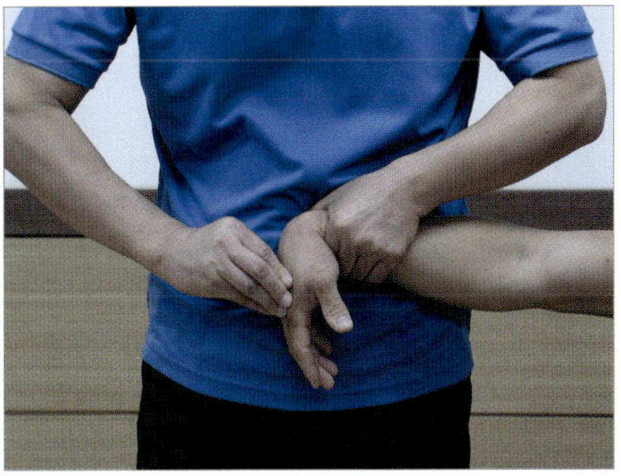

그림 6-7 노손목관절 굽힘수동검사

(2) 손등쪽굽힘 회선 검사

자세 • 환자: 앉거나 선 자세
치료사: 검사하고자 하는쪽 옆에 선 자세

① **능동검사**

노손목관절의 손등쪽굽힘운동을 능동적으로 시작위치에서 손등굽힘의 마지막 위치까지 수행하게 한다.

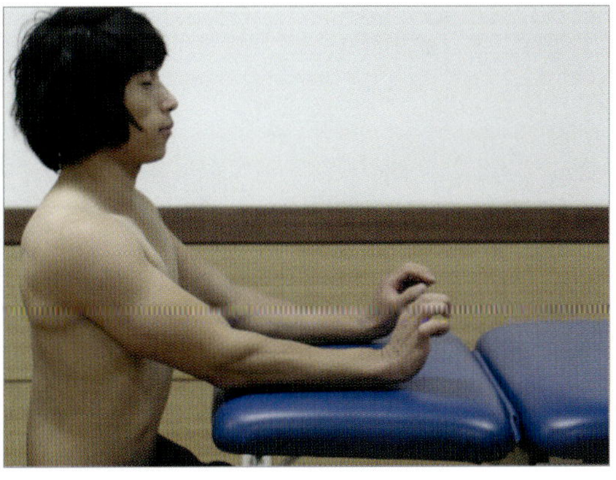

그림 6-8 노손목관절 폄능동검사

② **능동부가검사**

고정 • 치료사는 고정하는 손을 이용하여 환자의 아래팔의 먼쪽을 잡아 치료사 몸통에 고정한다.

실행 • 환자가 능동적으로 수행한 손등쪽굽힘의 마지막 위치에서 치료사는 실행하는 손을 이용하여 손등쪽굽힘방향으로 수동적인 압력을 가해 마지막 정지 위치까지 간다.

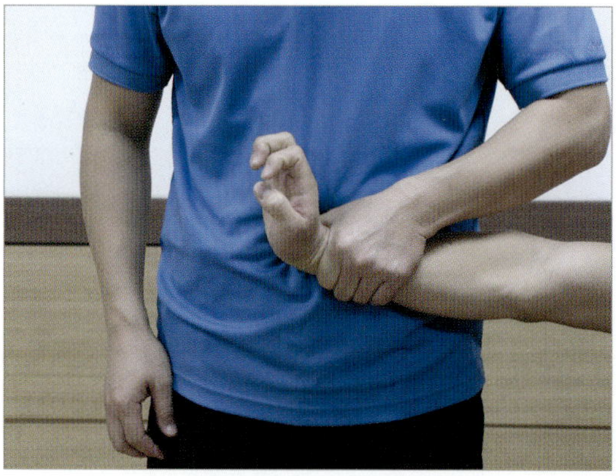

그림 6-9 노손목관절 폄능동부가검사

③ **수동검사**

고정 • 치료사는 고정하는 손을 이용하여 환자의 아래팔의 먼쪽을 잡아 치료사 몸통에 고정한다.

실행 • 시작위치에서 치료사는 실행하는 손을 이용하여 손등쪽굽힘방향으로 마지막 정지 위치까지 수동손등굽힘운동을 실시한다.

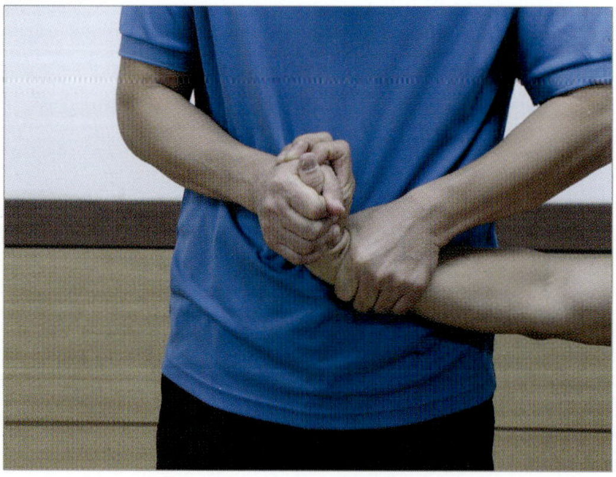

그림 6-10 노손목관절 폄수동검사

(3) 노뼈쪽굽힘 회선 검사

자세 • 환자: 앉거나 선 자세
치료사: 검사하고자 하는쪽 옆에 선 자세

① **능동검사**

노손목관절의 노뼈쪽굽힘운동을 능동적으로 시작위치에서 노뼈쪽굽힘의 마지막 위치까지 수행하게한다.

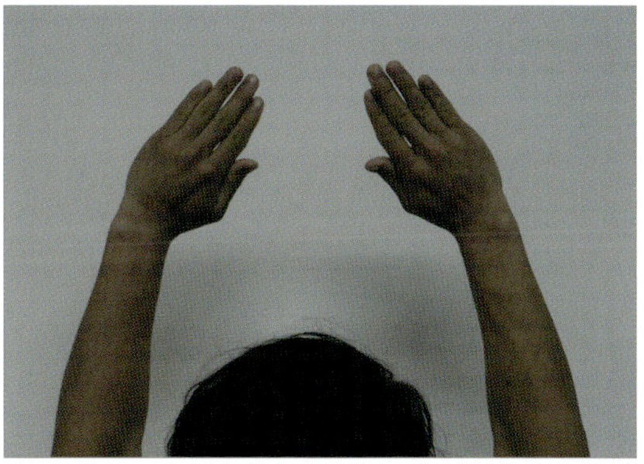

그림 6-11 노손목관절 노뼈쪽굽힘능동검사

② **능동부가검사**

고정 • 치료사는 고정하는 손을 이용하여 환자의 아래팔의 먼쪽을 노뼈쪽에서 잡아 자뼈쪽을 치료사 몸통에 고정한다.

실행 • 환자가 능동적으로 수행한 노뼈쪽굽힘의 마지막 위치에서 치료사는 실행하는 손을 이용하여 노뼈쪽굽힘방향으로 수동적인 압력을 가해 마지막 정지 위치까지 간다.

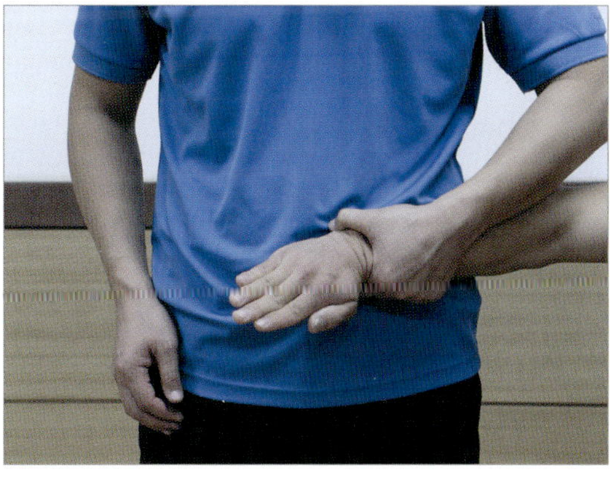

그림 6-12 노손목관절 노뼈쪽굽힘능동부가검사

③ **수동검사**

고정 • 치료사는 고정하는 손을 이용하여 환자의 아래팔의 먼쪽을 노뼈쪽에서 잡아 자뼈쪽을 치료사 몸통에 고정한다.

실행 • 시작위치에서 치료사는 실행하는 손을 이용하여 노뼈쪽굽힘방향으로 마지막 정지 위치까지 수동노뼈쪽굽힘운동을 실시한다.

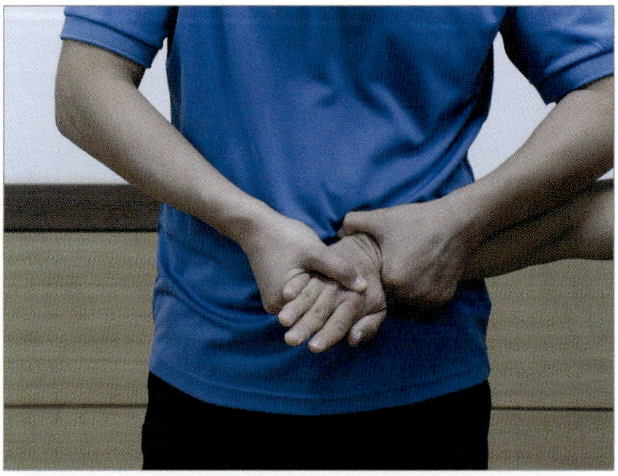

그림 6-13 노손목관절 노뼈쪽굽힘수동검사

(4) 자뼈쪽굽힘 회선 검사

자세 • 환자: 앉거나 선 자세
치료사: 검사하고자 하는쪽 옆에 선 자세

① **능동검사**

노손목관절의 자뼈쪽굽힘운동을 능동적으로 시작위치에서 자뼈쪽굽힘의 마지막 위치까지 수행하게 한다.

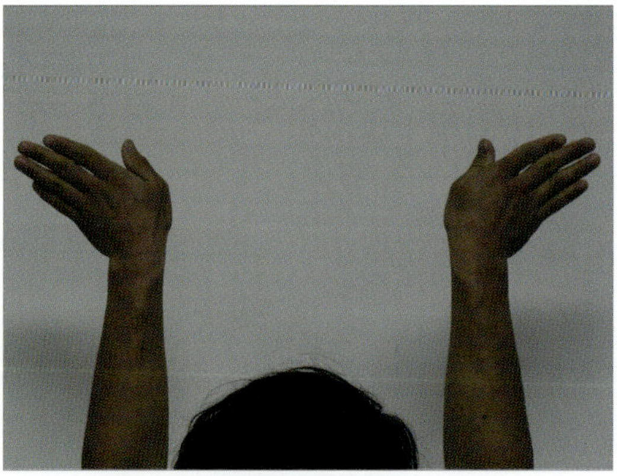

그림 6-14 노손목관절 자뼈쪽굽힘능동검사

② **능동부가검사**

고정 • 치료사는 고정하는 손을 이용하여 환자의 아래팔의 먼쪽을 노뼈쪽에서 잡아 자뼈쪽을 치료사 몸통에 고정한다.

실행 • 환자가 능동적으로 수행한 자뼈쪽굽힘의 마지막 위치에서 치료사는 실행하는 손을 이용하여 자뼈쪽굽힘방향으로 수동적인 압력을 가해 마지막 정지 위치까지 간다.

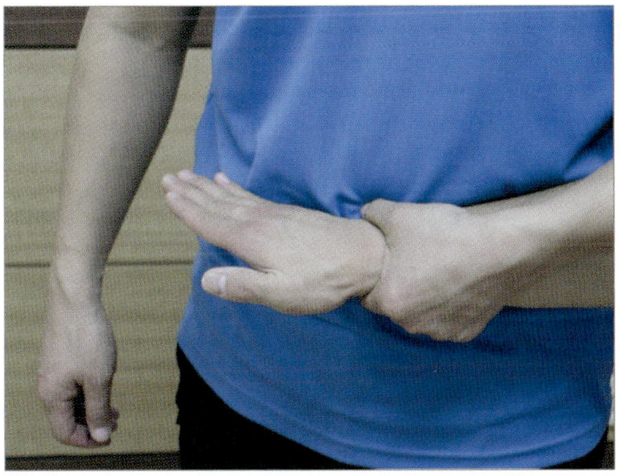

그림 6-15 노손목관절 자뼈쪽굽힘능동부가검사

③ **수동검사**

고정 • 치료사는 고정하는 손을 이용하여 환자의 아래팔의 먼쪽을 노뼈쪽에서 잡아 자뼈쪽을 치료사 몸통에 고정한다.

실행 • 시작위치에서 치료사는 실행하는 손을 이용하여 자뼈쪽굽힘방향으로 마지막 정지 위치까지 수동자뼈쪽굽힘운동을 실시한다.

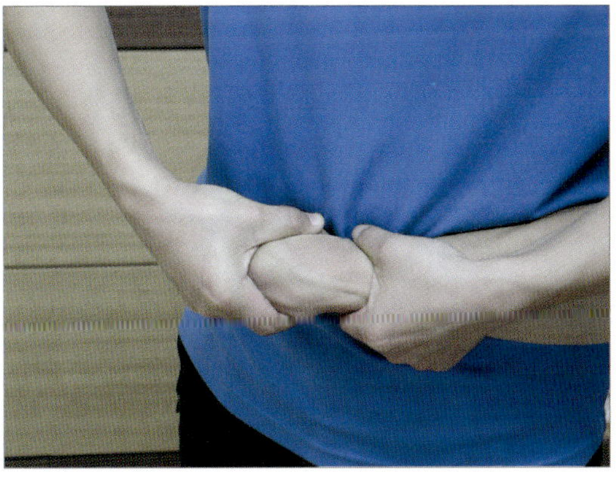

그림 6-16 노손목관절 자뼈쪽굽힘수동검사

5) 직선검사

(1) 견인 직선검사

자세 • 환자: 앉거나 선 자세
치료사: 검사하고자 하는쪽 옆에 선 자세

고정 • 치료사는 고정하는 손을 이용하여 환자의 아래팔 먼쪽에서 노손목관절의 관절틈 가까운쪽을 잡아 치료사 몸통에 고정한다.

실행 • 치료사는 실행하는 손을 이용하여 환자 손을 노손목관절의 관절틈 가까운쪽을 잡고 치료면에 수직으로 직선적인 견인력을 가하여 검사한다.

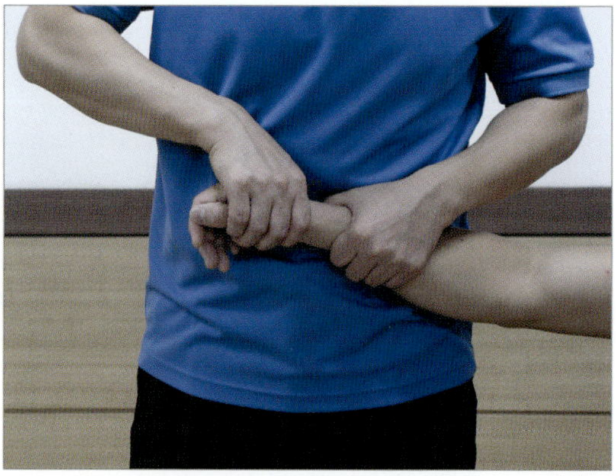

그림 6-17 노손목관절 견인검사

(2) 압박 직선검사

자세 • 환자: 앉거나 선 자세
치료사: 검사하고자 하는쪽 옆에 선 자세

고정 • 치료사는 고정하는 손을 이용하여 환자의 아래팔 먼쪽에서 노손목관절의 관절틈 가까운쪽을 잡아 치료사 몸통에 고정한다.

실행 • 치료사는 치료사의 실행하는 손의 엄지와 두번째 손가락으로 환자 검사하고자 하는쪽 손의 엄지와 두 번째 손가락 사이를 교차하여 노손목관절의 관절틈 가까운쪽을 잡고 치료면에 수직으로 직선적인 압박력을 가하여 검사한다.

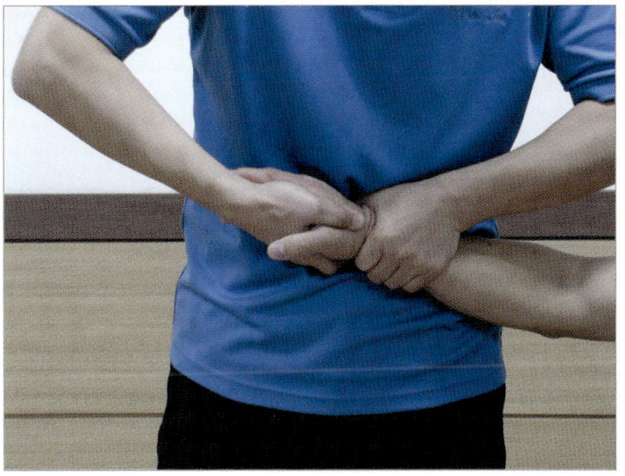

그림 6-18 노손목관절 압박검사

(3) 손등쪽 미끄러트림 검사

자세 • 환자: 앉거나 선 자세
치료사: 검사하고자 하는쪽 옆에 선 자세

고정 • 치료사는 고정하는 손을 이용하여 환자의 아래팔 먼쪽에서 노손목관절의 관절틈 가까운쪽을 잡아 치료사 몸통에 고정한다.

실행 • 치료사는 실행하는 손을 이용하여 환자 손을 노손목관절의 관절틈 가까운쪽을 잡고 치료면에 평행하게 손등 방향으로 직선적인 전단력을 가하여 검사한다.

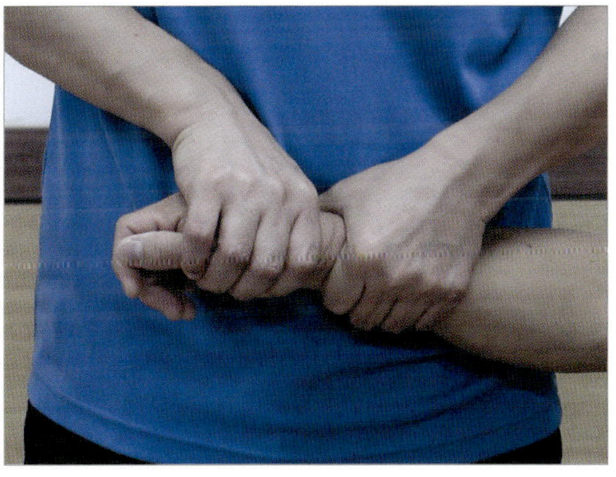

그림 6-19 노손목관절 손등쪽미끄러트림검사

(4) 손바닥쪽 미끄러트림 검사

자세 • 환자: 앉거나 선 자세
치료사: 검사하고자 하는쪽 옆에 선 자세

고정 • 치료사는 고정하는 손을 이용하여 환자의 아래팔 먼쪽에서 노손목관절의 관절틈 가까운쪽을 잡아 치료사 몸통에 고정한다.

실행 • 치료사는 실행하는 손을 이용하여 환자 손을 노손목관절의 관절틈 가까운쪽을 잡고 치료면에 평행하게 손바닥 방향으로 직선적인 전단력을 가하여 검사한다.

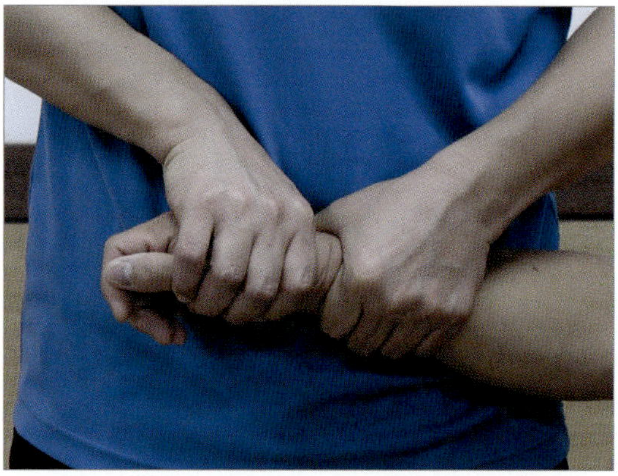

그림 6-20 노손목관절 손바닥쪽 미끄러트림 검사

(5) 노뼈쪽 미끄러트림 검사

자세 • 환자: 앉거나 선 자세
치료사: 검사하고자 하는쪽 옆에 선 자세

고정 • 치료사는 고정하는 손을 이용하여 환자의 어깨관절 안쪽돌림과 아래팔 엎침상태에서 환자의 아래팔 먼쪽에서 노손목관절의 관절틈 가까운쪽을 잡아 치료사 몸통에 고정한다.

실행 • 치료사는 실행하는 손을 이용하여 환자 손을 노손목관절의 관절틈 가까운쪽을 잡고 치료면에 평행하게 노뼈쪽 방향으로 직선적인 전단력을 가하여 검사한다

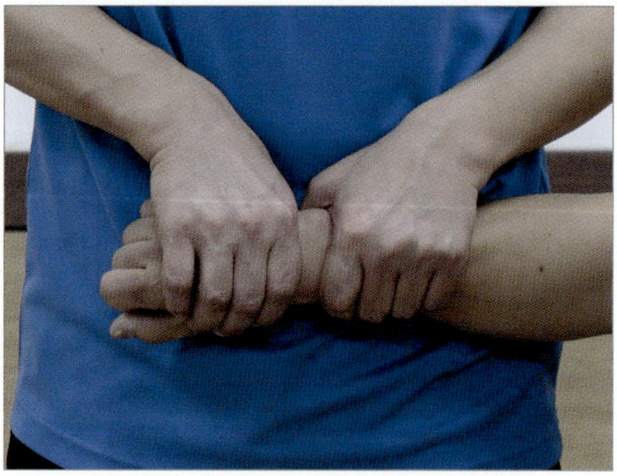

그림 6-21 노손목관절 노뼈쪽 미끄러트림 검사

(6) 자뼈쪽 미끄러트림 검사

자세 • 환자: 앉거나 선 자세
치료사: 검사하고자 하는쪽 옆에 선 자세

고정 • 치료사는 고정하는 손을 이용하여 환자의 어깨관절 안쪽돌림과 아래팔 엎침상태에서 환자의 아래팔 먼쪽에서 노손목관절의 관절틈 가까운쪽을 잡아 치료사 몸통에 고정한다.

실행 • 치료사는 실행하는 손을 이용하여 환자 손을 노손목관절의 관절틈 가까운쪽을 잡고 치료면에 평행하게 자뼈쪽 방향으로 직선적인 전단력을 가하여 검사한다.

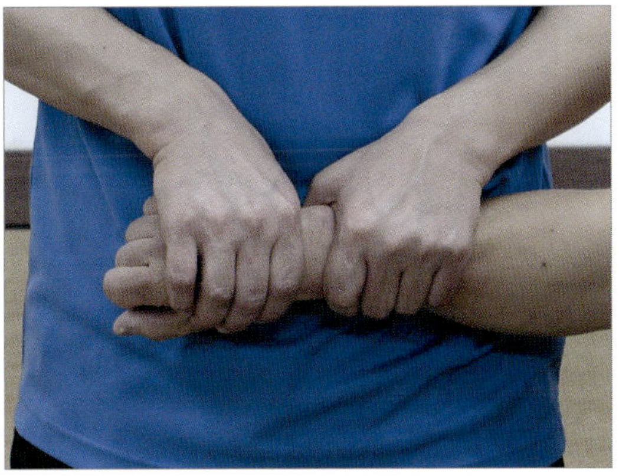

그림 6-22 노손목관절 자뼈쪽미끄러트림검사

6) 저항검사

(1) 손바닥쪽굽힘

자세 • 환자: 검사하고자 하는쪽 팔꿈치관절 굽힘과 아래팔 뒤침한 상태에서 앉거나 선 자세
치료사: 검사하고자 하는쪽 앞에 선 자세

고전 • 치료사는 고정하는 손을 이용하여 환자의 아래팔의 몸쪽을 손등쪽에서 고정한다. 실행하는 손은 환자 손의 손바닥쪽을 잡는다.

실행 • 환자는 손바닥쪽굽힘운동을 실시하고 치료사는 실행하는 손을 이용하여 손등쪽방향으로 수동적인 저항을 가해, 손바닥쪽굽힘운동에 대한 근력을 검사한다.

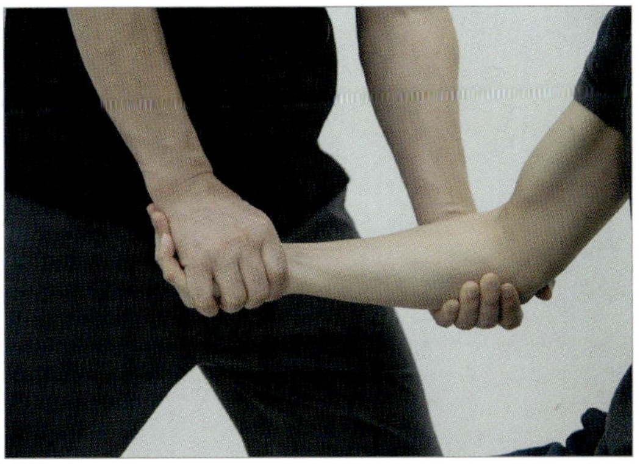

그림 6-23 노손목관절 손바닥쪽굽힘저항검사

(2) 손등쪽굽힘

자세 • 환자: 검사하고자 하는쪽 팔꿈치관절 굽힘과 아래팔 엎침 상태에서 앉거나 선 자세
치료사: 검사하고자 하는쪽 앞에 선 자세

고정 • 치료사는 고정하는 손을 이용하여 환자의 아래팔의 몸쪽을 손바닥쪽에서 고정한다. 실행하는 손은 환자손을 손등쪽에서 잡는다.

실행 • 환자는 손등쪽굽힘운동을 실시하고 치료사는 실행하는 손을 이용하여 손바닥쪽방향으로 수동적인 저항을 가해, 손등쪽굽힘운동에 대한 근력을 검사한다.

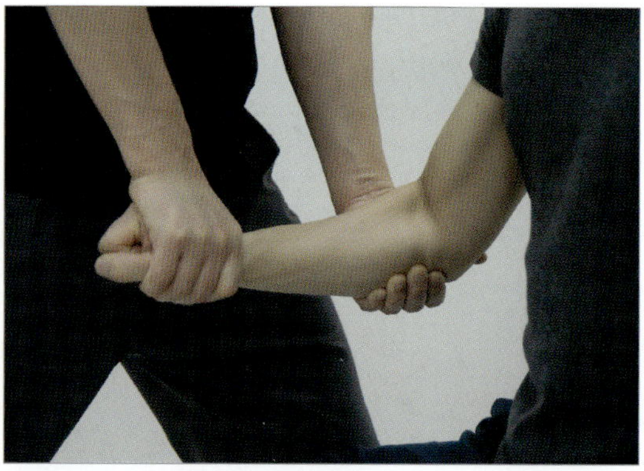

그림 6-24 노손목관절 손등쪽굽힘저항검사

(3) 노뼈쪽굽힘

자세 • 환자: 검사하고자 하는쪽 팔꿈치관절 굽힘과 전환의 엎침상태에서 앉거나 선 자세
치료사: 검사하고자 하는쪽 앞쪽에 선 자세

고정 • 치료사는 고정하는 손을 이용하여 환자의 아래팔의 몸쪽을 노뼈쪽에서 고정한다. 실행하는 손은 환자손을 노뼈쪽에서 잡는다.

실행 • 환자는 노뼈쪽굽힘운동을 실시하고 치료사는 실행하는 손을 이용하여 자뼈쪽방향으로 수동적인 저항을 가해, 노뼈쪽굽힘운동에 대한 근력을 검사한다.

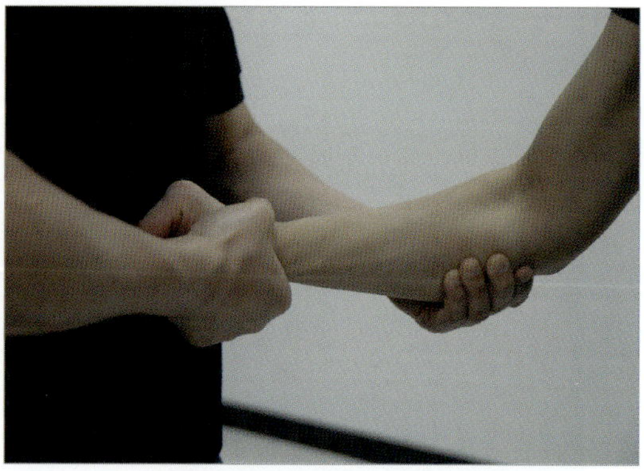

그림 6-25 노손목관절 노뼈쪽굽힘저항검사

(4) 자뼈쪽굽힘

자세 • 환자: 검사하고자 하는쪽 팔꿈치관절 굽힘과 아래팔의 엎침상태에서 앉거나 선 자세
치료사: 검사하고자 하는쪽 앞에 선 자세

고정 • 치료사는 고정하는 손을 이용하여 환자의 아래팔의 몸쪽을 자뼈쪽에서 고정한다. 실행하는 손은 환자손을 자뼈쪽에서 잡는다.

실행 • 환자는 자뼈쪽굽힘운동을 실시하고 치료사는 실행하는 손을 이용하여 노뼈쪽방향으로 수동적인 저항을 가해, 자뼈쪽굽힘운동에 대한 근력을 검사한다.

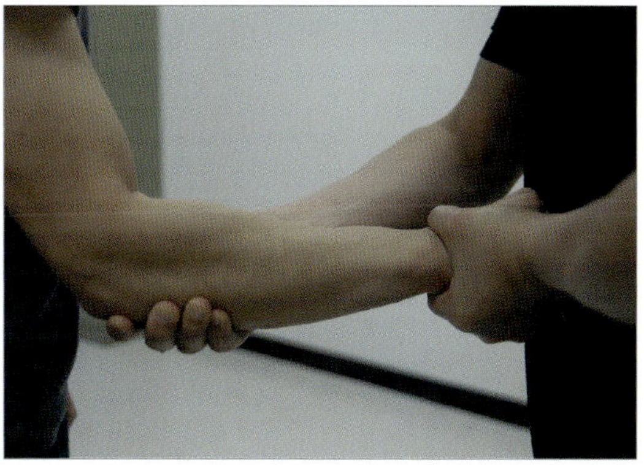

그림 6-26 노손목관절 자뼈굽힘저항검사

7) 근육의 감별검사

(1) 노손목관절 손바닥쪽 굽힘 시 증상유발

대상근육: 긴손바닥근(palmaris longus), 노쪽손목굽힘근(flexor carpi radialis), 자쪽손목굽힘근(flexor carpi ulnaris)

① 긴손바닥근 감별

자세 • 환자: 검사하는쪽 팔꿈치관절 굽힘, 아래팔 뒤침 상태에서 앉거나 선다.
치료사: 검사하고자 하는쪽 옆에 선 자세

고정 • 치료사는 고정하는 손의 손가락 끝을 이용하여 환자 손가락의 끝마디 손가락뼈을 손등방향에서 접촉하여 손가락 관절 폄에 대한 굽힘 저항을 가한다. 실행하는 손은 환자 손바닥쪽에서 접촉한다.

실행 • 치료사는 환자 손가락에 저항을 그대로 유지하고 환자는 노손목관절의 손바닥쪽 굽힘운동을 실시하고 치료사는 실행하는 손을 이용하여 손등굽힘 방향으로 수동적인 저항을 가해, 손가락 관절 폄을 유지한 채 시행한 노손목관절 손바닥쪽 굽힘운동에 의해 증상의 변화가 생기는지 검사한다.

감별 • 손가락 폄을 유지한 채, 시행한 노손목관절 손바닥쪽 굽힘저항운동에서 증상의 변화가 있을 시에는 자쪽손목굽힘근과 노쪽손목굽힘근의 문제를 의심해 볼 수 있다(상반억제개념원리에 의해 긴손바닥근은 손가락폄근에 대한 저항으로 인해 억제가 이루어진 상태).

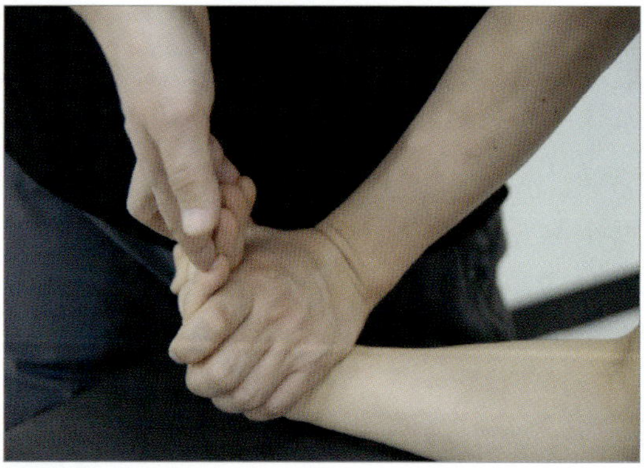

그림 6-27 긴손바닥근 근유감별검사

② **노쪽손목굽힘근 감별**

자세 • 환자: 검사하고자 하는쪽 팔꿈치관절 굽힘과 전환의 뒤침상태에서 앉거나 선 자세
치료사: 검사하고자 하는쪽 앞에 선 자세

고정 • 치료사는 고정하는 손을 이용하여 환자의 아래팔의 몸쪽 손등쪽에서 고정한다. 실행하는 손은 환자손을 노뼈쪽에서 잡는다.

실행 • 환자는 노뼈쪽굽힘운동을 실시하고 치료사는 실행하는 손을 이용하여 자뼈쪽방향으로 수동적인 저항을 가해, 노뼈쪽굽힘운동에 의해 증상의 변화가 생기는지 검사한다.

감별 • 손바닥쪽굽힘에 대한 증상완화 위치에서, 노손목관절 노뼈쪽굽힘저항운동에서 증상의 변화가 있을 시에는 노쪽손목굽힘근의 문제를 의심해 볼 수 있다.

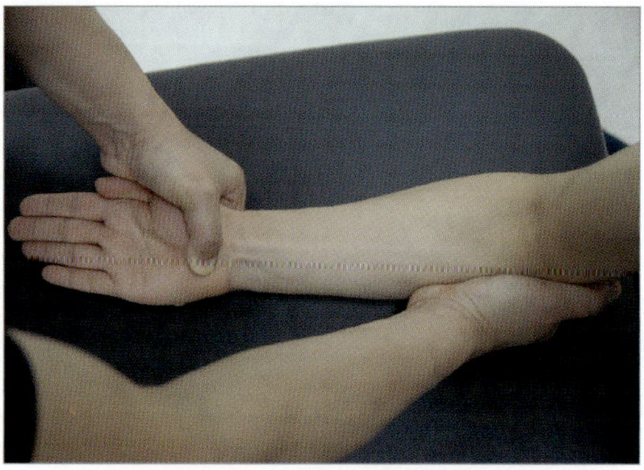

그림 6-28 노쪽손목굽힘근 근육감별검사

③ **자쪽손목굽힘근 감별**

자세 • 환자: 검사하고자 하는쪽 팔꿈치관절 굽힘과 아래팔의 뒤침상태에서 앉거나 선 자세
치료사: 검사하고자 하는쪽 앞에 선 자세

고정 • 치료사는 고정하는 손을 이용하여 환자의 아래팔의 몸쪽을 손등쪽에서 고정한다. 실행하는 손은 환자손을 자뼈쪽에서 잡는다.

실행 • 환자는 자뼈쪽굽힘운동을 실시하고 치료사는 실행하는 손을 이용하여 노뼈쪽방향으로 수동적인 저항을 가해, 자뼈쪽굽힘운동에 의해 증상의 변화가 생기는지 검사한다.

감별 • 손바닥쪽굽힘에 대한 증상완화 위치에서, 노손목관절 자뼈쪽굽힘저항운동에서 증상의 변화가 있을 시에는 자쪽손목굽힘근의 문제를 의심해 볼 수 있다.

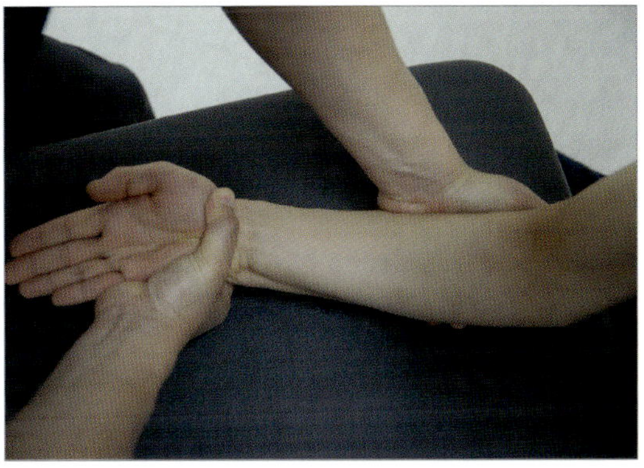

그림 6-29 자쪽손목굽힘근 근육감별검사

(2) 노손목관절 손등굽힘 시 증상유발

감별대상 근육: 손가락폄근(extensor digitorum), 노쪽손목폄근군(extensor carpi radialis), 자쪽손목폄근(extensor carpi unlaris)

① **손가락폄근 감별**

자세 • 환자: 검사하고자 하는쪽 팔꿈치관절 굽힘, 아래팔을 엎침상태에서, 손가락들을 이용하여 연필이나 볼펜을 쥔 자세
치료사: 검사하고자 하는쪽 옆에 선 자세

고정 • 치료사는 고정하는 손을 이용하여 환자 아래팔의 몸쪽을 손바닥쪽에서 잡아 고정한다. 실행하는 손은 손등에 접촉한다.

실행 • 환자는 연필이나 볼펜을 쥔 상태를 유지하고 노손목관절 손등굽힘운동을 실시하고 치료사는 실행하는 손을 이용하여 손바닥쪽굽힘 방향으로 수동적인 저항을 가해, 연필이나 볼펜을 쥔 채 시행한 노손목관절 손등굽힘저항운동에 의해 증상의 변화가 생기는지 검사한다.

감별 • 손가락 굽힘을 유지한 채, 시행한 노손목관절 손등굽힘저항운동에서 증상의 변화가 있을 시에는 자쪽손목폄근과 노쪽손목폄근군의 문제를 의심해 볼 수 있다.

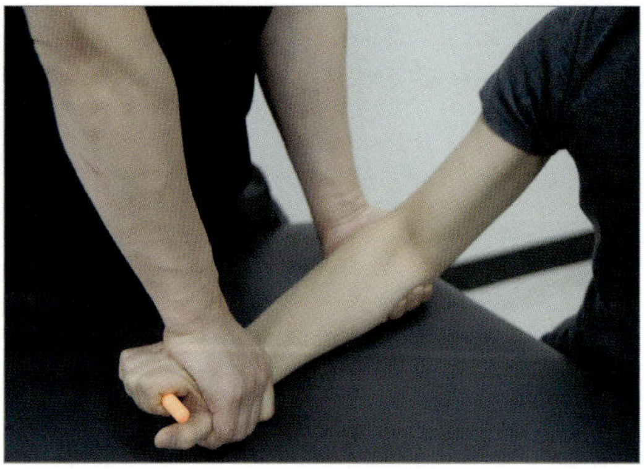

그림 6-30 손가락폄근 근육감별검사

② **노쪽손목폄근군 감별**

자세 • 환자: 검사하고자 하는쪽 팔꿈치관절 굽힘과 전환의 엎침상태에서 앉거나 선 자세
치료사: 검사하고자 하는쪽 앞에 선 자세

고정 • 치료사는 고정하는 손을 이용하여 환자의 아래팔의 몸쪽 손바닥쪽에서 고정한다. 실행하는 손은 환자의 손을 노뼈쪽에서 잡는다.

실행 • 환자는 노뼈쪽굽힘운동을 실시하고 치료사는 실행하는 손을 이용하여 자뼈쪽방향으로 수동적인 저항을 가해, 노뼈쪽 굽힘운동에 의해 증상의 변화가 생기는지 검사한다.

감별 • 손등굽힘에 대한 증상완화 위치에서, 노손목관절 노뼈쪽굽힘저항운동에서 증상의 변화가 있을 시에는 노쪽손목폄근군의 문제를 의심해 볼 수 있다.

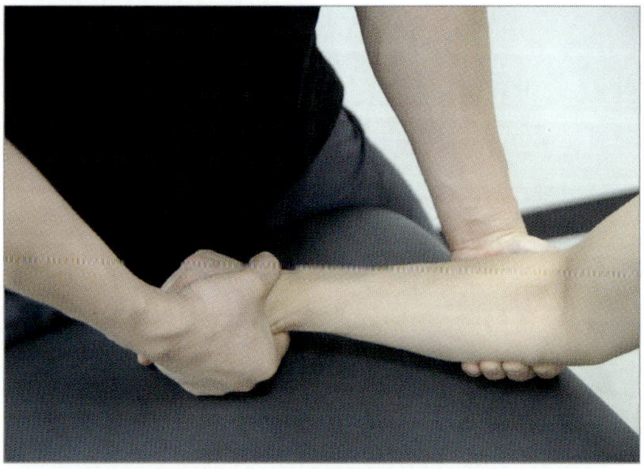

그림 6-31 노쪽손목폄근군 근육감별검사

③ **자쪽손목폄근 감별**

자세 • 환자: 검사하고자 하는쪽 팔꿉치관절 굽힘과 아래팔의 엎침상태에서 앉거나 선 자세

치료사: 검사하고자 하는쪽 앞에 선 자세

고정 • 치료사는 고정하는 손을 이용하여 환자의 아래팔의 몸쪽을 손바닥쪽에서 고정한다. 실행하는 손은 환자의 손을 자뼈쪽에서 잡는다.

실행 • 환자는 자뼈쪽굽힘운동을 실시하고 치료사는 실행하는 손을 이용하여 노뼈쪽방향으로 수동적인 저항을 가해, 자뼈쪽굽힘운동에 의해 증상의 변화가 생기는지 검사한다.

감별 • 손등굽힘에 대한 증상완화 위치에서, 노손목관절 자뼈쪽굽힘저항운동에서 증상의 변화가 있을 시에는 자쪽손목폄근의 문제를 의심해 볼 수 있다.

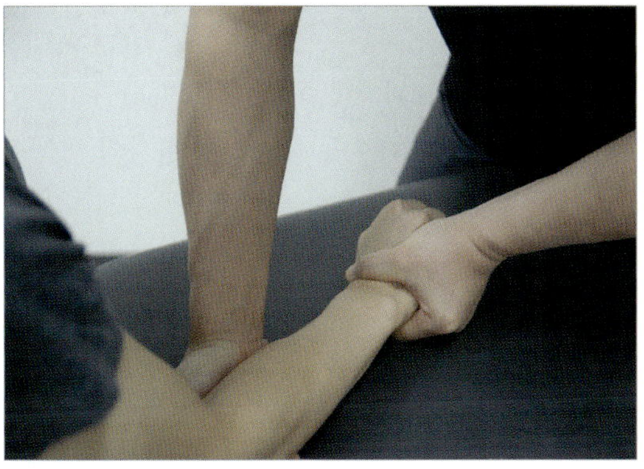

그림 6-32 자쪽손목폄근 근육감별검사

8) C_7-레벨 신경학적 검사

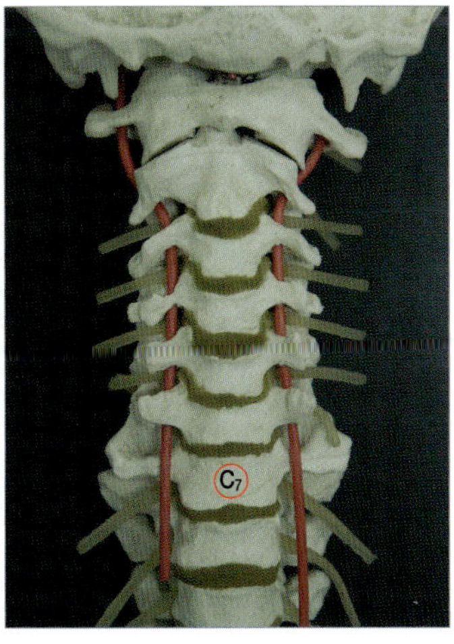

근력검사: 위팔세갈래근(triceps brachii),
손목관절 손바닥쪽 굽힘근(flexor carpi muscles)

반사검사: 위팔세갈래근 힘줄 반사

감각검사: 세 번째 손가락

그림 6-33 C_7 신경학적 레벨

(1) 근력검사

① 위팔세갈래근

자세 • 환자: 등받이가 없는 의자에 앉거나 선 상태에서 아래팔을 뒤침 상태로 팔꿈치 관절을 가볍게 굽힌 자세
치료사: 환자를 마주보고 검사하고자 하는쪽에 앉거나 선 자세

고정 • 치료사의 고정하는 손은 위팔 먼쪽의 손등쪽을 고정한다. 실행하는 손은 아래팔의 먼쪽을 손바닥쪽에서 접촉한다.

실행 • 환자는 아래팔의 뒤침을 유지하면서 팔꿈치관절 폄운동을 실시하고 치료사는 실행하는 손을 이용하여 굽힘방향으로 수동적인 저항을 가해, 위팔세갈래근에 대한 근력의 정도를 평가한다.

② 노손목관절 손바닥쪽 굽힘근

자세 • 환자: 검사하고자 하는쪽 팔꿈치관절 굽힘과 아래팔 뒤침 상태에서 앉거나 선 자세
치료사: 검사하고자 하는쪽 앞에 선 자세

고정 • 치료사는 고정하는 손을 이용하여 환자의 아래팔의 몸쪽을 손등쪽에서 고정한다. 실행하는 손은 환자 손을 손바닥쪽을 잡는다.

실행 • 환자는 손바닥쪽 굽힘운동을 실시하고 치료사는 실행하는 손을 이용하여 손등쪽 방향으로 수동적인 저항을 가해, 손바닥쪽 굽힘근에 대한 근력의 정도를 평가한다.

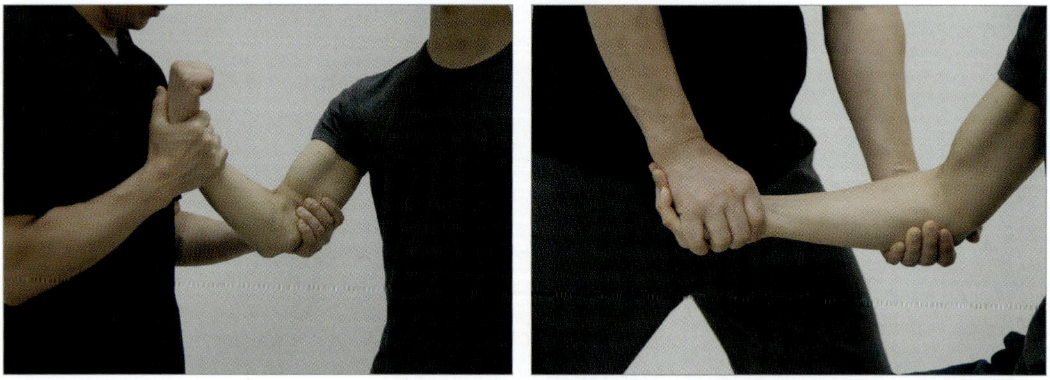

그림 6-34 C_7 신경학적 레벨 반사검사

(2) 반사검사

자세 • 환자: 앉거나 선 자세
치료사: 검사하고자 하는쪽 앞에 선 자세

고정 • 환자의 아래팔을 뒤침상태에서 팔꿈치관절을 굽혀 치료사 고정하는쪽 아래팔로 환자의 아래팔을 받쳐 안정시키고 고정하는 손은 팔꿈치관절을 안정시킨다.

실행 • 검사용 헤머를 이용하여 팔꿈치머리 바로 위의 위팔세갈래근 힘줄을 두드린다. 오른쪽, 왼쪽 양측 비교를 통해 반사의 항진, 감소 등의 변화를 평가하여본다.

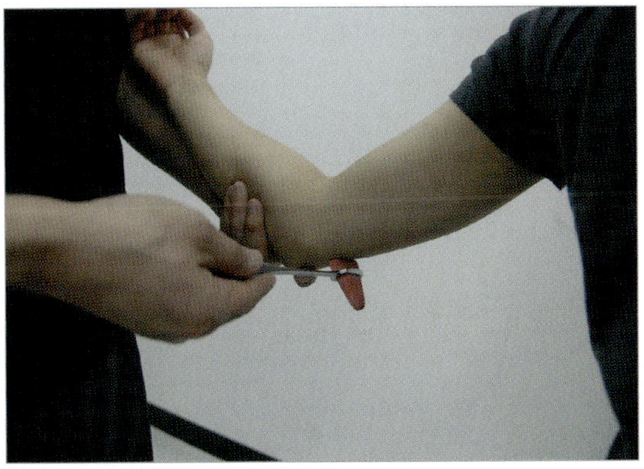

그림 6-35 C_7 신경학적 레벨 반사검사

(3) 감각검사

C_7의 신경학적 레벨인 세번째 손가락에 지각 이상이 있는지 다른 신경학적 레벨 부위와 비교하여 보고, 오른쪽, 왼쪽 양측을 비교 평가하여본다.

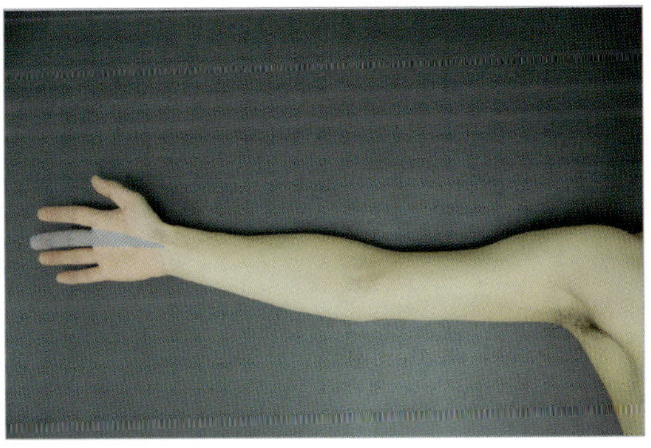

그림 6-36 C_7 신경학적 레벨 감각검사

2. 손목뼈사이관절 Inter carpal joint

1) 기능해부학

(1) **해부학적 분류**: 단순관절

(2) **역학적인 분류**: 복합관절

(3) **볼록 관절면**: 손배뼈 먼쪽/알머리뼈, 갈고리뼈

(4) **오목 관절면**: 큰마름뼈, 작은마름뼈/손배뼈 자뼈쪽, 원상골, 세모뼈

(5) **치료면**: 큰마름뼈, 작은마름뼈에 의한 오목면/손배뼈 자뼈쪽, 원상골, 세모뼈 의한 오목면

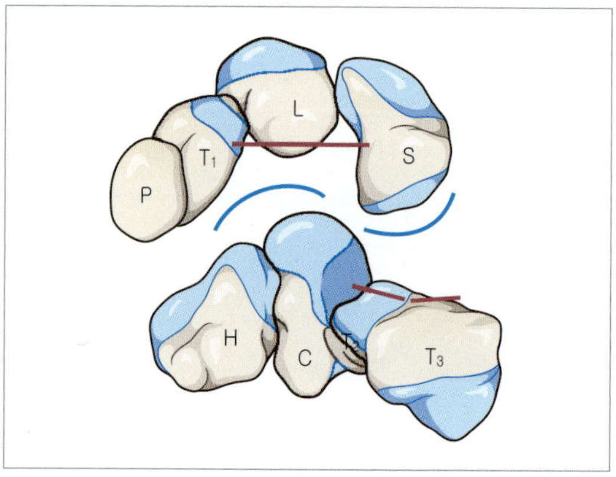

그림 6-37 손목뼈의 특성

2) 뼈의 움직임과 축

(1) 손등굽힘과 손바닥쪽굽힘

손등굽힘과 손바닥쪽굽힘은 몸쪽 노손목관절에서 반달뼈를 지나는 전두축을 중심으로 그리고 먼쪽 노손목관절에서 알머리뼈와 손배뼈를 지나는 전두축을 중심으로 일어난다.

손등굽힘 시 알머리뼈의 몸쪽은 반달뼈를 기준으로 볼 때 손바닥 방향으로 움직인다(움직임의 약 반 정도). 같은 상태의 움직임이 노뼈를 기준으로 볼 때 반달뼈에서 나타난다(나머지 움직임의 반).

손배뼈의 먼쪽은 두개의 마름뼈를 기준으로 볼 때 비교적 손바닥방향으로 움직인다. 왜냐하면 두 개의 마름뼈는 손배뼈 위에서 손등방향으로 미끄러지기 때문이다. 손바닥 굽힘에서는 이런 움직임은 반대방향으로 일어나다.

(2) 자뼈쪽굽힘과 노뼈쪽굽힘

자뼈쪽굽힘과 노뼈쪽굽힘은 주로 고정하는 노손목관절에서 알머리뼈를 통과하는 시상축을 중심으로 일어난다.

자뼈쪽굽힘 시 몸쪽손목열은 노뼈를 기준으로 볼 때 노뼈쪽 방향으로 움직인다. 노뼈쪽의 느슨한 곁인대는 이런한 움직임을 허용한다.

노뼈쪽굽힘 시 몸쪽손목열은 자뼈쪽방향으로 움직인다. 그러나 팽팽한 자뼈쪽곁인대는 자뼈쪽으로 미끄러지는 것을 방해한다, 그러므로 완전한 노뼈쪽 굽힘에 도달하기 위해서는 노뼈와 두개의 마름뼈 사이에 간격이 좁아져야만 한다. 이것은 두 개의 마름뼈가 손등굽힘 시와 마찬가지로 손배뼈의 손등면 위에서 미끄러지면서 이루어진다.

3. 콩알세모관절 Pisiform-triquetrum joint

콩알뼈는 자쪽손목굽힘근의 힘줄에 연결된 종자골이다. 이 힘줄의 먼쪽의 연장은 콩알갈고리인대(pisohamate ligament)와 콩알손허리인대(pisometacarpal ligament)이며, 콩알뼈가 몸쪽 방향으로 미끄러지는 것을 방지한다. 콩알뼈는 새끼벌림근(abductor digiti minimi)의 이는곳이다.

1) 기능해부학

(1) **해부학적 분류:** 단순관절

(2) **역학적인 분류:** 복합관절

4. 손목부 검진

치료사는 양손의 엄지와 두 번째 손가락을 이용하여 몸쪽을 고정하고 먼쪽을 움직여 다음과 같은 순서로 노뼈, 자뼈 및 손목뼈들에 의해 형성되는 손목부의 관절들을 하나, 하나 개별적으로 검사한다.

1) 손목부 직선검사 추천하는 10가지 순서

(1) 알머리뼈와 작은마름뼈

지세 • 환자: 치료대 가장자리 옆에 의사를 놓고 앉는다. 검사하고자 하는쪽 위팔의 어깨관절은 가볍게 벌리고, 팔꿈치관절을 굽혀 아래팔 엎침 된 상태로 침상위에 놓는다.

치료사: 환자를 마주보고 선다.

고정 • 치료사는 고정하는 손의 엄지와 두 번째 손가락으로 환자의 손 자뼈쪽에서 알머리뼈의 손등과 손바닥쪽을 잡고 치료대에 고정한다.

실행 • 치료사의 실행하는 손의 엄지와 두 번째 손가락으로 환자의 손 노뼈쪽에서 작은마름뼈를 잡고 손등쪽과 손바닥쪽으로 선난력을 가해 미끄러트림 검사를 실시한다.

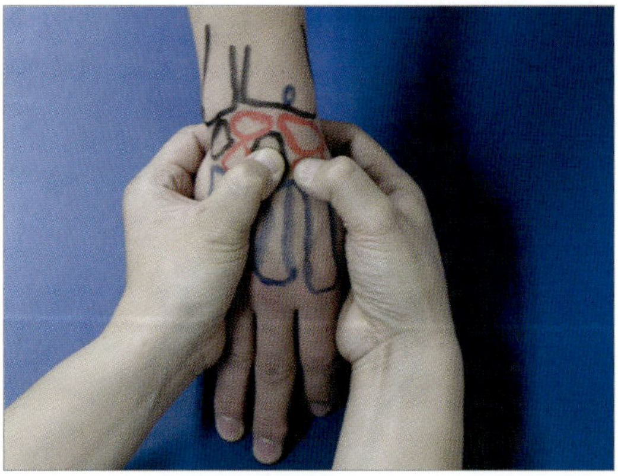

그림 6-38 알머리뼈와 작은마름뼈간 직선검사

(2) 알머리뼈와 손배뼈

자세 • 환자: 치료대 가장자리 옆에 의자를 놓고 앉는다. 검사하고자 하는쪽 위팔의 어깨관절은 가볍게 벌리고, 팔꿈치관절을 굽혀 아래팔 엎침 된 상태로 침상위에 놓는다.

치료사: 환자를 마주보고 선다.

고정 • 치료사는 고정하는 손의 엄지와 두 번째 손가락으로 환자의 손 자뼈쪽에서 알머리뼈의 손등과 손바닥쪽을 잡고 치료대에 고정한다.

실행 • 치료사의 실행하는 손의 엄지와 두 번째 손가락으로 환자의 손 노뼈쪽에서 손배뼈골을 잡고 손등쪽과 손바닥쪽으로 전단력을 가해 미끄러트림 검사를 실시한다.

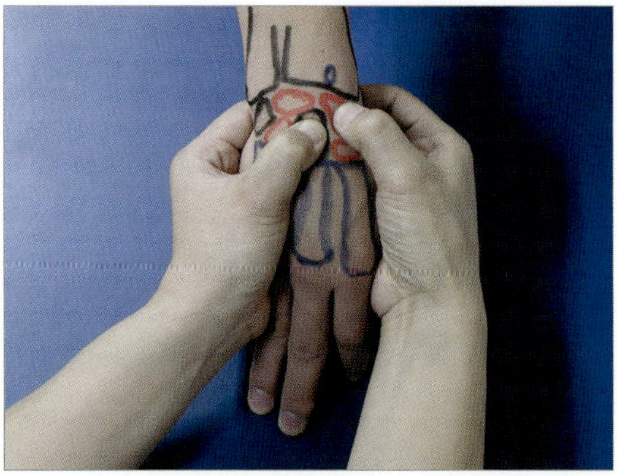

그림 6-39 알머리뼈와 손배뼈간 직선검사

(3) 알머리뼈와 반달뼈

자세 • 환자: 치료대 가장자리 옆에 의자를 놓고 앉는다. 검사하고자 하는쪽 위팔의 어깨 관절은 가볍게 벌리고, 팔꿈치관절을 굽혀 아래팔 엎침 된 상태로 침상위에 놓는다.

치료사: 환자를 마주보고 선다.

고정 • 치료사는 고정하는 손의 엄지와 두 번째 손가락으로 환자의 손 자뼈쪽에서 알머리뼈의 손등과 손바닥쪽을 잡고 치료대에 고정한다.

실행 • 치료사의 실행하는 손의 엄지와 두 번째 손가락으로 환자의 손 노뼈쪽에서 반달뼈를 잡고 손등쪽과 손바닥쪽으로 전단력을 가해 미끄러트림 검사를 실시한다.

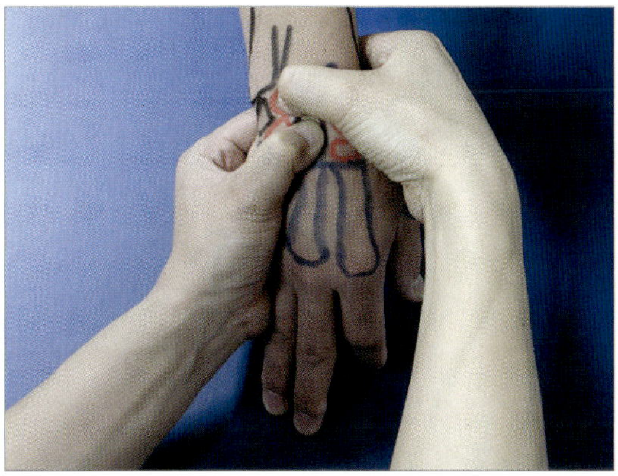

그림 6-40 알머리뼈와 반달뼈간 직선검사

(4) 알머리뼈와 갈고리뼈

자세 • 환자: 치료대 가장자리 옆에 의자를 놓고 앉는다. 검사하고자 하는쪽 위팔의 어깨 관절은 가볍게 벌리고, 팔꿈치관절을 굽혀 아래팔 엎침 된 상태로 침상위에 놓는나.

치료사: 환자를 마주보고 선다.

고정 • 치료사는 고정하는 손의 엄지와 두 번째 손가락으로 환자의 손 노뼈쪽에서 알머리뼈의 손등과 손바닥쪽을 잡고 치료대에 고정한다.

실행 • 치료사의 실행하는 손의 엄지와 두 번째 손가락으로 환자의 손 자뼈쪽에서 갈고리뼈를 잡고 손등쪽과 손바닥쪽으로 전단력을 가해 미끄러트림 검사를 실시한다.

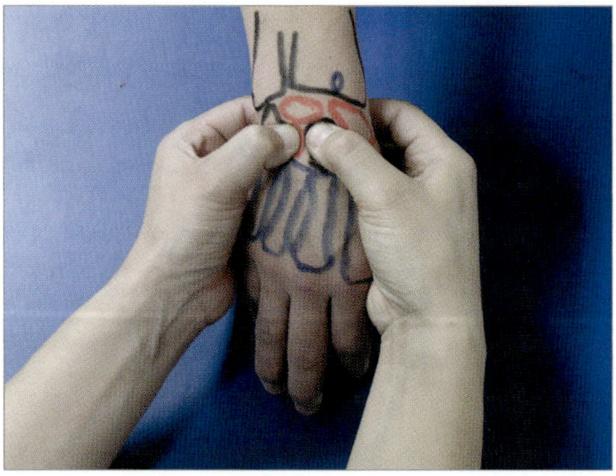

그림 6-41 알머리뼈와 갈고리뼈간 직선검사

(5) 손배뼈와 큰마름뼈, 작은마름뼈

자세 • 환자: 의자에 앉는다.
치료사: 검사하고자 하는쪽 팔 바깥쪽면에 선다.

고정 • 치료사는 고정하는 손의 엄지와 두 번째 손가락으로 노뼈쪽에서 환자 손배뼈를 잡아 치료대에 안정시킨다.

실행 • 치료사의 실행하는 손의 엄지와 두 번째 손가락으로 환자의 손 노뼈쪽에서 큰마름뼈, 작은마름뼈를 잡고 손등쪽과 손바닥쪽으로 전단력을 가해 미끄러트림 검사를 실시한다.

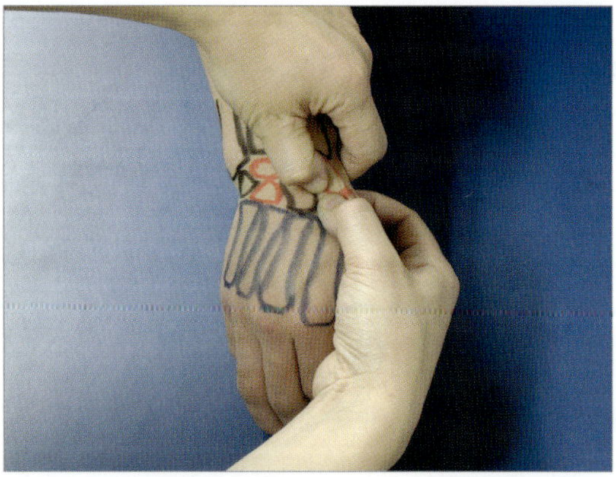

그림 6-42 손배뼈와 마름뼈간 직선검사

(6) 노뼈와 손배뼈

자세 • 환자: 의자에 앉는다.
치료사: 검사하고자 하는쪽 팔 바깥쪽면에 선다.

고정 • 치료사는 고정하는 손으로 환자 검사하고자 하는쪽 손 노뼈쪽에서 잡아 노뼈를 치료대에 안정시킨다.

실행 • 치료사의 실행하는 손의 엄지와 두 번째 손가락으로 환자의 손 노뼈쪽에서 손배뼈를 잡고 손등쪽과 손바닥쪽으로 전단력을 가해 미끄러트림 검사를 실시한다.

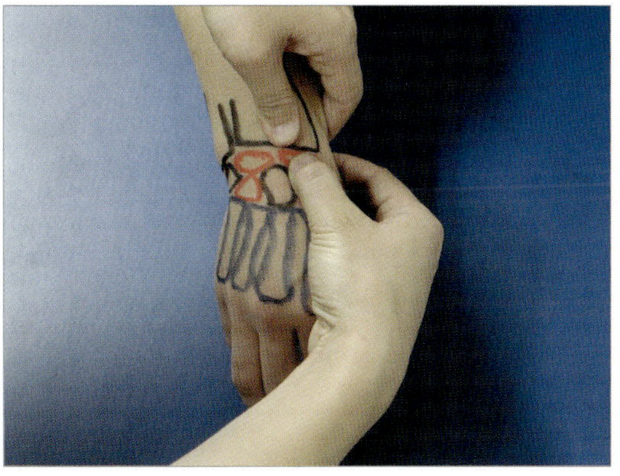

그림 6-43 노뼈와 손배뼈간 직선검사

(7) 노뼈와 반달뼈

자세 • 환자: 의자에 앉는다.
치료사: 검사하고자 하는쪽 팔 바깥쪽면에 선다.

고정 • 치료사는 고정하는 손으로 환자 검사하고자 하는쪽 손을 노뼈쪽에서 잡아 노뼈를 치료사 몸통에 안정시킨다.

실행 • 치료사의 실행하는 손의 엄지와 두 번째 손가락으로 환자의 손 노뼈쪽에서 반달뼈를 잡고 손등쪽과 손바닥쪽으로 전단력을 가해 미끄러트림 검사를 실시한다.

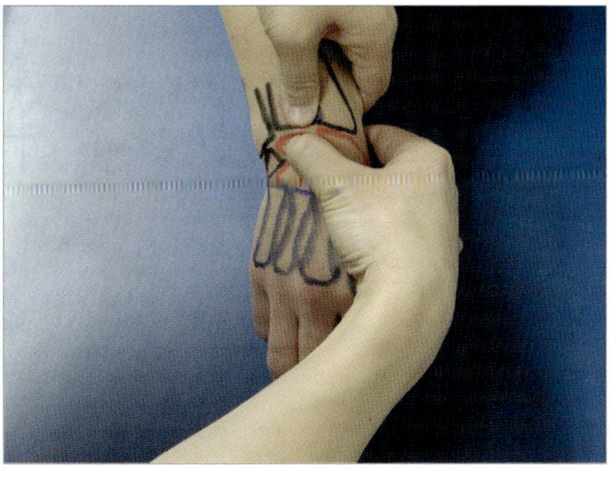

그림 6-44 노뼈와 반달뼈간 직선검사

(8) 자뼈와 세모뼈

자세 • 환자: 의자에 앉는다.
치료사: 검사하고자 하는쪽 팔 안쪽면에 선다.

고정 • 치료사는 고정하는 손으로 환자 검사하고자 하는쪽 손을 자뼈쪽에서 잡아 자뼈와 함께 디스크를 치료대에 안정시킨다.

실행 • 치료사의 실행하는 손의 엄지와 두 번째 손가락으로 환자의 손 자뼈쪽에서 세모뼈를 잡고 손등쪽과 손바닥쪽으로 전단력을 가해 미끄러트림 검사를 실시한다.

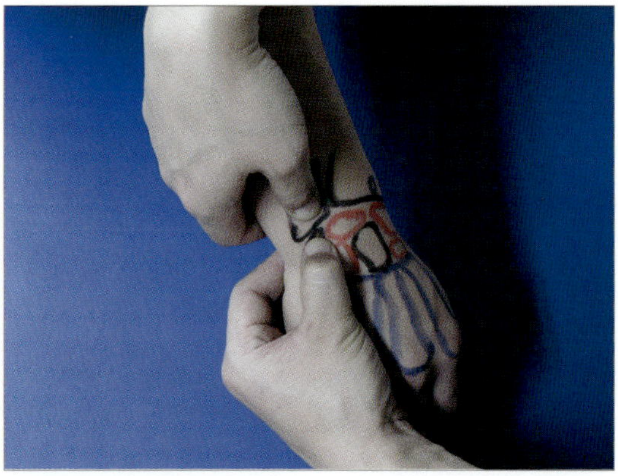

그림 6-45 자뼈와 세모뼈간 직선검사

(9) 세모뼈와 갈고리뼈

자세 • 환자: 의자에 앉는다.
치료사: 검사하고자 하는쪽 팔 안쪽면에 선다.

고정 • 치료사는 고정하는 손의 엄지와 두 번째 손가락으로 환자 검사하고자 하는쪽 손의 세모뼈를 자뼈쪽에서 잡아 치료대에 안정시킨다.

실행 • 치료사의 실행하는 손의 엄지와 두 번째 손가락으로 환자의 손 자뼈쪽에서 갈고리뼈를 잡고 손등쪽과 손바닥쪽으로 전단력을 가해 미끄러트림 검사를 실시한다.

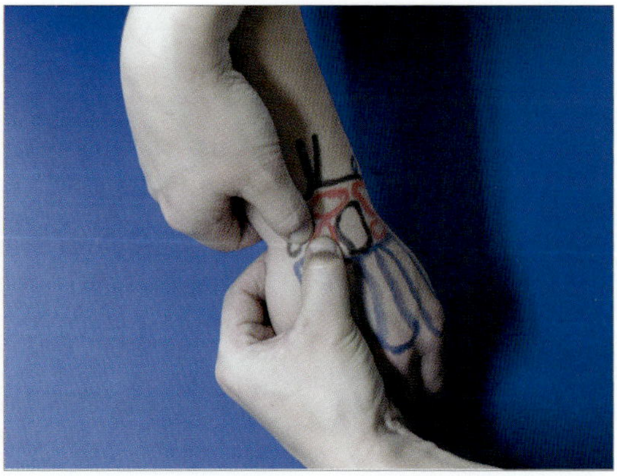

그림 6-46 세모뼈와 갈고리뼈간 직선검사

(10) 세모뼈와 콩알뼈

자세 • 환자: 의자에 앉는다.
치료사: 검사하고자 하는쪽 팔 안쪽면에 선다.

고정 • 치료사는 고정하는 손의 엄지와 두 번째 손가락으로 환자 검사하고자 하는쪽 손의 세모뼈를 자뼈쪽에서 잡아 치료대에 안정시킨다.

실행 • 치료사의 실행하는 손의 엄지와 두 번째 손가락으로 환자의 손 자뼈쪽에서 콩알뼈를 잡고 손등쪽과 손바닥쪽으로 전단력을 가해 미끄러트림 검사를 실시한다.

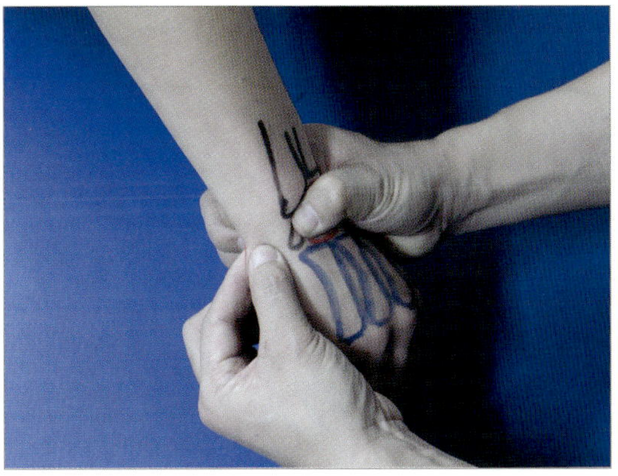

그림 6-47 세모뼈와 콩알뼈간 직선검사

CHAPTER 7

아래팔

아래팔(forearm)은 노뼈, 자뼈 그리고 아래팔 뼈사이막(interosseus membrane)으로 이루어진다. 노뼈의 넓어진 먼쪽끝은 손목뼈와 주연결을 이루며, 자뼈의 넓어진 몸쪽끝은 위팔뼈와 주연결을 이룬다.

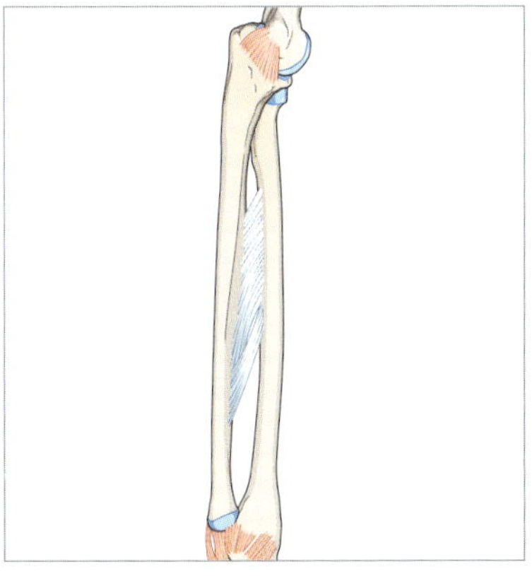

그림 7-1 아래팔

1. 먼쪽 노자관절 Distal radio-ulnar joint

1) 기능해부학

(1) **해부학적**: 단순

(2) **역학적**: 단순 2축 차축과절(변형된 계란형)

(3) **볼록면**: 자뼈머리

(4) **오목면**: 노뼈자패임

(5) **치료면**: 노뼈자패임 오목면에 위치

2) 뼈운동형상학

(1) 엎침: 노뼈머리와 자뼈머리를 통과하는 사선을 축으로 해서 자뼈 차체의 움직임은 거의 없이 자뼈주위를 노뼈가 돌아 두 뼈가 서로 겹쳐진다.

(2) 뒤침: 노뼈머리와 자뼈머리를 통과하는 사선을 축으로 해서 자뼈 차체의 움직임은 거의 없이 자뼈주위를 노뼈가 돌아 두 뼈가 나란해진다.

(3) 벌림: 수동적 움직임으로 팔꿈치관절이 최대로 펴지지 않은 상태에서 자뼈를 기준으로 노뼈가 먼쪽 방향으로 움직인다.

(4) 모음: 수동적 움직임으로 팔꿈치관절이 최대로 펴지지 않은 상태에서 자뼈를 기준으로 노뼈가 몸쪽 방향으로 움직인다.

3) 관절운동형상학

(1) 뒤침

구르기: 오목법칙에 따라 뒤침이 진행되는 손등방향으로 구르기가 일어난다.
활주: 오목법칙에 따라 뒤침이 진행되는 손등방향으로 활주가 일어난다.

(2) 엎침

구르기: 오목법칙에 따라 엎침이 진행되는 손바닥방향으로 구르기가 일어난다.
활주: 오목법칙에 따라 엎침이 진행되는 손바닥방향으로 활주가 일어난다.

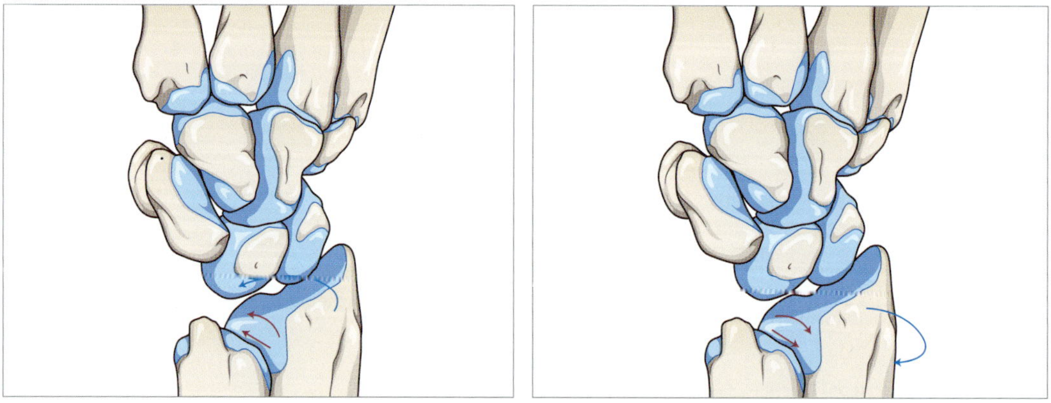

그림 7-2 먼쪽 노자관절뒤침, 엎침 관절운동형상학

2. 몸쪽 노자관절 Proximal radio-ulnar joint

1) 기능해부학

(1) **해부학적**: 단순

(2) **역학적**: 단순 2축 차축관절(변형된 계란형)

(3) **볼록면**: 노뼈머리

(4) **오목면**: 자뼈노패임

(5) **치료면**: 자뼈노패임 오목면에 위치

2) 뼈운동형상학

(1) 엎침: 노뼈머리와 자뼈머리를 통과하는 사선을 축으로 해서 자뼈 차체의 움직임은 거의 없이 자뼈주위를 노뼈가 돌아 두 뼈가 서로 겹쳐진다.

(2) 뒤침: 노뼈머리와 자뼈머리를 통과하는 사선을 축으로 해서 자뼈 차체의 움직임은 거의 없이 자뼈주위를 노뼈가 돌아 두 뼈가 나란해 진다.

(3) 벌림: 수동적 움직임으로 팔꿈치관절이 최대로 펴지지 않은 상태에서 자뼈를 기준으로 노뼈가 먼쪽 방향으로 움직인다.

(4) 모음: 수동적 움직임으로 팔꿈치관절이 최대로 펴지지 않은 상태에서 자뼈를 기준으로 노뼈가 몸쪽 방향으로 움직인다.

3) 관절운동형상학

(1) 뒤침

구르기: 볼록법칙에 따라 뒤침이 진행되는 뒤쪽으로 구르기가 일어난다.

활주: 볼록법칙에 따라 뒤침이 진행되는 방향의 반대인 앞쪽으로 활주가 일어나다.

(2) 엎침

구르기: 볼록법칙에 따라 뒤침이 진행되는 앞쪽으로 구르기가 일어난다.

활주: 볼록법칙에 따라 뒤침이 진행되는 방향의 반대인 뒤쪽으로 활주가 일어나다.

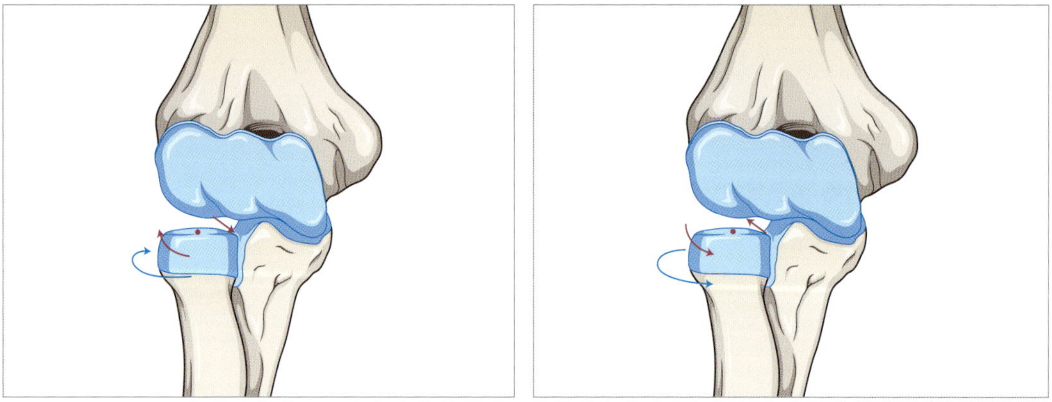

그림 7-3 몸쪽노자관절뒤침, 엎침 관절운동형상학

4) 회선검사

(1) 뒤침회선검사

자세 • 환자: 앉거나 선 자세
치료사: 검사하고자 하는쪽 앞에 선 자세

① 능동검사

아래팔의 뒤침운동을 능동적으로 시작위치에서 뒤침의 마지막 위치까지 수행하게 한다.

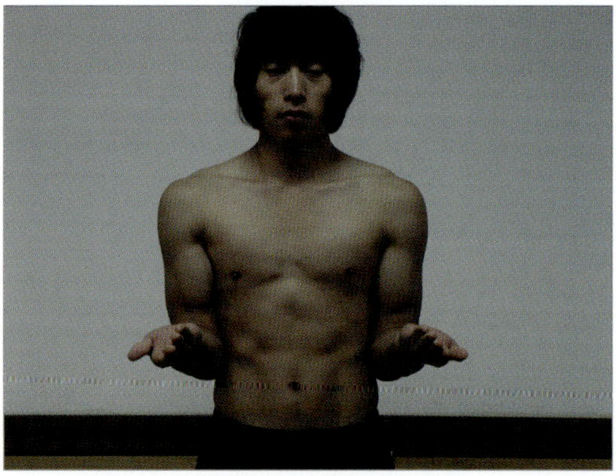

그림 7-4 노자관절 뒤침능동검사

② **능동부가검사**

고정 • 치료사는 고정하는 손으로 환자 아래팔의 먼쪽에서 자뼈를 고정한다.

실행 • 환자가 능동적으로 수행한 아래팔의 뒤침 마지막 위치에서 치료사는 실행하는 손으로 환자 아래팔의 먼쪽에서 노뼈를 엄지와 나머지 손가락을 이용해서 잡고 뒤침방향으로 수동적인 압력을 가해 마지막 정지 위치까지 간다.

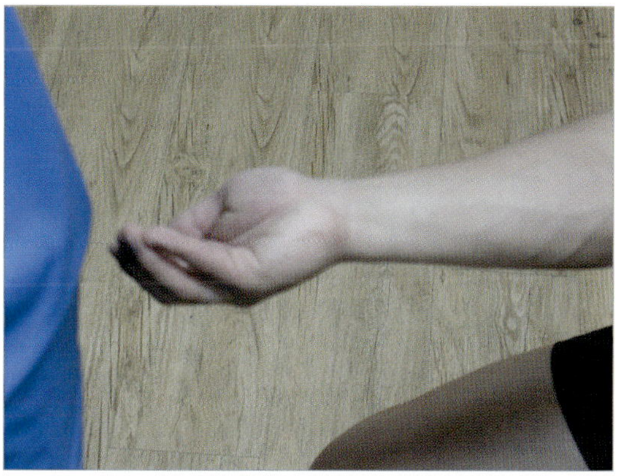

그림 7-5 노자관절 뒤침능동부가검사

③ **수동검사**

고정 • 치료사는 고정하는 손으로 환자 아래팔의 먼쪽에서 자뼈를 고정한다.

실행 • 시작위치에서 치료사는 실행하는 손으로 환자 아래팔의 먼쪽에서 노뼈를 엄지와 나머지 손가락을 이용해서 잡고 뒤침의 마지막 정지 위치까지 수동 뒤침운동을 실시한다.

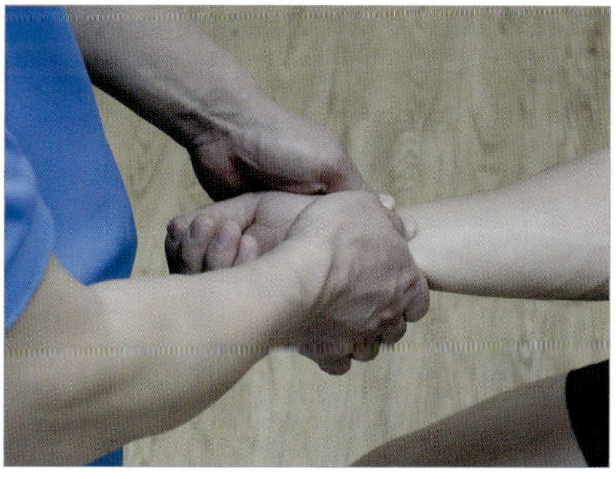

그림 7-6 노자관절 뒤침수동검사

(2) 엎침회선검사

자세 • 환자: 앉거나 선 자세
치료사: 검사하고자 하는쪽 앞에 선 자세

① 능동검사

아래팔의 엎침운동을 능동적으로 시작위치에서 뒤침의 마지막 위치까지 수행하게 한다.

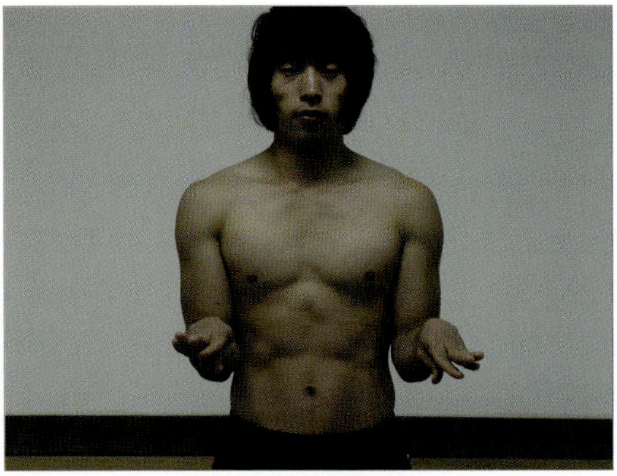

그림 7-7 노자관절 엎침능동검사

② 능동부가검사

고정 • 치료사는 고정하는 손으로 환자 아래팔의 먼쪽에서 자뼈를 고정한다.

실행 • 환자가 능동적으로 수행한 아래팔의 엎침 마지막 위치에서 치료사는 실행하는 손으로 환자 아래팔의 먼쪽에서 노뼈를 엄지와 나머지 손가락을 이용해서 잡고 엎침방향으로 수동적인 압력을 가해 마지막 정지 위치까지 간다.

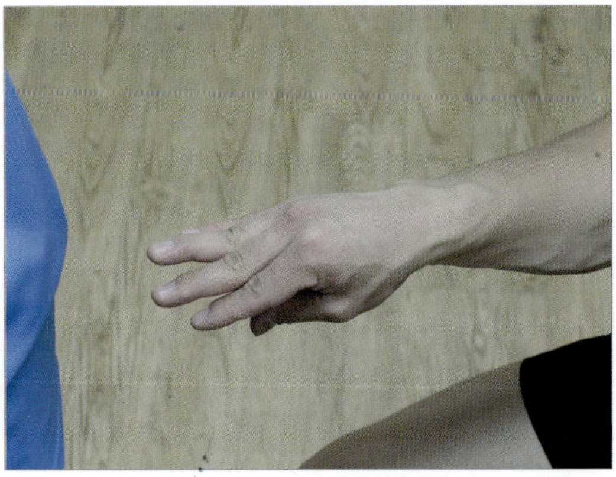

그림 7-8 노자관절 엎침능동부가검사

③ **수동검사**

고정 • 치료사는 고정하는 손으로 환자 아래팔의 먼쪽에서 자뼈를 고정한다.

실행 • 시작위치에서 치료사는 실행하는 손으로 환자 아래팔의 먼쪽에서 노뼈를 엄지와 나머지 손가락을 이용해서 잡고 엎침의 마지막 정지 위치까지 수동 엎침운동을 실시한다.

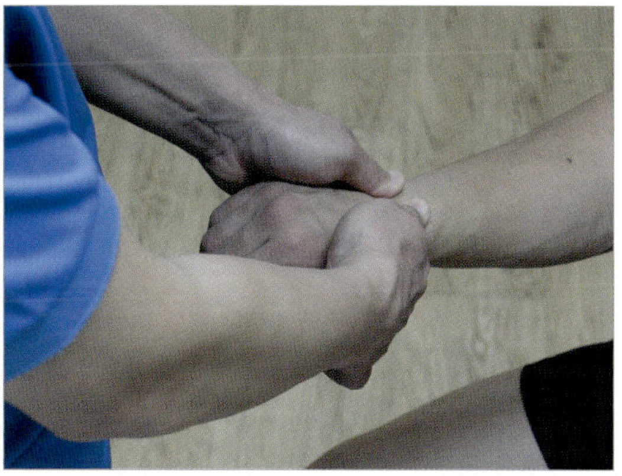

그림 7-9 노자관절 엎침수동검사

5) 직선검사

(1) 먼쪽 노자관절

① **압박검사**

자세 • 환자: 등받이가 없는 의자에 앉은 상태에서, 검사하고자 하는쪽 위팔의 어깨관절은 가볍게 벌리고, 팔꿈치관절을 굽혀 아래팔이 약간 엎침 된 상태로 있게 한다.

치료사: 환자를 마주보고 선다.

고정 • 치료사의 고정하는 손의 엄지두덩과 새끼두덩 사이에 자뼈의 먼쪽을 놓고 자뼈쪽에서 잡는다.

실행 • 치료사는 실행하는 손의 엄지두덩과 새끼두덩 사이에 노뼈의 먼쪽을 위치하게 하여 노뼈쪽에서 잡고 양손을 이용하여 압박력을 먼쪽 노자관절에 가한다.

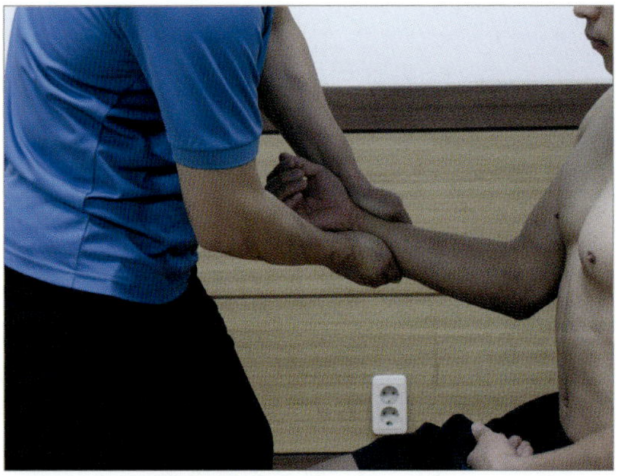

그림 7-10 먼쪽노자관절 압박검사

② **미끄러트림**

자세 • 환자: 등받이가 없는 의자에 앉은 상태에서, 검사하고자 하는쪽 위팔의 어깨관절은 가볍게 벌리고, 팔꿈치관절을 굽혀 아래팔이 약간 엎침 된 상태로 있게 한다.

치료사: 환자를 마주보고 선다.

고정 • 치료사의 고정하는 손의 엄지와 두 번째 손가락으로 자뼈의 먼쪽을 잡아 고정한다.

실행 • 치료사의 실행하는 손의 엄지와 두 번째 손가락으로 노뼈의 먼쪽을 잡고, 손등과 손바닥 방향으로 전단력을 가해 미끄러트림 검사를 실시한다.

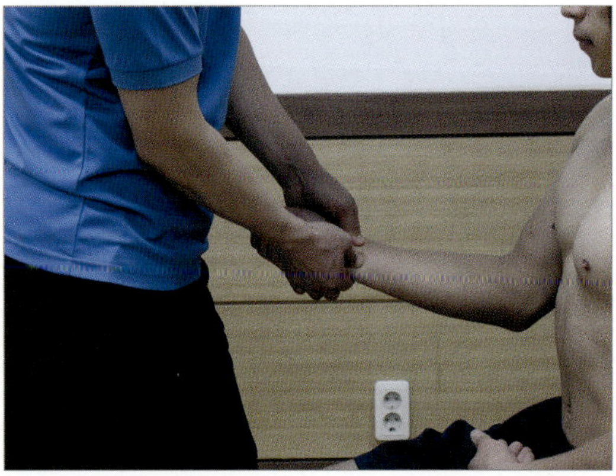

그림 7-11 먼쪽노자관절 미끄러트림검사

(2) 몸쪽 노자관절

① 압박검사

자세 • 환자: 치료대 가장자리 옆에 의자를 놓고 앉는다. 검사하고자 하는쪽 위팔의 어깨관절은 가볍게 벌리고, 팔꿈치관절을 굽혀 아래팔이 약간 엎침 된 상태로 자뼈쪽면이 치료대 위에 놓이게 한다.

치료사: 검사하고자 하는쪽 바깥쪽면에 선다.

고정 • 치료사는 고정하는 손으로 자뼈의 몸쪽을 잡아 치료대에 고정한다.

실행 • 치료사의 실행하는 손의 엄지두덩에 노뼈머리가 오게 하여 노뼈를 잡고 양손을 이용하여 압박력을 몸쪽 노자관절에 가한다.

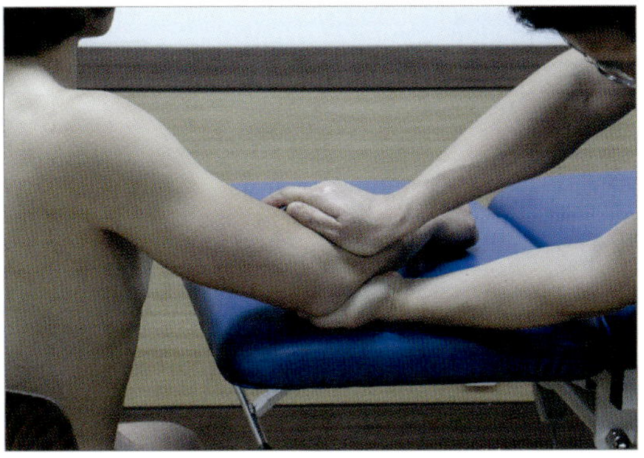

그림 7-12 몸쪽노자관절 압박검사

② 미끄러트림 검사

자세 • 환자: 치료대 가장자리 옆에 의자를 놓고 앉는다. 검사하고자 하는쪽 위팔의 어깨관절은 가볍게 벌리고, 팔꿈치관절을 굽혀 아래팔이 약간 엎침 된 상태로 자뼈쪽면이 치료대 위에 놓이게 한다.

치료사: 환자 바깥쪽면에 선다.

고정 • 치료사는 고정하는 손으로 자뼈의 몸쪽을 잡아 치료대에 고정한다.

실행 • 치료사의 실행하는 손의 엄지와 두 번째 손가락으로 노뼈의 머리를 잡고, 복부쪽과 등쪽으로 전단력을 가해 미끄러트림 검사를 실시한다.

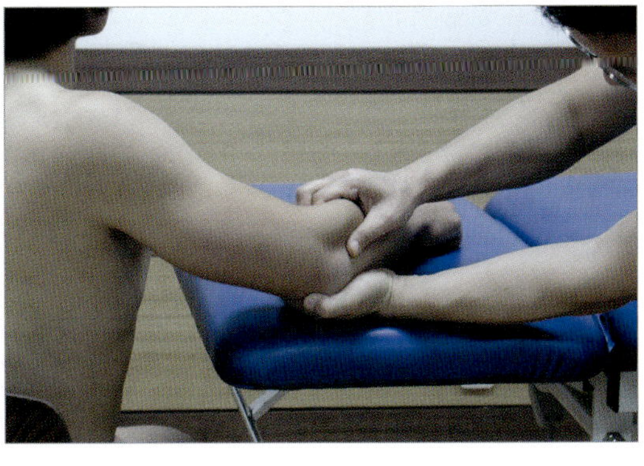

그림 7-13 몸쪽노자관절 미끄러트림검사

6) 저항검사

(1) 뒤침

자세 • 환자: 등받이가 없는 의자에 앉거나 선 상태에서, 검사하고자 하는쪽 팔꿈치관절을 굽혀 아래팔이 약간 엎침 된 상태로 있게 한다.
치료사: 환자 검사하고자 하는쪽 팔 앞쪽에 앉거나 선다.

고정 • 치료사는 고정하는 손으로 검사하고자 하는쪽 위팔 안쪽의 먼쪽을 잡아 검사 시 고정력을 가한다. 실행하는 손은 아래팔 먼쪽의 등쪽을 접촉한다.

실행 • 환자는 뒤침운동을 실시하고 치료사는 실행하는 손을 이용하여 엎침방향으로 수동적인 저항을 가해, 뒤침운동에 대한 근력을 검사한다.

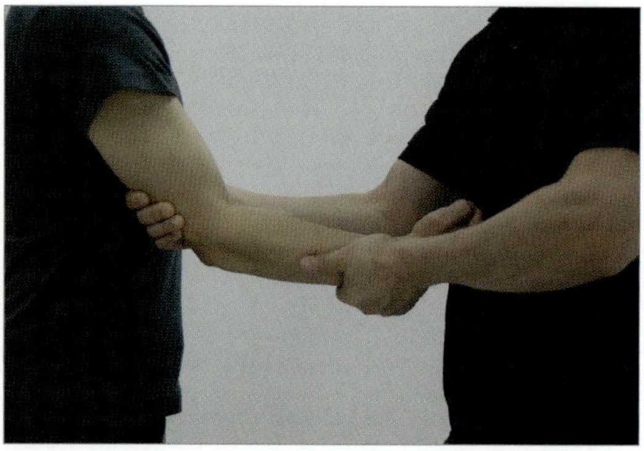

그림 7-14 아래팔의 뒤침근력검사

(2) 엎침

자세 • 환자: 등받이가 없는 의자에 앉거나 선 상태에서, 검사하고자 하는쪽 팔꿈치관절을 굽혀 아래팔이 약간 뒤침 된 상태로 있게 한다.
치료사: 환자 검사하고자 하는쪽 팔 앞쪽에 앉거나 선다.

고정 • 치료사는 고정하는 손으로 검사하고자 하는쪽 위팔 바깥쪽의 먼쪽을 잡아, 검사 시 고정력을 가한다. 실행하는 손은 아래팔 먼쪽의 복부쪽을 접촉한다.

실행 • 환자는 엎침운동을 실시하고 치료사는 실행하는 손을 이용하여 뒤침방향으로 수동적인 저항을 가해, 엎침운동에 대한 근력을 검사한다.

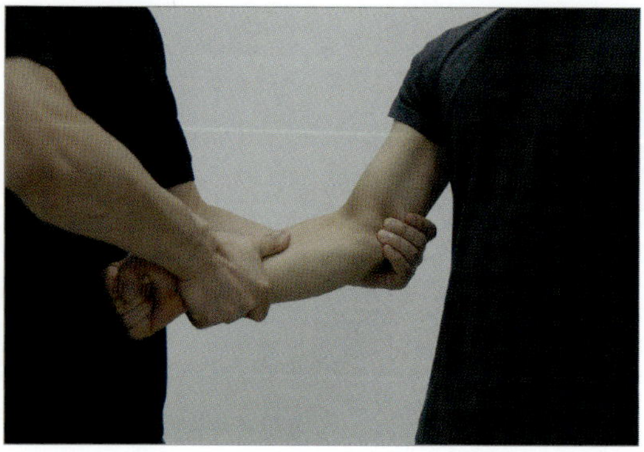

그림 7-15 아래팔의 엎침근력검사

7) 근육의 감별검사

(1) 아래팔의 뒤침 시 증상유발

대상근육: 위팔두갈래근(biceps brachii), 손뒤침근(supinator)

① 위팔두갈래근 감별

자세 • 환자: 등받이가 없는 의자에 앉은 상태에서 아래팔을 뒤침한 상태로 팔꿈치관절을 가볍게 굽힌다.
치료사: 환자를 마주보고 검사하고자 하는쪽에 선다.

고정 • 치료사의 고정하는 손은 환자 위팔 먼쪽의 등쪽을 고정한다. 실행하는 손은 아래팔의 먼쪽을 손바닥쪽에서 접촉한다.

실행 • 환자는 아래팔의 뒤침을 유지하면서 팔꿈치관절 굽힘운동을 실시하고 치료사는 실행하는 손을 이용하여 엎침과 폄방향으로 수동적인 저항을 가해, 뒤침과 굽힘운동에 의해 증상의 변화가 생기는지 검사한다.

감별 • 뒤침에 대한 증상완화 위치에서, 팔꿈치관절 굽힘저항운동에서 증상의 변화가 있을 시에는 위팔두갈래근의 문제를 의심해 볼 수 있다.

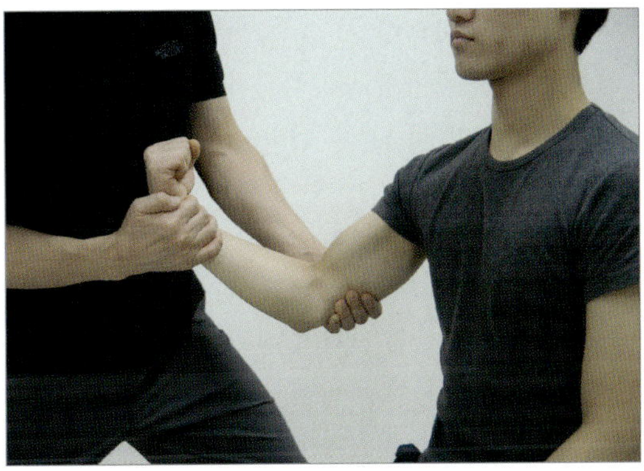

그림 7-16 위팔두갈래근 근육감별검사

② 손뒤침근 감별

자세 • 환자: 등받이가 없는 의자에 앉은 상태에서, 검사하고자 하는쪽 팔꿈치관절을 굽혀 아래팔이 약간 엎침 된 상태로 있게 한다.
치료사: 환자 검사하고자 하는쪽 팔 앞쪽에 선다.

고정 • 치료사는 고정하는 손으로 검사하고자 하는쪽 위팔의 먼쪽을 잡아 검사 시 고정력을 가한다. 실행하는 손은 아래팔 먼쪽의 등쪽을 접촉한다.

실행 • 환자는 뒤침운동을 실시하고 치료사는 실행하는 손을 이용하여 엎침방향으로 수동적인 저항을 가해, 뒤침운동에 의해 증상의 변화가 생기는지 검사한다.

감별 • 팔꿈치관절 굽힘 위치에서, 아래팔 뒤침저항운동에서 증상의 변화가 있을 시에는 손뒤침근의 문제를 의심해 볼 수 있다.

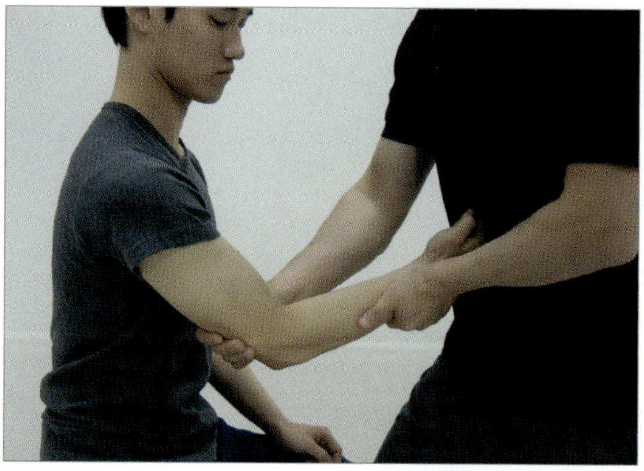

그림 7-17 손뒤침근 근육감별검사

(2) 아래팔의 엎침 시 증상유발

대상근육: 원엎침근(pronator teres), 네모엎침근(pronator quadratus)

① 원엎침근 감별

자세 • 환자: 등받이가 없는 의자에 앉은 상태에서 아래팔을 중립상태로 팔꿈치관절을 가볍게 굽힌다.

치료사: 환자를 마주보고 검사하고자 하는쪽에 선다.

고정 • 치료사의 고정하는 손은 위팔 먼쪽의 등쪽을 고정한다. 실행하는 손은 아래팔의 먼쪽을 노뼈쪽에서 접촉한다.

실행 • 환자는 아래팔의 중립을 유지하면서 팔꿈치관절 굽힘운동을 실시하고 치료사는 실행하는 손을 이용하여 뒤침과 폄방향으로 수동적인 저항을 가해, 엎침과 굽힘운동에 의해 증상의 변화가 생기는지 검사한다.

감별 • 엎침에 대한 증상완화 위치(중립)에서, 팔꿈치관절 굽힘저항운동에서 증상의 변화가 있을 시에는 원엎침근의 문제를 의심해 볼 수 있다.

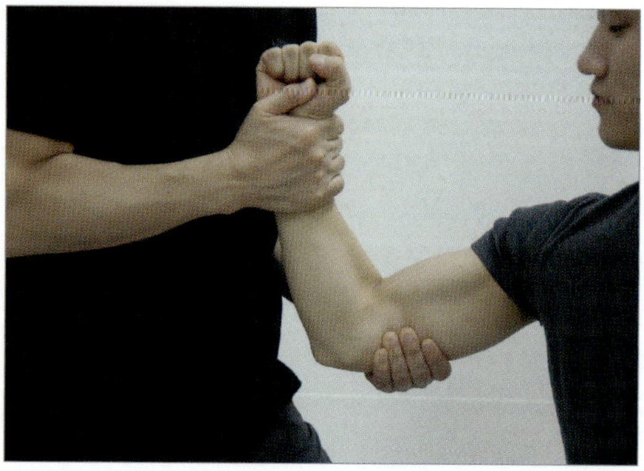

그림 7-18 원엎침근 근육감별검사

② 네모엎침근 감별

자세 • 환자: 등받이가 없는 의자에 앉은 상태에서, 검사하고자 하는쪽 팔꿈치관절을 굽혀 아래팔이 약간 뒤침 된 상태로 있게 한다.
치료사: 환자 검사하고자 하는쪽 팔 앞쪽에 선다.

고정 • 치료사는 고정하는 손으로 검사하고자 하는쪽 위팔의 먼쪽을 잡아 검사 시 고정력을 가한다. 실행하는 손은 아래팔 먼쪽의 손바닥쪽을 접촉한다.

실행 • 환자는 엎침운동을 실시하고 치료사는 실행하는 손을 이용하여 뒤침방향으로 수동적인 저항을 가해, 엎침운동에 의해 증상의 변화가 생기는지 검사한다.

감별 • 팔꿈치관절 굽힘 위치에서, 아래팔 엎침저항운동에서 증상의 변화가 있을 시에는 네모엎침근의 문제를 의심해 볼 수 있다.

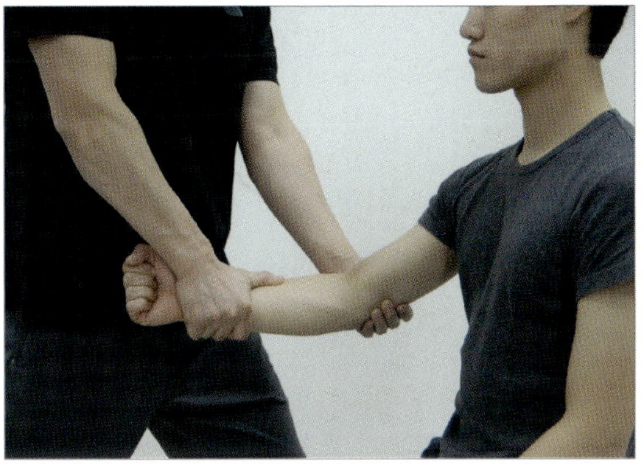

그림 7-19 네모엎침근 근육감별검사

3. 위팔노관절 Humero-radial joint

위팔노관절은 기능적으로 아래팔에 속한다.

1) 기능해부학

(1) **해부학적**: 단순
(2) **역학적**: 3축 절구관절(변형되지 않은 구형)
(3) **볼록면**: 위팔뼈 작은머리
(4) **오목면**: 노뼈머리 윗부분
(5) **지토선**: 노뼈머리 윗부분의 오목면에 위치

2) 뼈운동형상학

(1) 굽힘: 작은머리를 통과하는 전두축을 중심으로 해서 아래팔이 앞으로 이동 위팔뼈에 가까워진다.

(2) 폄: 작은 머리를 통과하는 전두축을 중심으로 해서 아래팔이 뒤쪽으로 이동 위팔뼈에서 멀어진다.

(3) 벌림: 수동적인 움직임으로 자뼈 몸쪽의 시상축을 중심으로 해서 바깥쪽굽힘(valgus) 움직임이 일어난다(팔꿈치관절 완전 폄 상태에서는 잠긴위치가 되어 벌림과 모음이 불가능하다).

(4) 모음: 수동적인 움직임으로 자뼈 몸쪽의 시상축을 중심으로 해서 안쪽굽힘(varus)움직임이 일어난다.

(5) 엎침: 노뼈머리와 자뼈머리를 통과하는 사선을 축으로 한 움직임으로 차축 회전 외에 노뼈 자체의 움직임은 거의 없다.

(6) 뒤침: 노뼈머리와 자뼈머리를 통과하는 사선을 축으로 한 움직임으로 차축 회전 외에 노뼈 자체에의 움직임은 거의 없다.

3) 관절운동형상학

(1) 굽힘

구르기: 오목법칙에 따라 굽힘이 진행되는 앞으로 구르기가 일어난다.
활주: 오목법칙에 따라 굽힘이 진행되는 앞으로 활주가 일어난다.

(2) 폄

구르기: 오목법칙에 따라 폄이 진행되는 뒤쪽으로 구르기가 일어난다.
활주: 오목법칙에 따라 폄이 진행되는 뒤쪽으로 활주가 일어난다.

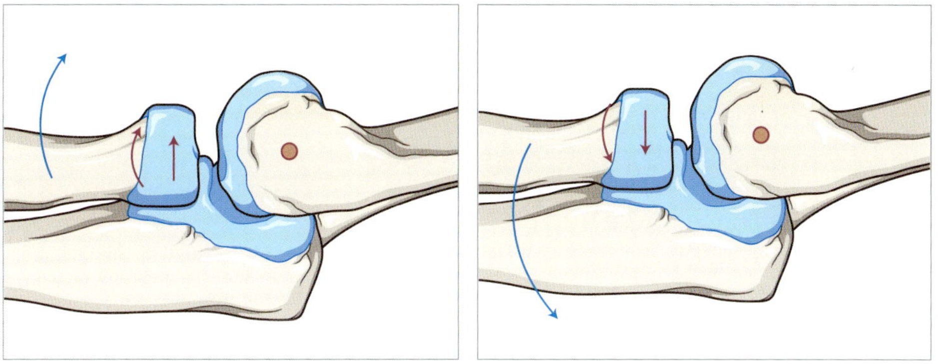

그림 7-20 위팔노관절 굽힘, 폄 관절운동형상학

(3) 벌림

구르기: 오목법칙에 따라 벌림이 진행되는 바깥쪽으로 구르기가 일어난다.

활주: 오목법칙에 따라 벌림이 진행되는 바깥쪽으로 활주가 일어난다.

(4) 모음

구르기: 오목법칙에 따라 모음이 진행되는 안쪽으로 구르기가 일어난다.

활주: 오목법칙에 따라 모음이 진행되는 안쪽으로 활주가 일어난다.

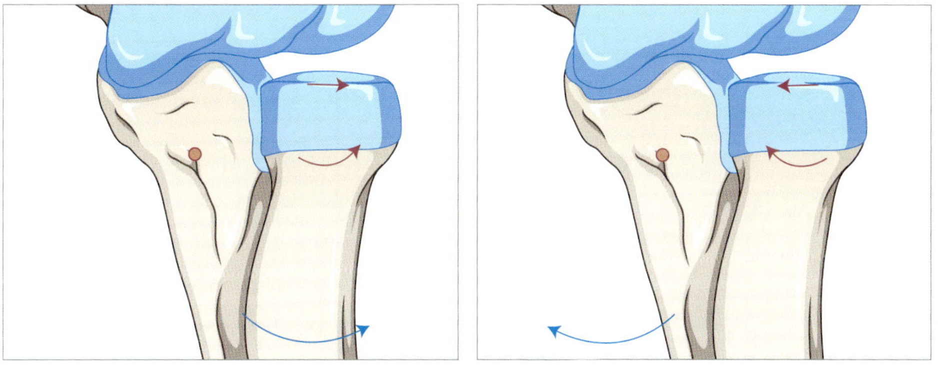

그림 7-21 위팔노관절 벌림, 모음 관절운동형상학

(5) 엎침, 뒤침

아래팔에서의 기능이다.

4) 회선검사

(1) 굽힘회선검사

자세 • 환자: 앉거나 선 자세
치료사: 검사하고자 하는쪽 앞에 선 자세

① **능동검사**

위팔노관절의 굽힘운동을 능동적으로 시작위치에서 굽힘의 마지막 위치까지 수행하게 한다.

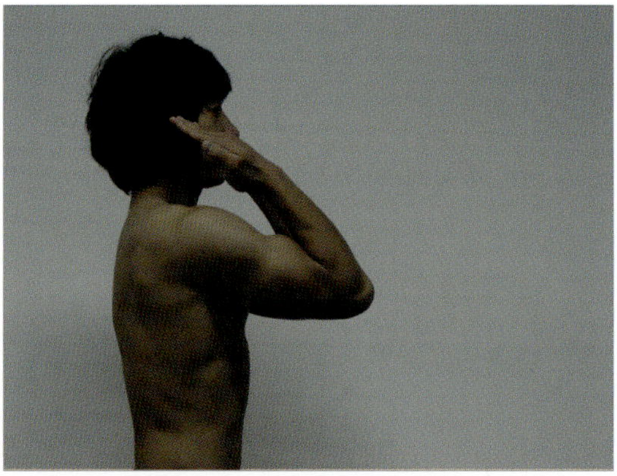

그림 7-22 위팔노관절 굽힘능동검사

② **능동부가검사**

고정 • 치료사는 고정하는 손으로 환자 팔꿈치관절 바로 위에서 위팔의 먼쪽을 고정한다.

실행 • 환자가 능동적으로 수행한 위팔노관절의 굽힘의 마지막 위치에서 치료사는 실행하는 손으로 환자 손목관절 바로 위에서 아래팔의 먼쪽을 노뼈쪽에서 잡고 굽힘방향으로 수동적인 압력을 가해 마지막 정지 위치까지 간다.

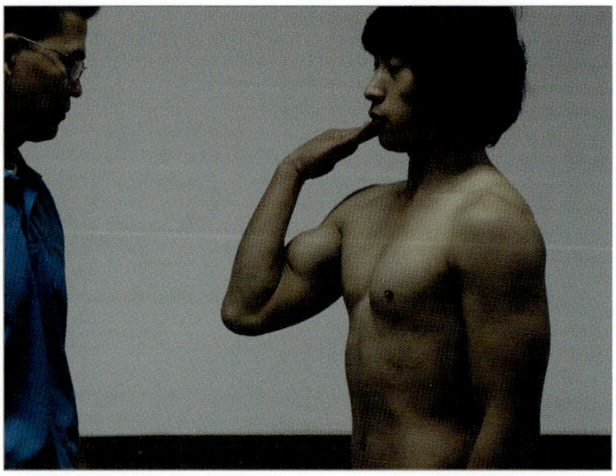

그림 7-23 위팔노관절 굽힘능동부가검사

③ **수동검사**

고정 • 치료사는 고정하는 손으로 환자 팔꿈치관절 바로 위에서 위팔의 먼쪽을 고정한다.

실행 • 시작위치에서 치료사는 실행하는 손으로 환자 손목관절 바로 위에서 아래팔의 먼쪽을 노뼈쪽에서 잡고 굽힘방향으로 마지막 정지 위치까지 수동 굽힘운동을 실시한다.

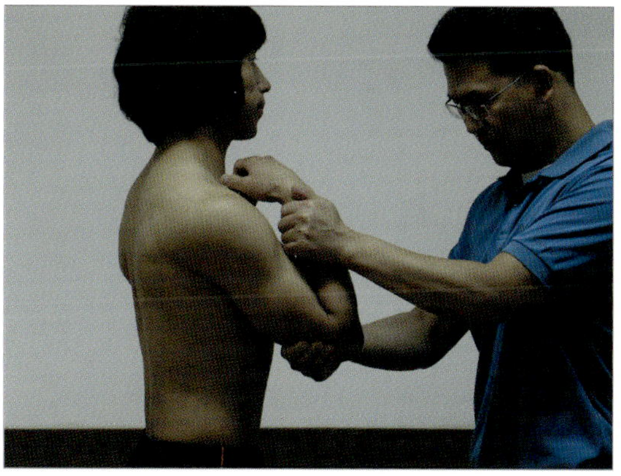

그림 7-24 위팔노관절 굽힘수동검사

(2) 폄 회선검사

자세 • 환자: 앉거나 선 자세
치료사: 검사하고자 하는쪽 앞에 선 자세

① **능동검사**

위팔노관절의 폄운동을 능동적으로 시작위치에서 폄의 마지막 위치까지 수행하게 한다.

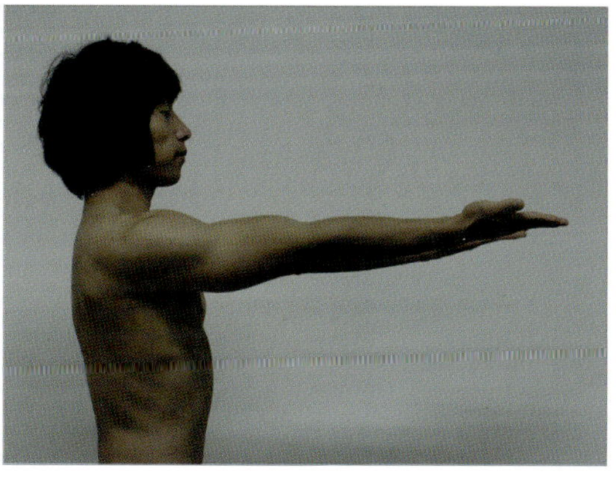

그림 7-25 위팔노관절 폄능동검사

② **능동부가검사**

고정 • 치료사는 고정하는 손으로 환자 팔꿈치관절 바로 위에서 위팔의 먼쪽을 고정한다.

실행 • 환자가 능동적으로 수행한 위팔노관절의 폄의 마지막 위치에서 치료사는 실행하는 손으로 환자 손목관절 바로 위에서 아래팔의 먼쪽을 노뼈쪽에서 잡고 폄방향으로 수동적인 압력을 가해 마지막 정지 위치까지 간다.

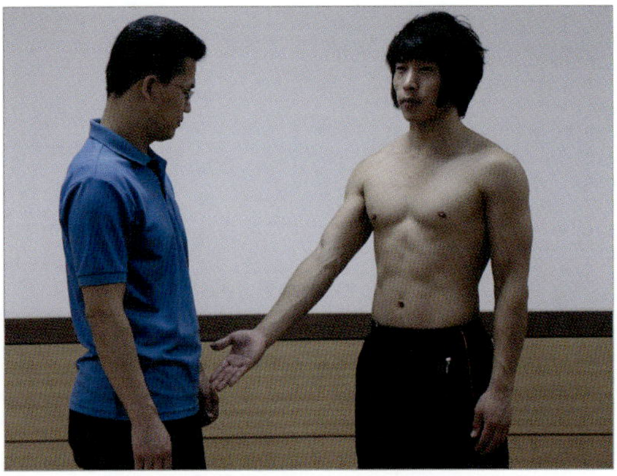

그림 7-26 위팔노관절 폄능동부가검사

③ **수동검사**

고정 • 치료사는 고정하는 손으로 환자 팔꿈치관절 바로 위에서 위팔의 먼쪽을 고정한다.

실행 • 시작위치에서 치료사는 실행하는 손으로 환자 손목관절 바로 위에서 아래팔의 먼쪽을 노뼈쪽에서 잡고 폄방향으로 마지막 정지 위치까지 수동 폄운동을 실시한다.

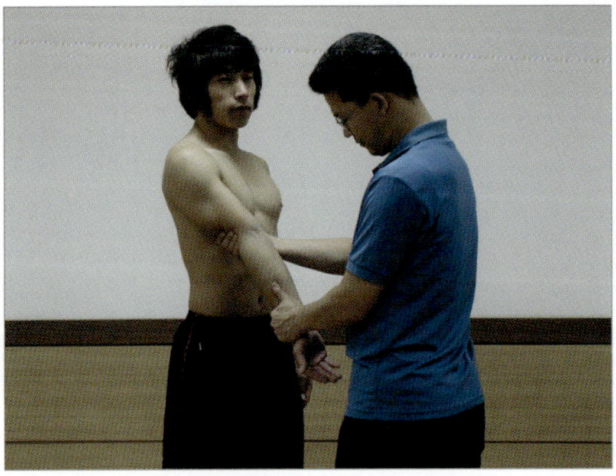

그림 7-27 위팔노관절 폄수동검사

CHAPTER 8

팔꿈치관절

팔꿈치관절(elbow joint)은 해부학적으로 단순관절이며 역학적으로 복합관절이다. 팔꿈치관절은 3개의 위팔자관절(humero-ulnar joint), 위팔노관절(humero-radial joint), 몸쪽 노자관절(proximal radio-ulnar joint)로 구분되며, 이 모두는 하나의 관절주머니에 싸여 있다.

1. 팔꿈치관절부 촉지

1) 안쪽위관절융기와 가쪽위관절융기

위팔의 먼쪽 끝에서 안쪽·바깥쪽으로 돌출된 각각의 위팔뼈의 안쪽위관절융기(lateral epicondyle)와 가쪽위관절융기(medial epicondyle)를 촉지해 볼 수 있다. 안쪽위관절융기가 가쪽위관절융기보다 상대적으로 더 예리하게 돌출되어 있다.

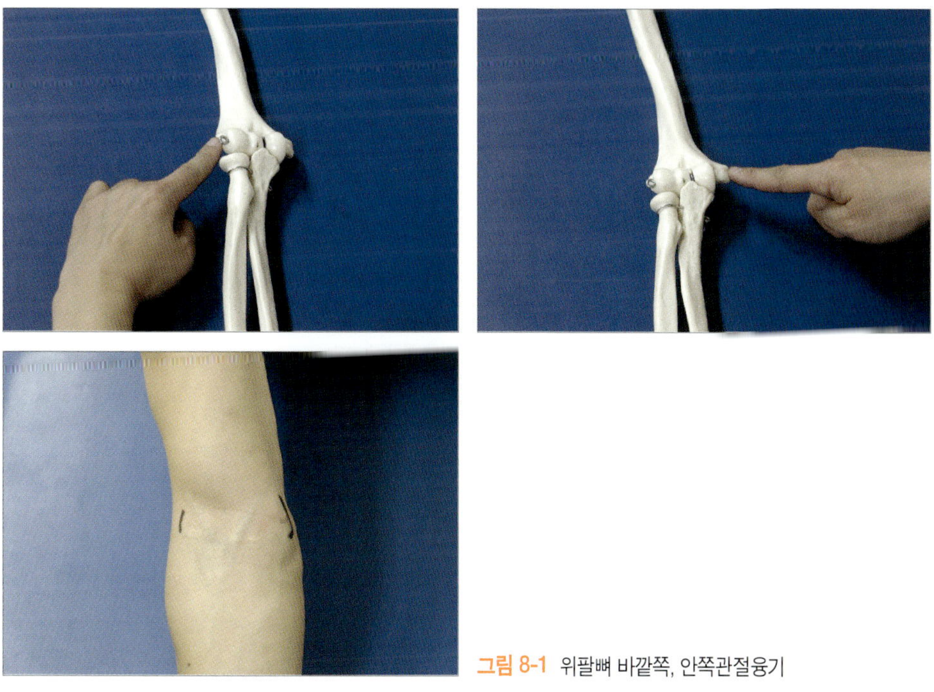

그림 8-1 위팔뼈 바깥쪽, 안쪽관절융기

2) 노뼈머리

팔꿈치관절을 90° 정도 굽혔을 때, 팔꿈치관절 바깥쪽부의 위팔뼈 가쪽위관절융기 먼쪽에서 피부가 눈에 띄게 함몰되는 부위가 생기는데 여기가 위팔뼈와 노뼈의 경계부이다. 이곳에서 노뼈머리를 촉지하여 안쪽으로 이동하면서 노뼈머리(radius head)를 형태와 위치를 파악하여 표시한다. 실제 노뼈머리는 팔꿈치관절부 바깥쪽에서 이는 손목관절 폄근들과 아래팔 손뒤침근으로 인해 외형적으로 볼 때 보다 안쪽에 위치하고 있다.

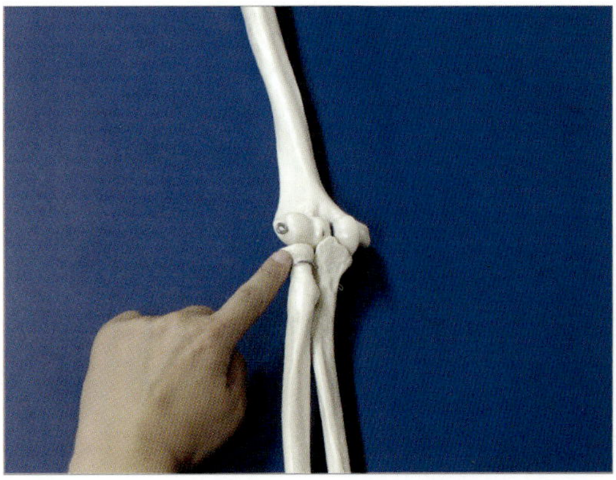
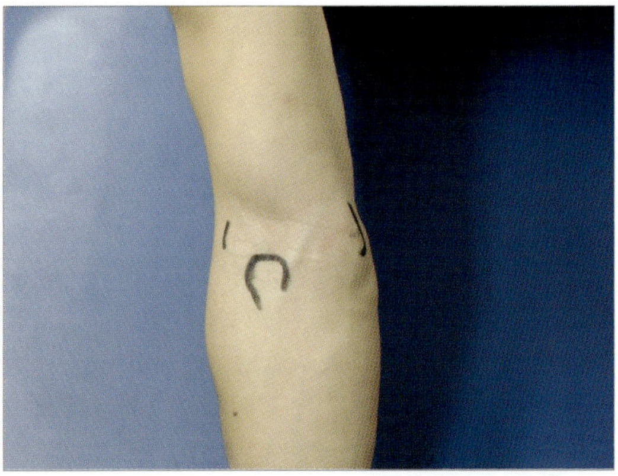

그림 8-2 노뼈머리

3) 작은머리와 도르래

노뼈머리에서 몸쪽으로 올라가 작은머리(capitulum)를 촉지해 볼 수 있다. 먼저 노뼈머리 몸쪽에서 작은머리를 촉지하고 바깥쪽으로 이동하여 작은머리의 바깥쪽경계를 찾아 표시하고, 연이어 안쪽으로 이동하여 안쪽경계를 찾아 확인한다. 도르래(trochlea)의 안쪽 경계는 팔꿈치관절의 안쪽에 두드러진 위팔뼈의 안쪽위관절융기를 기준으로 하여 안쪽으로 이동하며 촉지하다 보면 예리한 도르래의 안쪽 경계를 쉽게 촉지해 볼 수 있다. 이렇게 확인된 경계를 기준으로 하여 작은머리와 도르래의 외형을 그려 볼 수 있다.

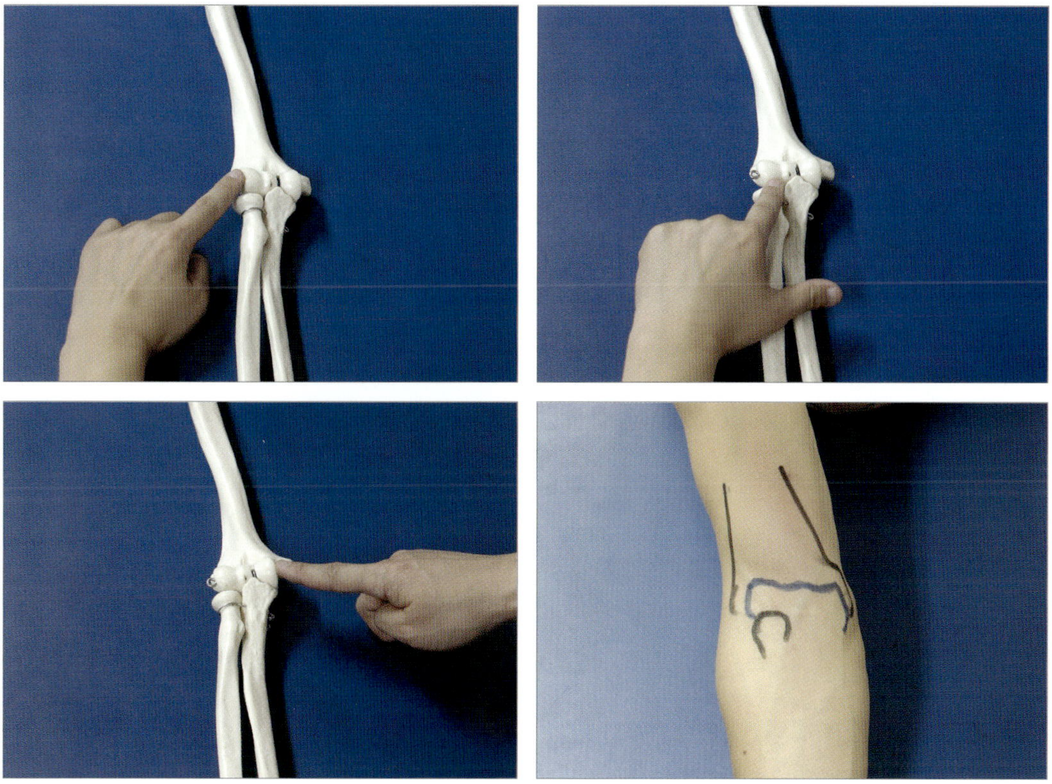

그림 8-3 작은머리와 도르래

4) 갈고리돌기

갈고리돌기(coronoid precess)를 찾기 위해서는 먼저 팔꿈치관절을 굽혀 위팔두갈래근 힘줄을 긴장시켜 위팔두갈래근 힘줄을 먼저 확인하고, 그 안쪽에서 위팔동맥을 맥박을 찾은 후에 도르래의 안쪽경계와 위팔두갈래근힘줄 사이의 위팔동맥 심부에서 찾아볼 수 있다. 주변 근육을 이완시킨 후 위팔동맥을 기준으로 보다 심부로 내려가며 촉지하다 보면 예리하게 상방으로 돌출된 딱딱한 뼈가 느껴지는데 이것이 갈고리돌기이다. 갈고리돌기를 기준으로 자뼈 몸쪽의 안쪽과 바깥쪽 경계를 확인하고 뼈의 외형을 따라 자뼈의 몸쪽 외형을 그린다. 물론 여기에서 몸쪽 노자관절도 확인해 볼 수 있다.

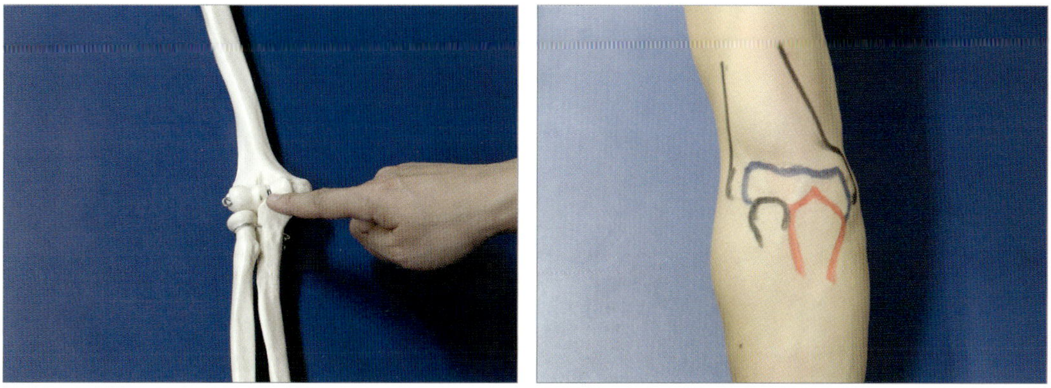

그림 8-4 갈고리돌기

5) 안쪽위관절융기

팔꿈치관절을 가볍게 굽히고, 그 안쪽부에서 가장 두드러진 위팔뼈의 안쪽위관절융기(medial epicondyle) 부위를 촉지 하여 표시한다.

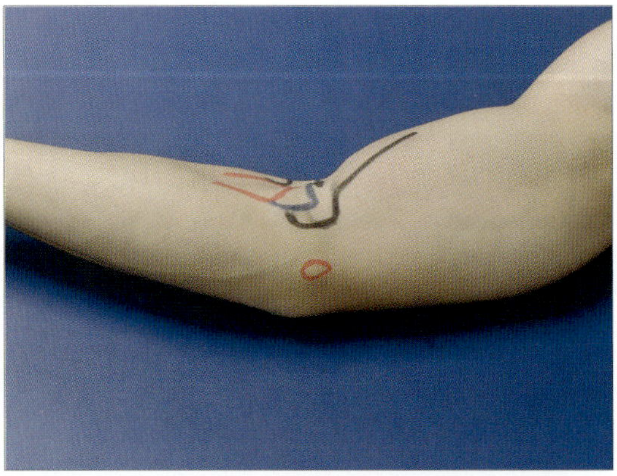

그림 8-5 위팔뼈 안쪽위관절융기

6) 도르래패임

팔꿈치관절 안쪽부에서 확인된 안쪽위관절융기의 돌출부를 기준으로, 그 먼쪽에 부채처럼 포진되어 있는 도르래패임(trachlea notch)을 촉지 하여 표시할 수 있다.

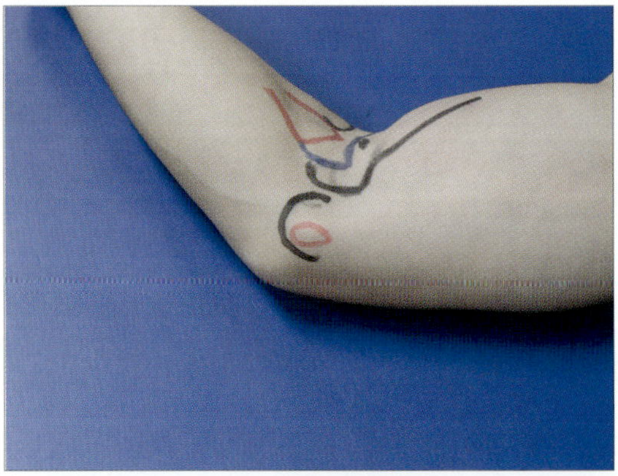

그림 8-6 도르래패임

7) 팔꿈치머리

도르래패임을 기준으로 하여, 위팔뼈의 도르래를 스패너처럼 싸고 있는 자뼈를 갈고리돌기와 팔꿈치머리(olecranon) 부위로 표시 할 수 있다.

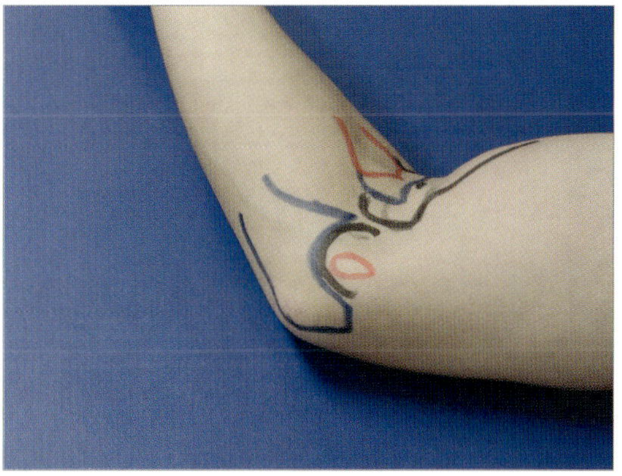

그림 8-7 팔꿈치머리

2. 위팔자관절humero-ulnar joint

위팔뼈와 자뼈에 의한 관절로 우리가 일반적으로 팔꿈치관절이라고 하는 부위가 된다. 자뼈의 두꺼워진 몸쪽은 반구형의 도르래패임으로 스패너처럼 위팔뼈의 도르래를 감싼다.

팔꿈치관절에서 자뼈 도르래패임의 오목관절면에는 볼록한 융기가 존재하며 이 융기는 위팔뼈 도르래 볼록관절면의 오목한 패임와 접합하기 때문에 팔꿈치관절은 안장형 관절에 특성을 가지게 된다.

1) 기능해부학

(1) **해부학적**: 단순

(2) **역학적**: 2축 안장관절(변형되지 않은 안장형)

(3) **볼록면**: 도르래

(4) **오목면**: 도르래패임

(5) **치료면**: 치료면은 자뼈 도르래패임의 오목면에 위치하는 생리적인 치료면과 실제 임상에서 검진과 치료의 기준이 되는 임상적인 치료면으로 구분할 수 있다.

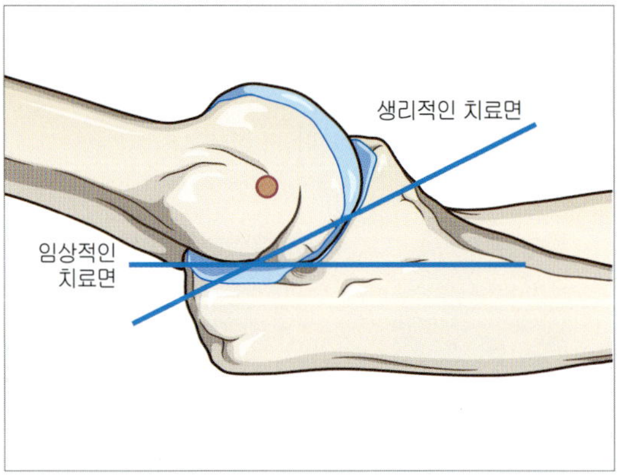

그림 8-8 팔꿈치관절 치료면

2) 뼈운동형상학

(1) 굽힘: 도르래를 통과하는 전두축을 중심으로 해서 아래팔이 앞쪽으로 이동 위팔뼈에 가까워진다.

(2) 폄: 도르래를 통과하는 전두축을 중심으로 해서 아래팔이 뒤쪽으로 이동 위팔뼈에서 멀어진다.

(3) 벌림: 수동적인 움직임으로 자뼈의 몸쪽의 시상축을 중심으로 해서 바깥쪽옆굽힘 움직임이 일어난다(팔꿈치관절 완전 폄 상태에서는 잠긴위치가 되어 벌림과 모음이 불가능하다).

(4) 모음: 수동적인 움직임으로 자뼈의 몸쪽의 시상축을 중심으로 해서 안쪽옆굽힘 움직임이 일어난다.

3) 관절운동형상학

(1) 굽힘

구르기: 오목법칙에 따라 굽힘이 진행되는 앞쪽으로 구르기가 일어난다.

활주: 오목법칙에 따라 굽힘이 진행되는 앞쪽으로 활주가 일어난다.

(2) 폄

구르기: 오목법칙에 따라 폄이 진행되는 뒤쪽으로 구르기가 일어난다.

활주: 오목법칙에 따라 폄이 진행되는 뒤쪽으로 활주가 일어난다.

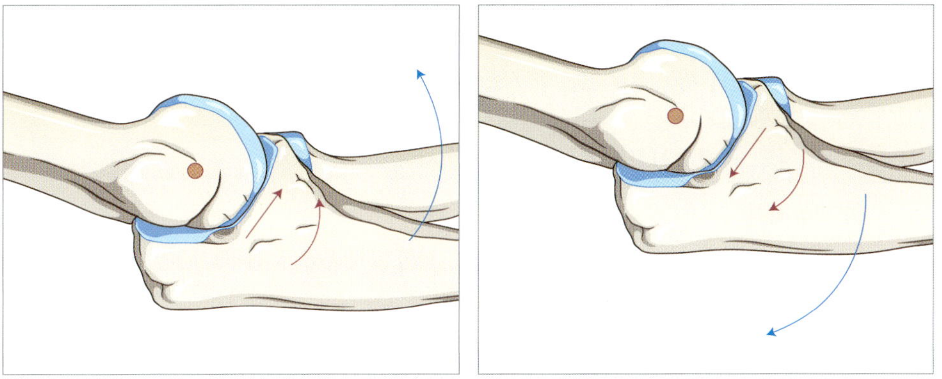

그림 8-9 위팔자관절 굽힘, 폄 관절운동형상학

(3) 벌림

구르기: 볼록법칙에 따라 벌림이 진행되는 바깥쪽으로 구르기가 일어난다.

활주: 볼록법칙에 따라 벌림이 진행되는 방향의 반대인 안쪽으로 활주가 일어나다.

(4) 모음

구르기: 볼록법칙에 따라 모음이 진행되는 안쪽으로 구르기가 일어난다.

활주: 볼록법칙에 따라 모음이 진행되는 방향의 반대인 바깥쪽으로 활주가 일어나다.

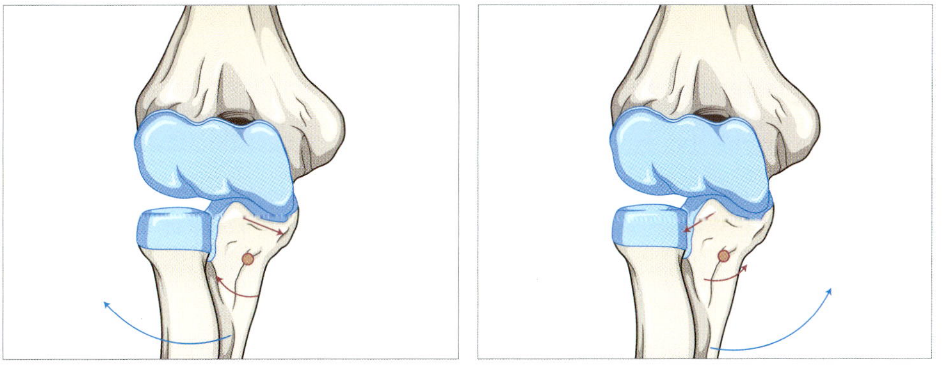

그림 8-10 위팔자관절 벌림, 모음 관절운동형상학

4) 회선검사

(1) 굽힘회선검사

자세 • 환자: 앉거나 선 자세
치료사: 검사하고자 하는쪽 앞에 선 자세

① **능동검사**

팔꿈치관절의 굽힘운동을 능동적으로 시작위치에서 굽힘의 마지막 위치까지 수행하게 한다.

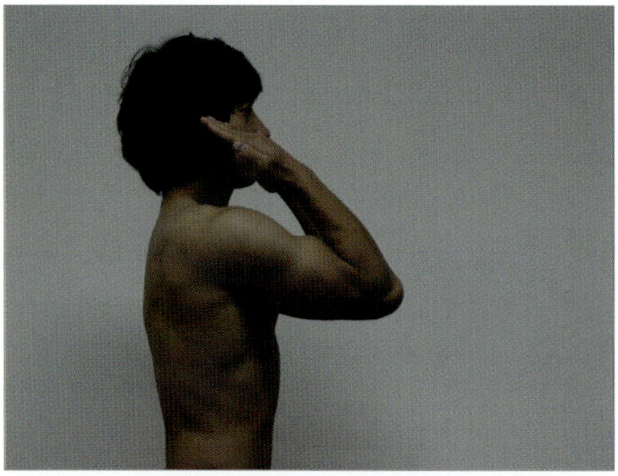

그림 8-11 팔꿈치관절 굽힘능동검사

② **능동부가검사**

고정 • 치료사는 환자를 마주보고 서서 고정하는 손으로 환자 팔꿈치관절 바로 위에서 위팔의 먼쪽을 등쪽에서 고정한다.

실행 1 • 환자가 능동적으로 수행한 팔꿈치관절의 굽힘의 마지막 위치에서 치료사는 실행하는 손으로 환자 손목관절 바로 위에서 아래팔의 먼쪽을 잡고 굽힘방향으로 수동적인 압력을 가해 마지막 정지 위치까지 간다.

실행 2 • 환자가 능동적으로 수행한 위팔자관절의 굽힘의 마지막 위치에서 치료사는 실행하는 손으로 환자 손목관절 바로 위에서 아래팔의 먼쪽을 자뼈쪽에서 잡고 굽힘방향으로 수동적인 압력을 가해 마지막 정지 위치까지 간다.

실행 3 • 환자가 능동적으로 수행한 위팔노관절의 굽힘의 마지막 위치에서 치료사는 실행하는 손으로 환자 손목관절 바로 위에서 아래팔의 먼쪽을 노뼈쪽에서 잡고 굽힘방향으로 수동적인 압력을 가해 마지막 정지 위치까지 간다.

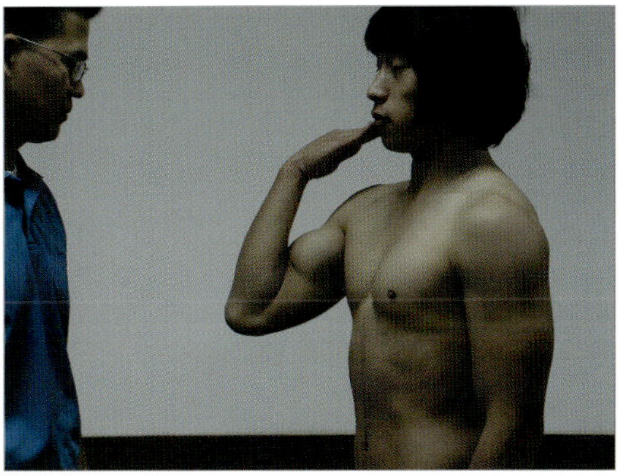

그림 8-12 팔꿈치관절 굽힘능동부가검사

③ **수동검사**

고정 • 치료사는 고정하는 손으로 환자 팔꿈치관절 바로 위에서 위팔의 먼쪽을 등쪽에서 고정한다.

실행 • 시작위치에서 치료사는 실행하는 손으로 환자 손목관절 바로 위에서 아래팔의 먼쪽을 (자뼈쪽에서만, 노뼈쪽에서만) 잡고 굽힘방향으로 마지막 정지 위치까지 수동 굽힘운동을 실시한다.

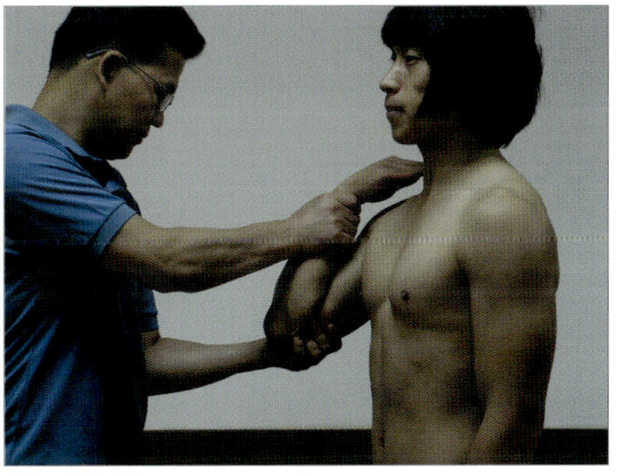

그림 8-13 팔꿈치관절 굽힘수동검사

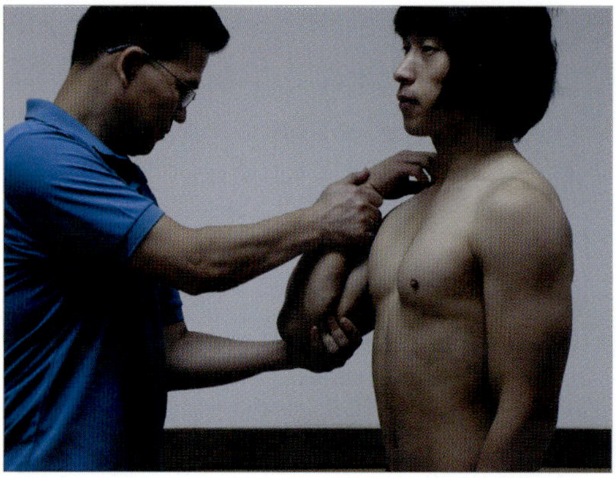
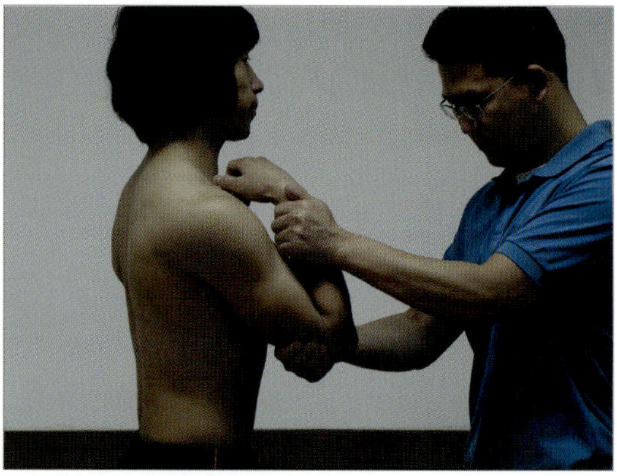

그림 8-14 위팔자관절 굽힘수동검사와 위팔노관절 굽힘수동검사

(2) 폄 회선검사

자세 • 환자: 앉거나 선 자세
치료사: 검사하고자 하는쪽 앞에 선 자세

① **능동검사**

팔꿈치관절의 폄운동을 능동적으로 시작위치에서 폄의 마지막 위치까지 수행하게 한다.

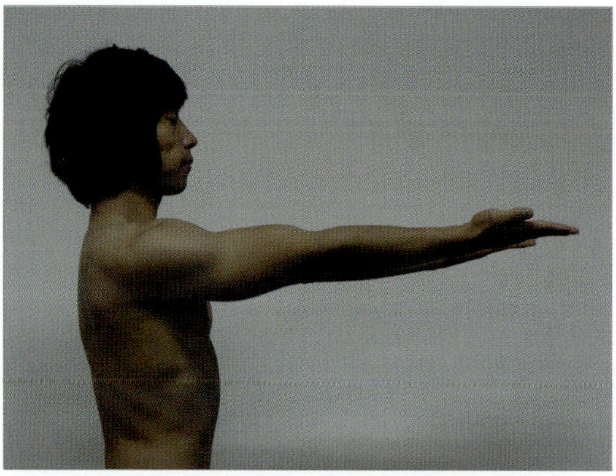

그림 8-15 팔꿈치관절 폄능동검사

② **능동부가검사**

고정 • 치료사는 환자를 마주보고 서서 고정하는 손으로 환자 팔꿈치관절 바로 위에서 위팔의 먼쪽을 등쪽에서 고정한다.

실행 • 환자가 능동적으로 수행한 팔꿈치관절의 폄의 마지막 위치에서 치료사는 실행하는 손으로 환자 손목관절 바로 위에서 아래팔의 먼쪽을 (자뼈쪽에서만, 노뼈쪽에서만) 잡고 폄방향으로 수동적인 압력을 가해 마지막 정지 위치까지 간다.

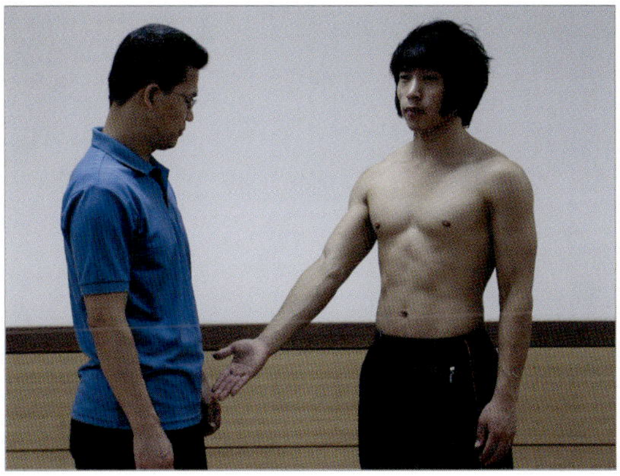

그림 8-16 팔꿈치관절 폄능동부가검사

③ **수동검사**

고정 • 치료사는 고정하는 손으로 환자 팔꿈치관절 바로 위에서 위팔의 먼쪽을 고정한다.

실행 1 • 시작위치에서 치료사는 실행하는 손으로 환자 손목관절 바로 위에서 아래팔의 먼쪽을 잡고 폄방향으로 마지막 정지 위치까지 수동 폄운동을 실시한다.

실행 2 • 시작위치에서 치료사는 실행하는 손으로 환자 손목관절 바로 위에서 아래팔의 먼쪽을 자뼈쪽에서 잡고 폄방향으로 마지막 정지 위치까지 수동 폄운동을 실시한다.

실행 3 • 시작위치에서 치료사는 실행하는 손으로 환자 손목관절 바로 위에서 아래팔의 먼쪽을 노뼈쪽에서만 잡고 폄방향으로 마지막 정지 위치까지 수동 폄운동을 실시한다.

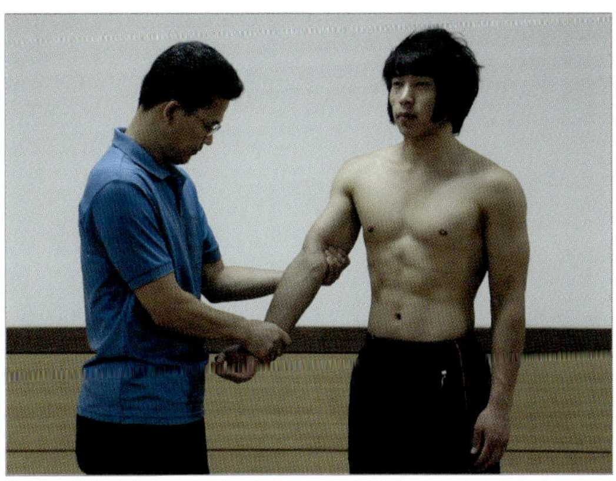

그림 8-17 팔꿈치관절 폄수동검사

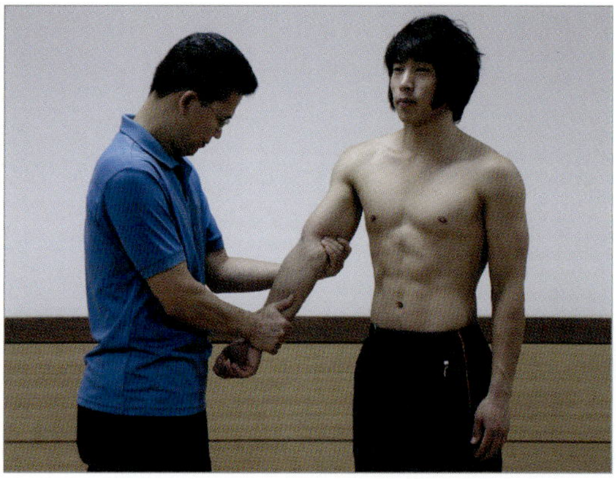

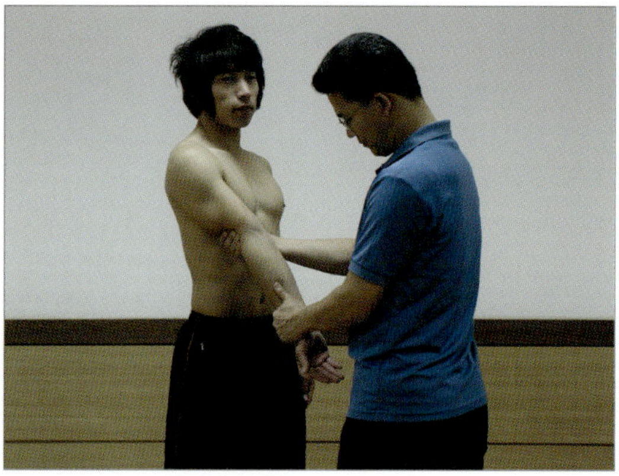

그림 8-18 위팔자관절 폄수동검사와 위팔노관절 폄수동검사

(3) 벌림 회선(안쪽 안정성)검사

자세 • 환자: 앉거나 선 자세
치료사: 검사하고자 하는쪽 앞에 선 자세

① **능동검사**

수동적인 움직임이다.

② **능동부가검사**

수동적인 움직임이다.

③ **수동검사**

고정 • 치료사는 고정하는 손으로 환자 팔꿈치관절 바로 위에서 위팔의 먼쪽을 바깥쪽에서 잡고 고정한다.

실행 • 시작위치에서 치료사는 실행하는 손으로 환자 손목관절 바로 위에서 아래팔의 먼쪽을 자뼈쪽에서 잡고 벌림방향으로 수동 벌림운동을 실시한다(이 검사 기법은 팔꿈치관절의 안쪽 곁인대에 대한 안정성 검사로도 사용할 수 있다).

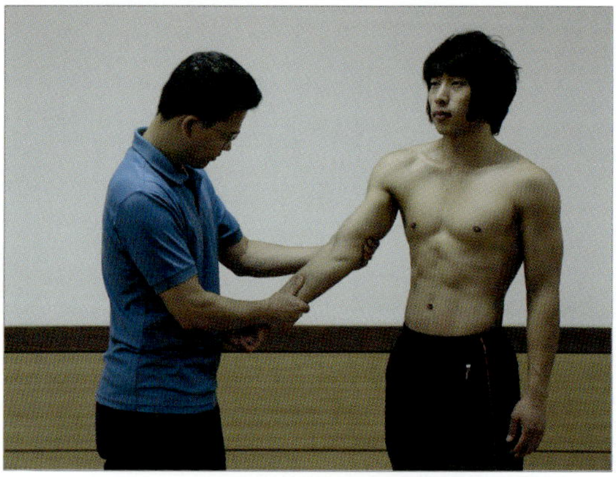

그림 8-19 팔꿈치 관절 벌림 회선검사

(4) 모음 회선(바깥쪽안정성)검사

자세 • 환자: 앉거나 선 자세
치료사: 검사하고자 하는쪽 앞에 선 자세

① **능동검사**

수동적인 움직임이다.

② **능동부가검사**

수동적인 움직임이다.

③ **수동검사**

고정 • 치료사는 고정하는 손으로 환자 팔꿈치관절 바로 위에서 위팔의 먼쪽을 바깥쪽에서 잡고 고정한다.

실행 • 시작위치에서 치료사는 실행하는 손으로 환자 손목관절 바로 위에서 아래팔의 먼쪽을 노뼈쪽에서 잡고 모음방향으로 수동 모음운동을 실시한다(이 검사 기법은 팔꿈치관절의 바깥쪽 곁인대에 대한 안정성 검사로도 사용할 수 있다).

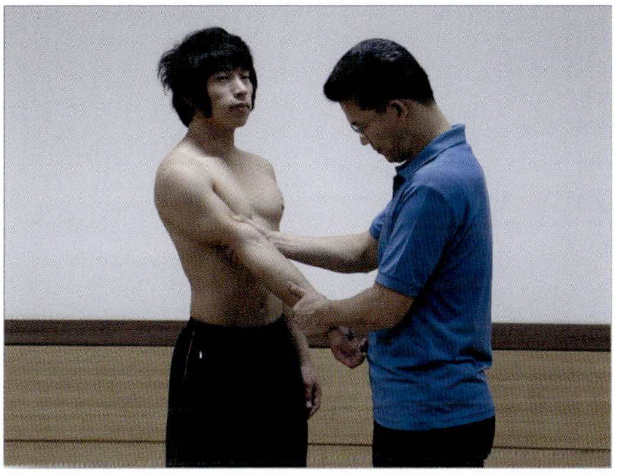

그림 8-20 팔꿈치관절 모음회선검사

5) 위팔자관절 직선 검사

(1) 견인검사

자세 • 환자: 팔꿈치관절을 편한위치에 놓고 선다.
치료사: 환자를 마주보고 선다.

고정 • 치료사는 고정하는 손으로 환자의 팔꿈치관절 바로 위에서 위팔의 먼쪽을 등쪽에서 잡고, 환자의 아래팔을 자신의 몸통에 접촉하여 고정한다.

실행 • 치료사는 실행하는 손으로 환자의 팔꿈치관절 바로 아래에서 아래팔의 몸쪽을 복부쪽과 안쪽에서 잡고 견인력을 위팔자관절에 가한다.

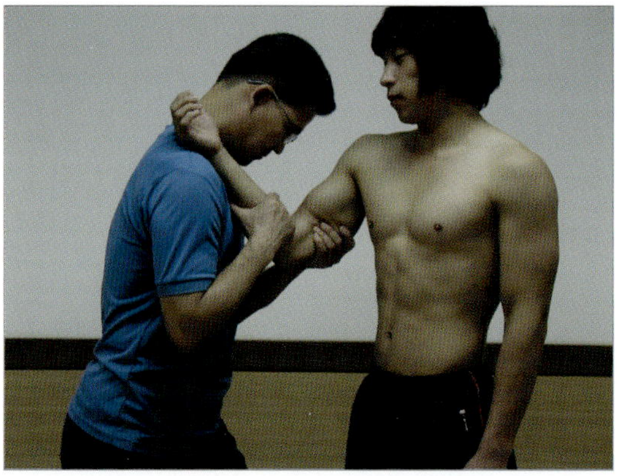

그림 8-21 위팔자관절 견인검사

(2) 압박검사

자세 • 환자: 팔꿈치관절을 편한위치에 놓고 선다.
치료사: 환자를 마주보고 선다.

고정 • 치료사는 고정하는 손으로 환자의 팔꿈치관절 바로 위에서 위팔의 윈위부를 복부쪽에서 잡고, 환자의 아래팔을 자신의 몸통에 접촉하여 고정한다.

실행 • 치료사는 실행하는 손으로 환자의 팔꿈치관절 바로 아래에서 아래팔의 몸쪽을 등쪽과 안쪽에서 잡고 압박력을 위팔자관절에 가한다.

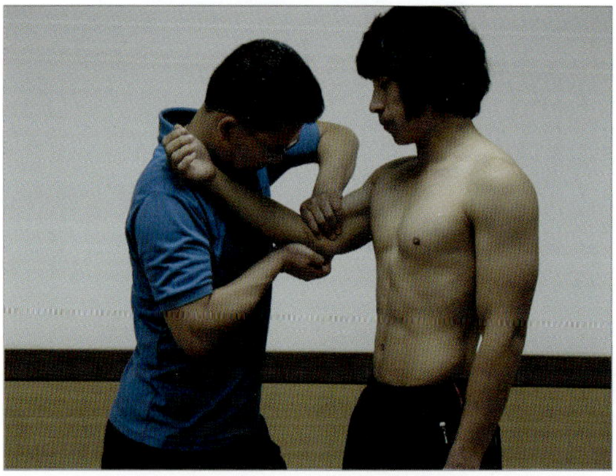

그림 8-22 위팔자관절 압박검사

(3) 바깥쪽 미끄러트림 검사

자세 • 환자: 치료대에 바로 누운 자세
치료사: 환자와 마주보고 검사하고자 하는쪽 팔 바깥쪽에 선다.

고정 • 치료사는 고정하는 손으로 환자의 팔꿈치관절 바로 위에서 위팔의 먼쪽을 등쪽과 바깥쪽에서 잡아 고정한다.

실행 • 치료사는 실행하는 손으로 환자의 팔꿈치관절 바로 아래에서 아래팔의 몸쪽을 등쪽과 안쪽에서 잡고 몸통과 액와 사이에 환자 아래팔을 안정시키고 노뼈쪽 방향으로 전단력을 위팔자관절에 가한다.

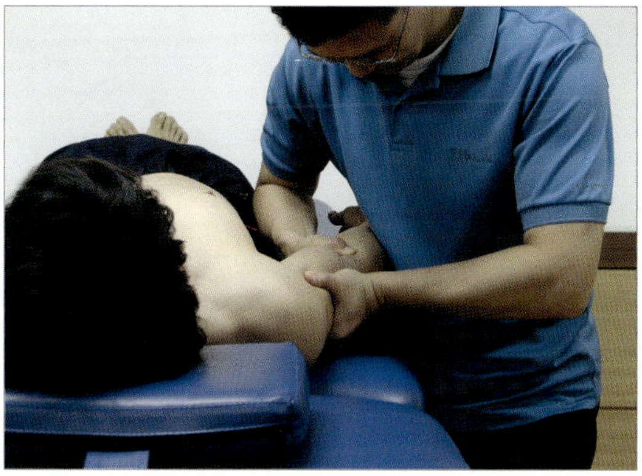

그림 8-23 팔꿈치관절 노뼈쪽미끄러트림검사

(4) 안쪽 미끄러트림 검사

자세 • 환자: 치료대에 바로 누운 자세
치료사: 환자와 마주보고 검사하고자 하는쪽 팔 안쪽에 선다.

고정 • 치료사는 고정하는 손으로 환자의 팔꿈치관절 바로 위에서 위팔의 먼쪽을 등쪽과 안쪽에서 잡아 고정한다.

실행 • 치료사는 실행하는 손으로 환자의 팔꿈치관절 바로 아래에서 아래팔의 몸쪽을 등쪽과 바깥쪽에서 잡고 몸통과 액와 사이에 환자 아래팔을 안정시키고 자뼈쪽 방향으로 전단력을 위팔자관절에 가한다.

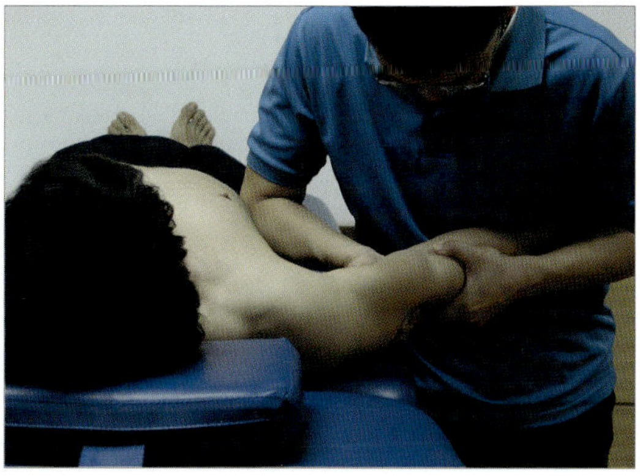

그림 8-24 팔꿈치관절 자뼈쪽미끄러트림 검사

6) 위팔노관절 직선 검사

(1) 견인검사

자세 • 환자: 바로 누운자세에서, 위팔의 뒷면과 자뼈의 몸쪽이 치료대 위에 놓임
치료사: 환자 검사하고자 하는쪽 팔 안쪽에 선다.

고정 • 치료사는 고정하는 손으로 환자의 팔꿈치관절 바로 위에서 위팔의 먼쪽을 복부쪽에서 잡고 치료대에 고정한다.

실행 • 치료사는 실행하는 손으로 환자의 손목관절 바로 위의 노뼈쪽에서 노뼈를 잡고 견인력을 위팔노관절에 가한다.

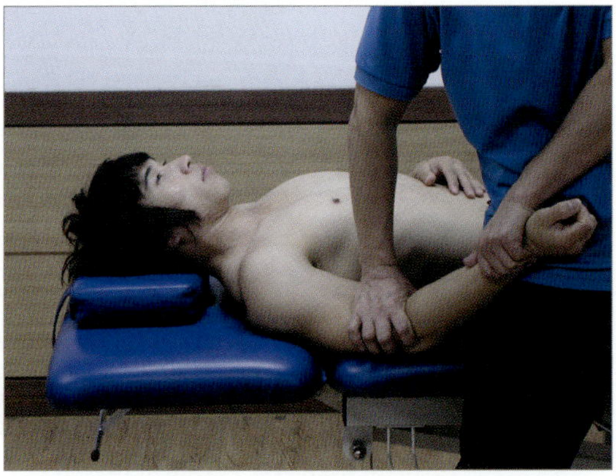

그림 8-25 위팔노관절 견인검사

(2) 압박검사

자세 • 환자: 바로 누운자세에서, 위팔의 뒷면과 자뼈의 몸쪽이 치료대 위에 놓임
치료사: 환자 검사하고자 하는쪽 팔 안쪽면에 선다.

고정 • 치료사는 고정하는 손으로 환자의 팔꿈치관절 바로 위에서 위팔의 먼쪽을 복부쪽에서 잡고 치료대에 고정한다.

실행 • 치료사는 실행하는 손으로 환자의 손목관절 바로 위의 노뼈쪽에서 노뼈를 잡고 압박력을 위팔노관절에 가한다.

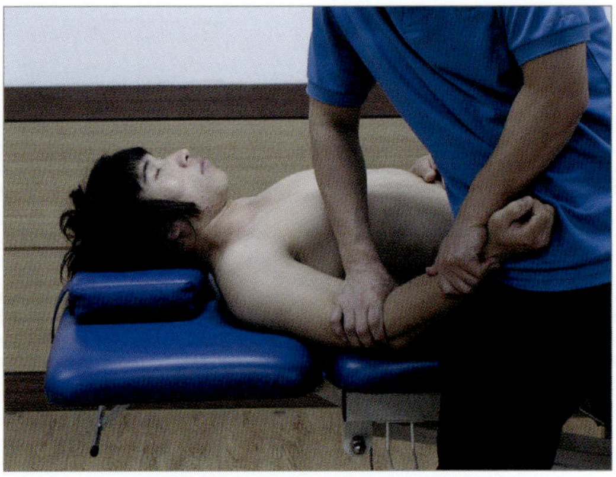

그림 8-26 위팔노관절 압박검사

(3) 뒤쪽 미끄러트림 검사

자세 • 환자: 바로 누운자세에서, 위팔과 아래팔의 뒷면이 치료대 위에 놓임
(앉은 자세에서도 실시할 수 있음)
치료사: 환자 검사하고자 하는쪽 팔 안쪽에 선다.

고정 • 치료사는 고정하는 손으로 환자의 팔꿈치관절 바로 위에서 위팔의 먼쪽을 자뼈쪽에서 잡고 치료대에 안정시킨다.

실행 • 치료사는 실행하는 손으로 환자의 팔꿈치관절 바로 아래에서 노뼈의 앞쪽과 뒤쪽을 잡고 뒤쪽으로 전단력을 가한다.

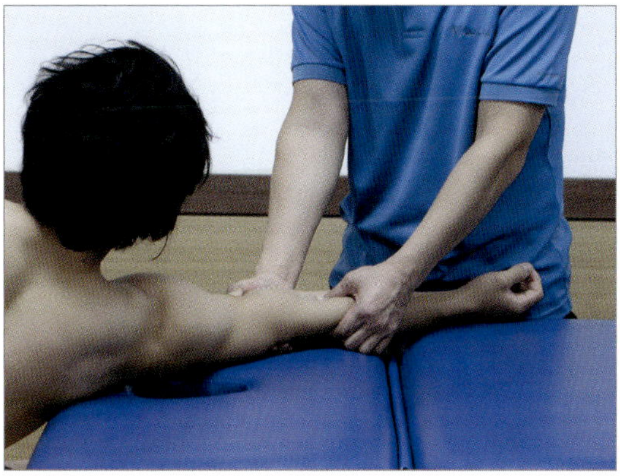

그림 8-27 위팔노관절 뒤미끄러트림 검사

7) 저항검사

(1) 굽힘

자세 • 환자: 등받이가 없는 의자에 앉거나 선 상태에서 아래팔을 뒤침한 상태로 팔꿈치관절을 가볍게 굽힌다.
치료사: 환자를 마주보고 검사하고자 하는쪽에 앉거나 선다.

고정 • 치료사의 고정하는 손은 위팔의 먼쪽 등쪽을 고정한다. 실행하는 손은 아래팔의 먼쪽을 손바닥쪽에서 접촉한다.

실행 • 환자는 아래팔의 뒤침을 유지하면서 팔꿈치관절 굽힘운동을 실시하고 치료사는 실행하는 손을 이용하여 폄방향으로 수동적인 저항을 가해, 굽힘운동에 대한 근력을 검사한다(좀 더 안정적인 자세에서 다른 손잡기 방법으로 팔꿈치관절 굽힘검사를 실시 할 수 있다).

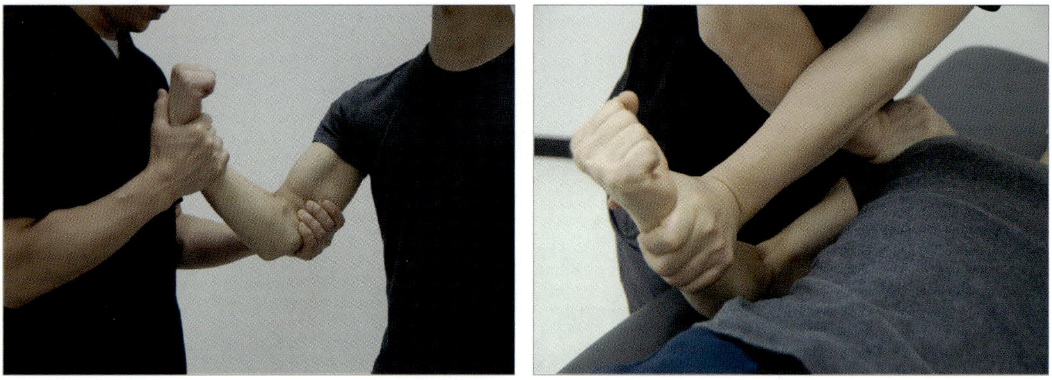

그림 8-28 팔꿈치관절 굽힘저항검사

(2) 폄

자세 • 환자: 치료대 위에 엎드린 자세에서 검사하고자 하는쪽 아래팔을 치료대 모서리 밖으로 늘어뜨린 상태
치료사: 검사하고자 하는쪽에서 환자 머리쪽을 바라보고 선다.

고정 • 치료사는 고정하는 손으로 어깨관절 등쪽을 고정한다. 실행하는 손은 환자 아래팔의 먼쪽 손등쪽을 접촉한다.

실행 • 환자는 팔꿈치관절 폄운동을 실시하고 치료사는 실행하는 손을 이용하여 굽힘방향으로 수동적인 저항을 가해, 폄운동에 대한 근력을 검사한다(다른 손잡기 방법으로 팔꿈치관절 폄저항검사를 실시 할 수 있다).

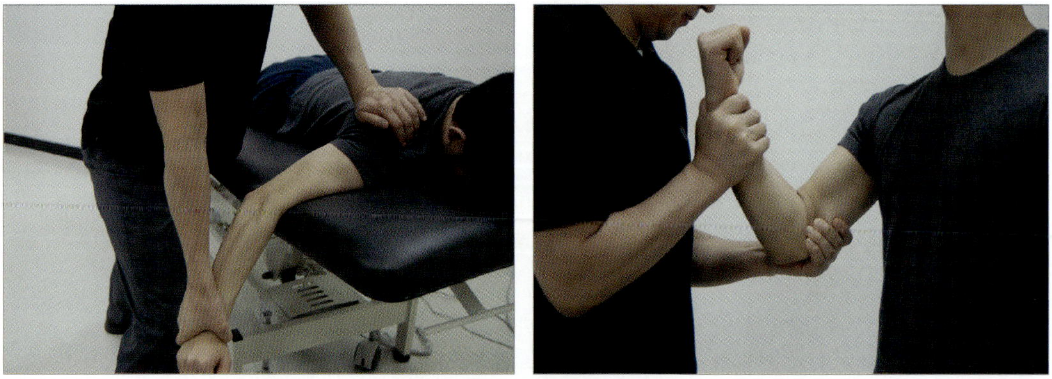

그림 8-29 팔꿈치관절 폄저항검사

8) 근육의 감별검사

(1) 팔꿈치관절 굽힘시 증상유발

대상근육: 위팔두갈래근(biceps brachii), 위팔근(brachialis), 위팔노근(brachioradialis)

① 위팔두갈래근 감별

자세 • 환자: 등받이가 없는 의자에 앉은 상태에서 아래팔을 뒤침한 상태로 팔꿈치관절을 가볍게 굽힌다.

치료사: 환자를 마주보고 검사하고자 하는쪽에 선다.

고정 • 치료사의 고정하는 손은 위팔의 먼쪽 등쪽을 고정한다. 실행하는 손은 아래팔의 먼쪽을 손바닥쪽에서 접촉한다.

실행 • 환자는 아래팔의 뒤침을 유지하면서 팔꿈치관절 굽힘운동을 실시하고 치료사는 실행하는 손을 이용하여 엎침과 폄방향으로 수동적인 저항을 가해, 뒤침과 굽힘운동에 의해 증상의 변화가 생기는지 검사한다.

감별 • 아래팔의 뒤침 위치에서, 실시한 팔꿈치관절 굽힘저항운동에서 증상의 변화가 있을 시에는 위팔두갈래근의 문제를 의심해 볼 수 있다.

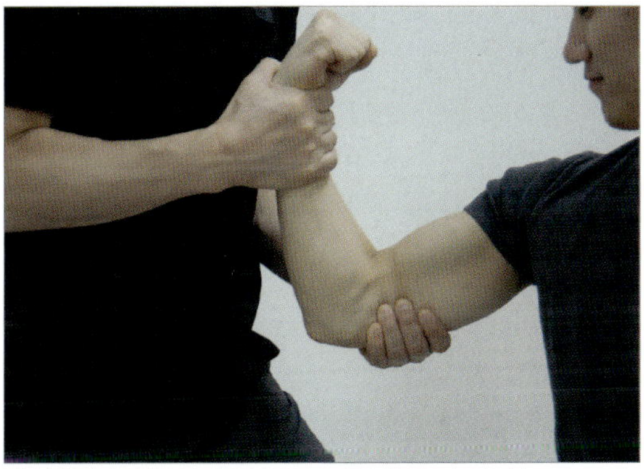

그림 8-30 위팔두갈래근 근육감별검사

② 위팔근 감별

자세 • 환자: 등받이가 없는 의자에 앉은 상태에서 아래팔을 엎친 상태로 팔꿈치관절을 가볍게 굽힌다.

치료사: 환자를 마주보고 검사하고자 하는쪽에 선다.

고정 • 치료사의 고정하는 손은 위팔의 먼쪽 등쪽을 고정한다. 실행하는 손은 아래팔의 먼쪽을 손등쪽에서 접촉한다.

실행 • 환자는 아래팔의 엎침을 유지하면서 팔꿈치관절 굽힘운동을 실시하고 치료사는 실행하는 손을 이용하여 폄방향으로 수동적인 저항을 가해, 굽힘운동에 의해 증상의 변화가 생기는지 검사한다.

감별 • 아래팔 엎침 위치에서, 실시한 팔꿈치관절 굽힘저항운동에서 증상의 변화가 있을 시에는 위팔근의 문제를 의심해 볼 수 있다.

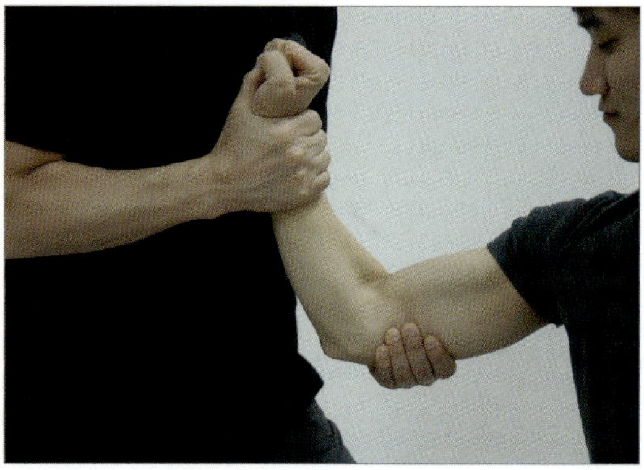

그림 8-31 위팔근 근육감별검사

③ 위팔노근 감별

자세 • 환자: 등받이가 없는 의자에 앉은 상태에서 아래팔을 중립 위로 팔꿈치관절을 가볍게 굽힌다.

치료사: 환자를 마주보고 검사하고자 하는쪽에 선다.

고정 • 치료사의 고정하는 손은 위팔의 먼쪽 등쪽을 고정한다. 실행하는 손은 아래팔의 먼쪽을 노뼈쪽에서 접촉한다.

실행 • 환자는 아래팔의 중립 위를 유지하면서 팔꿈치관절 굽힘운동을 실시하고 치료사는 실행하는 손을 이용하여 폄방향으로 수동적인 저항을 가해, 굽힘운동에 의해 증상의 변화가 생기는지 검사한다.

감별 • 아래팔 중립위치에서, 실시한 팔꿈치관절 굽힘저항운동에서 증상의 변화가 있을 시에는 위팔노근의 문제를 의심해 볼 수 있다.

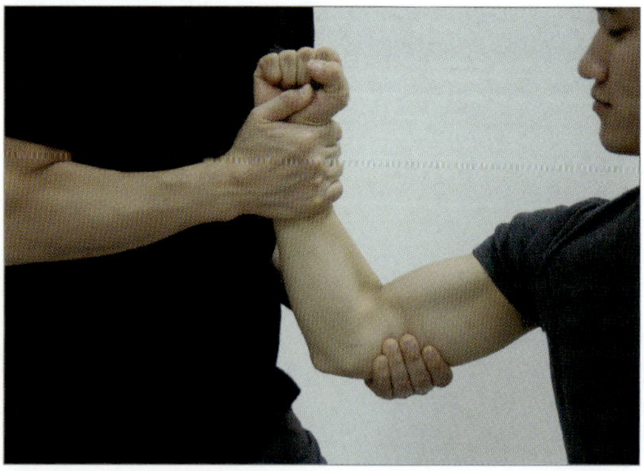

그림 8-32 위팔노근 근육감별검사

9) C_6-레벨 신경학적 검사

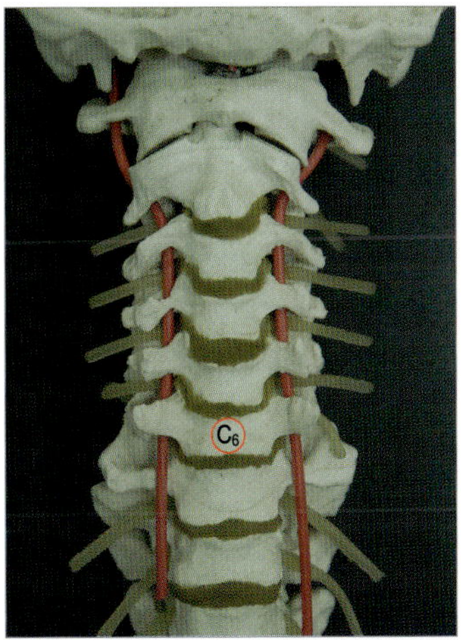

근력검사: 손목관절 폄근들(wrist extensor muscles), 위팔두갈래근(biceps brachii)

반사검사: 위팔노근 힘줄 반사

감각검사: 아래팔의 바깥쪽(피부신경)

그림 8-33 C_6 신경학적 레벨

(1) 근력검사

① **위팔두갈래근**

C_5 신경학적 레벨 근력검사 참조

② **손목관절 폄들**

자세 • 환자: 검사하고자 하는쪽 팔꿈치관절 굽힘과 아래팔 엎친 상태에서 앉거나 선 자세

치료사: 검사하고자 하는쪽 앞에 선 자세

고정 • 치료사는 고정하는 손을 이용하여 환자 아래팔의 먼쪽 자뼈쪽을 고정한다. 실행하는 손은 환자손을 등쪽에서 잡는다.

실행 • 환자는 손등굽힘운동을 실시하고 치료사는 실행하는 손을 이용하여 손바닥쪽방향으로 수동적인 저항을 가해, 손등굽힘근군에 대한 근력에 정도를 평가한다.

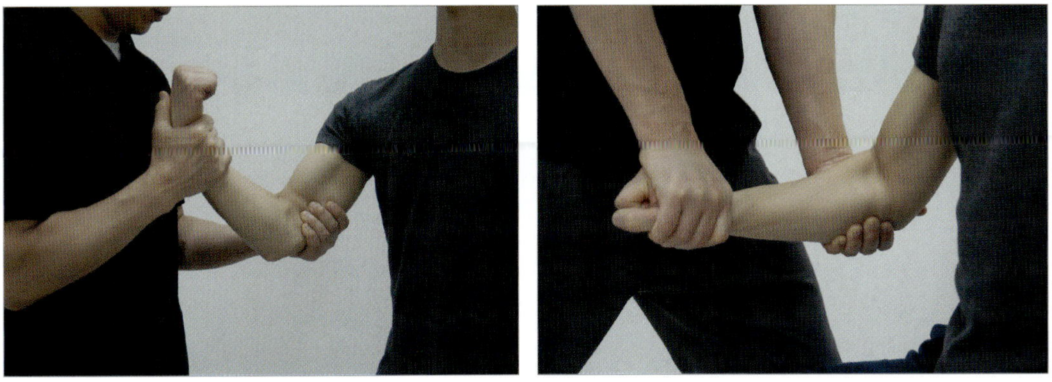

그림 8-34 C_6 신경학적 레벨 근력검사

(2) 반사검사

자세 • 환자: 앉거나 선자세
치료사: 검사하고자 하는측 앞에 선다.

고정 • 환자의 아래팔을 중립상태에서 팔꿈치관절을 굽혀 치료사 고정하는쪽 아래팔에 교차시켜 안정시키고 고정하는 손은 팔꿈치관절을 안정시킨다.

실행 • 검사용 헤머를 이용하여 노뼈먼쪽끝의 노뼈쪽면 위를 두드린다. 오른쪽, 왼쪽 양측 비교를 통해 반사의 항진, 감소 등의 변화를 평가하여본다.

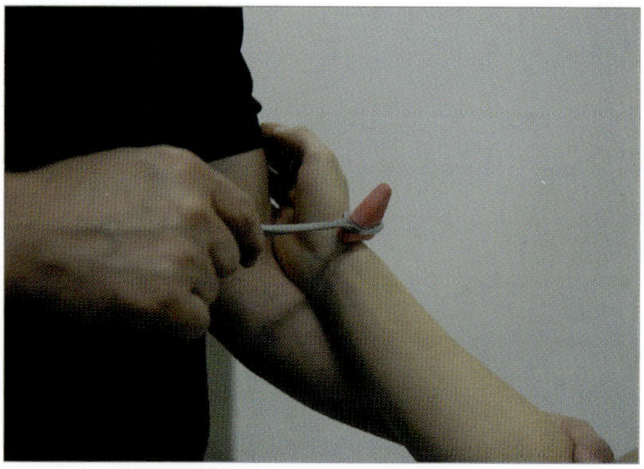

그림 8-35 C_6 신경학적 레벨 반사검사

(3) 감각검사

C_6의 신경학적 레벨인 아래팔의 바깥쪽, 엄지와 두 번째 손가락, 세번째 손가락의 노뼈쪽에 지각 이상이 있는지 다른 신경학적 레벨 부위와 비교하여 보고, 오른쪽, 왼쪽 양측을 비교 평가하여본다.

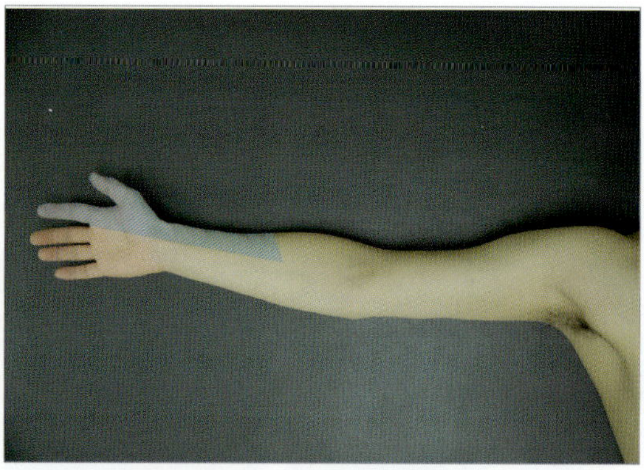

그림 8-36 C_6 신경학적 레벨 감각검사

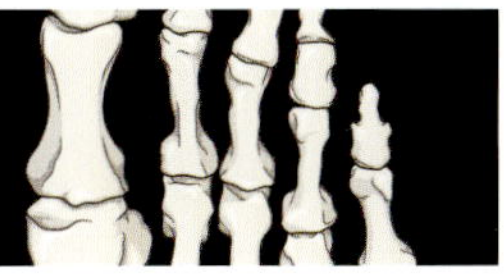

CHAPTER 9
팔이음뼈

팔이음뼈(shoulder girdle)는 우리 인체 관절움직임 중 가장 큰 관절가동범위를 갖게 하는 복합체로 어깨관절(GH joint), 복장빗장관절(SC joint), 봉우리빗장관절(AC joint) 그리고 가슴우리와 어깨뼈사이에 생기는 가관절이 팔이음뼈 움직임에 참여하게 된다.

1. 팔이음뼈 촉지

1) 복장뼈위 패임

양쪽 빗장뼈를 따라 안쪽으로 이동하면 중앙에서 주위보다 함몰된 복장뼈위 패임(suprasternal notch)을 촉지할 수 있다. 이곳은 팔이음뼈를 촉지 하는데 있어 중요한 기준점이 된다.

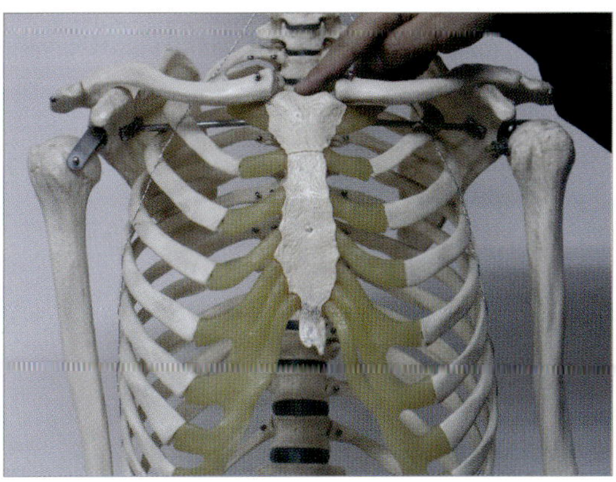
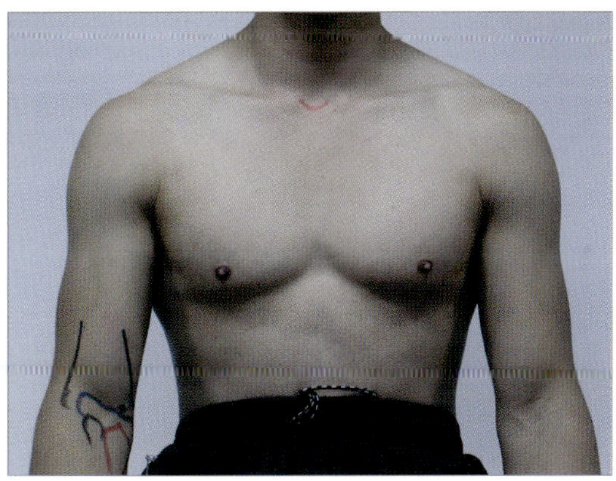

그림 9-1 복장뼈위 패임

2) 빗장뼈의 복장뼈끝

복장뼈위 패임을 기준으로 하여 바깥쪽으로 함몰된 부위보다 현저하게 도드라진 뼈가 촉지 되는데, 이것이 빗장뼈의 복장뼈끝(sternal end of clavicle)으로 복장빗장관절을 형성하는 부위이다.

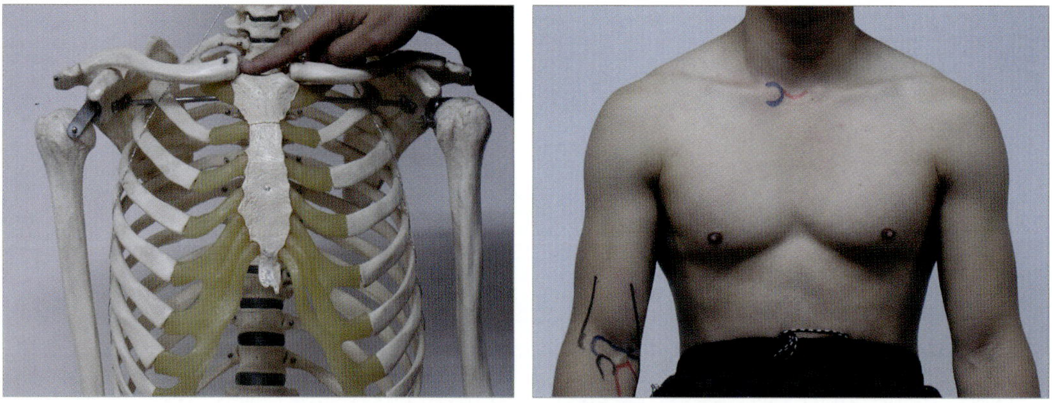

그림 9-2 빗장뼈의 복장뼈끝

3) 빗장뼈의 봉우리끝과 첫째 갈비뼈

빗장뼈의 복장뼈끝 바로 아래 거의 빗장뼈와 연결된 것 같은 단단한 뼈가 느껴지는데 이것이 첫째 갈비뼈(1st rib)이다. 첫째 갈비뼈는 복장뼈에서 바로 뒤로 돌아 척추를 향해 가기 때문에 앞쪽에서는 복장뼈에 연결된 몸쪽의 연골부위만이 촉진된다.

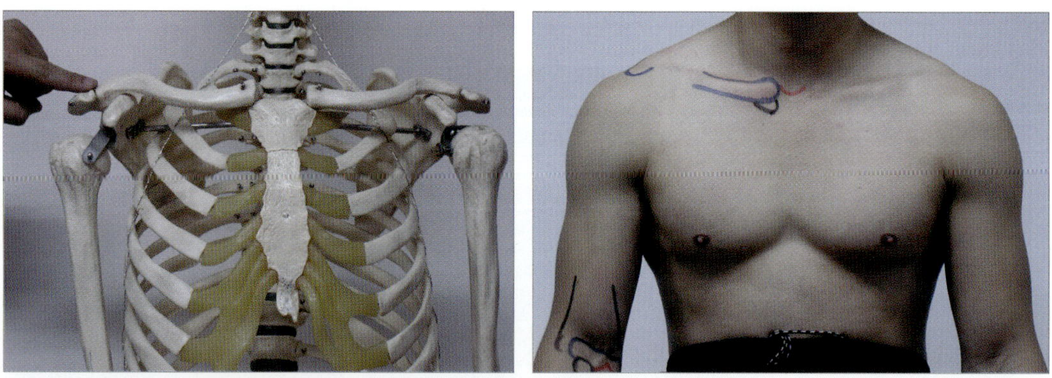

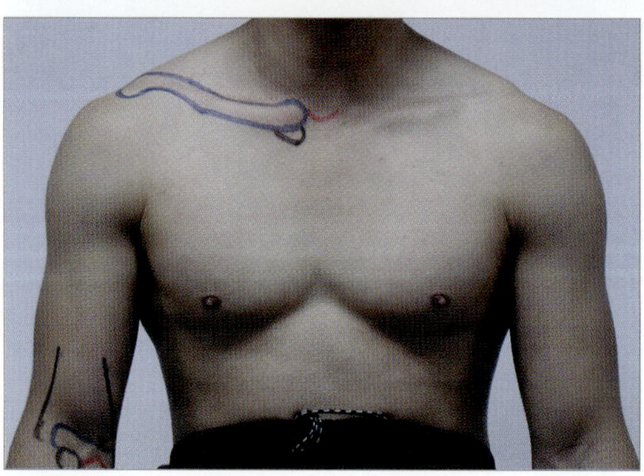

그림 9-3 빗장뼈의 견봉끝과 빗장뼈

빗장뼈를 안쪽에서 바깥쪽으로 촉지하다 보면 안쪽은 앞쪽으로 굴곡이 형성되어 있고, 바깥쪽으로 갈수록 뒤쪽으로 형성된 굴곡을 느끼게 되는데, 이 뒤쪽 굴곡이 다시 앞쪽으로 전이 되는 곳에서 빗장뼈의 봉우리끝(acromlal end)을 촉지 할 수 있다. 사람에 따라서는 봉우리(acromion)와 빗장뼈의 봉우리끝사이의 높이 차이가 느껴지는 경우도 종종 있다. 빗장뼈를 치료사의 두 번째 손가락으로 촉지하며 빗장뼈의 봉우리끝과 복장뼈끝을 연결하면 빗장뼈의 외형을 표시할 수 있다.

4) 부리돌기

빗장뼈 바깥쪽의 뒤쪽으로 휜 부위 중 가장 심하게 휜 위치에서 치료사의 두 번째 손가락을 이용하여 바깥쪽·아래쪽방향으로 주행하면서 깊이 있게 촉진하다 보면 앞쪽으로 돌출된 부리돌기(coracoid process)를 찾아 표시할 수 있다.

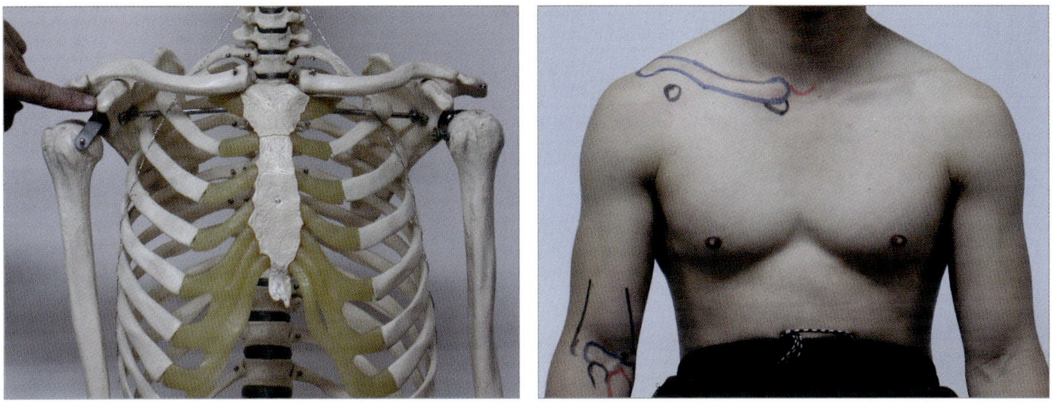

그림 9-4 부리돌기

5) 결절사이고랑구

치료사가 대상자 뒤에 서서, 대상자 팔을 몸통에 늘어트린 상태에서 대략 부리돌기 높이에서 위팔뼈 몸쪽, 앞쪽을 두 번째 손가락으로 촉지하고, 대상자 어깨관절의 바깥쪽돌림과 안쪽돌림을 시행하다 보면 위팔뼈머리 몸쪽에서 두개의 돌출부(큰결절과 작은결절) 사이에 얕은 홈이 느껴지게 되는데 여기가 결절사이고랑구(intertubercular sulcus)이다.

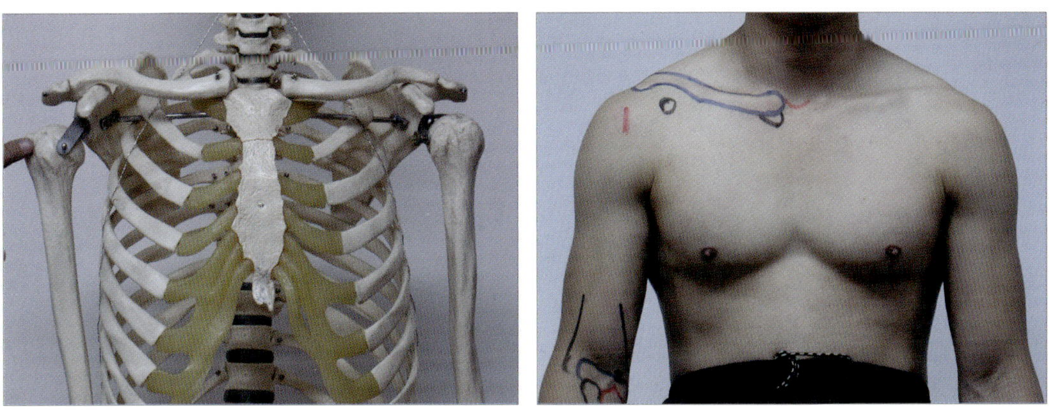

그림 9-5 결절사이고랑

6) 큰결절과 작은결절

결절사이고랑구을 기준으로 안쪽에 있는 돌출부는 작은결절(lesser tubercle)이 되고, 바깥쪽에 있는 돌출부는 큰결절(greater tubercle)이 된다. 큰결절은 작은결절 보다 상대적으로 크며, 윤곽이 뚜렷하다.

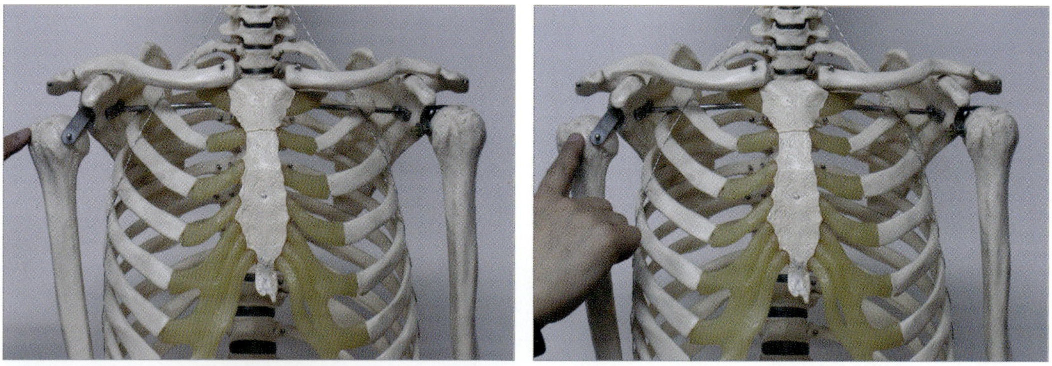

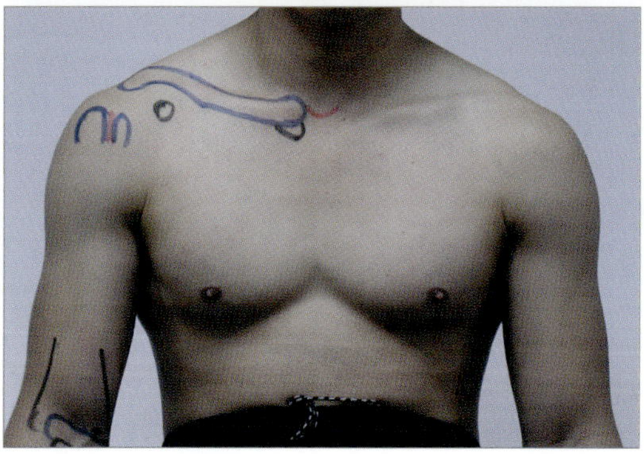

그림 9-6 큰결절과 작은결절

7) 위팔뼈머리

위팔뼈 몸쪽 앞면의 근육층 때문에 위팔뼈머리에 의해 형성되는 어깨관절의 명확한 틈을 촉지 하기는 어렵다. 위팔뼈머리(humerus head)는 작은결절을 포함하고 큰결절에 연계되기 때문에 작은결절과 큰결절을 기준으로 대략적으로 그 외형을 표시할 수 있다.

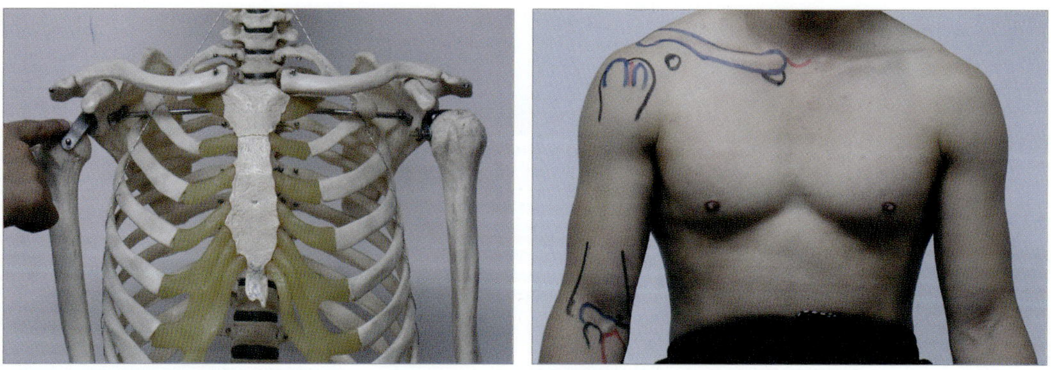

그림 9-7 위팔뼈머리

8) 어깨뼈 위각과 아래각

일반적인 어깨뼈의 위치는 둘째 갈비뼈와 일곱째 갈비뼈 사이 높이에 위치하고, 등척추의 가시돌기(spinous process)로부터 약 5cm 떨어진 바깥쪽에 위치하고 있다. 먼저 쉽게 찾을 수 있는 어깨뼈의 안쪽모서리(medial border)를 따라 위쪽으로 이동하여 위각(superior angle)을 찾아 표시한다. 위각은 안쪽모서리의 다른 면보다 약간 앞쪽으로 휘여 있어 주의 깊게 찾아야 한다. 위각에서 시작하여 하방으로 이동하다 보면 위각의 앞쪽 굴곡이 완만해지는 위치에서 삼각형태의 돌출부가 촉지 되는데 여기가 어깨뼈가시(scapular spine)가 시작이 되는 부위이다. 더 아래쪽으로 이동하여 아래각(inferior angle)을 표시한다.

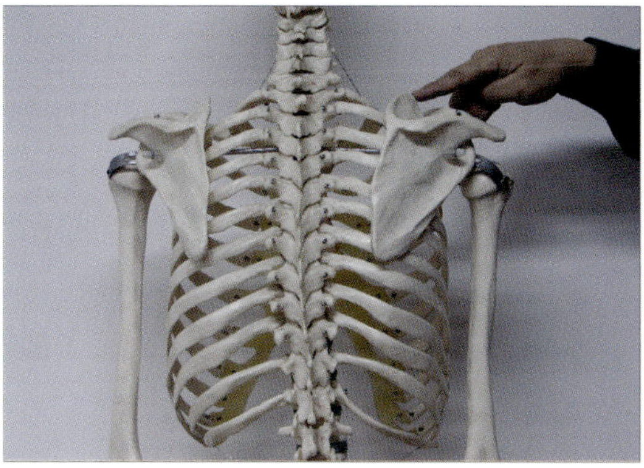

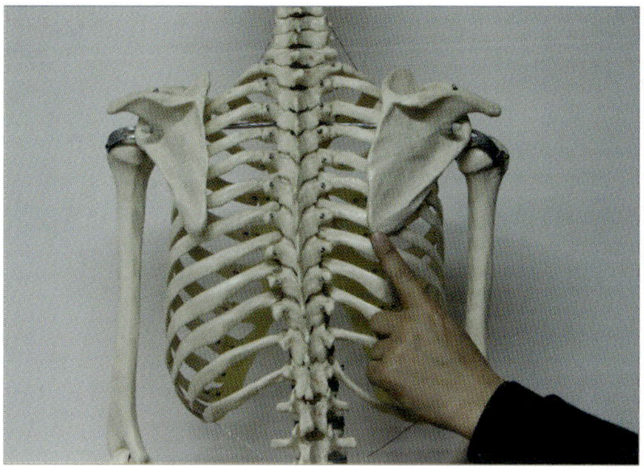

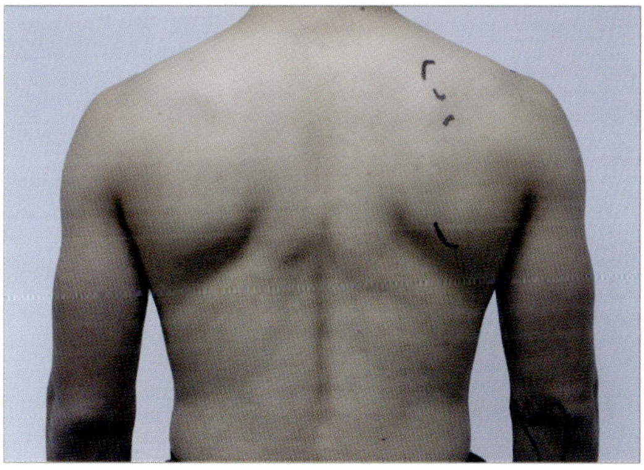

그림 9-8 어깨뼈 위각과 아래각

9) 어깨뼈가시

어깨뼈 안쪽모서리에서 확인한 어깨뼈가시(spine of scapular)의 시작 부위를 기준으로 하여 완만하게 바깥쪽·위쪽방향으로 진행하면서 어깨뼈가시의 위쪽 경계와 아래쪽 경계를 찾아 표시한다. 어깨뼈가시의 먼쪽은 앞쪽으로 진행하여 봉우리를 형성하는데 먼저 확인해 두었던 빗장뼈의 봉우리끝과 만나 봉우리빗장관절을 이루기 때문에 이곳에서 봉우리빗장관절을 확인할 수 있다.

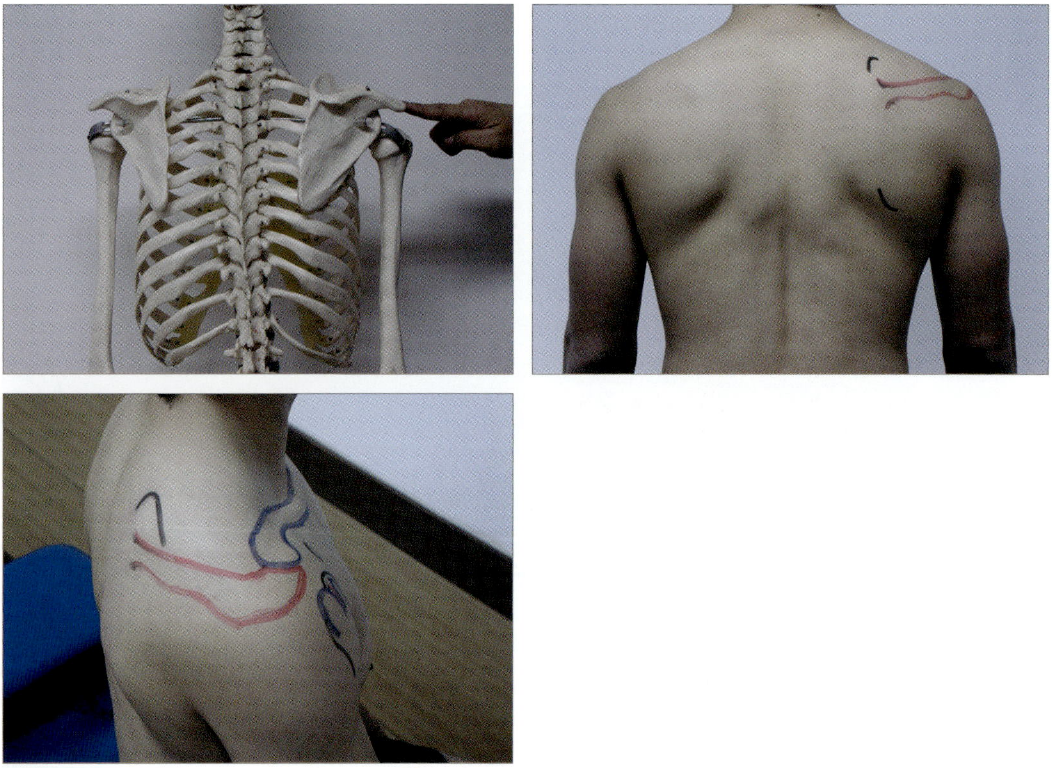

그림 9-9 어깨뼈가시와 봉우리

10) 어깨뼈 바깥쪽각

어깨뼈의 아래각을 기준으로 바깥쪽·위쪽방향으로 진행하며 촉지하여 바깥쪽각(lateral angle)을 찾아 표시하고, 바깥쪽각과 아래각을 연결하여 가쪽모서리(lateral border)를 표시하고, 아래각과 위각을 연결하여 안쪽모서리를 표시하고, 위각에서 바깥쪽·아래방향으로 주행하는 위모서리(superior border)를 표시하면 어깨뼈의 외형을 표시 할 수 있게 된다.

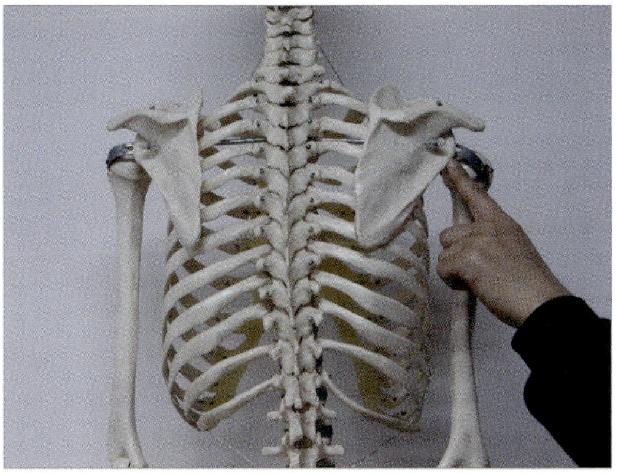

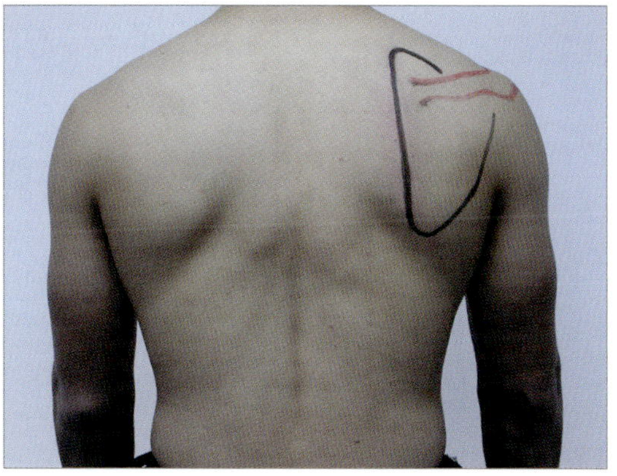

그림 9-10 어깨뼈

2. 팔이음뼈 검사

1) 회선검사

(1) 굽힘회선검사

자세 ◦ 환자: 등받이가 없는 의자에 앉는다.
치료사: 검사하고자 하는쪽 뒤에 선다.

① **능동검사**

팔이음뼈의 굽힘운동을 능동적으로 시작위치에서 굽힘의 마지막 위치까지 수행하게 한다.

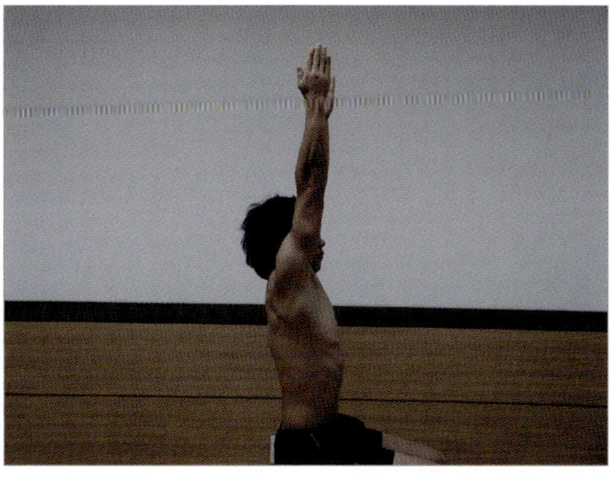

그림 9-11 팔이음뼈 굽힘능동검사

② **능동부가검사**

고정 • 환자의 몸통 돌기가 일어나지 않도록 치료사 고정하는 손을 이용하여 환자 검사 반대측 어깨를 고정한다.

실행 • 환자가 능동적으로 수행한 팔이음뼈 굽힘의 마지막 위치에서 치료사 실행하는 손은 환자 팔꿈치관절 바로 아래에서 아래팔을 잡고, 치료사 아래팔과 환자 팔이 나란히 놓이도록 하여 환자 팔꿈치관절의 폄 상태를 유지한 상태에서 치료사는 실행하는 팔을 이용하여 굽힘방향으로 수동적인 압력을 가해 마지막 정지위치까지 간다.

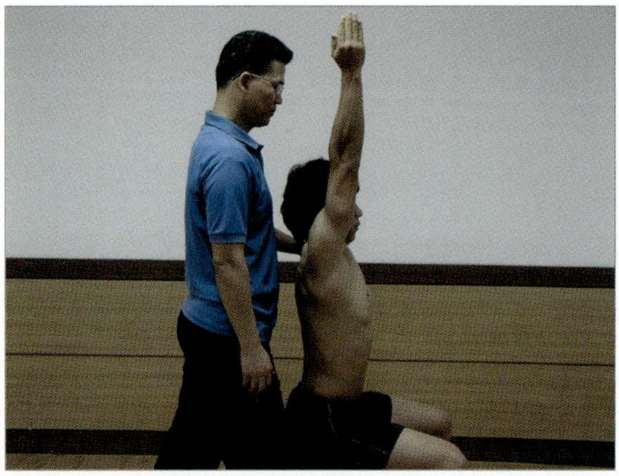

그림 9-12 팔이음뼈 굽힘능동보조검사

③ **수동검사**

고정 • 환자의 몸통 돌기가 일어나지 않도록 치료사는 고정하는 손을 이용하여 환자 검사반대측 어깨를 고정한다.

실행 • 시작위치에서 치료사는 실행하는 팔을 이용하여 굽힘방향으로 마지막 정지위치까지 수동굽힘운동을 실시한다.

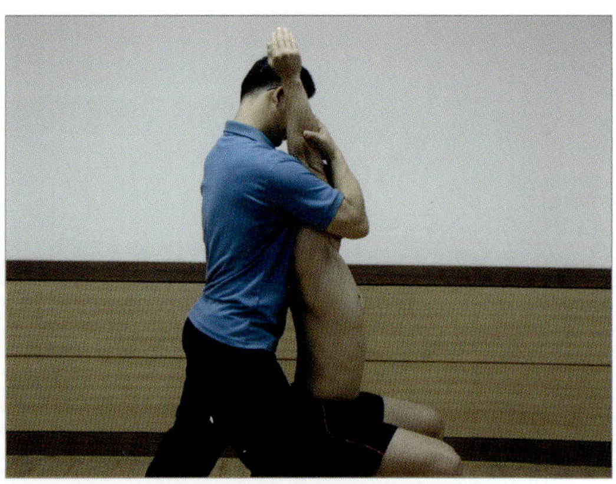

그림 9-13 팔이음뼈 굽힘수동검사

(2) 폄회선검사

자세 • 환자: 등받이가 없는 의자에 앉는다.
치료사: 검사하고자 하는 쪽 뒤쪽에 선다.

① 능동검사

팔꿈치관절 굽힘 상태로, 팔이음뼈의 폄운동을 능동적으로 시작위치에서 폄의 마지막 위치까지 수행하게 한다.

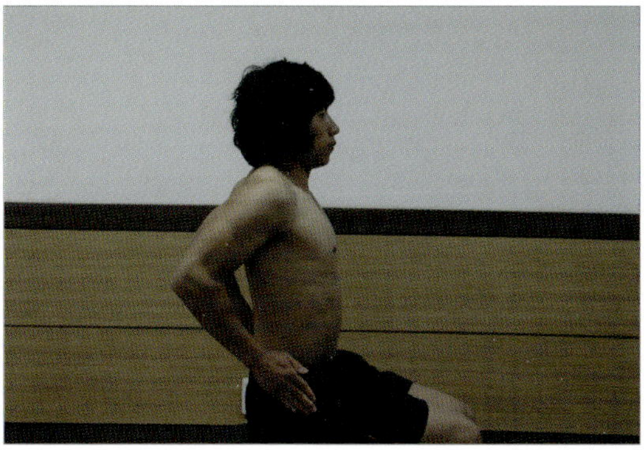

그림 9-14 팔이음뼈 폄능동검사

② 능동부가검사

고정 • 환자의 몸통 돌기가 일어나지 않도록 치료사는 고정하는 손을 이용하여 환자 검사반대측 어깨를 고정한다.

실행 • 환자가 능동적으로 수행한 팔이음뼈 폄의 마지막 위치에서 실행하는 손은 환자 팔꿈치관절 바로위에서 위팔을 고정하고 치료사는 실행하는 손을 이용하여 폄 방향으로 수동적인 압력을 가해 마지막 정지위치까지 간다.

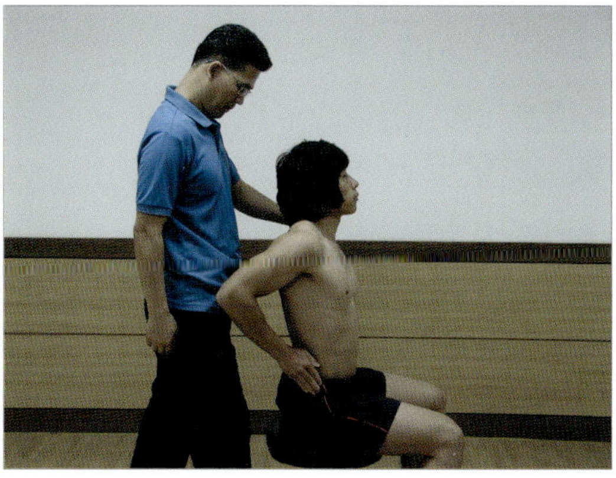

그림 9-15 팔이음뼈 폄능동부가검사

③ **수동검사**

고정 • 환자의 몸통 돌기가 일어나지 않도록 치료사는 고정하는 손을 이용하여 환자 검사반대측 어깨를 고정한다.

실행 • 시작위치에서 치료사는 실행하는 손은 이용하여, 환자 팔꿈치관절 바로위에서 위팔을 고정하고 폄방향으로 마지막 정지위치까지 수동폄운동을 실시한다.

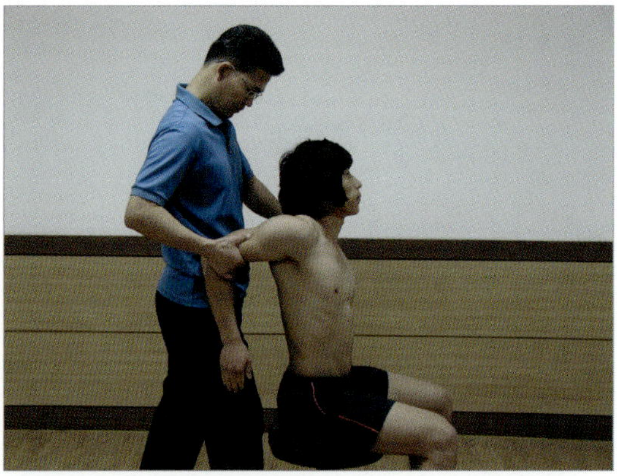

그림 9-16 팔이음뼈 폄수동검사

(3) 벌림회선검사

자세 • 환자: 등받이가 없는 의자에 앉는다.
치료사: 검사하고자 하는쪽 뒤에 선다.

① **능동검사**

팔이음뼈의 벌림운동을 능동적으로 시작위치에서 벌림의 마지막 위치까지 수행하게 한다.

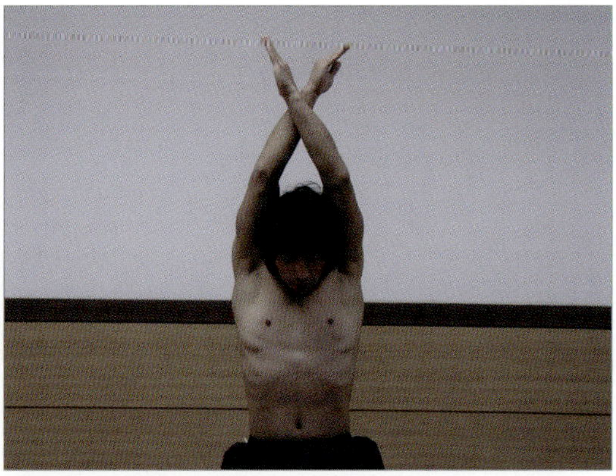

그림 9-17 팔이음뼈 벌림능동검사

② 능동부가검사

고정 • 환자의 몸통 돌기가 일어나지 않도록 치료사는 고정하는 손을 이용하여 환자 검사반대측 어깨를 고정한다.

실행 • 환자가 능동적으로 수행한 팔이음뼈 벌림의 마지막 위치에서, 실행하는 손은 환자 손목관절 바로위에서 아래팔을 잡고, 치료사 아래팔과 환자 아래팔이 나란히 놓이도록 하여 환자 팔꿈치관절의 폄 상태를 유지한다. 치료사는 실행하는 팔을 이용하여 벌림방향으로 수동적인 압력을 가해 마지막 정지위치까지 간다.

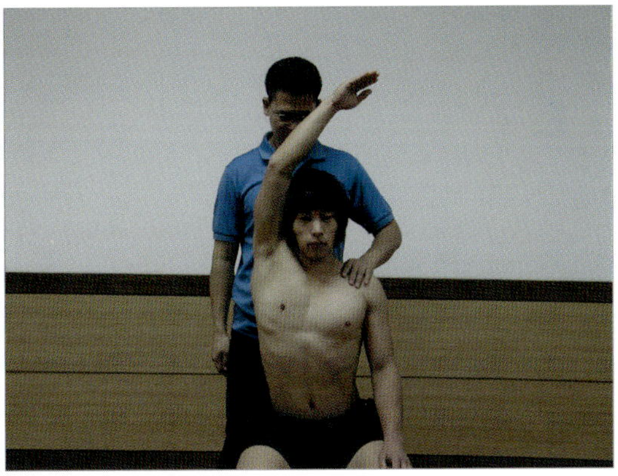

그림 9-18 팔이음뼈 벌림능동부가검사

③ 수동검사

고정 • 환자의 몸통 돌기가 일어나지 않도록 치료사는 고정하는 손을 이용하여 환자 검사반대측 어깨를 고정한다. 실행하는 손은 환자 손목관절 바로위에서 아래팔을 고정하고, 치료사 아래팔과 환자 아래팔이 나란히 놓이도록 하여 환자 팔꿈치관절의 폄 상태를 유지한다.

실행 • 시작위치에서 치료사는 실행하는 팔을 이용하여 벌림방향으로 마지막 정지위치까지 수동벌림운동을 실시한다.

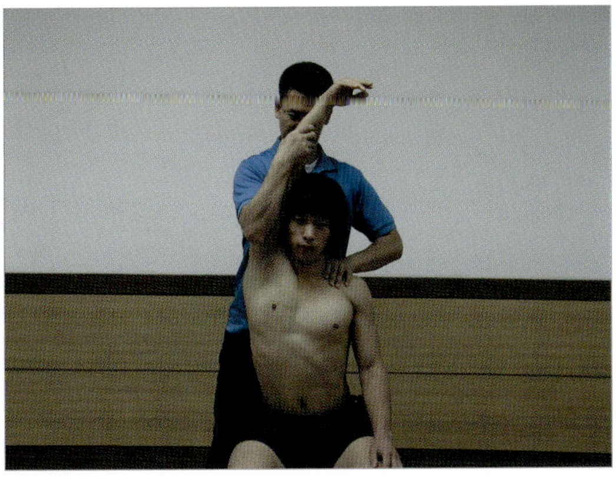

그림 9-19 팔이음뼈 벌림수동검사

(4) 모음회선검사

자세 • 환자: 등받이가 없는 의자에 앉는다.
치료사: 검사하고자 하는쪽 뒤에 선다.

① 능동검사

팔이음뼈의 모음운동을 팔꿈치관절 굽힘상태에서 능동적으로 시작위치에서 모음의 마지막 위치까지 수행하게 한다.

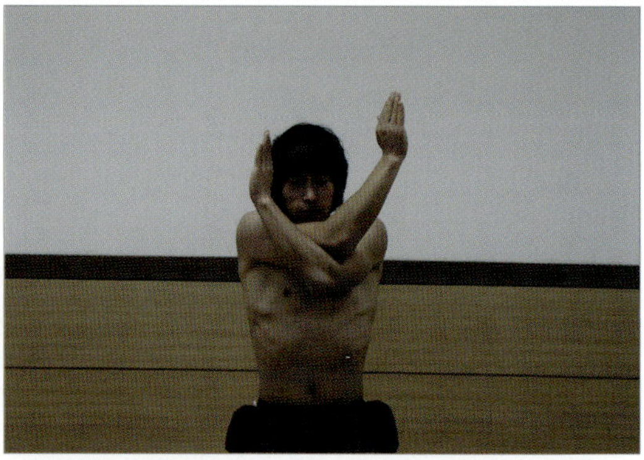

그림 9-20 팔이음뼈 모음능동검사

② 능동부가검사

고정 • 환자의 몸통 돌기가 일어나지 않도록 치료사는 고정하는 손을 이용하여 환자 검사반대측 어깨를 고정한다.

실행 • 실행하는 손은 환자 팔꿈치관절 아래에서 아래팔을 고정하고, 치료사 아래팔이 환자 팔과 나란히 놓이도록 하여 환자 팔꿈치관절의 굽힘 상태를 유지한다. 환자가 능동적으로 수행한 어깨관절 모음의 마지막 위치에서 치료사는 실행하는 팔을 이용하여 모음방향으로 수동적인 압력을 가해 마지막 정지위치까지 간다.

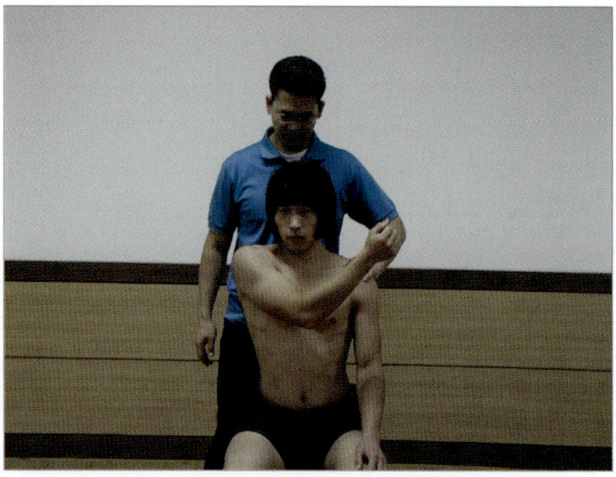

그림 9-21 팔이음뼈 모음능동부가검사

③ **수동검사**

고정 • 환자의 몸통 돌기가 일어나지 않도록 치료사는 고정하는 손을 이용하여 환자 검사반대측 어깨를 고정한다. 실행하는 손은 환자 팔꿈치관절 아래에서 아래팔을 고정하고, 치료사 아래팔이 환자 팔과 나란히 놓이도록 하여 환자 팔꿈치관절의 굽힘 상태를 유지한다.

실행 • 시작위치에서 치료사는 실행하는 팔을 이용하여 모음방향으로 마지막 정지위치까지 수동모음운동을 실시한다.

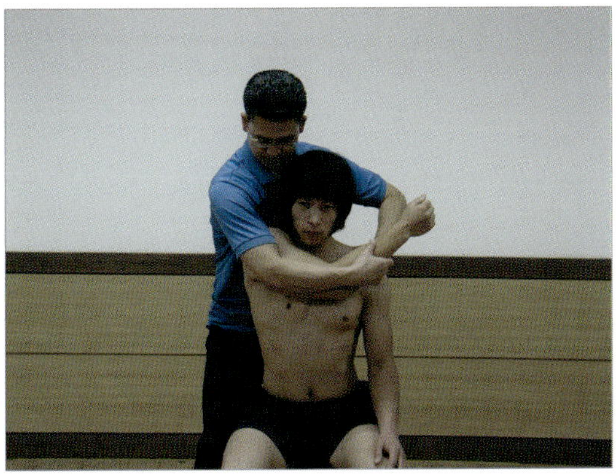

그림 9-22 팔이음뼈 모음수동검사

(5) 바깥쪽돌림회선검사

자세 • 환자: 등받이가 없는 의자에 앉는다.
치료사: 검사하고자 하는쪽 뒤에 선다.

① **능동검사**

팔이음뼈의 바깥쪽돌림운동을 팔꿈치관절 굽힘상태에서 능동적으로 시작위치에서 바깥쪽돌림의 마지막 위치까지 수행하게 한다.

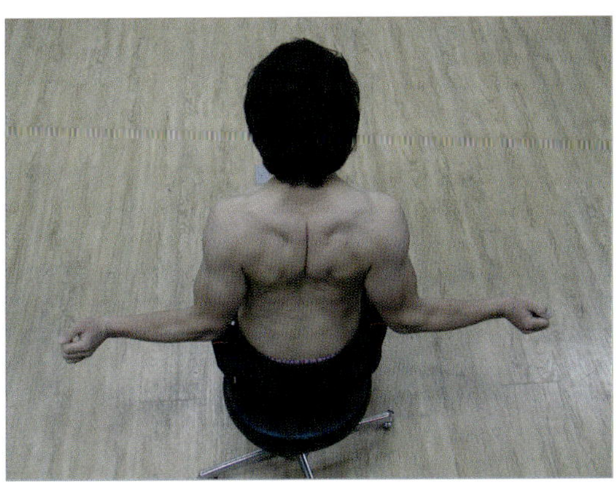

그림 9-23 팔이음뼈 바깥쪽돌림능동검사

② **능동부가검사**

고정 • 환자의 몸통 돌기가 일어나지 않도록 치료사는 고정하는 손을 이용하여 환자 검사반대측 어깨를 고정한다.

실행 • 환자가 능동적으로 수행한 팔이음뼈 바깥쪽돌림의 마지막 위치에서 실행하는 손은 환자 팔꿈치관절 굽힘상태를 유지하고 손목관절 바로위에서 아래팔을 잡고 치료사는 실행하는 손을 이용하여 바깥쪽돌림방향으로 수동적인 압력을 가해 마지막 정지위치까지 간다.

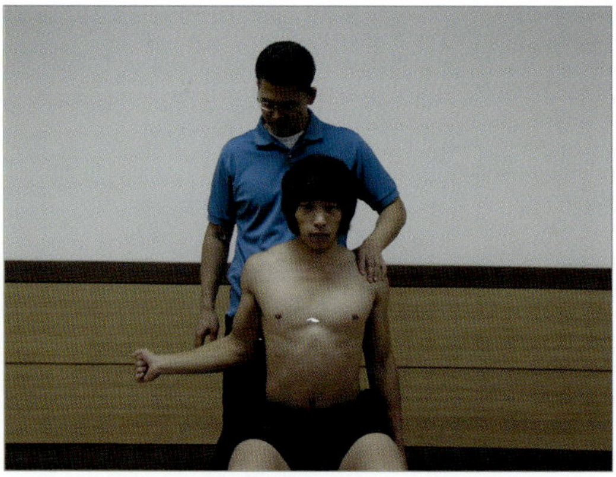

그림 9-24 팔이음뼈 바깥쪽돌림능동보조검사

③ **수동검사**

고정 • 환자의 몸통 돌기가 일어나지 않도록 치료사는 고정하는 손을 이용하여 환자 검사반대측 어깨를 고정한다.

실행 • 실행하는 손은 환자 팔꿈치관절 굽힘상태를 유지하고 손목관절 바로위에서 아래팔을 고정한다. 시작위치에서 치료사는 실행하는 손을 이용하여 바깥쪽돌림방향으로 마지막 정지위치까지 수동바깥쪽돌림운동을 실시한다.

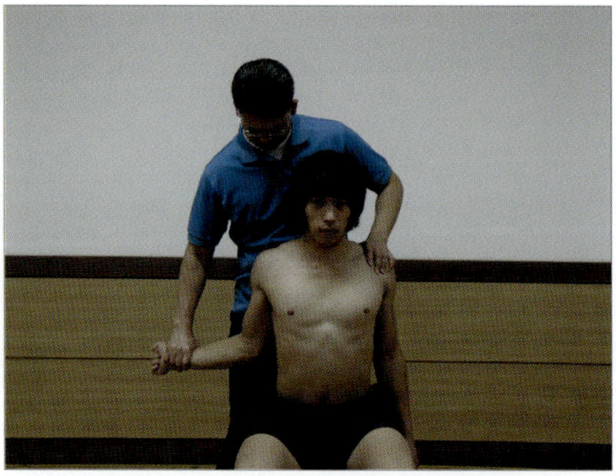

그림 9-25 팔이음뼈 바깥쪽돌림수동검사

(6) 안쪽돌림회선검사

자세 • 환자: 등받이가 없는 의자에 앉는다.
치료사: 검사하고자 하는쪽 뒤에 선다.

① **능동검사**

팔이음뼈의 안쪽돌림운동을 능동적으로 시작위치에서 안쪽돌림의 마지막 위치까지 수행하게 한다.

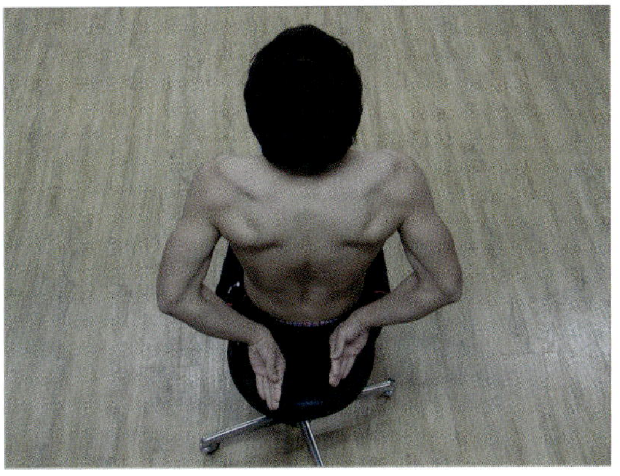

그림 9-26 팔이음뼈 안쪽돌림능동검사

② **능동부가검사**

고정 • 환자의 몸통 돌기가 일어나지 않도록 치료사는 고정하는 손을 이용하여 환자 검사 반대측 어깨를 고정한다. 실행하는 손은 팔꿈치관절 바로위에서 위팔을 고정한다.

실행 • 환자가 능동적으로 수행한 팔이음뼈 안쪽돌림의 마지막 위치에서 치료사는 실행하는 손을 이용하여 안쪽돌림방향으로 수동적인 압력을 가해 마지막 정지위치까지 간다.

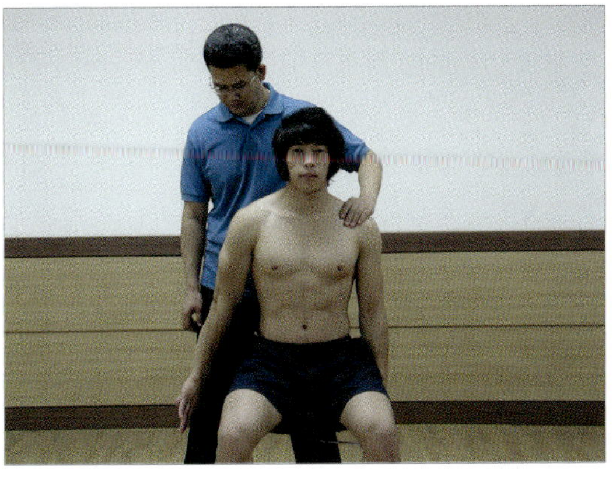

그림 9-27 팔이음뼈 안쪽돌림능동부가검사

③ **수동검사**

고정 • 환자의 몸통 돌기가 일어나지 않도록 치료사는 고정하는 손을 이용하여 환자 검사반대측 어깨를 고정한다.

실행 • 실행하는 손은 팔꿈치관절 바로위에서 위팔을 고정한다. 시작위치에서 치료사는 실행하는 손을 이용하여 안쪽돌림방향으로 마지막 정지위치까지 수동안쪽돌림운동을 실시한다.

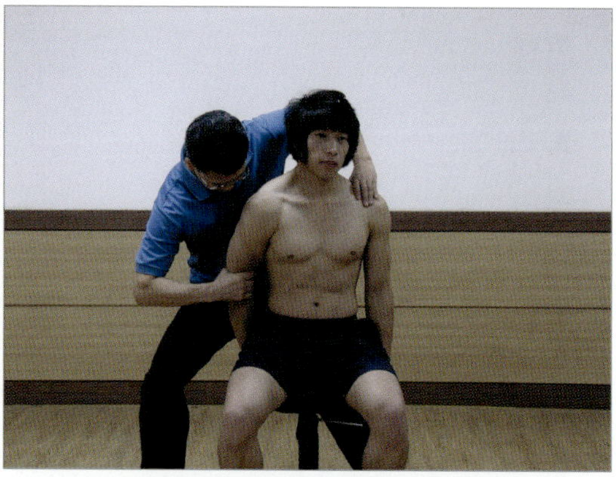

그림 9-28 팔이음뼈 안쪽돌림수동검사

3. 어깨관절

1) 기능해부학

(1) **해부학적**: 단순

(2) **역학적**: 단순 3축 절구관절(변형되지 않은 계란형)

(3) **볼록면**: 위팔뼈머리

(4) **오목면**: 어깨뼈의 관절오목

(5) **치료면**: 어깨뼈 관절오목 오목면에 위치(복부쪽 · 바깥쪽 · 머리쪽의 방향성을 가지고 있다)

상대적으로 위팔뼈 머리부는 어깨뼈 관절오목에 상응하여 관절하기 위해 관절오목의 바깥쪽 방향에 대해 뒤쪽으로 30°, 머리쪽 방향에 대해 상방으로 135° 상응하여 기울어져 있다.

어깨뼈 관절오목의 협소한 관절면 크기를 극복하기 위해 섬유성 연골인 오목테두리(labrum)이 부가적으로 관절의 적합도를 향상시키는 동시에 관절의 안정성에도 기여한다.

상대적으로 고관절에 비해 관절오목의 깊이가 깊지 않은 어깨관절은 위팔뼈머리가 관절오목에 함몰되지 있지 않고 매달려 있는 구조로 안정성 매우 떨어진다. 반면 기능적인 측면에서는 매우 넓은 관절 가동성을 갖게 하는 장점이 되기도 한다. 이렇게 불충분한 구조적 관절의 안정성은 관절주변에서 관절을 유지하는 조직 즉, 인대(glenohumeral ligament)와 근육(rotator cuff)에 의해 보상받게 된다. 관절주머니의 여유분인 겨드랑주름(axillary recess)은 어깨관절의 큰 움직임을 가능하게 하는데 기여하지만 장시간 고정을 할 경우 쉽게 유착되어 임상적인 문제를 일으키게 된다.

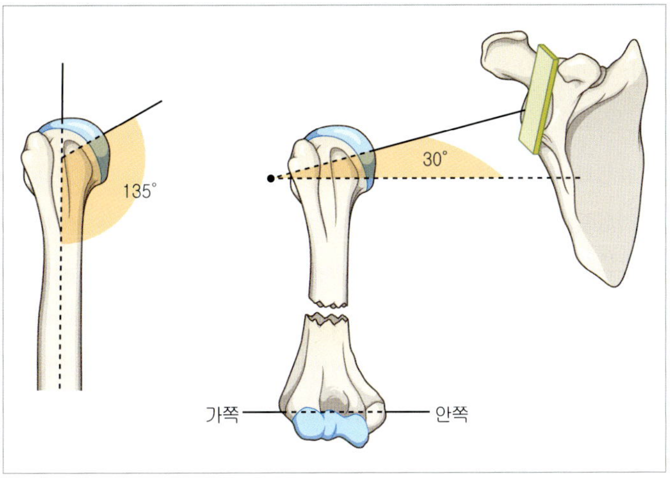

그림 9-29 어깨관절(shoulder joint) 치료면

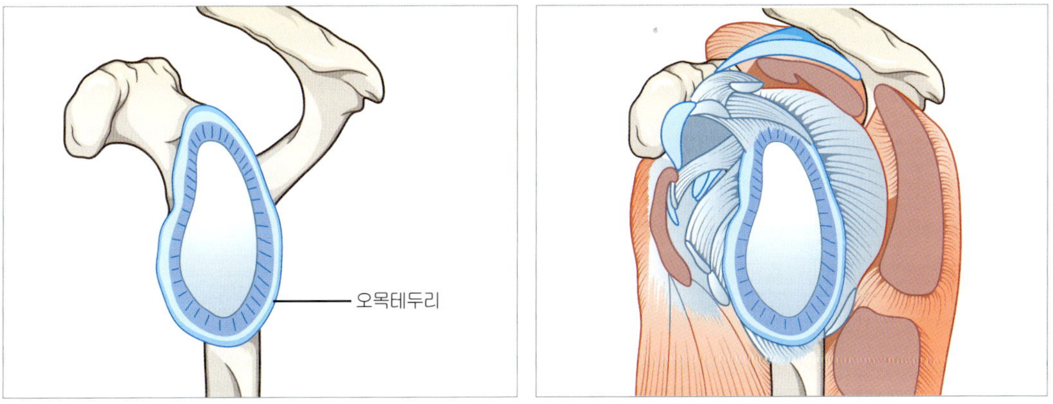

그림 9-30 관절오목

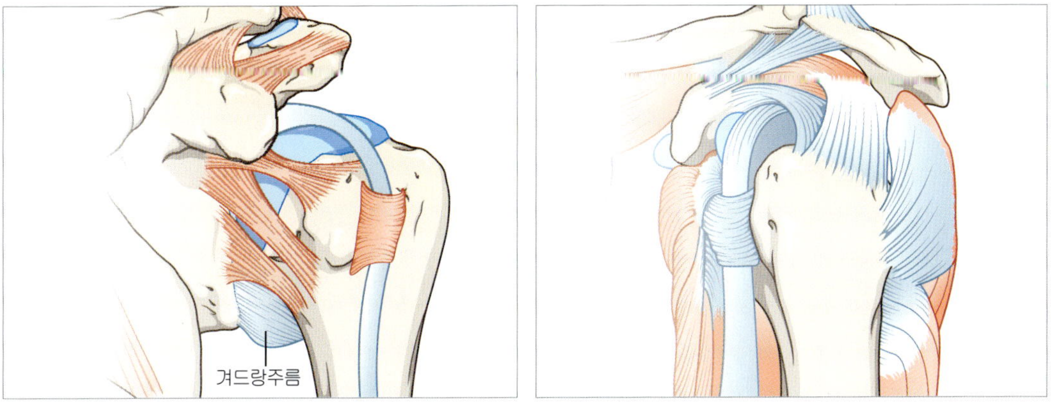

그림 9-31 어깨관절주변 인대와 근육

2) 뼈운동형상학

(1) 굽힘: 위팔뼈머리를 통과하는 전두축을 중심으로 해서 위팔뼈가 복부쪽과 머리쪽으로 이동한다.

(2) 폄: 위팔뼈머리를 통과하는 전두축을 중심으로 해서 위팔뼈가 등쪽과 꼬리쪽으로 이동한다.

(3) 벌림: 위팔뼈머리를 통과하는 시상축을 중심으로 해서 위팔뼈가 바깥쪽으로 멀어진다.

(4) 모음: 위팔뼈머리를 통과하는 시상축을 중심으로 해서 위팔뼈가 안쪽으로 접근한다.

(5) 바깥쪽돌림: 위팔뼈머리를 통과하는 종축을 중심으로 해서 위팔뼈가 바깥쪽으로 회전한다.

(6) 안쪽돌림: 위팔뼈머리를 통과하는 종축을 중심으로 해서 위팔뼈가 안쪽으로 회전한다.

3) 관절운동형상학

(1) 굽힘

구르기: 볼록법칙에 따라 굽힘이 진행되는 앞쪽으로 구르기가 일어난다.

활주: 볼록법칙에 따라 굽힘이 진행되는 반대방향인 뒤쪽으로 활주가 일어난다.

(2) 폄

구르기: 볼록법칙에 따라 폄이 진행되는 뒤쪽으로 구르기가 일어난다.

활주: 볼록법칙에 따라 폄이 진행되는 반대방향인 앞쪽으로 활주가 일어난다.

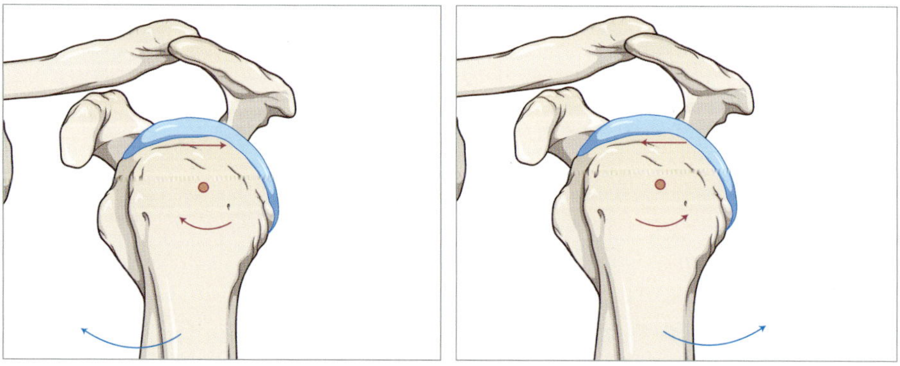

그림 9-32 어깨관절 굽힘, 폄 관절운동형상학

(3) 벌림

구르기: 볼록법칙에 따라 벌림이 진행되는 머리쪽방향으로 구르기가 일어난다.

활주: 볼록법칙에 따라 벌림이 진행되는 반대방향인 꼬리쪽방향으로 활주가 일어난다.

(4) 모음

구르기: 볼록법칙에 따라 모음이 진행되는 꼬리쪽방향으로 구르기가 일어난다.

활주: 볼록법칙에 따라 모음이 진행되는 반대방향인 머리쪽방향으로 활주가 일어난다.

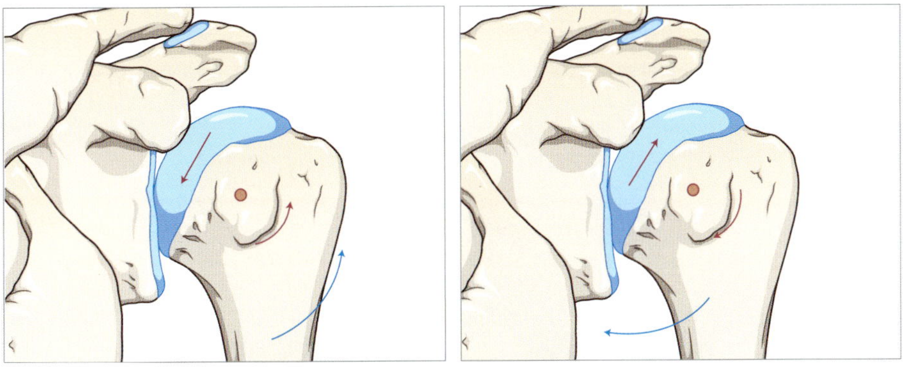

그림 9-33 어깨관절 벌림, 모음 관절운동형상학

(5) 바깥쪽돌림

구르기: 볼록법칙에 따라 바깥쪽돌림이 진행되는 뒤쪽으로 구르기가 일어난다.

활주: 볼록법칙에 따라 바깥쪽돌림이 진행되는 반대방향인 앞쪽으로 활주가 일어난다.

(6) 안쪽돌림

구르기: 볼록법칙에 따라 안쪽돌림이 진행되는 앞쪽으로 구르기가 일어난다.

활주: 볼록법칙에 따라 안쪽돌림이 진행되는 반대방향인 뒤쪽으로 활주가 일어난다.

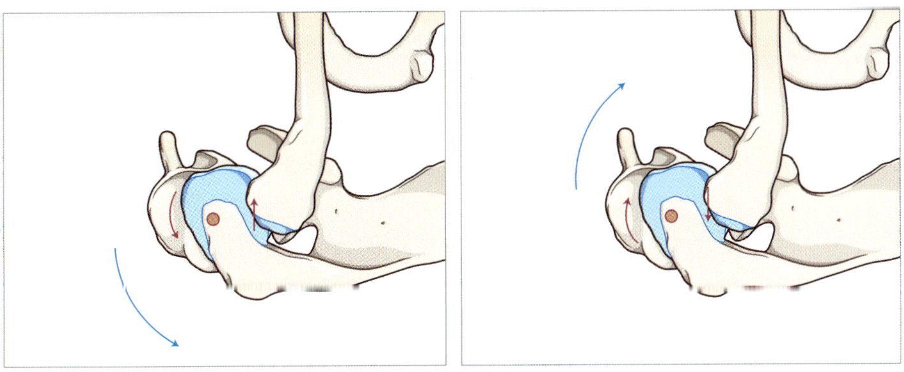

그림 9-34 어깨관절 안쪽돌림, 바깥쪽돌림 관절운동형상학

4) 회선검사

(1) 굽힘회선검사

자세 • 환자: 등받이가 없는 의자에 앉는다.
치료사: 검사하고자 하는쪽 뒤에 선다.

① **능동검사**

어깨관절만의 굽힘운동을 능동적으로 시작위치에서 굽힘의 마지막 위치까지 수행한다.

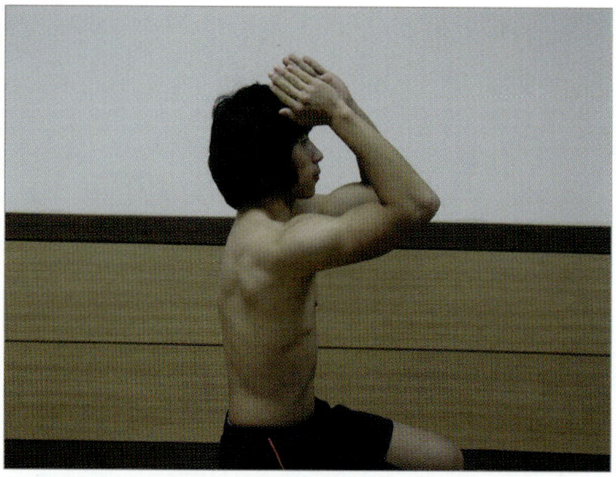

그림 9-35 어깨관절 굽힘능동검사

② **능동부가검사**

고정 • 치료사는 팔이음뼈 다른 관절에서의 움직임을 방지하기 위하여 양손으로 검사하고자 하는쪽 어깨뼈를 봉우리와 함께 뒤쪽과 머리쪽 방면에서 잡아 환자의 어깨를 고정한다.

실행 • 환자가 능동적으로 수행한 어깨관절 굽힘의 마지막 위치에서 치료사 고정하는 손의 어깨뼈 고정을 그대로 유지한 채, 실행하는 손으로 환자 팔꿈치관절 아래에서 아래팔을 잡고, 치료사 아래팔과 환자 팔이 나란히 놓이도록 하고, 실행하는 팔을 이용하여 굽힘방향으로 수동적인 압력을 가해 마지막 정지위치까지 간다.

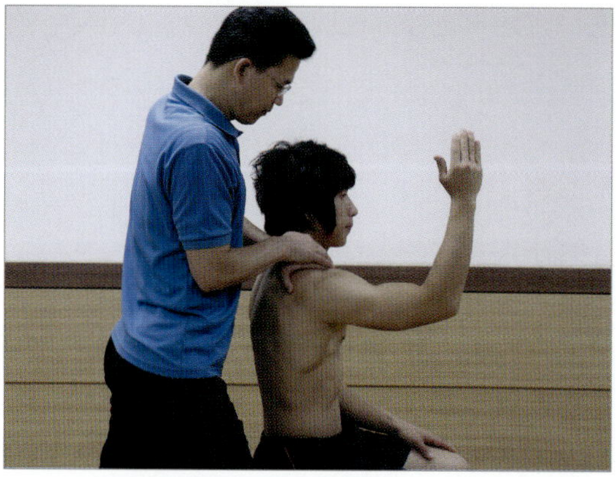

그림 9-36 어깨관절 굽힘능동부가검사

③ **수동검사**

고정 • 치료사는 고정하는 손으로 검사하고자 하는쪽 어깨뼈를 봉우리와 함께 뒤쪽과 머리쪽 방면에서 잡아 환자의 어깨를 고정한다. 실행하는 손으로 환자 팔꿈치관절 아래에서 아래팔을 잡고, 치료사 아래팔과 환자 팔이 나란히 놓이도록 하고,

실행 • 시작위치에서 치료사는 실행하는 팔을 이용하여 굽힘방향으로 마지막 정지위치까지 수동굽힘운동을 실시한다.

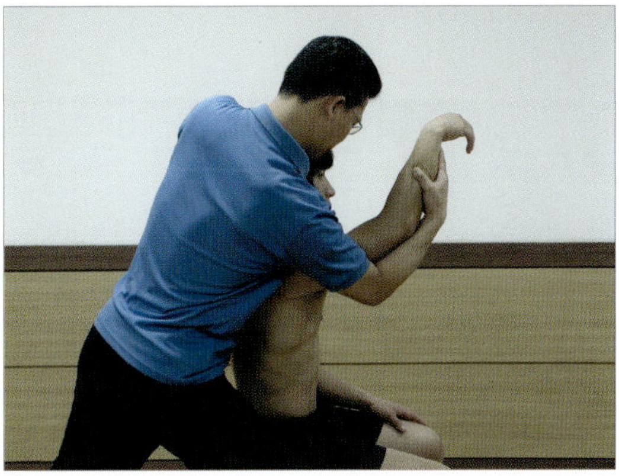

그림 9-37 어깨관절 굽힘수동검사

(2) 폄회선검사

자세 • 환자: 등받이가 없는 의자에 앉는다.
치료사: 검사하고자 하는쪽 뒤에 선다.

① **능동검사**

어깨관절만의 폄운동을 능동적으로 시작위치에서 폄의 마지막 위치까지 수행하게 한다.

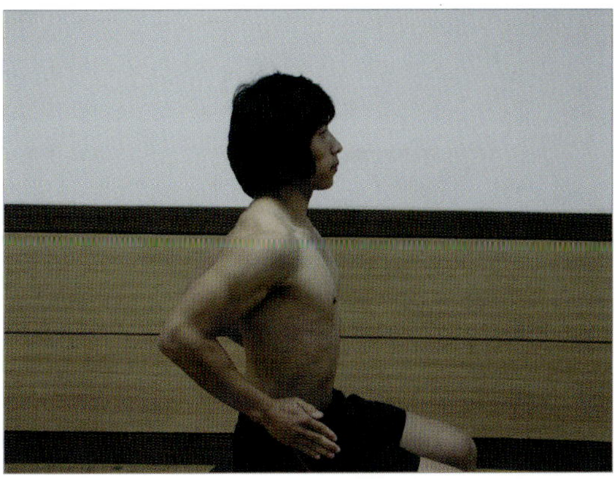

그림 9-38 어깨관절 폄능동검사

② **능동부가검사**

고정 • 치료사는 팔이음뼈 다른 관절에서의 움직임을 방지하기 위하여 양손으로 검사하고자 하는쪽 어깨뼈를 봉우리와 함께 뒤쪽과 머리쪽 방면에서 잡아 환자의 어깨를 고정한다.

실행 • 환자가 능동적으로 수행한 어깨관절 폄의 마지막 위치에서 치료사 고정하는 손의 어깨뼈 고정을 그대로 유지한 채, 실행하는 손으로 환자 팔꿈치관절 바로위에서 위팔을 잡고, 실행하는 팔을 이용하여 폄방향으로 수동적인 압력을 가해 마지막 정지위치까지 간다.

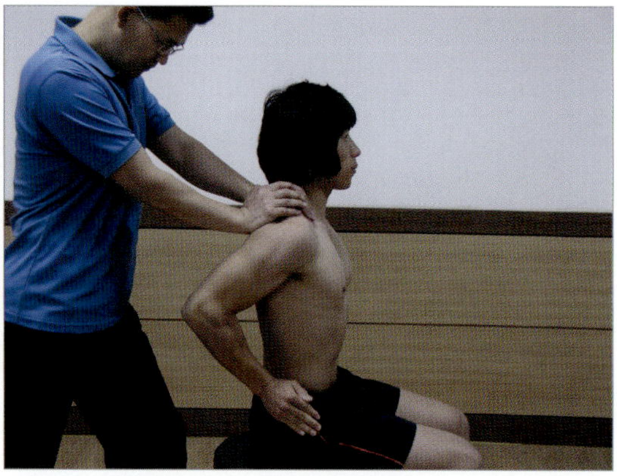

그림 9-39 어깨관절 폄능동부가검사

③ **수동검사**

고정 • 치료사는 고정하는 손으로 검사하고자 하는쪽 어깨뼈를 봉우리와 함께 뒤쪽과 머리쪽 방면에서 잡아 환자의 어깨를 고정한다. 실행하는 손으로 환자 팔꿈치관절 바로위에서 위팔을 잡는다.

실행 • 시작위치에서 치료사는 실행하는 팔을 이용하여 폄방향으로 마지막 정지위치까지 수동폄운동을 실시한다.

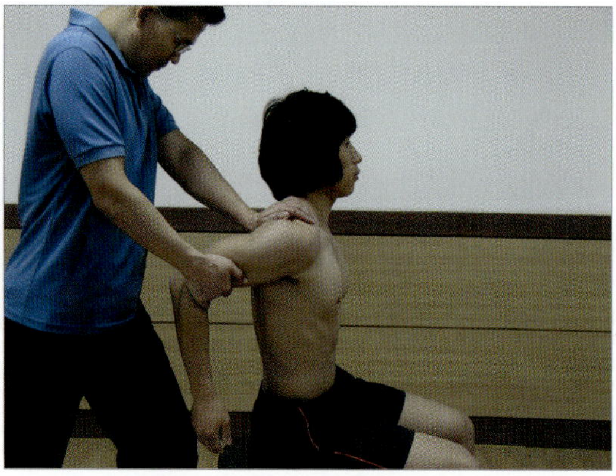

그림 9-40 어깨관절 폄수동검사

(3) 벌림회선검사

자세 • 환자: 등받이가 없는 의자에 앉는다.
치료사: 검사하고자 하는쪽 뒤에 선다.

① **능동검사**

어깨관절만의 벌림운동을 능동적으로 시작위치에서 벌림의 마지막 위치까지 수행하게 한다.

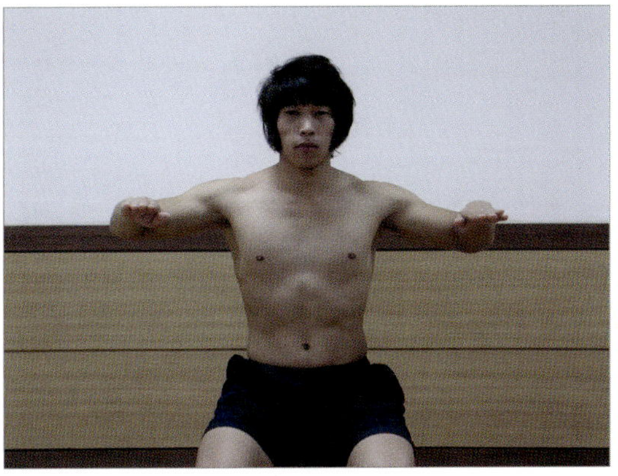

그림 9-41 어깨관절 벌림능동검사

② **능동부가검사**

고정 • 치료사는 팔이음뼈 다른 관절에서의 움직임을 방지하기 위하여 양손으로 검사하고자 하는쪽 어깨뼈를 봉우리와 함께 뒤쪽과 머리쪽 방면에서 잡아 환자의 어깨를 고정한다.

실행 • 환자가 능동적으로 수행한 어깨관절 벌림의 마지막 위치에서 치료사 고정하는 손의 어깨뼈 고정을 그대로 유지한 채, 실행하는 손으로 환자 팔꿈치관절 아래에서 아래팔을 잡고, 실행하는 팔을 이용하여 벌림방향으로 수동적인 압력을 가해 마지막 정지위치까지 간다.

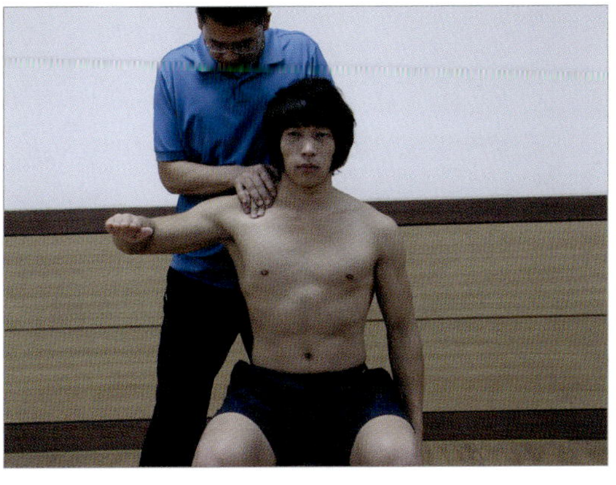

그림 9-42 어깨관절 벌림능동부가검사

③ 수동검사

고정 • 치료사는 고정하는 손으로 검사하고자 하는쪽 어깨뼈를 봉우리와 함께 뒤쪽과 머리쪽 방면에서 잡아 환자의 어깨를 고정한다. 실행하는 손으로 환자 팔꿈치관절 아래에서 아래팔을 잡는다.

실행 • 시작위치에서 치료사는 실행하는 팔을 이용하여 벌림방향으로 마지막 정지위치까지 수동벌림운동을 실시한다.

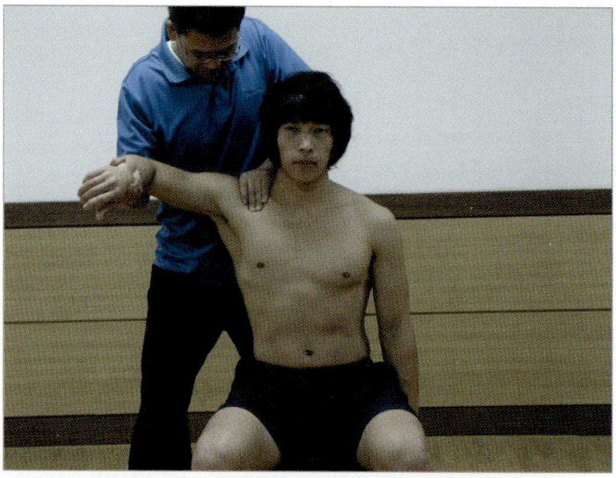

그림 9-43 어깨관절 벌림수동검사

(4) 모음회선검사

자세 • 환자: 등받이가 없는 의자에 앉는다.
치료사: 검사하고자 하는쪽 뒤에 선다.

① 능동검사

어깨관절만의 모음운동을 능동적으로 시작위치에서 모음의 마지막 위치까지 수행하게 한다.

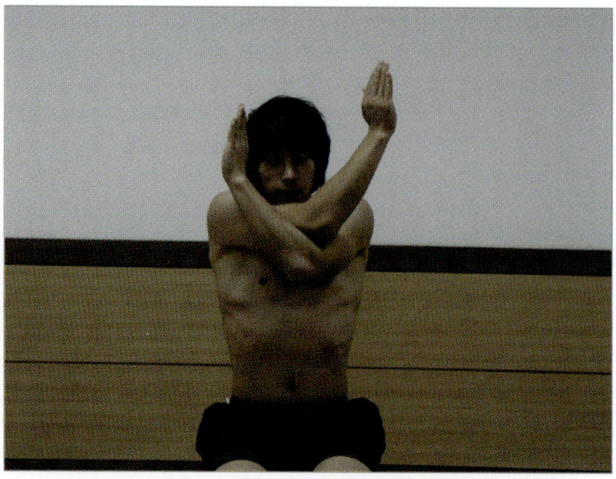

그림 9-44 어깨관절 모음능동검사

② **능동부가검사**

고정 • 치료사는 팔이음뼈 다른 관절에서의 움직임을 방지하기 위하여 양손으로 검사하고자 하는쪽 어깨뼈를 봉우리와 함께 뒤쪽과 머리쪽 방면에서 잡아 환자의 어깨를 고정한다.

실행 • 환자가 능동적으로 수행한 어깨관절 모음의 마지막 위치에서 치료사 고정하는 손의 어깨뼈 고정을 그대로 유지한 채, 실행하는 손으로 환자 팔꿈치관절 아래에서 아래팔을 잡고, 실행하는 팔을 이용하여 모음방향으로 수동적인 압력을 가해 마지막 정지위치까지 간다.

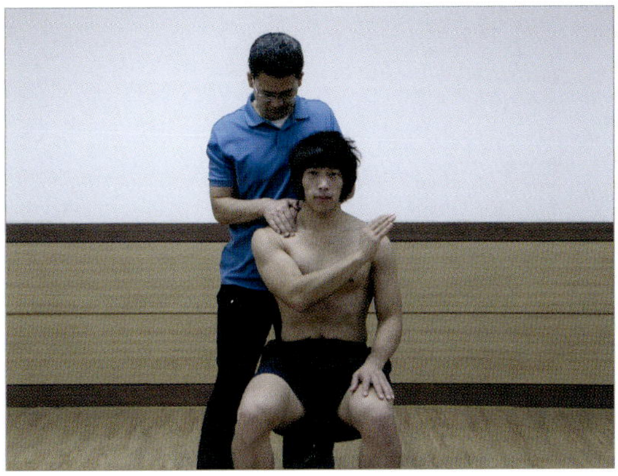

그림 9-45 어깨관절 모음능동부가검사

③ **수동검사**

고정 • 치료사는 고정하는 손으로 검사하고자 하는쪽 어깨뼈를 봉우리와 함께 뒤쪽과 머리쪽 방면에서 잡아 환자의 어깨를 고정한다. 실행하는 손으로 환자 팔꿈치관절 아래에서 아래팔을 잡는다.

실행 • 시작위치에서 치료사의 실행하는 팔을 이용하여 모음방향으로 마지막 정지위치까지 수동모음운동을 실시한다.

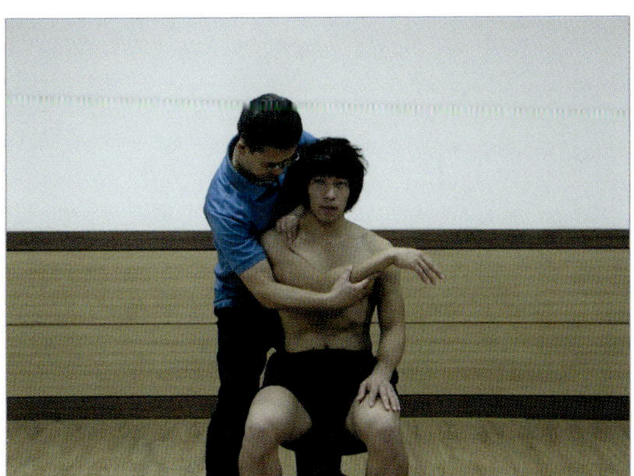

그림 9-46 어깨관절 모음수동검사

(5) 바깥쪽돌림회선검사

자세 • 환자: 등받이가 없는 의자에 앉는다.
치료사: 검사하고자 하는쪽 뒤에 선다.

① 능동검사

팔꿈치관절 90° 굽힘 상태로 어깨관절만의 바깥쪽돌림운동을 능동적으로 시작위치에서 바깥쪽돌림의 마지막 위치까지 수행하게 한다.

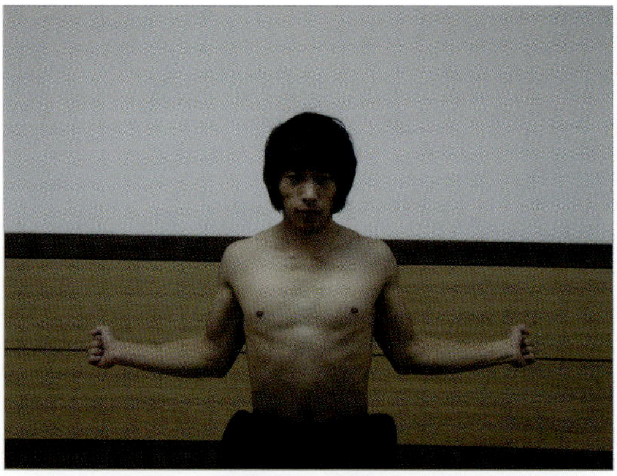

그림 9-47 어깨관절 바깥쪽돌림능동검사

② 능동부가검사

고정 • 치료사는 팔이음뼈 다른 관절에서의 움직임을 방지하기 위하여 양손으로 검사하고자 하는쪽 어깨뼈를 봉우리와 함께 뒤쪽과 머리쪽 방면에서 잡아 환자의 어깨를 고정한다.

실행 • 환자가 팔꿈치관절 90° 굽힘 상태로 능동적으로 수행한 어깨관절 바깥쪽돌림의 마지막 위치에서 치료사 고정하는 손의 어깨뼈 고정을 그대로 유지한 채, 실행하는 손으로 환자 손목관절 바로 위에서 아래팔을 잡고, 실행하는 팔을 이용하여 바깥쪽돌림방향으로 수동적인 압력을 가해 마지막 정지위치까지 간다.

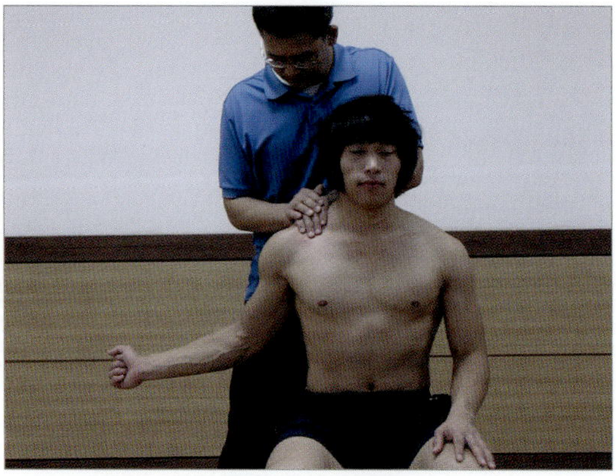

그림 9-48 어깨관절 바깥쪽돌림능동부가검사

③ **수동검사**

고정 • 치료사는 고정하는 손으로 검사하고자 하는쪽 어깨뼈를 봉우리와 함께 뒤쪽과 머리쪽 방면에서 잡아 환자의 어깨를 고정한다. 실행하는 손으로 환자 손목관절 바로 위에서 아래팔을 팔꿈치관절 90° 굽힘 상태로 잡는다.

실행 • 시작위치에서 치료사는 실행하는 팔을 이용하여 바깥쪽돌림방향으로 마지막 정지위치까지 수동 바깥쪽돌림운동을 실시한다.

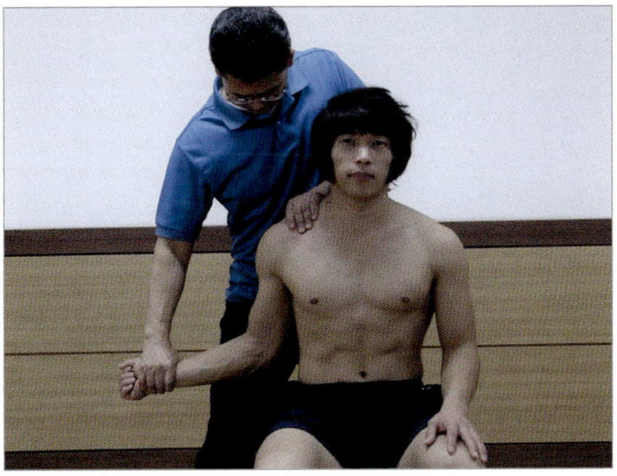

그림 9-49 어깨관절 바깥쪽돌림수동검사

(6) 안쪽돌림회선검사

자세 • 환자: 등받이가 없는 의자에 앉는다.
치료사: 검사하고자 하는쪽 뒤에 선다.

① **능동검사**

어깨관절만의 안쪽돌림운동을 능동적으로 시작위치에서 안쪽돌림의 마지막 위치까지 수행하게 한다.

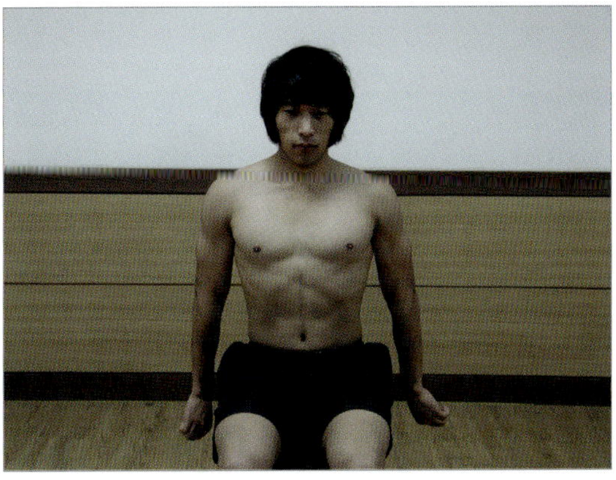

그림 9-50 어깨관절 안쪽돌림능동검사

② **능동부가검사**

고정 • 치료사는 팔이음뼈 다른 관절에서의 움직임을 방지하기 위하여 양손으로 검사하고자 하는쪽 어깨뼈를 봉우리와 함께 뒤쪽과 머리쪽 방면에서 잡아 환자의 어깨를 고정한다.

실행 • 환자가 능동적으로 수행한 어깨관절 안쪽돌림의 마지막 위치에서 치료사 고정하는 손의 어깨뼈 고정을 그대로 유지한 채, 실행하는 손으로 환자 팔꿈치관절 바로 위에서 위팔을 잡고, 실행하는 팔을 이용하여 안쪽돌림방향으로 수동적인 압력을 가해 마지막 정지위치까지 간다.

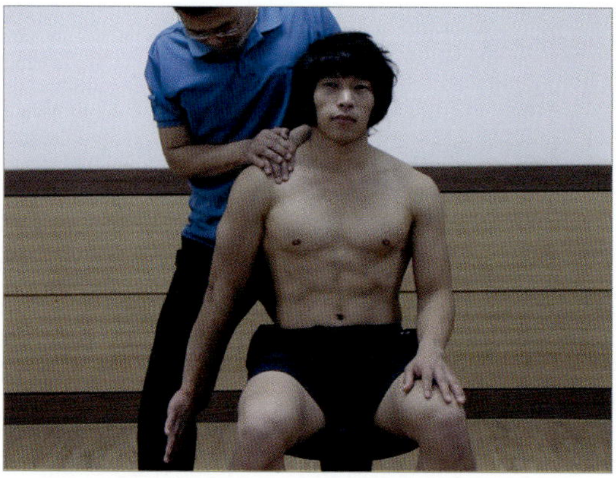

그림 9-51 어깨관절 안쪽돌림능동부가검사

③ **수동검사**

고정 • 치료사는 고정하는 손으로 검사하고자 하는쪽 어깨뼈를 봉우리와 함께 뒤쪽과 머리쪽 방면에서 잡아 환자의 어깨를 고정한다. 실행하는 손으로 환자 팔꿈치관절 바로 위에서 위팔을 잡는다.

실행 • 시작위치에서 치료사는 실행하는 팔을 이용하여 안쪽돌림방향으로 마지막 정지위치까지 수동 안쪽돌림운동을 실시한다.

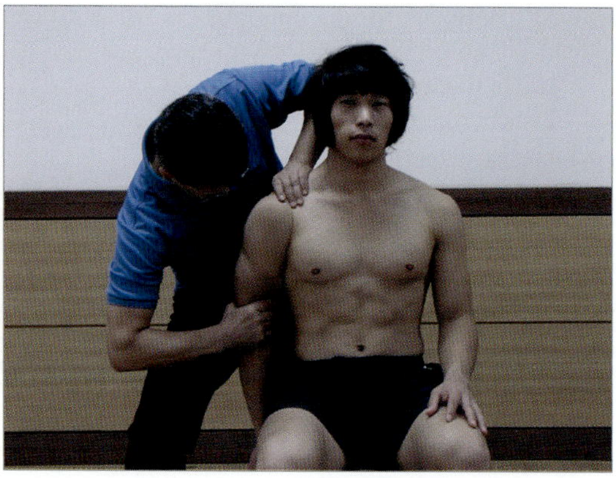

그림 9-52 어깨관절 안쪽돌림수동검사

5) 직선검사

(1) 견인 직선검사

자세 • 환자: 등받이가 없는 의자에 앉는다.
치료사: 검사하고자 하는쪽 측면에 선다.

고정 • 치료사의 고정하는 손을 이용하여 환자의 어깨관절의 관절틈 가까운쪽에서 어깨뼈를 봉우리와 함께 손가락이 앞쪽으로 향하도록 하여 손바닥으로 고정한다. 엄지로 봉우리를 막아 고정을 보조할 수 있다.

실행 • 환자의 아래팔은 치료사의 아래팔 위에 올려놓고, 치료사 실행하는 손을 이용하여 어깨관절의 관절틈 가까운쪽에서 위팔뼈를 안쪽 방면에서 잡고 치료면에 수직으로 직선적인 견인력을 가하여 검사한다.

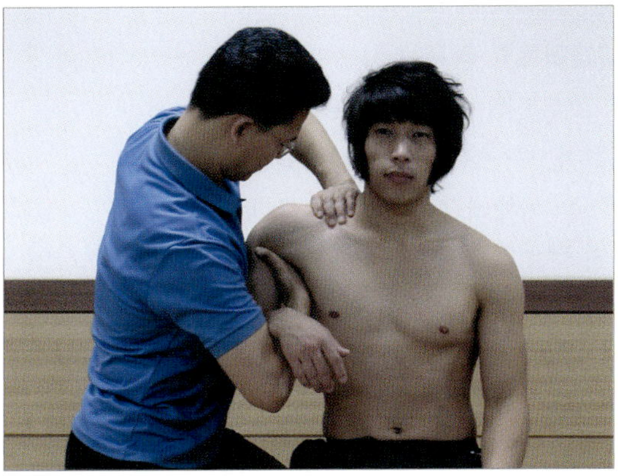

그림 9-53 어깨관절 견인검사

(2) 압박 직선검사

자세 • 환자: 등받이가 없는 의자에 앉는다.
치료사: 검사하고자 하는쪽 측면에 선다.

고정 • 치료사의 고정하는 손을 이용하여 환자의 어깨관절의 관절틈 가까운쪽에서 어깨뼈를 봉우리와 함께 손가락이 앞쪽으로 향하도록 하여 손바닥으로 고정한다.

실행 • 치료사 실행하는 손을 이용하여(특히 엄지두덩이) 어깨관절의 관절틈 가까운쪽에서 위팔뼈를 앞쪽에 위치하도록 하여 접촉하고, 치료면에 수직으로 직선적인 압박력을 가하여 검사한다.

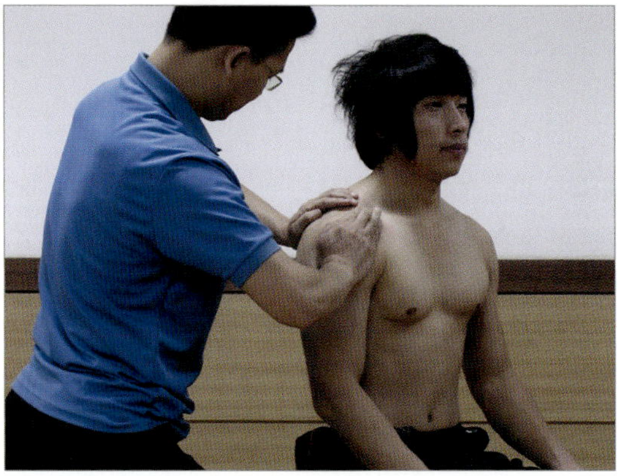

그림 9-54 어깨관절 압박검사

(3) 꼬리쪽 미끄러트림 검사

자세 • 환자: 등받이가 없는 의자에 앉는다.
치료사: 검사하고자 하는쪽 뒷쪽에 선다.

고정 • 고정은 어깨뼈 주변 근육에 의해 이루어진다. 치료사의 고정하는 손을 이용하여 환자의 팔꿈치관절 바로 아래에서 아래팔을 지지하여 팔를 안정시킨다.

실행 • 치료사 실행하는 손을 이용하여 어깨관절의 관절틈 가까운쪽을 위쪽 방면에서 접촉하고 치료면에 평행하게 꼬리쪽 방향으로 직선적인 전단력을 가하여 검사한다.

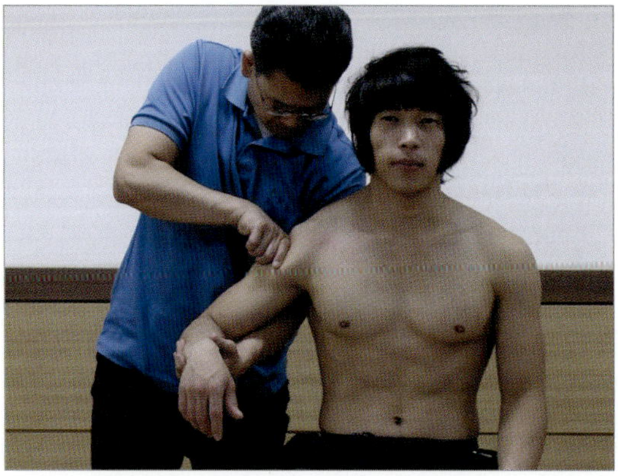

그림 9-55 어깨관절 꼬리쪽 미끄러트림검사

(4) 앞쪽 미끄러트림 검사

자세 • 환자: 등받이가 없는 의자에 앉는다.
치료사: 검사하고자 하는쪽 측면에 선다.

고정 • 환자의 아래팔을 치료사의 아래팔위에 올려놓고, 고정하는 손을 이용하여 환자의 어깨관절의 관절틈 가까운쪽에서 어깨뼈를 앞쪽방면에서 고정한다.

실행 • 치료사는 실행하는 손을 이용하여 어깨관절의 관절틈 가까운쪽을 뒤쪽에서 접촉하고 치료면에 평행하게 앞쪽으로 직선적인 전단력을 가하여 검사한다.

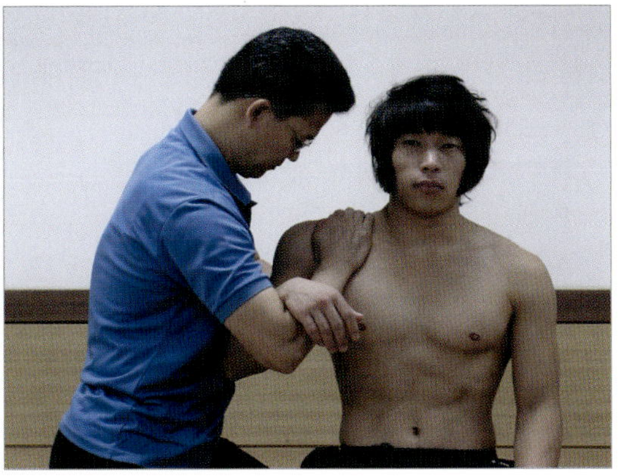

그림 9-56 어깨관절 앞쪽 미끄러트림검사

(5) 뒤쪽 미끄러트림 검사

자세 • 환자: 등받이가 없는 의자에 앉는다.
치료사: 검사하고자 하는쪽 측면에 선다.

고징 • 치료사는 고정하는 손을 이용하여 어깨관절의 관절틈 가까운쪽을 어깨뼈 뒤쪽 방면에서 고정한다.

실행 • 환자의 아래팔을 치료사의 아래팔위에 올려놓고, 실행하는 손을 이용하여 환자의 어깨관절의 관절틈 가까운쪽에서 위팔뼈를 앞쪽방면에서 잡고 치료면에 평행하게 뒤쪽으로 직선적인 전단력을 가하여 검사한다.

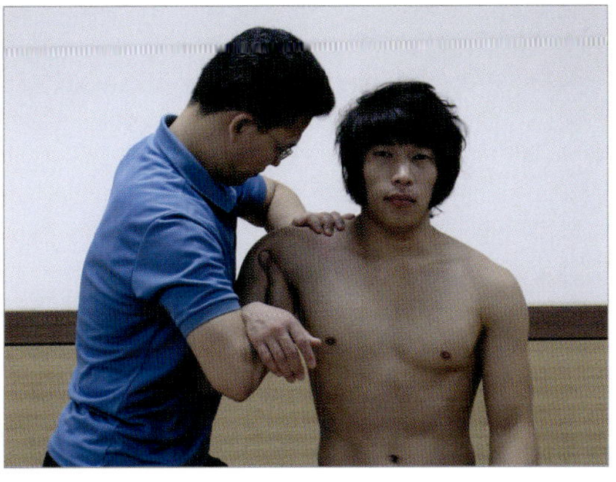

그림 9-57 어깨관절 뒤쪽 미끄러트림검사

6) 저항검사

(1) 굽힘

자세 • 환자: 등받이가 없는 의자에 검사하고자 하는쪽 어깨관절 편한위치와 팔꿈치관절 굽힘상태로 앉는다.
치료사: 검사하고자 하는쪽 뒤에 선다.

고정 • 치료사는 팔이음뼈 주변 관절에서의 움직임을 방지하기 위하여 한손으로 검사하고자 하는쪽 어깨뼈를 봉우리와 함께 뒤쪽과 머리쪽 방면에서 잡아 환자의 어깨를 고정한다. 실행하는 손은 환자 위팔 먼쪽의 앞쪽을 접촉한다.

실행 • 환자는 굽힘운동을 실시하고 치료사는 실행하는 손을 이용하여 폄방향으로 수동적인 저항을 가해, 굽힘운동에 대한 근력을 검사한다.

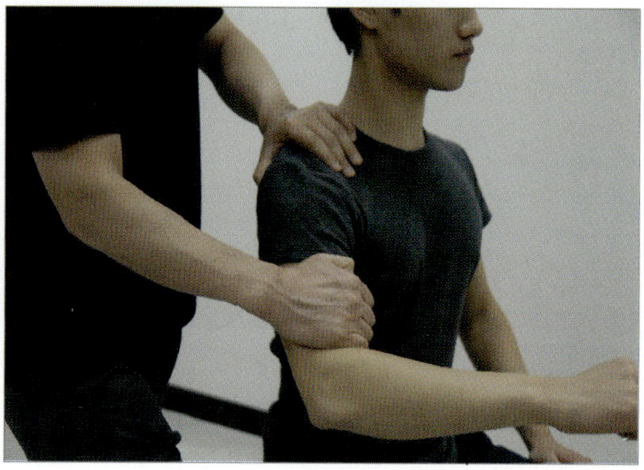

그림 9-58 어깨관절 굽힘저항검사

(2) 폄

자세 • 환자: 등받이가 없는 의자에 검사하고자 하는쪽 어깨관절 편한위치와 팔꿈치관절 굽힘상태로 앉는다.
치료사: 검사하고자 하는쪽 뒤에 선다.

고정 • 치료사는 팔이음뼈 주변 관절에서의 움직임을 방지하기 위하여 한손으로 검사하고자 하는쪽 어깨뼈를 봉우리와 함께 뒤쪽과 머리쪽 방면에서 잡아 환자의 어깨를 고정한다. 실행하는 손은 환자 위팔 먼쪽의 뒤쪽을 접촉한다.

실행 • 환자는 폄운동을 실시하고 치료사는 실행하는 손을 이용하여 굽힘방향으로 수동적인 저항을 가해, 폄운동에 대한 근력을 검사한다.

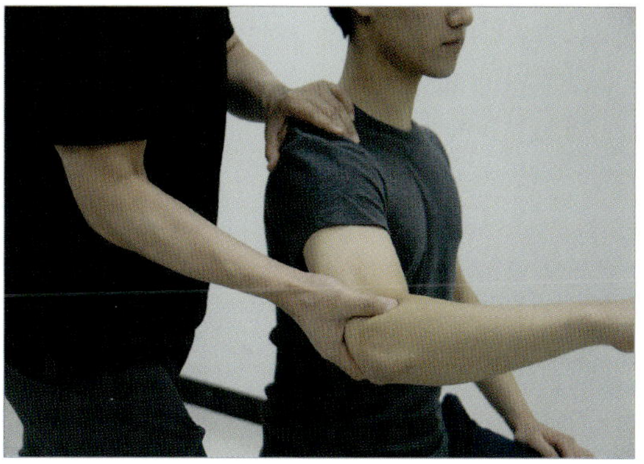

그림 9-59 어깨관절 폄저항검사

(3) 벌림

자세 • 환자: 등받이가 없는 의자에 검사하고자 하는쪽 어깨관절 편한위치와 팔꿈치관절 굽힘상태로 앉는다.

치료사: 검사하고자 하는쪽에 선다.

고정 • 치료사는 팔이음뼈 주변 관절에서의 움직임을 방지하기 위하여 한손으로 검사하고자 하는쪽 어깨뼈를 봉우리와 함께 뒤쪽과 머리쪽 방면에서 잡아 환자의 어깨를 고정한다. 실행하는 손은 환자 위팔 먼쪽의 바깥쪽을 접촉한다.

실행 • 환자는 벌림운동을 실시하고 치료사는 실행하는 손을 이용하여 모음방향으로 수동적인 저항을 가해, 벌림운동에 대한 근력을 검사한다.

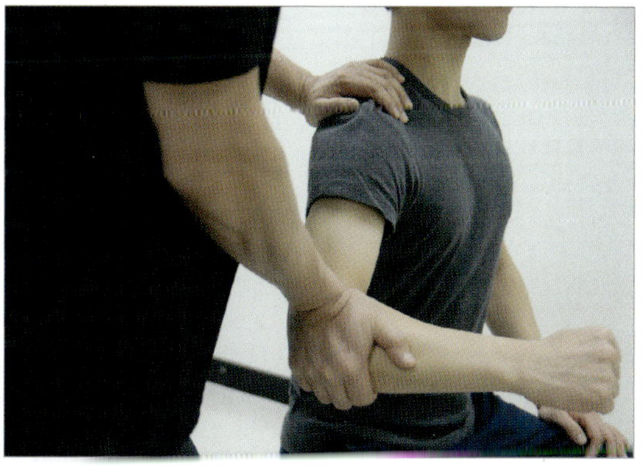

그림 9-60 어깨관절 벌림저항검사

(4) 모음

자세 • 환자: 등받이가 없는 의자에 검사하고자 하는쪽 어깨관절 편한위치와 팔꿈치관절 굽힘상태로 앉는다.

치료사: 검사하고자 하는쪽 측면에 선다.

고정 • 치료사는 팔이음뼈 주변 관절에서의 움직임을 방지하기 위하여 한손으로 검사하고자 하는쪽 어깨뼈를 봉우리와 함께 뒤쪽과 머리쪽 방면에서 잡아 환자의 어깨를 고정한다. 실행하는 손은 환자 위팔 먼쪽의 안쪽을 접촉한다.

실행 • 환자는 모음운동을 실시하고 치료사는 실행하는 손을 이용하여 벌림방향으로 수동적인 저항을 가해, 모음운동에 대한 근력을 검사한다.

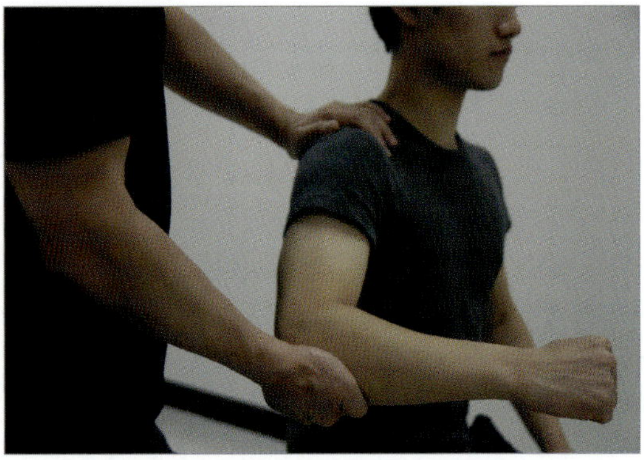

그림 9-61 어깨관절 모음저항검사

(5) 바깥쪽돌림

자세 • 환자: 등받이가 없는 의자에 검사하고자 하는쪽 어깨관절 편한위치와 팔꿈치관절 굽힘상태로 앉는다.

치료사: 검사하고자 하는쪽 측면에 선다.

고정 • 치료사는 팔이음뼈 주변 관절에서의 움직임을 방지하기 위하여 한손으로 검사하고자 하는쪽 어깨뼈를 봉우리와 함께 뒤쪽과 머리쪽 방면에서 잡아 환자의 어깨를 고정한다. 실행하는 손은 환자 아래팔 먼쪽의 바깥쪽을 접촉한다.

실행 • 환자는 바깥쪽돌림운동을 실시하고 치료사는 실행하는 손을 이용하여 안쪽돌림방향으로 수동적인 저항을 가해, 바깥쪽돌림운동에 대한 근력을 검사한다.

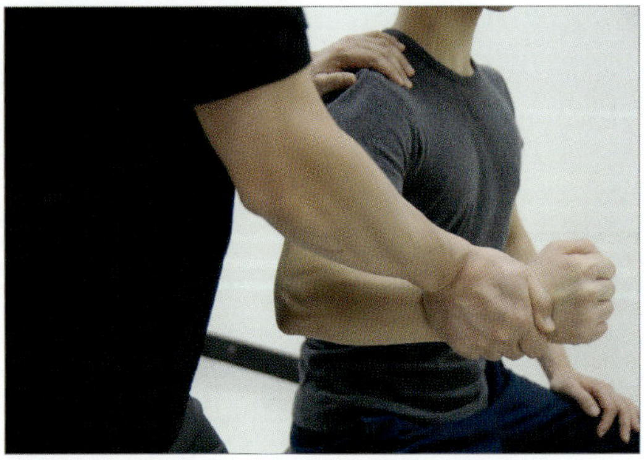

그림 9-62 어깨관절 바깥쪽돌림저항검사

(6) 안쪽돌림

자세 • 환자: 등받이가 없는 의자에 검사하고자 하는쪽 어깨관절 편한위치와 팔꿈치관절 굽힘상태로 앉는다.
치료사: 검사하고자 하는쪽 측면에 선다.

고정 • 치료사는 팔이음뼈 주변 관절에서의 움직임을 방지하기 위하여 한손으로 검사하고자 하는쪽 어깨뼈를 봉우리와 함께 뒤쪽과 머리쪽 방면에서 잡아 환자의 어깨를 고정한다. 실행하는 손은 환자 아래팔 먼쪽의 안쪽을 접촉한다.

실행 • 환자는 안쪽돌림운동을 실시하고 치료사는 실행하는 손을 이용하여 바깥쪽돌림방향으로 수동적인 저항을 가해, 안쪽돌림운동에 대한 근력을 검사한다.

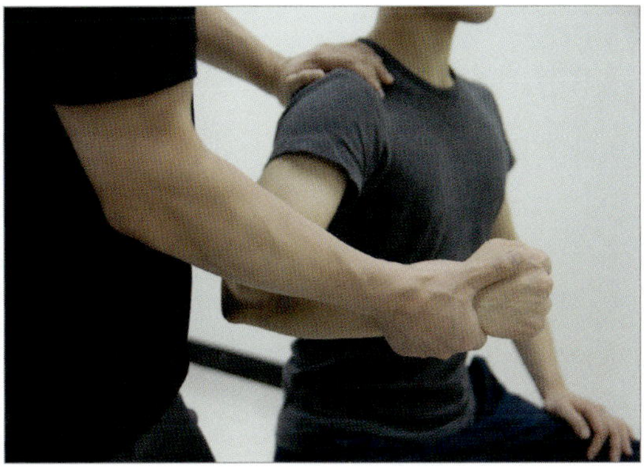

그림 9-63 어깨관절 안쪽돌림저항검사

7) 근육의 감별검사

(1) 어깨관절 굽힘 시 증상유발

대상근육: 부리위팔근(coracobrachialis), 앞어깨세모근(Ant. deltoid),
위팔두갈래근(bicep brachii)

① **부리위팔근**

자세 • 환자: 등받이가 없는 의자에 검사하고자 하는쪽 어깨관절 편한위치와 팔꿈치관절 굽힘상태로 앉는다.
치료사: 검사하고자 하는쪽 측면에 선다.

고정 • 치료사는 팔이음뼈 주변 관절에서의 움직임을 방지하기 위하여 한손으로 검사하고자 하는쪽 어깨뼈를 봉우리와 함께 뒤쪽과 머리쪽 방면에서 잡아 환자의 어깨를 고정한다. 실행하는 손은 환자 위팔 먼쪽의 안쪽을 접촉한다.

실행 • 환자는 모음운동을 실시하고 치료사는 실행하는 손을 이용하여 벌림방향으로 수동적인 저항을 가해, 모음운동에 의해 증상의 변화가 생기는지 검사한다.

감별 • 어깨관절 굽힘 증상완화 위치에서, 실행한 어깨관절 모음저항운동에서 증상에 변화가 있을 경우 부리위팔근의 문제를 의심해 볼 수 있다.

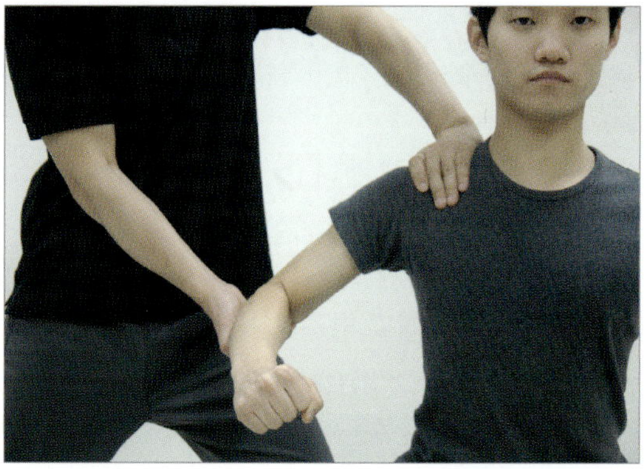

그림 9-64 부리위팔근 근육감별검사

② **앞어깨세모근**

자세 • 환자: 등받이가 없는 의자에 검사하고자 하는쪽 어깨관절 편한위치와 팔꿈치관절 굽힘상태로 앉는다.

치료사: 검사하고자 하는쪽 측면에 선다.

고정 • 치료사는 팔이음뼈 주변 관절에서의 움직임을 방지하기 위하여 한손으로 검사하고자 하는쪽 어깨뼈를 봉우리와 함께 뒤쪽과 머리쪽 방면에서 잡아 환자의 어깨를 고정한다. 실행하는 손은 환자 위팔 먼쪽의 안쪽을 접촉한다.

실행 • 환자는 벌림운동을 실시하고 치료사는 실행하는 손을 이용하여 모음방향으로 수동적인 저항을 가해, 벌림운동에 의해 증상의 변화가 생기는지 검사한다.

감별 • 어깨관절 굽힘 증상완화 위치에서, 실행한 어깨관절 벌림저항운동에서 증상에 변화가 있을 경우 앞어깨세모근의 문제를 의심해 볼 수 있다.

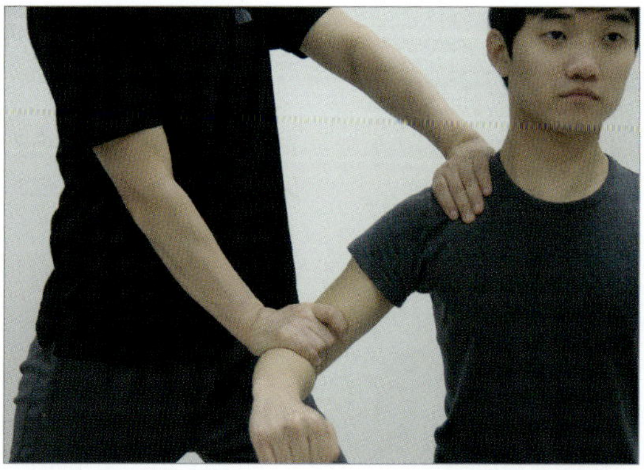

그림 9-65 앞어깨세모근 근육감별검사

③ **위팔두갈래근**

자세 • 환자: 등받이가 없는 의자에 검사하고자 하는쪽 어깨관절 편한위치와 팔꿈치관절 굽힘상태로 앉는다.
치료사: 검사하고자 하는쪽 앞쪽에 선다.

고정 • 고정하는 손으로 위팔의 먼쪽을 뒤쪽에서 잡아 고정한다.

실행 • 환자는 팔꿈치관절 굽힘운동을 실시하고 치료사는 실행하는 손을 이용하여 폄 방향으로 수동적인 저항을 가해, 팔꿈치관절 굽힘운동에 의해 증상의 변화가 생기는지 확인한다.

감별 • 어깨관절 굽힘 증상완화 위치에서, 실행한 팔꿈치관절 굽힘저항운동에서 증상에 변화가 있을 경우 위팔두갈래근의 문제를 의심해 볼 수 있다.

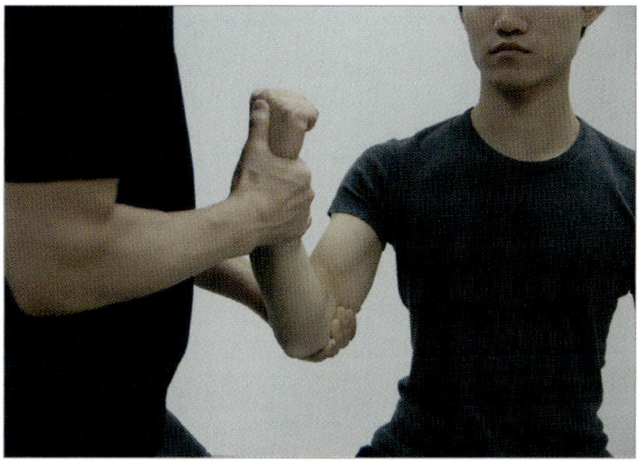

그림 9-66 위팔두갈래근 근육감별검사

(2) 어깨관절 폄 시 증상유발

대상근육: 넓은등근(latissimus dorsi)/큰원근(teres major),
뒤어깨세모근(Post. deltoid), 위팔세갈래근(triceps brachii)

① **넓은등근/큰원근 감별**

자세 • 환자: 등받이가 없는 의자에 검사하고자 하는쪽 어깨관절 편한위치와 팔꿈치관절 굽힘상태로 앉는다.
치료사: 검사하고자 하는쪽 측면에 선다.

고정 • 고정하는 손으로 위팔의 먼쪽을 접촉하여 어깨관절모음운동에 대해 저항하는 동시에 안쪽돌림운동에 대해 고정력을 제공한다. 실행하는 손은 환자 아래팔 먼쪽의 안쪽을 접촉한다.

실행 • 환자는 모음과 동시에 안쪽돌림운동을 실시하고 치료사는 실행하는 손을 이용하여 벌림과 바깥쪽돌림방향으로 수동적인 저항을 가해, 모음 안쪽돌림운동에 의해 증상에 변화가 생기는지 검사한다.

감별 • 어깨관절 폄 증상완화 위치에서, 실행한 어깨관절 모음과 안쪽돌림 저항운동에서 증상에 변화가 있을 경우 넓은등근과 큰원근의 문제를 의심해 볼 수 있다.

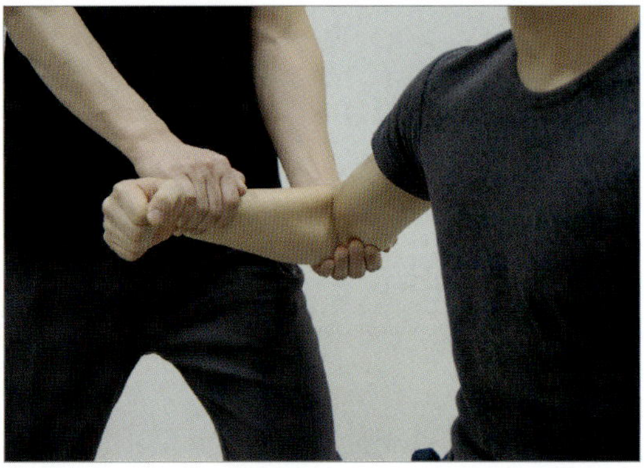

그림 9-67 넓은등근/큰원근 근육감별검사

② 뒤어깨세모근 감별

자세 • 환자: 치료대 위에 엎드린 자세에서 검사하고자 하는쪽 아래팔을 치료대 모서리 밖으로 늘어뜨린 상태
치료사: 검사하고자 하는쪽 측면에 환자 머리쪽을 바라보고 선다.

고정 • 치료사는 고정하는 손으로 검사 반대측 어깨뼈 안쪽을 고정한다. 실행하는 손은 환자위팔 먼쪽의 등쪽을 접촉한다.

실행 • 환자는 수평벌림운동을 실시하고 치료사는 실행하는 손을 이용하여 모음방향으로 수동적인 저항을 가해, 수평벌림운동에 의해 증상에 변화가 생기는지 검사한다.

감별 • 어깨관절 펌 증상완화 위치에서, 실행한 어깨관절 수평벌림저항운동에서 증상에 변화가 있을 경우 뒤어깨세모근의 문제를 의심해 볼 수 있다.

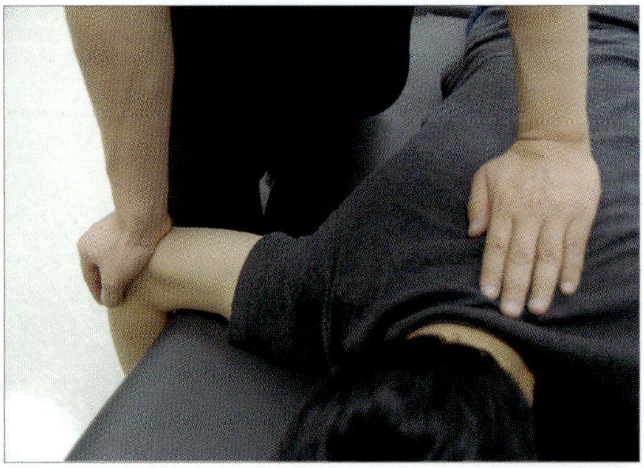

그림 9-68 뒤어깨세모근 근육감별검사

③ 위팔세갈래근 감별

자세 • 환자: 치료대 위에 엎드린 자세에서 검사하고자 하는쪽 아래팔을 치료대 모서리 밖으로 늘어뜨린 상태

치료사: 검사하고자 하는쪽 측면에 환자 머리쪽을 바라보고 선다.

고정 • 치료사는 고정하는 손으로 어깨관절 등쪽을 고정한다. 실행하는 손은 환자 아래팔 먼쪽의 등쪽을 접촉한다.

실행 • 환자는 팔꿈치관절 폄운동을 실시하고 치료사는 실행하는 손을 이용하여 굽힘방향으로 수동적인 저항을 가해, 폄운동에 의해 증상에 변화가 생기는지 검사한다.

감별 • 어깨관절 폄 증상완화 위치에서, 실행한 팔꿈치관절 폄저항운동에서 증상에 변화가 있을 경우 위팔세갈래근의 문제를 의심해 볼 수 있다.

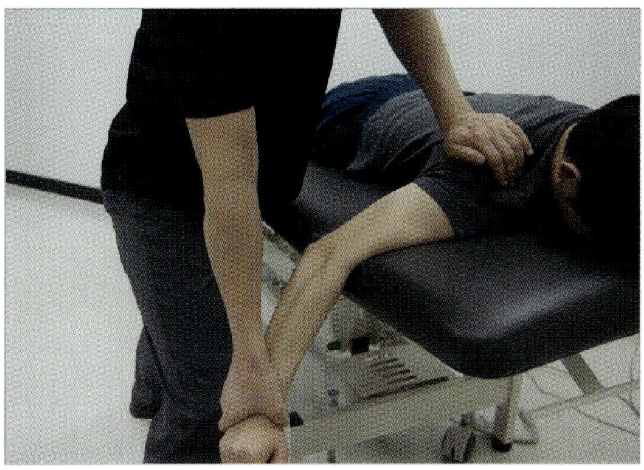

그림 9-69 위팔세갈래근 근육감별검사

(3) 어깨관절 안쪽돌림시 증상유발

대상근육: 큰가슴근(pectoralis major), 어깨밑근(subscapularis), 넓은등근(latissimus dorsi)/큰원근(teres major)

① 큰가슴근 감별

자세 • 환자: 치료대 위에 바로누운 자세에서 검사하고자 하는쪽 팔꿈치관절은 굽힘상태로 유지한다.

치료사: 검사하고자 하는쪽 측면에 환자를 마주보고선다.

고정 • 치료사는 고정하는 손으로 환자의 복장뼈몸통 부위을 고정한다. 실행하는 손은 환자위팔 먼쪽의 복부쪽을 접촉한다.

실행 • 환자는 수평모음운동을 실시하고 치료사는 실행하는 손을 이용하여 수평벌림방향으로 수동적인 저항을 가해, 수평모음운동에 의해 증상에 변화가 생기는지 검사한다.

감별 • 어깨관절 안쪽돌림 증상완화 위치에서, 실행한 어깨관절 수평모음저항운동에서 증상에 변화가 있을 경우 큰가슴근의 문제를 의심해 볼 수 있다.

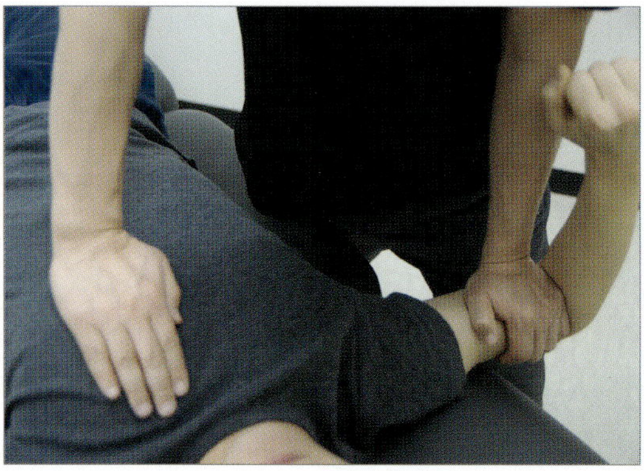

그림 9-70 큰가슴근 근육감별검사

② **넓은등근/큰원근 감별**

자세 • 환자: 등받이가 없는 의자에 검사하고자 하는쪽 어깨관절 편한위치와 팔꿈치관절 굽힘상태로 앉는다.
치료사: 검사하고자 하는쪽 뒤에 선다.

고정 • 치료사는 팔이음뼈 주변 관절에서의 움직임을 방지하기 위하여 한손으로 검사하고자 하는쪽 어깨뼈를 봉우리와 함께 뒤쪽과 머리쪽 방면에서 잡아 환자의 어깨를 고정한다. 실행하는 손은 환자 위팔 먼쪽의 뒤쪽을 접촉한다.

실행 • 환자는 폄운동을 실시하고 치료사는 실행하는 손을 이용하여 굽힘방향으로 수동적인 저항을 가해, 폄운동에 의해 증상에 변화가 생기는지 검사한다.

감별 • 어깨관절 안쪽돌림 증상완화 위치에서, 실행한 어깨관절 폄저항운동에서 증상에 변화가 있을 경우 넓은등근과 큰원근의 문제를 의심해 볼 수 있다.

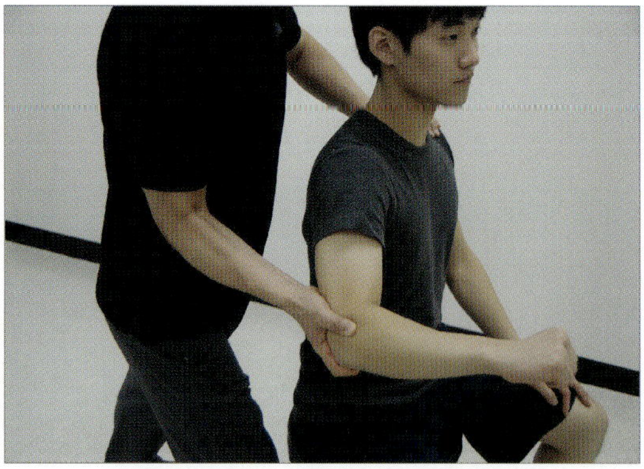

그림 9-71 넓은등근/큰원근 근육감별검사

③ **어깨밑근 감별**

어깨밑근은 순수한 안쪽돌림근이기 때문에 위의 두 근육에 대한 검사로 증상의 변화가 없고, 순수한 안쪽돌림에서만 증상이 유발된다면, 어깨밑근이 문제일 수 있다.

8) C5-레벨 신경학적 검사

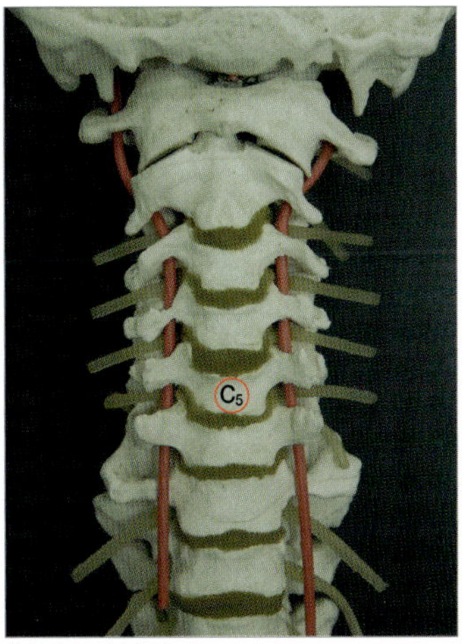

근력검사: 어깨세모근(deltoid), 위팔두갈래근(biceps brachii)

반사검사: 위팔두갈래근 힘줄 반사

감각검사: 위팔의 바깥쪽 (겨드랑이신경)

그림 9-72 C_5 신경학적 레벨

(1) 근력검사

① **어깨세모근**

자세 • 환자: 등받이가 없는 의자에 검사하고자 하는쪽 어깨관절 편한위치와 팔꿈치관절 굽힘상태로 앉는다.

치료사: 검사하고자 하는쪽측면에 선다.

고정 • 치료사는 팔이음뼈 주변 관절에서의 움직임을 방지하기 위하여 한손으로 검사하고자 하는쪽 어깨뼈를 봉우리와 함께 뒤쪽과 머리쪽 방면에서 잡아 환자의 어깨를 고정한다. 실행하는 손은 환자 위팔 먼쪽의 바깥쪽을 접촉한다.

실행 • 환자는 벌림운동을 실시하고 치료사는 실행하는 손을 이용하여 모음방향으로 수동적인 저항을 가해, 어깨세모근에 대한 근력의 정도를 평가한다.

② **위팔두갈래근**

자세 • 환자: 등받이가 없는 의자에 앉거나 선 상태에서 아래팔을 뒤침한 상태로 팔꿈치관절을 가볍게 굽힌다.

치료사: 환자를 마주보고 검사하고자 하는쪽에 앉거나 선다.

고정 • 치료사의 고정하는 손은 위팔 먼쪽의 등쪽을 고정한다. 실행하는 손은 아래팔의 먼쪽을 손바닥쪽에서 접촉한다.

실행 • 환자는 아래팔의 뒤침을 유지하면서 팔꿈치관절 굴곡운동을 실시하고 치료사는 실행하는 손을 이용하여 폄방향으로 수동적인 저항을 가해, 위팔두갈래근에 대한 근력의 정도를 평가한다.

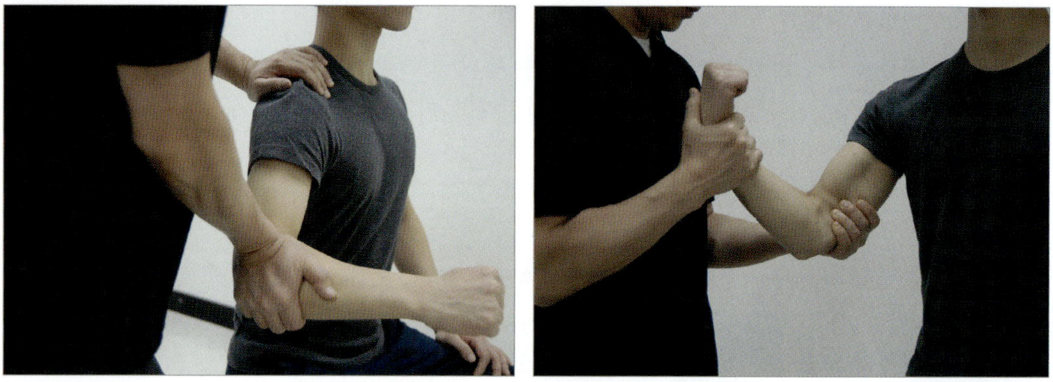

그림 9-73 C_5 신경학적 레벨 근력검사

(2) 반사검사

자세 • 환자: 앉거나 선자세
치료사: 검사하고자 하는쪽 앞에 선다.

고정 • 환자의 아래팔을 뒤침상태에서 팔꿈치관절을 굽혀 치료사 고정하는쪽 아래팔에 교차시켜 안정시키고 고정하는 손의 엄지로 위팔두갈래근 힘줄을 촉지하고 나머지 손가락은 팔꿈치관절을 안정시킨다.

실행 • 검사용 헤머를 이용하여 치료사의 엄지 위를 직각으로 두드린다. 오른쪽, 왼쪽 양측 비교를 통해 반사의 항진, 감소 등의 변화를 평가하여본다.

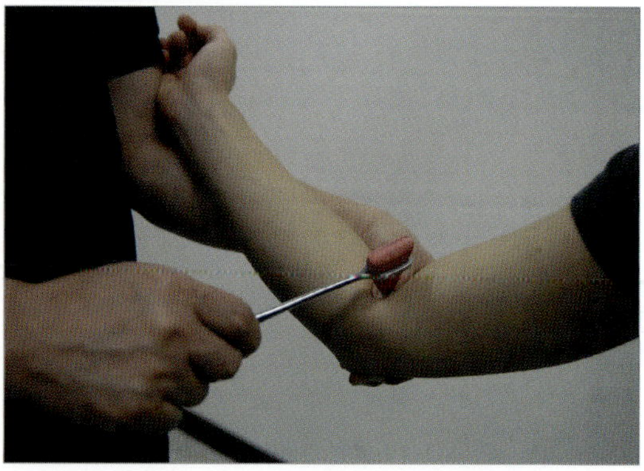

그림 9-74 C_5 신경학적 레벨 반사검사

(3) 감각검사

C_5의 신경학적 레벨인 위팔의 바깥쪽에 지각 이상이 있는지 다른 신경학적 레벨 부위와 비교하여 보고, 오른쪽, 왼쪽 양측을 비교 평가하여본다.

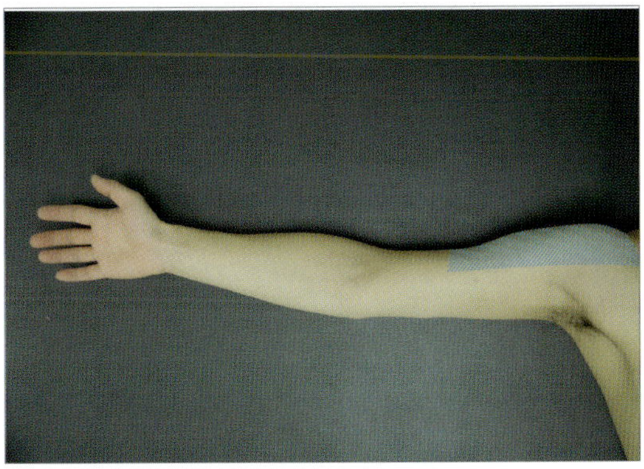

그림 9-75 C_5 신경학적 레벨 감각검사

4. 복장빗장관절 sterno - clavicular joint

1) 기능해부학

(1) **해부학적**: 복합

(2) **역학적**: 단순 2축 안장관절(변형되지 않은 안장형)

(3) **기능적**: 3축 절구관절(느슨한 관절주머니, 모양변형이 가능한 복장빗장관절원반)

(4) **볼록 관절면**: 빗장뼈의 머리쪽-꼬리쪽 방향, 복장뼈몸통의 복부쪽-등쪽 방향

(5) **오목 관절면**: 빗장뼈의 복부쪽-등쪽 방향, 복장뼈몸통의 머리쪽-꼬리쪽 방향

(6) **치료면**

어깨뼈 올림 - 어깨뼈 내림: 복장뼈몸통의 오목한 면

어깨뼈 벌림 - 어깨뼈 모음: 빗장뼈의 오목한 면

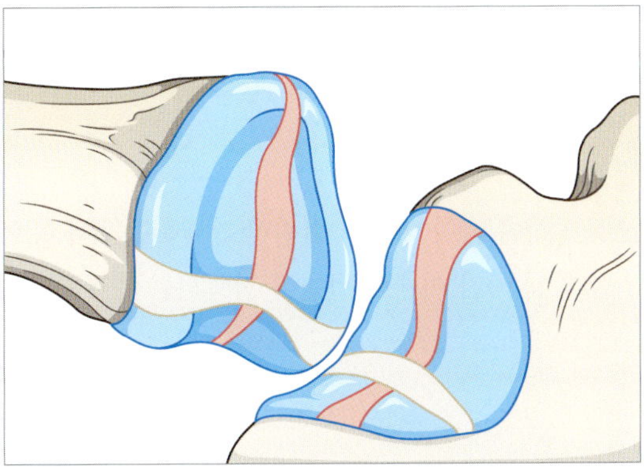

그림 9-76 복장빗장관절

2) 뼈운동형상학

(1) **어깨뼈 올림**: 빗장뼈의 안쪽부를 통과하는 시상축을 중심으로 해서 빗장뼈가 머리쪽으로 이동한다.

(2) **어깨뼈 내림**: 빗장뼈의 안쪽부를 통과하는 시상축을 중심으로 해서 빗장뼈가 꼬리쪽으로 이동한다.

(3) **어깨뼈 벌림**: 복장뼈몸통을 통과하는 수직축을 중심으로 해서 빗장뼈가 복부쪽으로 이동한다.

(4) **어깨뼈 모음**: 복장뼈몸통을 통과하는 수직축을 중심으로 해서 빗장뼈가 등쪽으로 이동한다.

(5) **축돌림**: 빗장뼈를 통과하는 장축을 중심으로 해서 빗장뼈의 축돌림이 일어난다.

3) 관절운동형상학

(1) 어깨뼈 올림

구르기: 볼록법칙에 따라 어깨뼈 올림이 진행되는 머리쪽으로 구르기가 일어난다.

활주: 볼록법칙에 따라 어깨뼈 올림이 진행되는 반대방향인 꼬리쪽으로 활주가 일어난다.

(2) 어깨뼈 내림

구르기: 볼록법칙에 따라 어깨뼈 내림이 진행되는 꼬리쪽으로 구르기가 일어난다.

활주: 볼록법칙에 따라 어깨뼈 내림이 진행되는 반대방향인 머리쪽으로 활주가 일어난다.

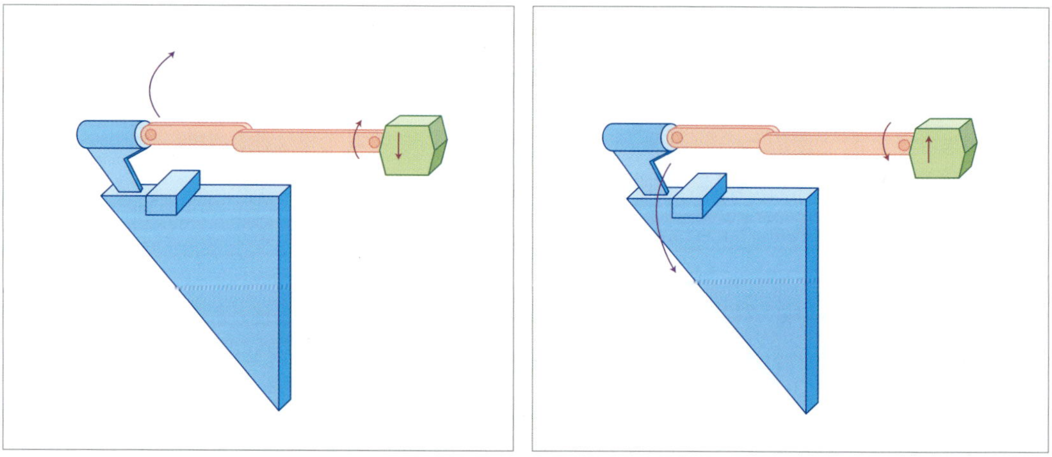

그림 9-77 복장빗장관절 어깨뼈 올림, 어깨뼈 내림 관절운동형상학

(3) 어깨뼈 벌림

구르기: 오목법칙에 따라 어깨뼈 벌림이 진행되는 복부쪽으로 구르기가 일어난다.

활주: 오목법칙에 따라 어깨뼈 벌림이 진행되는 복부쪽으로 활주가 일어난다.

(4) 어깨뼈 모음

구르기: 오목법칙에 따라 어깨뼈 모음이 진행되는 등쪽으로 구르기가 일어난다.

활주: 오목법칙에 따라 어깨뼈 모음이 진행되는 등쪽으로 활주가 일어난다.

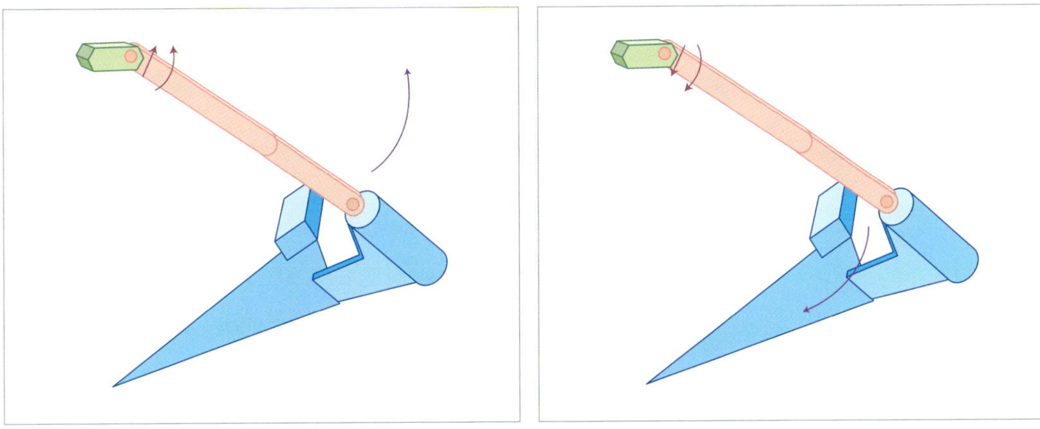

그림 9-78 복장빗장관절 어깨뼈 벌림, 어깨뼈 모음 관절운동형상학

4) 회선검사

(1) 어깨뼈 올림회선검사

자세 • 환자: 등받이가 없는 의자에 앉는다.
치료사: 검사하고자 하는쪽 뒤에 선다.

① **능동검사**

팔이음뼈의 어깨뼈 올림운동을 능동적으로 시작위치에서 어깨뼈 올림의 마지막 위치까지 수행하게 한다.

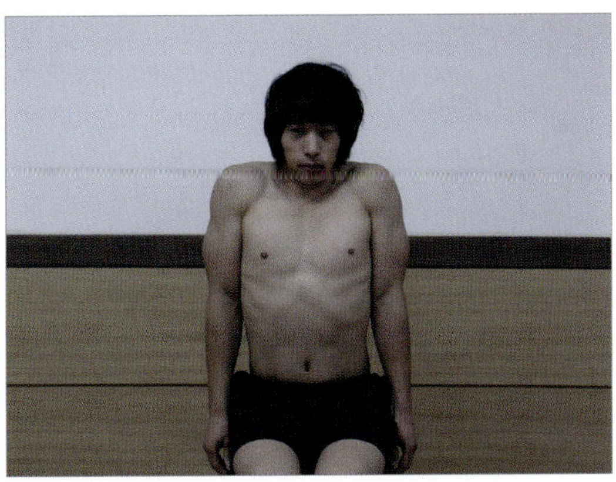

그림 9-79 어깨뼈 올림 능동검사

② **능동부가검사**

고정 • 환자의 몸통 옆굽힘이 일어나지 않도록 치료사는 고정하는 손을 이용하여 환자 실행 반대측 어깨를 고정한다. 실행하는 손은 환자 겨드랑이 부분의 어깨관절 가까운쪽을 접촉한다.

실행 • 환자가 능동적으로 수행한 팔이음뼈 어깨뼈 올림의 마지막 위치에서 치료사는 실행하는 손을 이용하여 어깨뼈 올림방향으로 수동적인 압력을 가해 마지막 정지위치까지 간다.

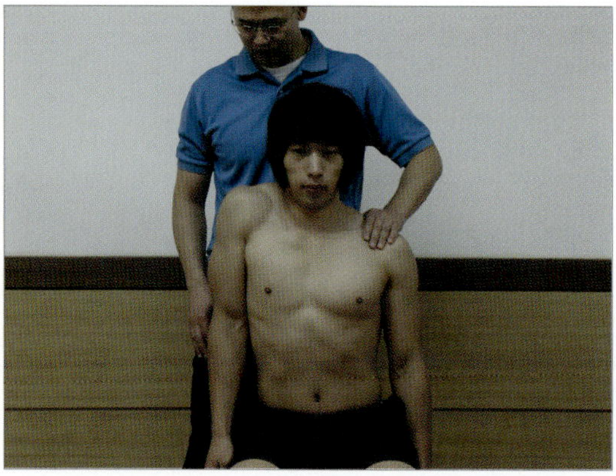

그림 9-80 어깨뼈 올림 능동보조검사

③ **수동검사**

고정 • 환자의 몸통 옆굽힘이 일어나지 않도록 치료사는 고정하는 손을 이용하여 환자 실행 반대측 어깨를 고정한다. 실행하는 손은 환자 겨드랑이 부분의 어깨관절 가까운쪽을 잡는다.

실행 • 시작위치에서 치료사는 실행하는 손을 이용하여 어깨뼈 올림방향으로 마지막 정지위치까지 수동어깨뼈 올림운동을 실시한다.

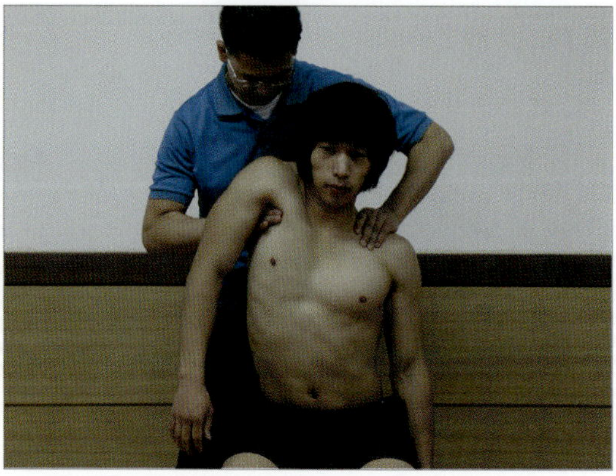

그림 9-81 어깨뼈 올림 수동검사

(2) 어깨뼈 내림회선검사

자세 • 환자: 등받이가 없는 의자에 앉는다.
치료사: 검사하고자 하는쪽 뒤에 선다.

① **능동검사**

팔이음뼈의 어깨뼈 내림운동을 능동적으로 시작위치에서 어깨뼈 내림의 마지막 위치까지 수행하게 한다.

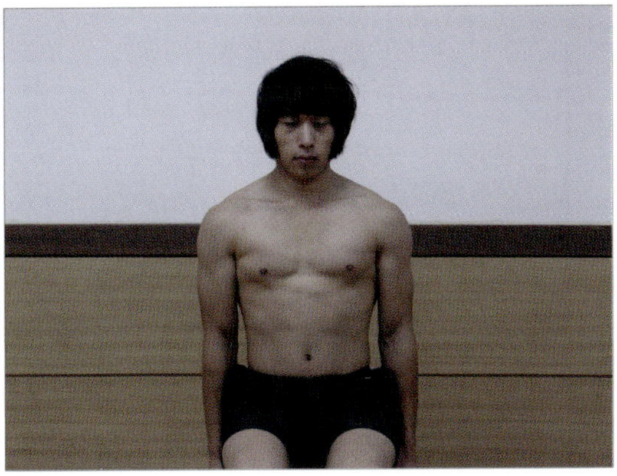

그림 9-82 어깨뼈 내림 능동검사

② **능동부가검사**

고정 • 환자의 몸통 옆굽힘이 일어나지 않도록 치료사는 고정하는 손을 이용하여 환자 실행 반대측 어깨를 고정한다. 실행하는 손은 환자 어깨관절 상부를 잡는다.

실행 • 환자가 능동적으로 수행한 팔이음뼈 어깨뼈 내림의 마지막 위치에서 치료사는 실행하는 손을 이용하여 어깨뼈 내림방향으로 수동적인 압력을 가해 마지막 정지위치까지 간다.

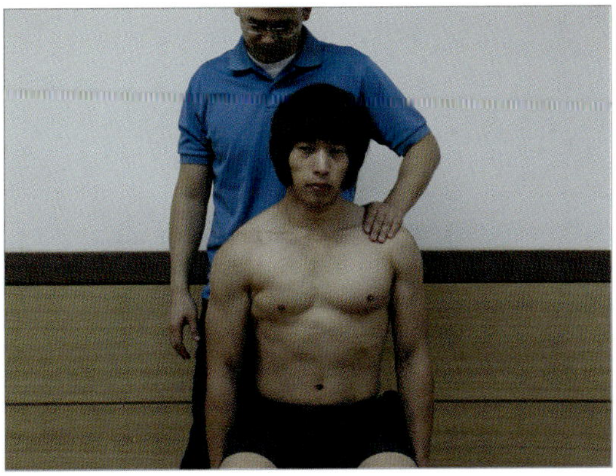

그림 9-83 어깨뼈 내림 능동부가검사

③ **수동검사**

고정 • 환자의 몸통 옆굽힘이 일어나지 않도록 치료사는 고정하는 손을 이용하여 환자 실행 반대측 어깨를 고정한다. 실행하는 손은 환자 어깨관절 상부를 잡는다.

실행 • 시작위치에서 치료사는 실행하는 손을 이용하여 어깨뼈 내림방향으로 마지막 정지위치까지 수동어깨뼈 내림운동을 실시한다.

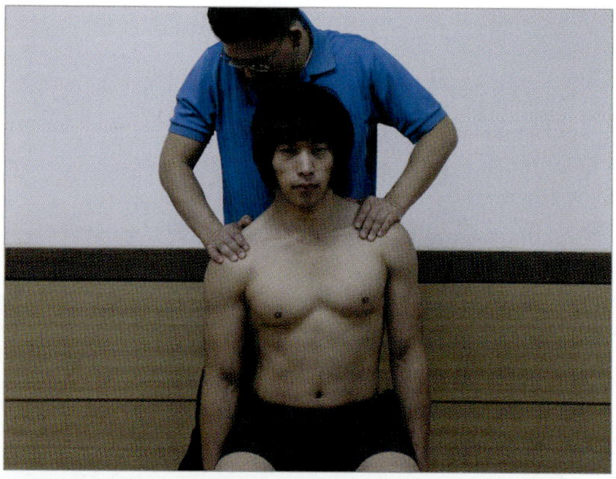

그림 9-84 어깨뼈 내림 수동검사

(3) 어깨뼈 벌림회선검사

자세 • 환자: 등받이가 없는 의자에 앉는다.
치료사: 검사하고자 하는쪽 뒤에 선다.

① **능동검사**

팔이음뼈의 어깨뼈 벌림동작을 능동적으로 시작위치에서 어깨뼈 벌림의 마지막 위치까지 수행하게 한다.

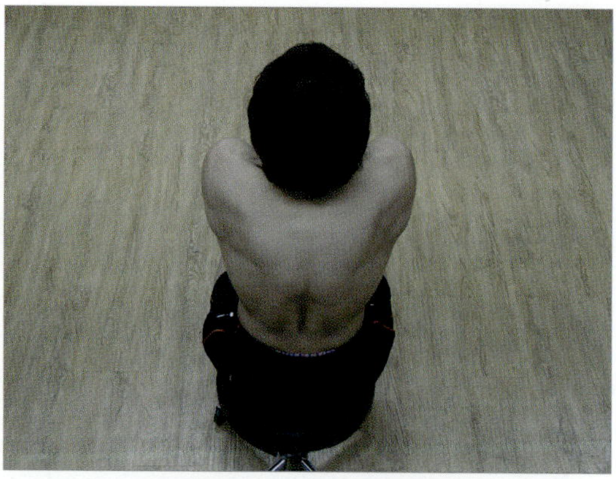

그림 9-85 어깨뼈 벌림 능동검사

② **능동부가검사**

고정 • 환자의 몸통 회전이 일어나지 않도록 치료사는 고정하는 손을 환자 실행 반대측에서 복장뼈몸통과 빗장뼈에 대고, 치료사 골반을 이용하여 환자 몸을 고정한다. 실행하는 손은 환자 어깨뼈를 뒤쪽에서 접촉한다.

실행 • 환자가 능동적으로 수행한 팔이음뼈 어깨뼈 벌림의 마지막 위치에서 치료사는 실행하는 손을 이용하여 어깨뼈 벌림방향으로 수동적인 압력을 가해 마지막 정지위치까지 간다.

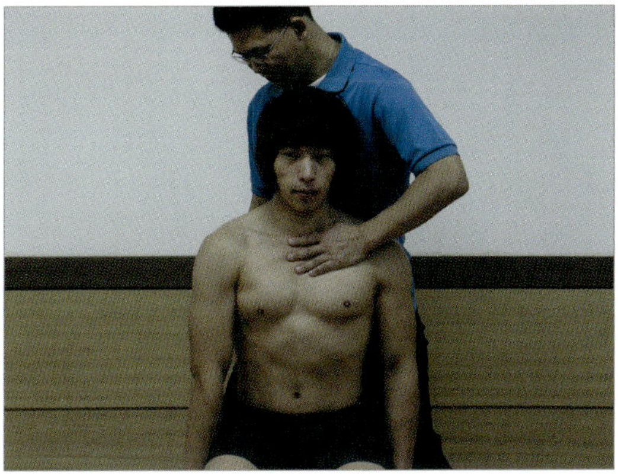

그림 9-86 어깨뼈 벌림 능동부가검사

③ **수동검사**

고정 • 환자의 몸통 회전이 일어나지 않도록 치료사는 고정하는 손을 환자 실행 반대측에서 복장뼈몸통과 빗장뼈에 대고, 치료사 골반을 이용하여 환자 몸을 고정한다. 실행하는 손은 환자 어깨뼈를 뒤쪽에서 접촉한다.

실행 • 시작위치에서 치료사는 실행하는 손을 이용하여 어깨뼈 벌림방향으로 마지막 정지위치까지 수동어깨뼈 벌림운동을 실시한다.

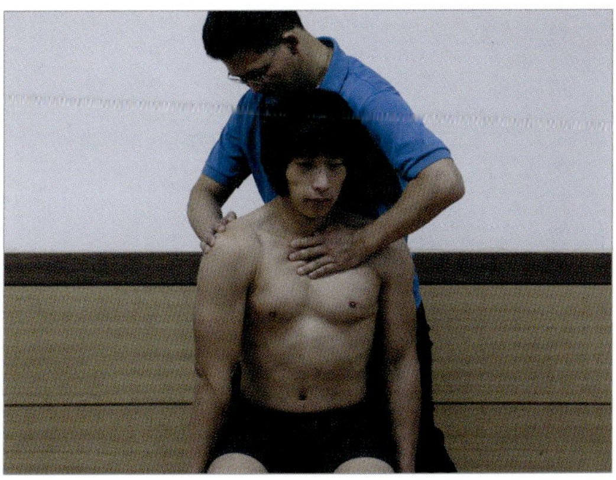

그림 9-87 어깨뼈 벌림 수동검사

(4) 어깨뼈 모음회선검사

자세 • 환자: 등받이가 없는 의자에 앉는다.
치료사: 검사하고자 하는쪽 뒤에 선다.

① **능동검사**

팔이음뼈의 어깨뼈 모음운동을 능동적으로 시작위치에서 어깨뼈 모음의 마지막 위치까지 수행하게 한다.

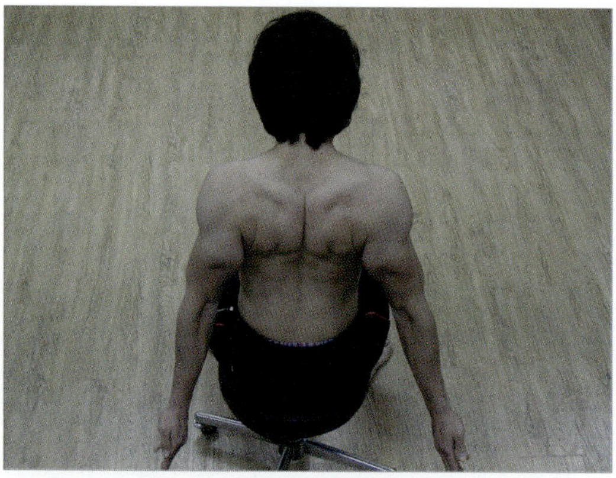

그림 9-88 어깨뼈 모음 능동검사

② **능동부가검사**

고정 • 환자의 몸통 회전이 일어나지 않도록 치료사는 고정하는 손을 이용하여 환자 실행 반대측 어깨를 고정한다. 실행하는 손은 환자 어깨관절 상부를 잡는다.

실행 • 환자가 능동적으로 수행한 팔이음뼈 어깨뼈 모음의 마지막 위치에서 치료사는 실행하는 손을 이용하여 어깨뼈 모음방향으로 수동적인 압력을 가해 마지막 정지위치까지 간다.

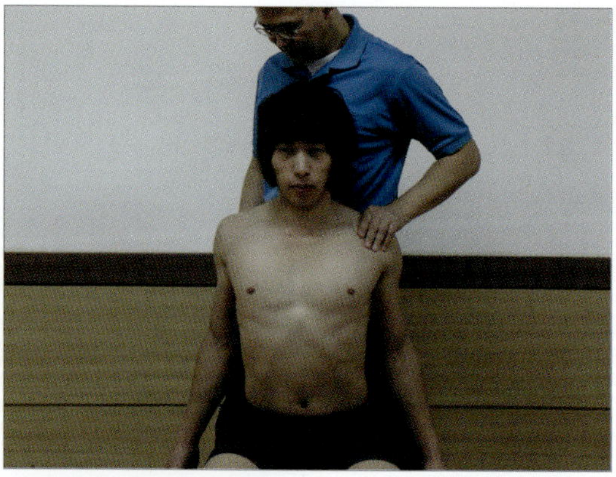

그림 9-89 어깨뼈 모음 능동보조검사

③ **수동검사**

고정 • 환자의 몸통 회전이 일어나지 않도록 치료사는 고정하는 손을 이용하여 환자 실행 반대측 어깨를 고정한다. 실행하는 손은 환자 어깨관절 상부를 잡는다.

실행 • 시작위치에서 치료사는 실행하는 손을 이용하여 어깨뼈 모음방향으로 마지막 정지위치까지 수동어깨뼈 모음운동을 실시한다.

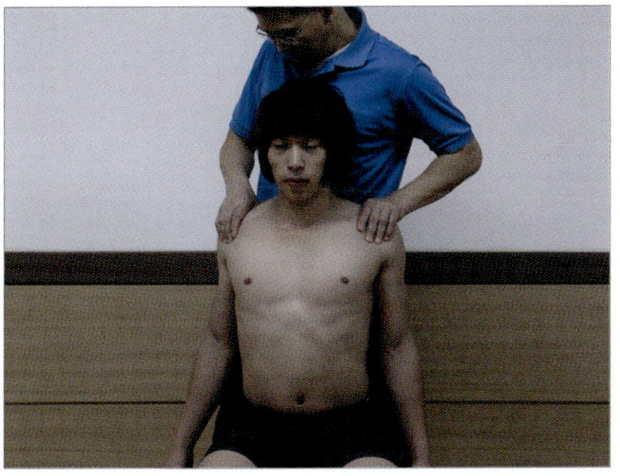

그림 9-90 어깨뼈 모음 수동검사

5) 직선검사

(1) 견인 직선검사

자세 • 환자: 등받이가 없는 의자에 앉는다.
치료사: 환자 뒤에 선다.

고정 • 치료사 고정하는 손을 이용하여 복장뼈를 안정시키고, 두 번째 손가락을 이용하여 복장빗장관절의 관절틈을 촉진할 수도 있다. 치료사 몸통으로 환자의 척추를 안정시킨다.

실행 • 치료사 실행하는 손의 엄지와 두 번째 손가락을 이용하여 빗장뼈를 잡고, 치료면에 수직으로 직선적인 견인력을 가하여 검사한다.

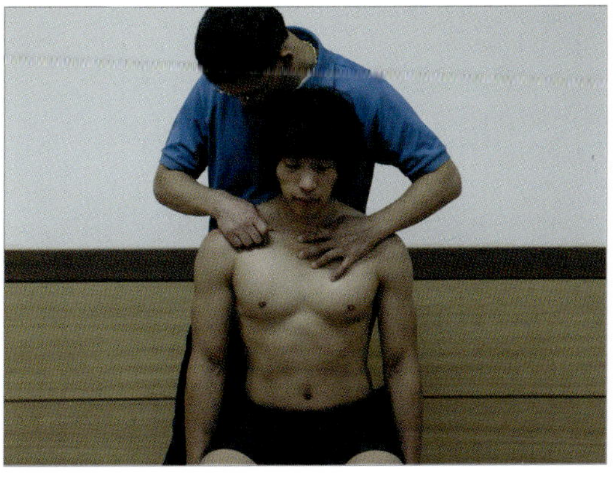

그림 9-91 복장빗장관절 견인검사

(2) 압박 직선검사

자세 • 환자: 등받이가 없는 의자에 앉는다.
치료사: 환자 뒤에 선다.

고정 • 치료사 고정하는 손을 이용하여 환자의 복장뼈를 안정시키고, 두 번째 손가락을 이용하여 복장빗장관절의 관절틈을 촉진할 수도 있다. 치료사 몸통으로 환자의 척추를 안정시킨다.

실행 • 치료사 실행하는 손을 이용하여 봉우리 주의를 접촉하고, 치료면에 수직으로 직선적인 압박력을 가하여 검사한다.

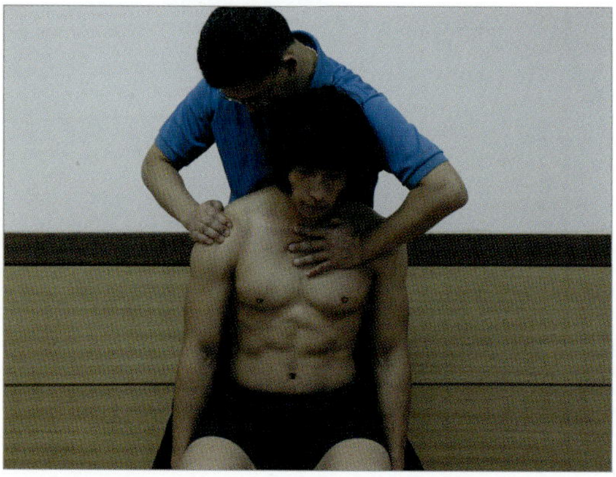

그림 9-92 복장빗장관절 압박검사

(3) 위쪽 미끄러트림 검사

자세 • 환자: 바로누운자세.
치료사: 환자를 마주보고 실행측에 선다.

고정 • 치료사 고정하는 손의 두 번째 손가락을 이용하여 복장빗장관절의 관절틈에서 관절의 직선적인 움직임을 촉진할 수 있다. 나머지 손가락과 손은 복장뼈를 안정시킨다.

실행 • 치료사 실행하는 손의 엄지와 두 번째 손가락을 이용하여 복장빗장관절 관절틈 가까운쪽에서 빗장뼈를 잡고, 치료면에 평행하게 직선적인 전단력을 머리쪽으로 가하여 검사한다.

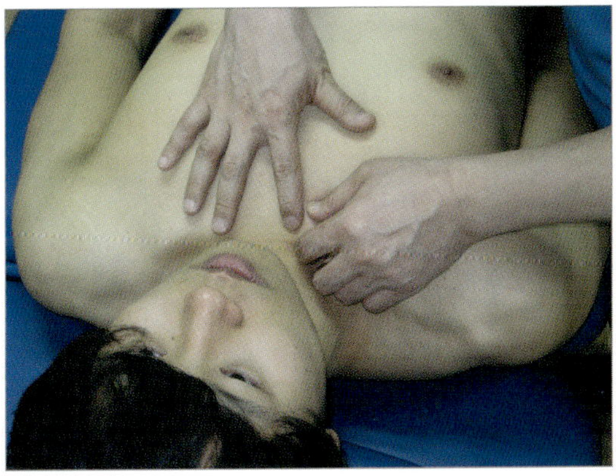

그림 9-93 복장빗장관절 위쪽미끄러트림검사

(4) 아래쪽 미끄러트림 검사

자세 • 환자: 바로누운자세
치료사: 환자를 마주보고 실행측에 선다.

고정 • 치료사 고정하는 손의 두 번째 손가락을 이용하여 복장빗장관절의 관절틈에서 관절의 직선적인 움직임을 촉진할 수 있다. 나머지 손가락과 손은 복장뼈를 안정시킨다.

실행 • 치료사 실행하는 손의 엄지와 두 번째 손가락을 이용하여 봉우리빗장관절 관절틈 가까운쪽에서 빗장뼈를 잡고, 치료면에 평행하게 직선적인 전단력을 꼬리쪽으로 가하여 검사한다.

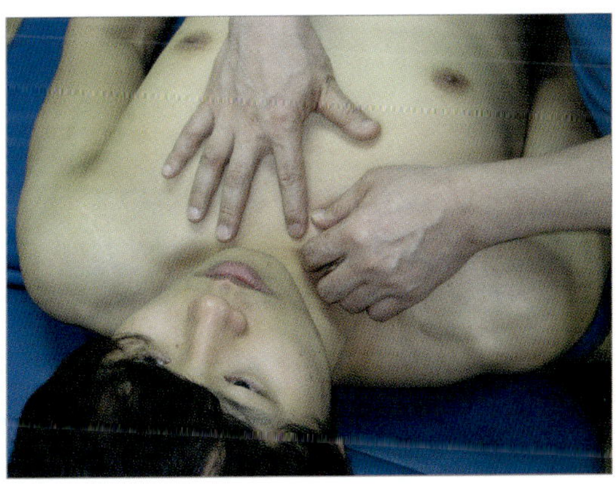

그림 9-94 복장빗장관절 아래쪽미끄러트림검사

(5) 앞쪽 미끄러트림 검사

자세 • 환자: 바로누운자세
치료사: 환자를 마주보고 실행측에 선다.

고정 • 치료사 고정하는 손의 두 번째 손가락을 이용하여 복장빗장관절의 관절틈에서 관절의 직선적인 움직임을 촉진할 수 있다. 나머지 손가락과 손은 복장뼈를 안정시킨다.

실행 • 치료사 실행하는 손의 엄지와 두 번째 손가락을 이용하여 복장빗장관절 관절틈 가까운쪽에서 빗장뼈를 잡고, 치료면에 평행하게 직선적인 전단력을 복부쪽으로 가하여 검사한다.

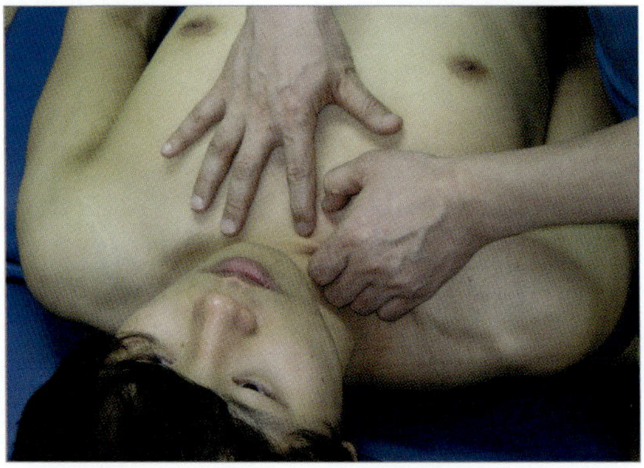

그림 9-95 복장빗장관절 앞쪽미끄러트림검사

(6) 뒤쪽 미끄러트림 검사

자세 • 환자: 바로누운자세
치료사: 환자를 마주보고 실행측에 선다.

고정 • 치료사 고정하는 손의 두 번째 손가락을 이용하여 복장빗장관절의 관절틈에서 관절의 직선적인 움직임을 촉진할 수 있다. 나머지 손가락과 손은 복장뼈를 안정시킨다.

실행 • 치료사 실행하는 손의 엄지를 복장빗장관절 관절틈 가까운쪽에서 빗장뼈에 나란히 놓고, 치료면에 평행하게 직선적인 전단력을 등쪽으로 가하여 검사한다.

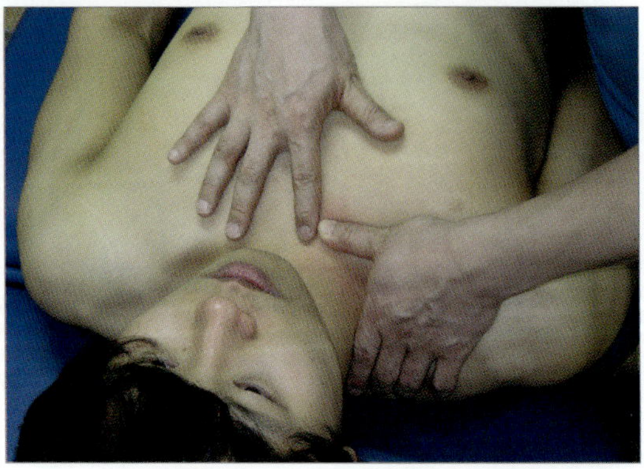

그림 9-96 복장빗장관절 뒤쪽미끄러트림검사

5. 봉우리빗장관절acromio - clavicular joint

1) 기능해부학

(1) **해부학적**: 단순(원반이 없을 경우)/복합(원반이 있는 경우)

(2) **역학적**: 복합관절

(3) **기능적**: 3축 절구관절(느슨한 관절주머니, 봉우리빗장관절원반)

(4) **볼록 관절면**: 빗장뼈의 봉우리관절면

(5) **오목 관절면**: 봉우리의 빗장뼈관절면

(6) **치료면**: 봉우리의 빗장뼈관절면 오목한 면

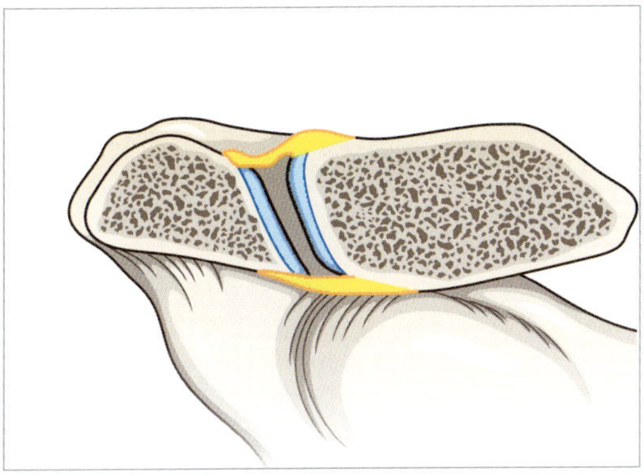

그림 9-97 봉우리빗장관

2) 뼈운동형상학

(1) **어깨뼈 올림**: 빗장뼈의 안쪽부를 통과하는 시상축을 중심으로 해서 빗장뼈가 머리쪽으로 이동한다.

(2) **어깨뼈 내림**: 빗장뼈의 안쪽부를 통과하는 시상축을 중심으로 해서 빗장뼈가 꼬리쪽으로 이동한다.

(3) **어깨뼈 벌림**: 복장뼈몸통을 통과하는 수직축을 중심으로 해서 빗장뼈가 복부쪽으로 이동한다.

(4) **어깨뼈 모음**: 복장뼈몸통을 통과하는 수직축을 중심으로 해서 빗장뼈가 등쪽으로 이동한다.

(5) **축돌림**: 빗장뼈를 통과하는 장축을 중심으로 해서 빗장뼈가 뒤쪽으로 축돌림이 일어난다.

3) 관절운동형상학

이 관절의 움직임은 정지 상태의 빗장뼈를 기준으로 어깨뼈가 3축을 중심으로 움직인다고 가정해 볼 수 있으며, 어깨뼈는 동시에 흉곽 주위를 움직인다. 이 관절의 분리된 움직임은 단지 수동적으로만 가능하다.

(1) 어깨뼈의 상·하방 움직임: 시상축을 중심으로 일어나는 움직임

앞에서 본 빗장뼈·어깨뼈의 CSV(clavicle-scapular vertical angle)은 정상적으로 90°를 이룬다. 어깨뼈의 움직임의 축은 빗장뼈의 바깥쪽부에 위치하며, 어깨뼈 아래각이 바깥쪽으로 움직이게 되면 CSV의 각이 커진다. 이러한 것은 팔이음뼈 어깨뼈 내림 시 나타나며 이때에 봉우리의 관절면은 머리쪽 방향으로 미끄러진다.

어깨뼈 올림 시에는 어깨뼈가 꼬리쪽으로 미끄러지면 CSV는 작아진다.

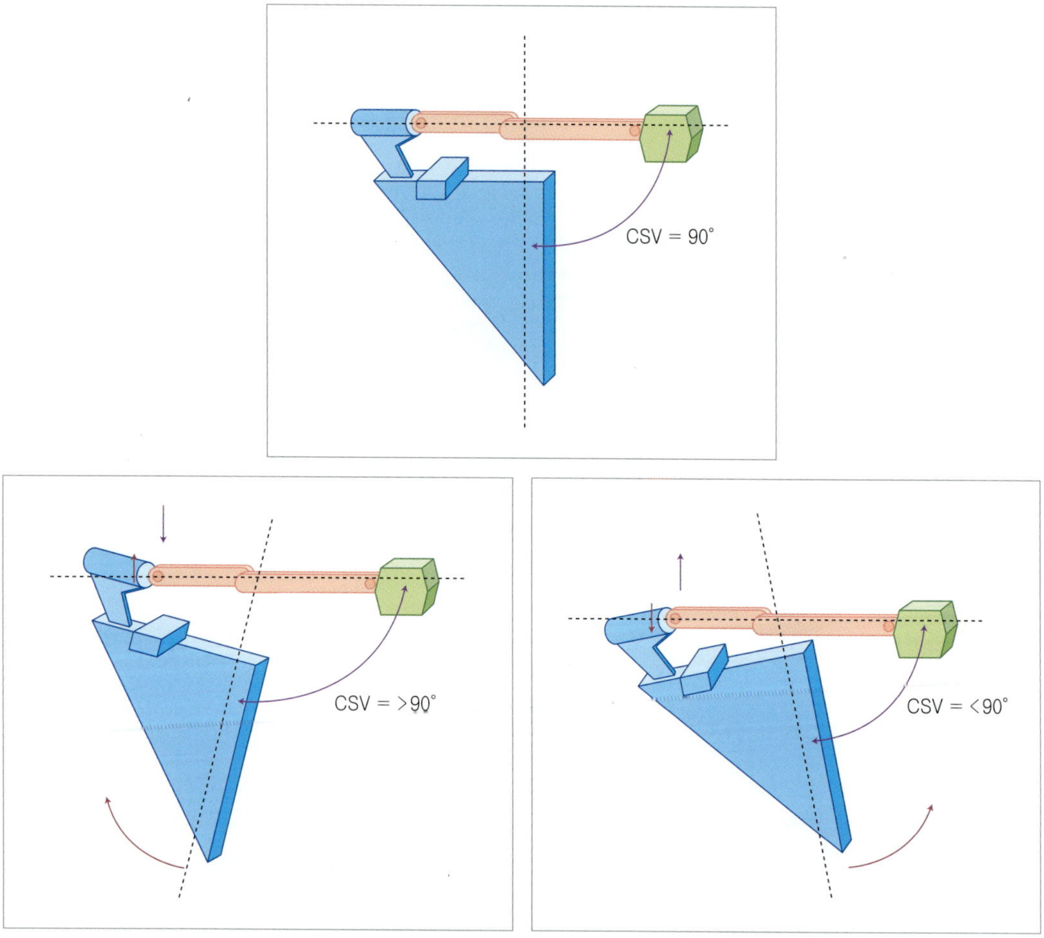

그림 9-98 봉우리빗장관절 어깨뼈 내림, 어깨뼈 올림 관절운동형상학

(2) 어깨뼈의 앞·뒤쪽 움직임: 수직축을 중심으로 일어나는 움직임

위에서 본 빗장뼈·어깨뼈의 CSH(cervical-scapular horizontal angle)은 정상적으로 60° 를 이룬다. 어깨뼈의 움직임의 축은 빗장뼈의 바깥쪽부에 위치하며, 어깨뼈 안쪽모서리가 뒤쪽으로 움직이면 CSH가 커진다. 이러한 움직임은 scapular alata를 형성한다. 이것은 팔이음뼈의 어깨뼈 모음 시 나타나며 이때의 봉우리의 관절면은 복부쪽으로 미끄러진다.

어깨뼈 벌림 시에는 빗장뼈를 기준으로 볼 때 어깨뼈가 등쪽으로 미끄러지며 CSH은 작아진다.

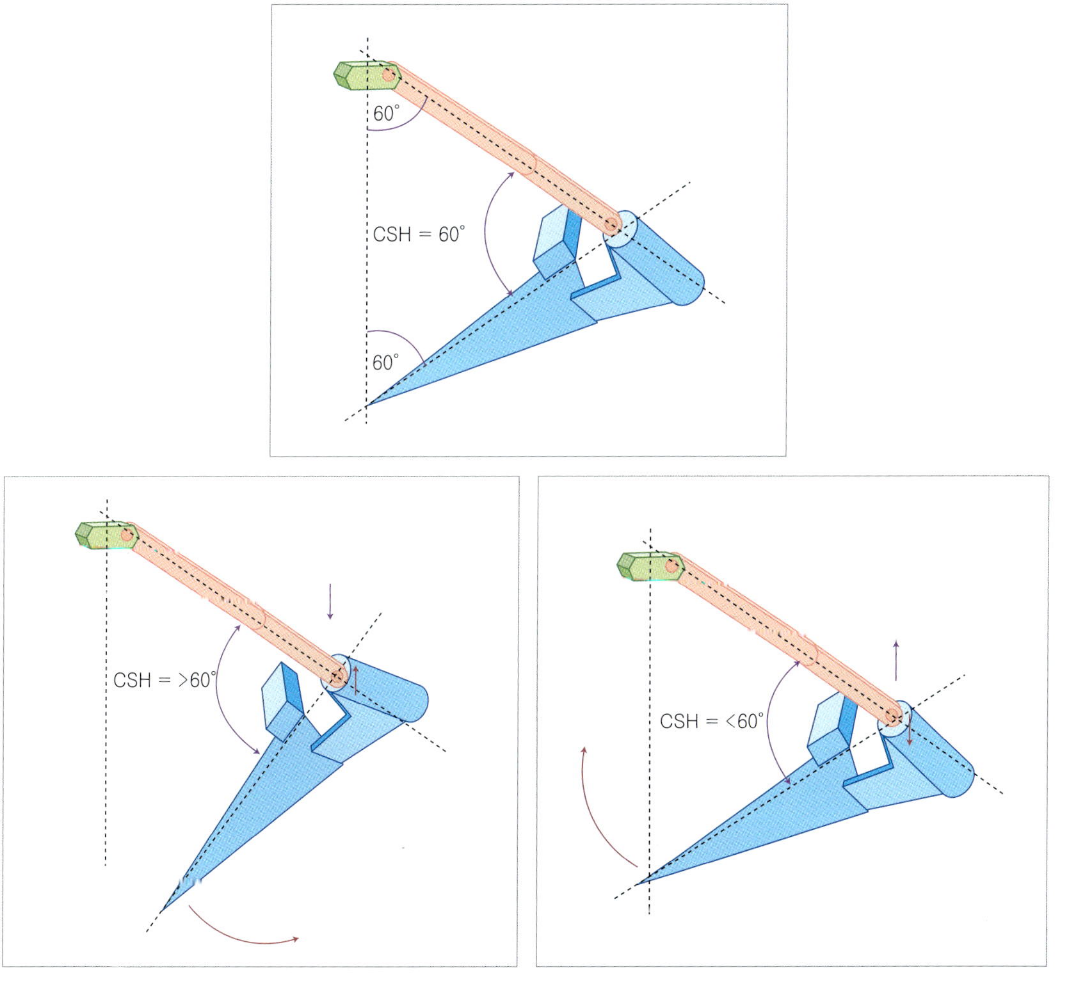

그림 9-99 봉우리빗장관절 어깨뼈 모음, 어깨뼈 벌림 관절운동형상학

(3) 어깨뼈의 돌림움직임: 빗장뼈를 통과하는 장축을 중심으로 일어나는 움직임

이 장축을 중심으로 일어나는 움직임에서는 어깨뼈의 모든 방향으로 각각 25°의 돌림동작이 일어난다. 이때의 어깨뼈는 흉곽 위에서 미끄러진다. 어깨뼈의 아래각은 바깥쪽과 앞쪽으로 또는 안쪽과 뒤쪽으로 움직인다. 이러한 움직임에 의하여 관절오목은 좀 더 머리쪽과 앞쪽으로 또는 꼬리쪽과 뒤쪽으로 향하게 된다.

4) 회선검사

위 복장빗장관절에서 언급한 방법과 동일하다.

5) 직선검사

(1) 견인 직선검사

자세 • 환자: 등받이가 없는 의자에 앉는다.
치료사: 환자 뒤에 선다.

고정 • 치료사는 고정하는 손을 이용하여 환자의 봉우리빗장관절의 관절틈 가까운쪽에서 엄지가 뒤쪽에 다른 손가락들은 앞쪽으로 오도록 하여 빗장뼈 고정한다. 치료사 몸통으로 환자의 척추를 안정시킨다.

실행 • 치료사는 실행하는 손을 이용하여 봉우리빗장관절의 관절틈 가까운쪽에서 엄지가 뒤쪽에 다른 손가락들은 앞쪽으로 오도록 하여 봉우리를 잡고, 치료면에 수직으로 직선적인 견인력을 가하여 검사한다.

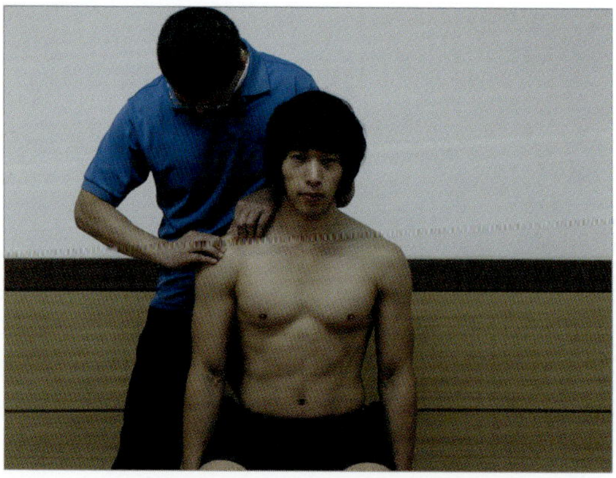

그림 9-100 봉우리빗장관절 견인검사

(2) 압박 직선검사

자세 • 환자: 등받이가 없는 의자에 앉는다.
치료사: 환자 뒤에 선다.

고정 • 치료사는 고정하는 손을 이용하여 환자의 복장뼈를 안정시킨다. 치료사 몸통으로 환자의 척추를 안정시킨다.

실행 • 치료사는 실행하는 손을 이용하여 봉우리주위를 접촉하고, 치료면에 수직으로 직선적인 압박력을 가하여 검사한다.

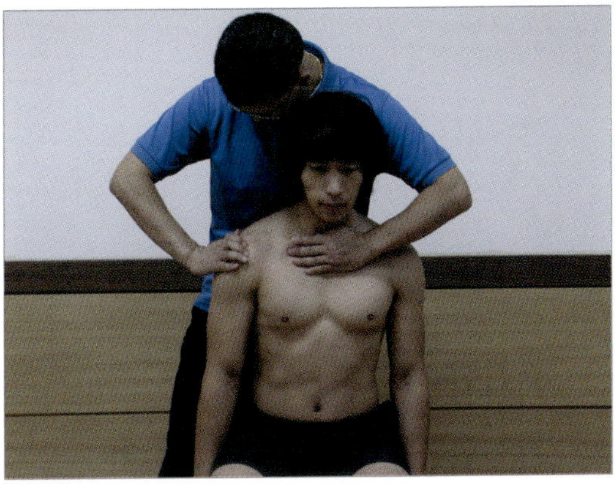

그림 9-101 봉우리빗장관절 압박검사

(3) 앞쪽 미끄러트림 검사

자세 • 환자: 등받이가 없는 의자에 앉는다.
치료사: 환자 뒤에 선다.

고정 • 치료사는 고정하는 손을 이용하여 환자의 봉우리를 앞쪽에서 어깨뼈가시를 뒤쪽에서 고정한다.

실행 • 치료사는 실행하는 손을 이용하여 봉우리빗장관절의 관절틈 가까운쪽에서 엄지가 뒤쪽에 다른 손가락들은 앞쪽으로 오도록 하여 빗장뼈의 봉우리끝쪽을 잡고, 치료면에 평행하게 직선적인 전단력을 복부쪽으로 가하여 검사한다.

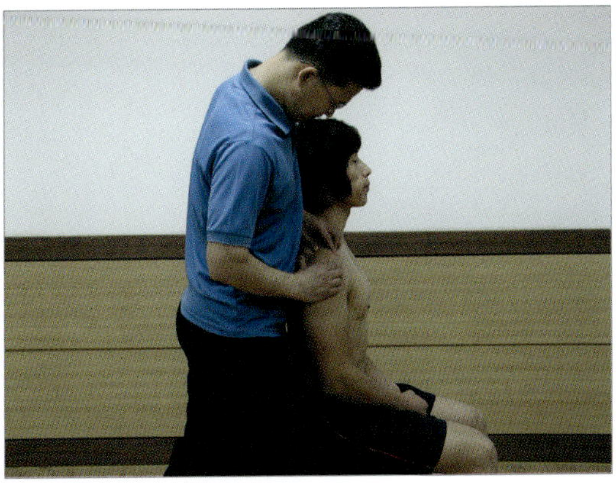

그림 9-102 봉우리빗장관절 앞쪽 미끄러트림검사

6) 저항검사

(1) 어깨뼈 올림

자세 • 환자: 등받이가 없는 의자에 앉는다.
치료사: 검사하고자 하는쪽 뒤에 선다.

고정 • 환자의 몸통 옆굽힘이 일어나지 않도록 치료사는 고정하는 손을 이용하여 환자 실행 반대측 어깨를 고정한다. 실행하는 손은 어깨뼈 올림 동작에 저항을 주기 위해 환자 실행측 어깨관절 위쪽을 접촉한다.

실행 • 환자는 어깨뼈 올림운동을 실시하고 치료사는 실행하는 손을 이용하여 어깨뼈 내림방향으로 수동적인 저항을 가해 어깨뼈 올림운동에 대한 근력을 검사한다.

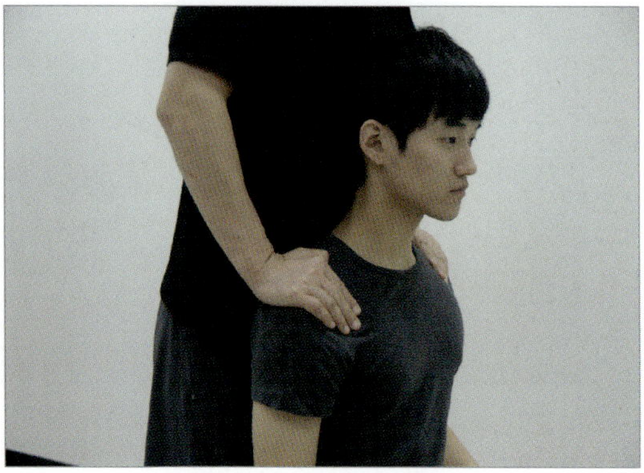

그림 9-103 어깨뼈 올림저항검사

(2) 어깨뼈 내림

자세 • 환자: 등받이가 없는 의자에 검사하고자 하는쪽 팔꿈치관절 굽힘 상태로 앉는다.
치료사: 검사하고자 하는쪽 뒤에 선다.

고정 • 환자의 몸통 옆굽힘이 일어나지 않도록 치료사는 고정하는 손을 이용하여 환자 실행 반대측 어깨를 고정한다. 실행하는 손은 어깨뼈 내림 동작에 저항을 주기 위해 환자 팔꿈치관절 아래에서 아래팔 몸쪽을 등쪽에서 접촉한다.

실행 • 환자는 어깨뼈 내림운동을 실시하고 치료사는 실행하는 손을 이용하여 어깨뼈 올림방향으로 수동적인 저항을 가해 어깨뼈 내림운동에 대한 근력을 검사한다.

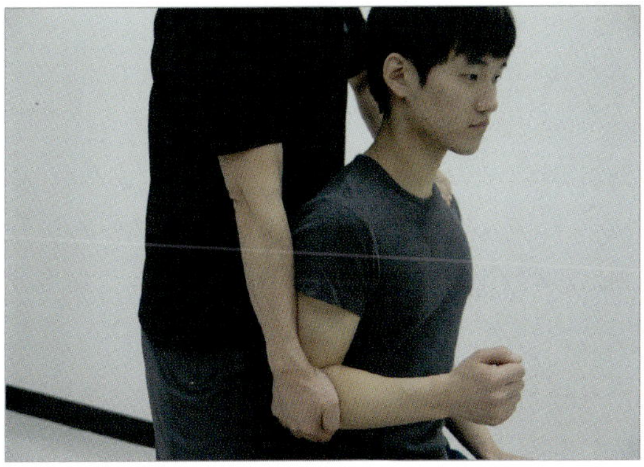

그림 9-104 어깨뼈 내림저항검사

(3) 어깨뼈 벌림

자세 • 환자: 등받이가 없는 의자에 앉는다.
치료사: 검사하고자 하는쪽 뒤에 선다.

고정 • 환자의 몸통 회전이 일어나지 않도록 치료사는 고정하는 손을 환자 실행 반대측에서 복장뼈몸통과 빗장뼈에 대고, 치료사 골반을 이용하여 환자 몸을 등쪽에서 고정한다. 실행하는 손은 환자 부리돌기를 기준으로 어깨뼈를 앞쪽에서 접촉한다.

실행 • 환자는 어깨뼈 벌림운동을 실시하고 치료사는 실행하는 손을 이용하여 어깨뼈 모음방향으로 수동적인 저항을 가해, 어깨뼈 벌림운동에 대한 근력을 검사한다.

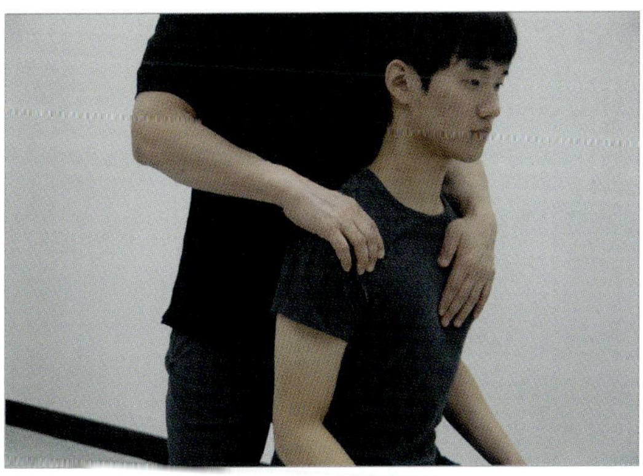

그림 9-105 어깨뼈 벌림저항검사

(4) 어깨뼈 모음

자세 • 환자: 등받이가 없는 의자에 앉는다.
치료사: 검사하고자 하는쪽 뒤에 선다.

고정 • 환자의 몸통 회전이 일어나지 않도록 치료사는 고정하는 손을 환자 실행 반대측에서 복장뼈모통과 빗장뼈에 대고, 치료사 골반을 이용하여 환자 몸을 등쪽에서 고정한다. 실행하는 손은 환자 어깨뼈를 등쪽에서 접촉한다.

실행 • 환자는 어깨뼈 모음운동을 실시하고 치료사는 실행하는 손을 이용하여 어깨뼈 벌림방향으로 수동적인 저항을 가해, 어깨뼈 모음운동에 대한 근력을 검사한다.

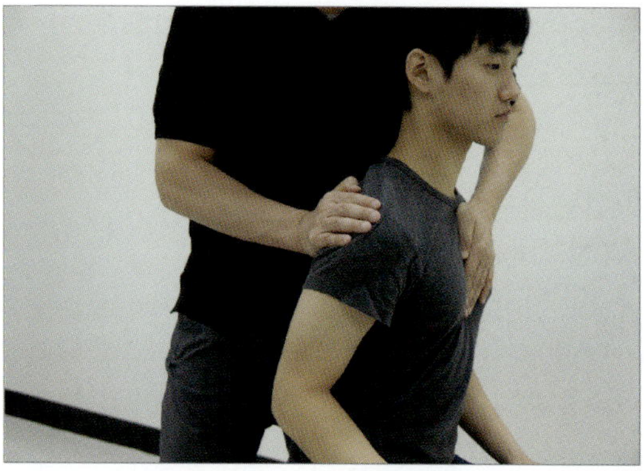

그림 9-106 어깨뼈 모음저항검사

7) 근육의 감별검사

(1) 편측어깨뼈 올림에서 증상 유발

검사대상 근육: 위쪽등세모근(upper trapezius), 어깨올림근(levator scapular)

① 위쪽등세모근 감별

자세 • 환자: 등받이가 없는 의자에 앉은 자세
치료사: 검사하고자 하는 쪽에 선다.

고정 • 고정하는 손으로 검사 반대측 어깨를 고정한다. 치료사의 실행하는 손과 가슴 사이에 환자 머리가 오게 하여 고정한 상태에서, 환자는 통증이 일어나지 않는 범위에서 경부 폄과 같은 방향 옆굽힘을 실시한다.

실행 • 환자는 경부 폄과 같은 방향 옆굽힘을 유지한 상태에서 반대 방향 돌림을 시행하고, 치료사는 수동적인 저항을 가한다. 증상의 변화가 생기는지 검사한다.

감별 • 편측어깨뼈 올림 증상완화 위치에서, 실행한 경부 폄과 같은 방향 옆굽힘을 유지한 상태에서 반대 방향 돌림저항운동에서 증상에 변화가 있을 경우 위쪽등세모근의 문제를 의심해 볼 수 있다.

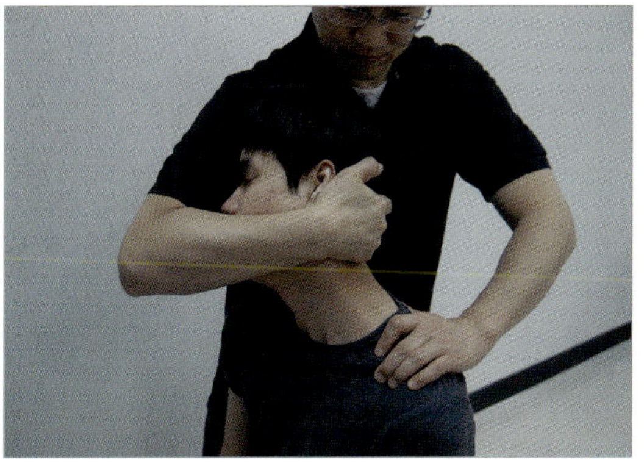

그림 9-107 위쪽등세모근 근육감별검사

② 어깨올림근 감별

자세 • 환자: 등받이가 없는 의자에 앉은 자세
치료사: 검사하고자 하는 쪽에 선다.

고정 • 고정하는 손으로 검사 반대측 어깨를 고정한다. 치료사의 실행하는 손과 가슴 사이에 환자 머리가 오게 하여 고정한 상태에서, 환자는 통증이 일어나지 않는 범위에서 경부 폄과 같은 방향 옆굽힘을 실시한다.

실행 • 환자는 경부 폄과 같은 방향 옆굽힘을 유지한 상태에서 같은 방향 돌림을 시행하고, 치료사는 반대 방향 돌림 방향으로 수동적인 저항을 가한다. 증상의 변화가 생기는지 검사한다.

감별 • 편측어깨뼈 올림 증상완화 위치에서, 실행한 경부 폄과 같은 방향 옆굽힘을 유지한 상태에서 같은 방향 돌림저항운동에서 증상에 변화가 있을 경우 어깨올림근의 문제를 의심해 볼 수 있다.

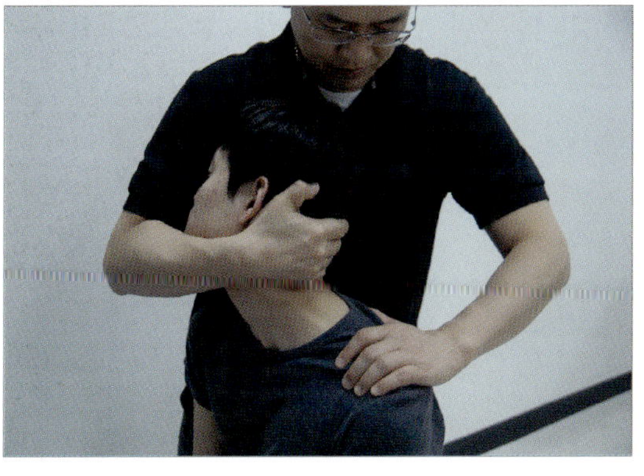

그림 9-108 어깨올림근 근육감별검사

6. 가슴어깨관절scapula - thorax articulation

1) 회선검사

(1) 바깥쪽돌림 회선검사

자세 • 환자: 환자는 실행반대측을 아래로 해서 옆으로 눕는다.
치료사: 환자를 마주보고 환자 앞쪽에 선다.

고정 • 환자 체중에 의해 고정이 이루어진다.

실행 • 치료사는 고정하는 손으로는 환자 팔이음뼈 위쪽을 잡고, 치료사 아래팔에 환자 위팔을 교차시켜 안정시키고, 실행하는 손은 환자 어깨뼈 아래각 부위를 잡아 환자의 어깨뼈 아래각이 바깥쪽·앞쪽으로 이동하도록 한다.

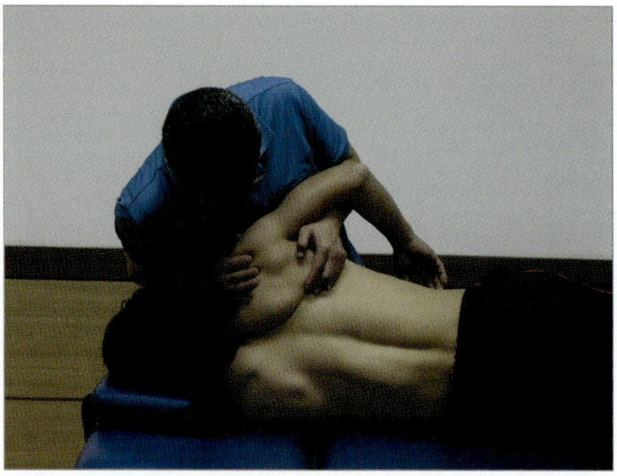

그림 9-109 바깥쪽돌림 수동검사

(2) 안쪽돌림 회선검사

자세 • 환자: 환자는 실행 반대측을 아래로 해서 옆으로 눕는다.
치료사: 환자를 마주보고 환자 앞쪽에 선다.

고정 • 환자 체중에 의해 고정이 이루어진다.

실행 • 치료사는 고정하는 손으로는 환자 팔이음뼈 위쪽을 잡고, 치료사 아래팔에 환자 위팔을 교차시켜 안정시키고, 실행하는 손은 환자 어깨뼈 아래각 부위를 잡아 환자의 어깨뼈 아래각이 안쪽·뒤쪽으로 이동하도록 한다.

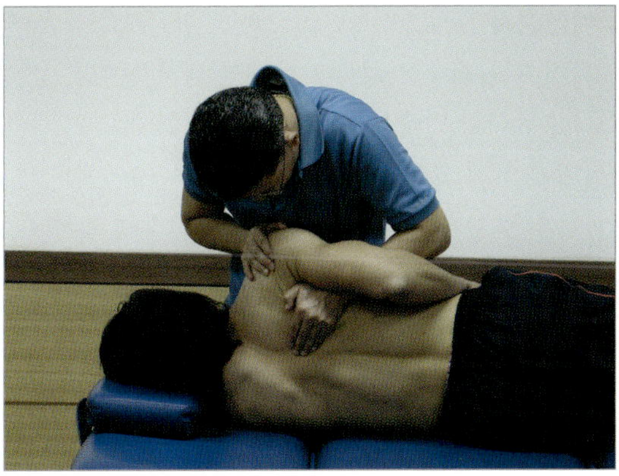

그림 9-110 안쪽돌림 수동검사

2) 직선검사

(1) 바깥쪽견인 직선검사

자세 • 환자: 환자는 실행 반대측을 아래로 해서 옆으로 눕는다.
치료사: 환자를 마주보고 환자 앞쪽에 선다.

고정 • 환자 체중에 의해 고정이 이루어진다.

실행 • 치료사는 고정하는 손으로는 환자 팔이음뼈 위쪽을 잡고, 치료사 아래팔에 환자 위팔을 교차시켜 안정시키고, 실행하는 손은 환자 어깨뼈 아래각 부위를 잡아 환자의 어깨뼈를 바깥쪽방향으로 당긴다.

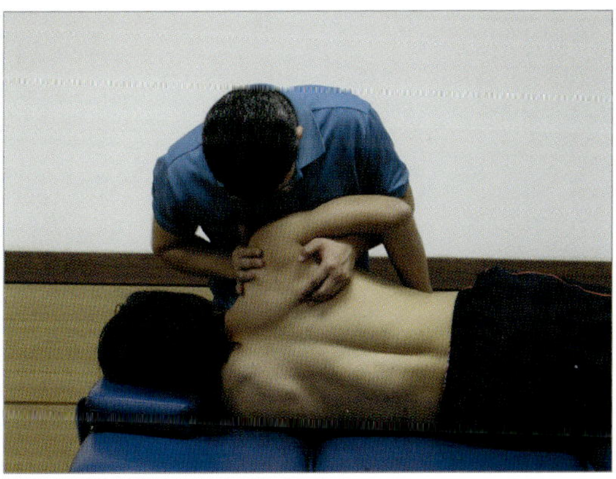

그림 9-111 뒤쪽·바깥쪽 견인

(2) 안쪽압박 직선검사

자세 • 환자: 환자는 실행 반대측을 아래로 해서 옆으로 눕는다.
치료사: 환자를 마주보고 환자 앞쪽에 선다.

고정 • 치료대에 의해 고정이 이루어진다.

실행 • 치료사는 고정하는 손으로는 환자 팔이음뼈 위쪽을 잡고, 치료사 아래팔에 환자 위팔을 교차시켜 안정시키고, 실행하는 손은 환자 어깨뼈 아래각 부위를 잡아 환자의 어깨뼈를 안쪽방향으로 누른다. 이때 치료사 가슴을 환자 위팔에 접촉하여 압박을 보조한다.

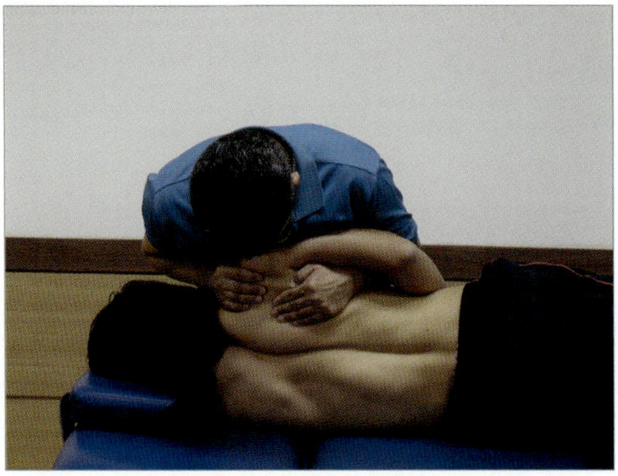

그림 9-112 앞쪽·안쪽 압박

CHAPTER 10

발가락

1. 발과 발목 촉지

1) 안쪽복사

종아리의 안쪽 먼쪽끝에서 가장 돌출된 안쪽복사(medial malleolus)를 촉지해 볼 수 있다. 안쪽복사는 발 안쪽의 복잡한 발목뼈들을 촉지하기 위한 중요한 기준이 되기 때문에 우선적으로 촉지 하여 그 위치를 표시한다.

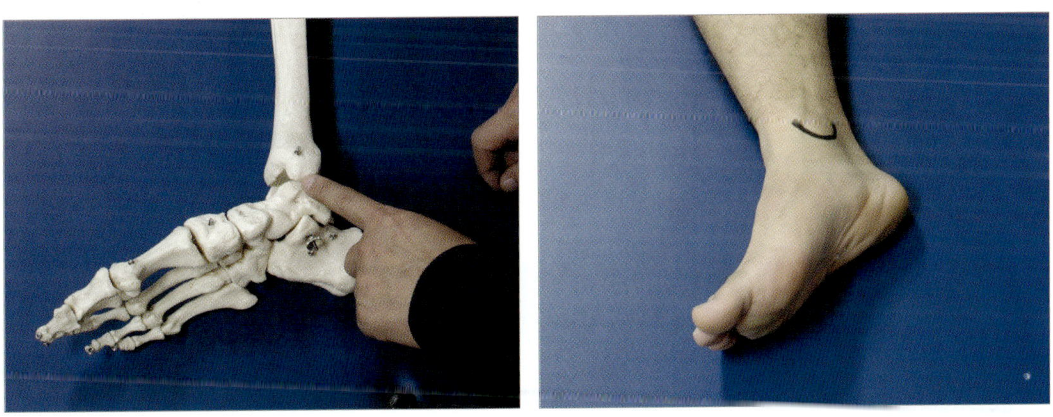

그림 10-1 안쪽복사

2) 목말받침돌기

안쪽복사에서 곧장 아래로 내려와서 세로활(longitudinal arch) 형성하는 안쪽 물렁조직 몸쪽에서 단단한 뼈를 느낄 수 있는데, 이것이 목말받침돌기(sustentaculum tali)이다. 목말받침돌기는 목말뼈(talus) 머리를 지지하고 있기 때문에 목말밑관절(subtalar joint)을 찾을 때 발 안쪽에서 중요한 이정표가 되며, 정강종아리인대, 바닥쪽발꿈치발배인대(plantar calcaneo-navicular ligament)의 부착부이며, 긴엄지굽힘근힘줄(flexor hallucis longus tendon)이 통과하는 주행로이기도 하기 때문에 임상적으로 매우 중요하다.

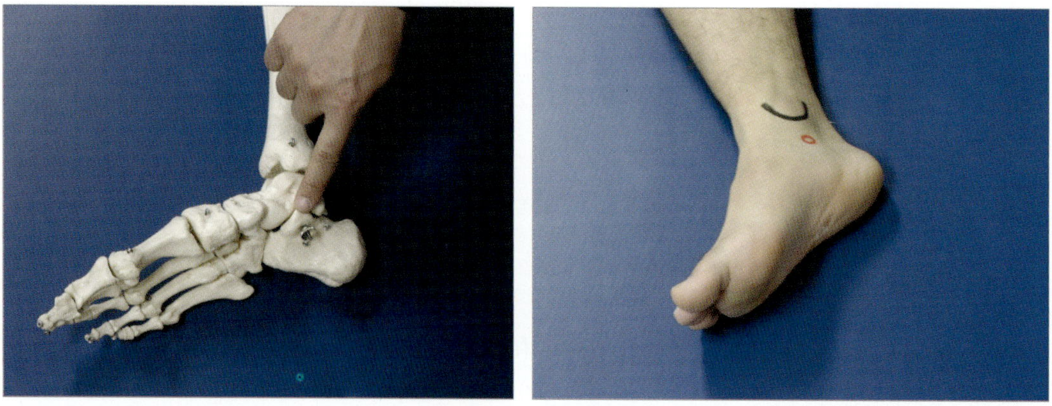

그림 10-2 목말받침돌기

3) 발배뼈 거친면

목말받침돌기와 같은 높이에서 앞으로 주행하여 만져지는 돌출부가 발배뼈 거친면(tuberosity of navicular)이다. 발배뼈 거친면은 발배뼈를 촉지 하는데 있어 중요한 이정표가 되며, 뒤정강이근(tibialis posterior)의 닿는 부분이기도 하다.

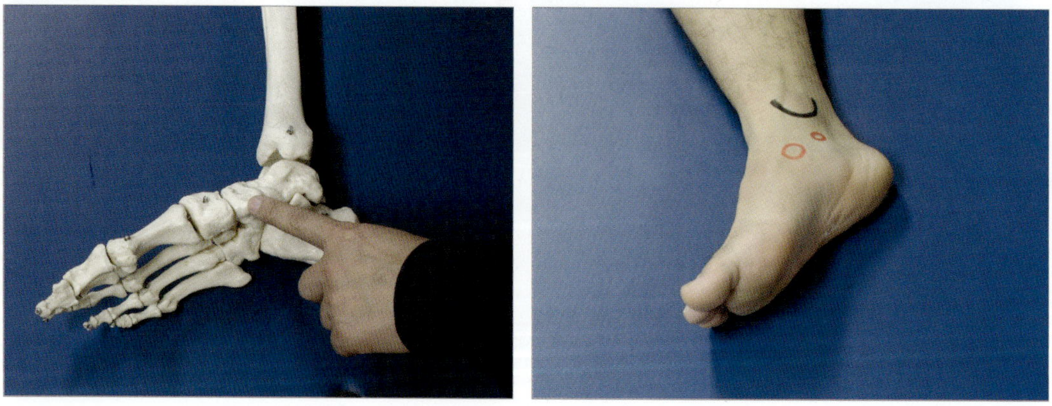

그림 10-3 발배뼈 결절

4) 엄지발가락 발가락뼈사이관절

발가락사이관절들을 수동으로 굽히면 관절틈이 벌어지기 때문에 물렁조직의 양이 적은 발의 등쪽에서 보다 쉽게 관절의 경계를 찾을 수 있다. 따라서 발가락 발등쪽에서 끝마디 발가락뼈(distal phalanx)와 첫마디 발가락뼈(proximal phalanx) 사이의 발가락사이관절 경계를 찾아 표시한다.

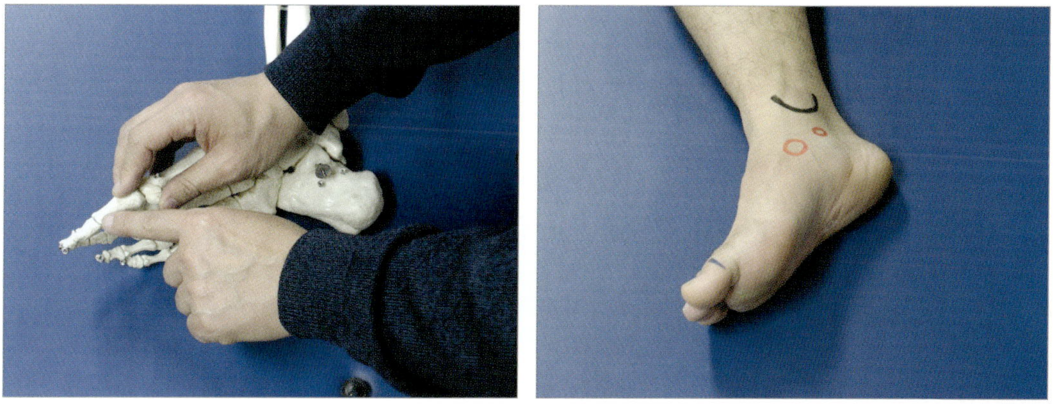

그림 10-4 발가락사이관절

5) 엄지발가락 발허리발가락관절

역시 발허리발가락관절을 수동으로 굽히면 발의 등쪽에서 관절틈이 벌어지기 때문에 보다 쉽게 관절의 경계를 찾을 수 있다. 발의 등쪽에서 첫마디 발가락뼈와 발허리뼈 사이에서 발허리발가락관절 경계를 찾아 표시한다.

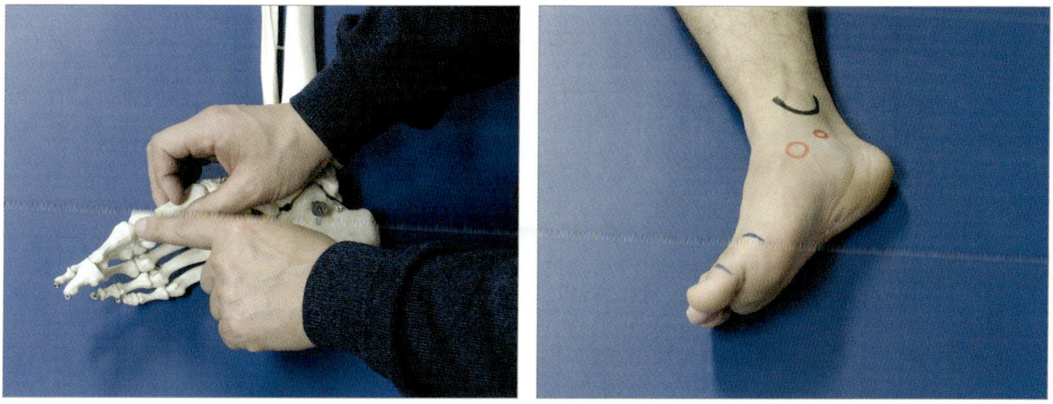

그림 10-5 발허리발가락관절

6) 발목발허리관절

발바닥 쪽에서는 물렁조직의 층이 두꺼워 관절 틈을 촉지하기 힘들기 때문에, 발의 등쪽에서 관절 틈을 촉지한다. 발허리뼈를 따라 몸쪽으로 올라오다 보면 두꺼워진 발허리뼈 바닥부근에서 안쪽 쐐기뼈와 발허리뼈 사이의 관절 틈을 촉지하여 표시할 수 있다.

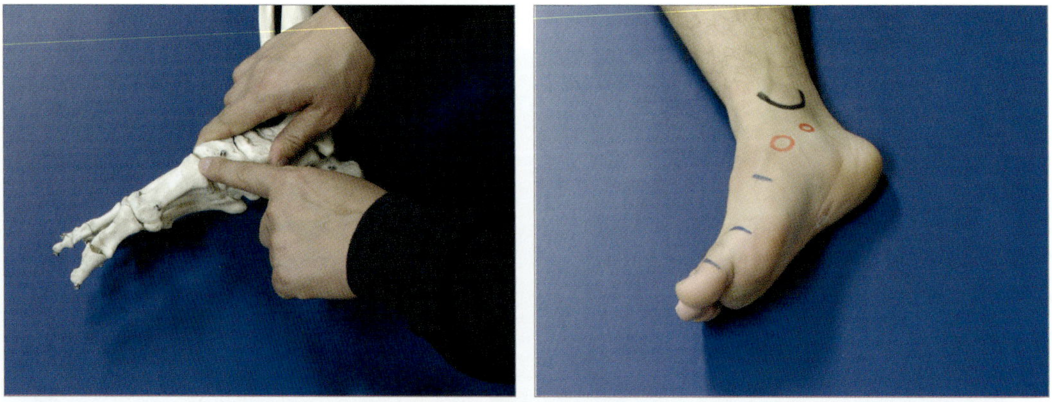

그림 10-6 발목발허리관절(TMT joint)

7) 쐐기뼈와 발배뼈

발의 등쪽을 따라 올라가며 쐐기뼈(cuneiform)와 발배뼈(navicular) 사이의 경계를 찾아야 하는데, 이 관절에서는 발가락사이관절에서 만큼 움직임이 많지 않고, 관절 틈도 좁기 때문에 주의 깊게 찾아봐야 찾을 수가 있다. 이때 발배뼈 거친면은 발배뼈의 위치를 확인하는데 중요한 이정표가 될 수 있다.

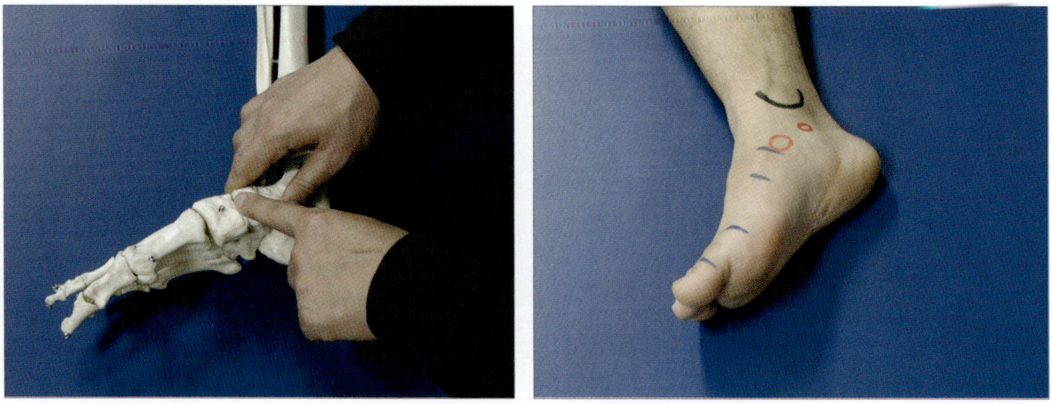

그림 10-7 쐐기뼈와 발배뼈

8) 발배뼈와 목말뼈

발의 등쪽에서 발배뼈 거친면을 이정표로 하여 목말뼈(talus)와 발배뼈(navicular)의 경계를 찾아야 한다.

각 관절 간 경계를 찾아 표시한 후에는 엄지발가락의 끝마디 발가락뼈, 첫마디 발가락뼈, 발허리뼈, 쐐기뼈, 발배뼈 그리고 목말뼈 머리 등 각 뼈의 외형을 두번째 손가락으로 촉지하여 표시한다.

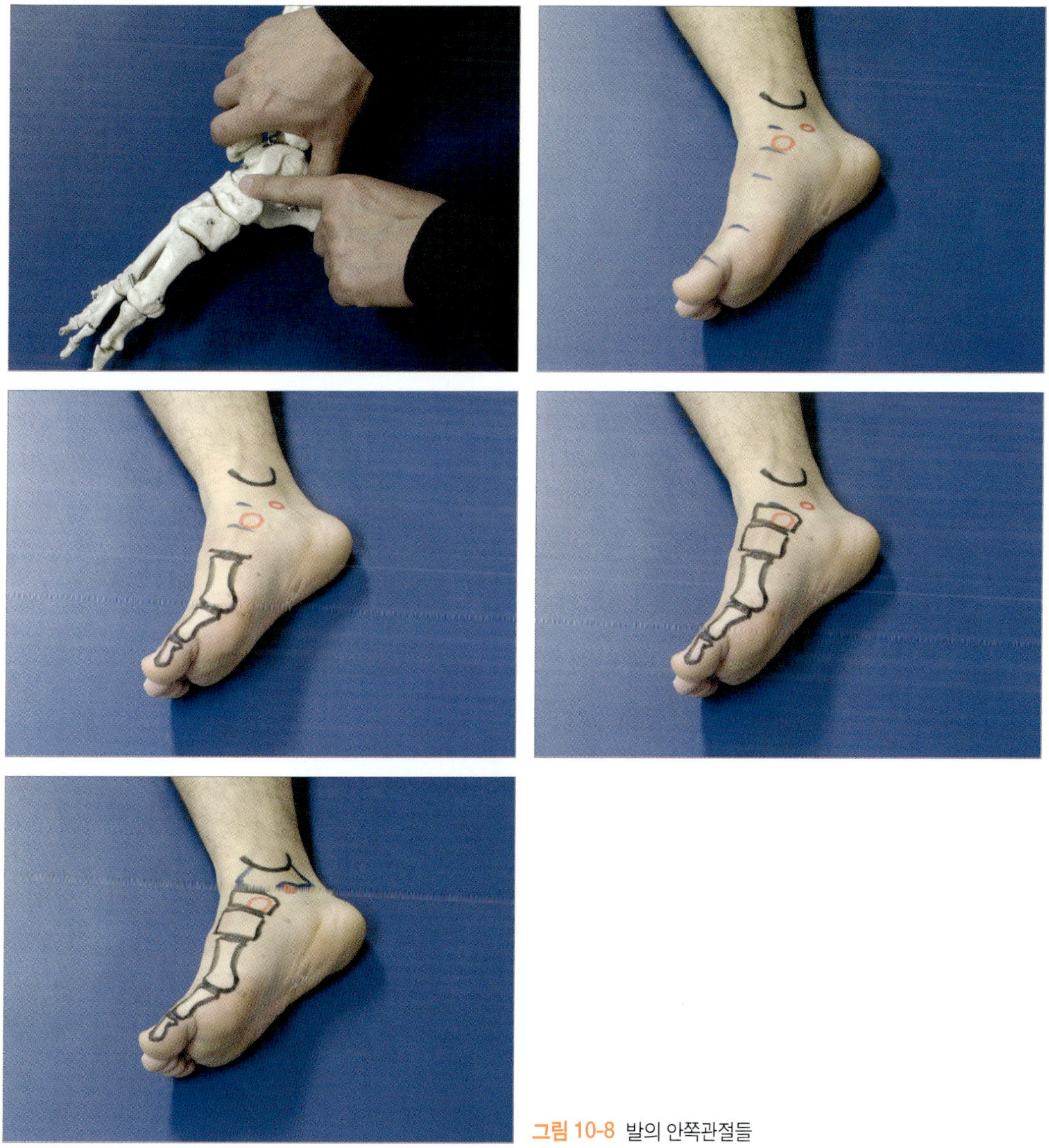

그림 10-8 발의 안쪽관절들

9) 발꿈치뼈

먼저 발뒤꿈치 안쪽부위에서 발꿈치뼈 융기부의 위쪽과 아래쪽 돌출부를 찾아 표시하고, 이 발꿈치뼈 융기부의 위, 아래 돌출부를 기준으로 하여 두번째 손가락으로 발꿈치뼈의 안쪽 외형을 촉지하여 발꿈치뼈를 표시한다.

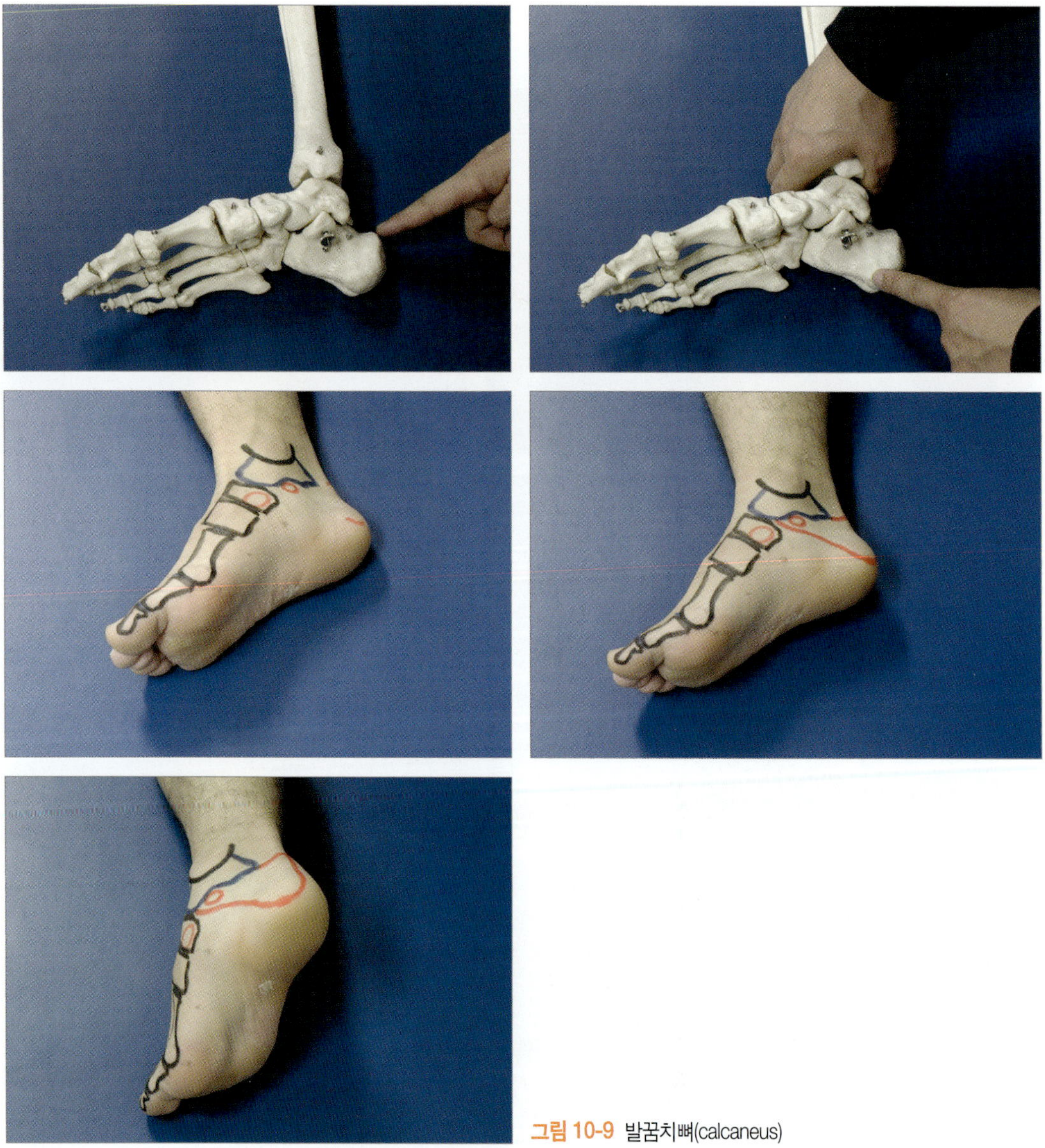

그림 10-9 발꿈치뼈(calcaneus)

10) 가쪽복사

종아리의 바깥쪽 먼쪽끝에서 가장 돌출된 가쪽복사(lateral malleous)를 촉지해 볼 수 있다. 가쪽복사는 발 바깥쪽의 복잡한 발목뼈들을 촉지하기 위한 중요한 기준이 되기 때문에 우선적으로 촉지 하여 그 위치를 표시한다.

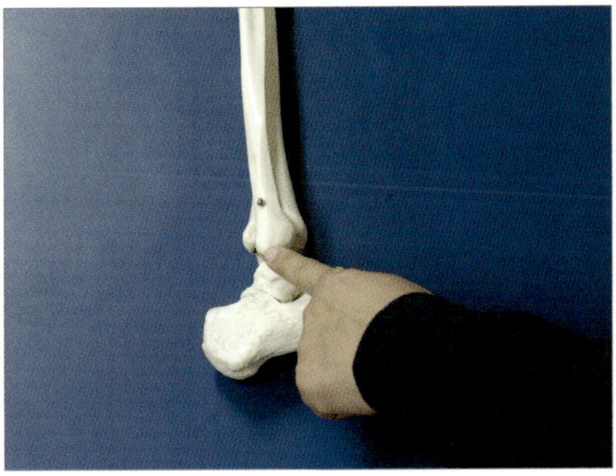

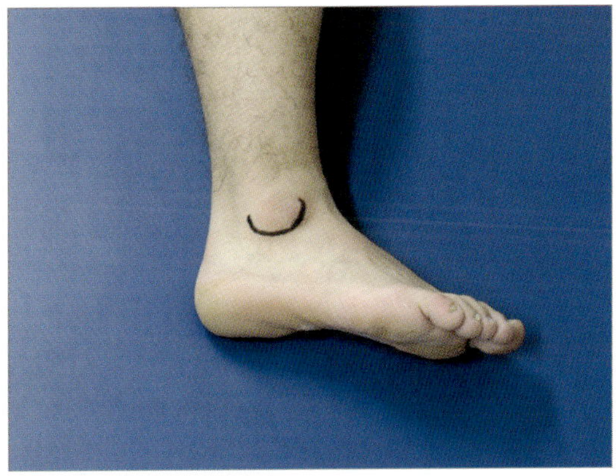

그림 10-10 가쪽복사

11) 다섯 번째 발허리뼈 거친면

발의 앞쪽부 바깥쪽에서 다섯 번째 발허리뼈를 따라 뒤쪽으로 이동하다 보면, 다섯 번째 발허리뼈의 바닥이 넓어져 바깥쪽으로 돌출된 다섯 번째 발허리뼈 거친면(tuberosity of base of 5th metatarsal)을 촉지 할 수 있다. 이 거친면은 짧은종아리근(peroneus brevis)의 닿는 부분이기도 하다.

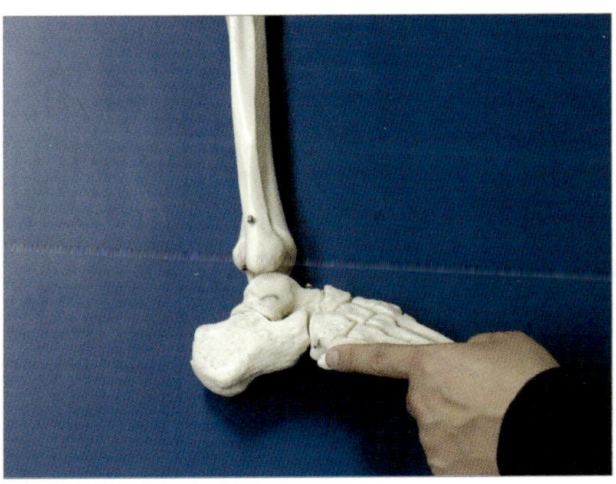

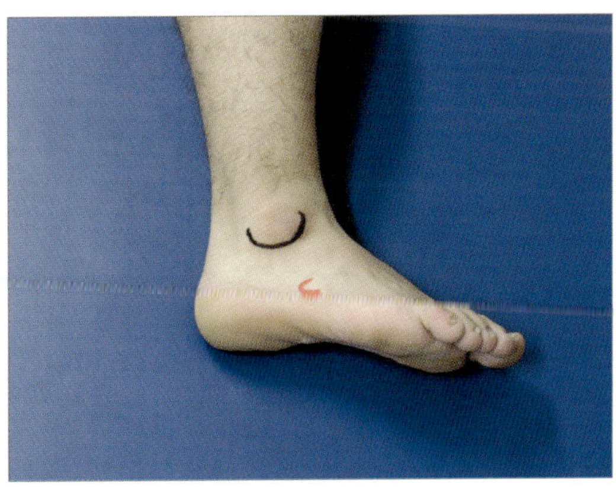

그림 10-11 다섯 번째 발허리뼈 거친면

12) 발꿈치뼈

발 바깥쪽의 뒤쪽에서 발꿈치뼈(calcaneus) 융기부의 위쪽과 아래쪽 돌출부 그리고 뒤쪽 경계를 찾아 표시한다.

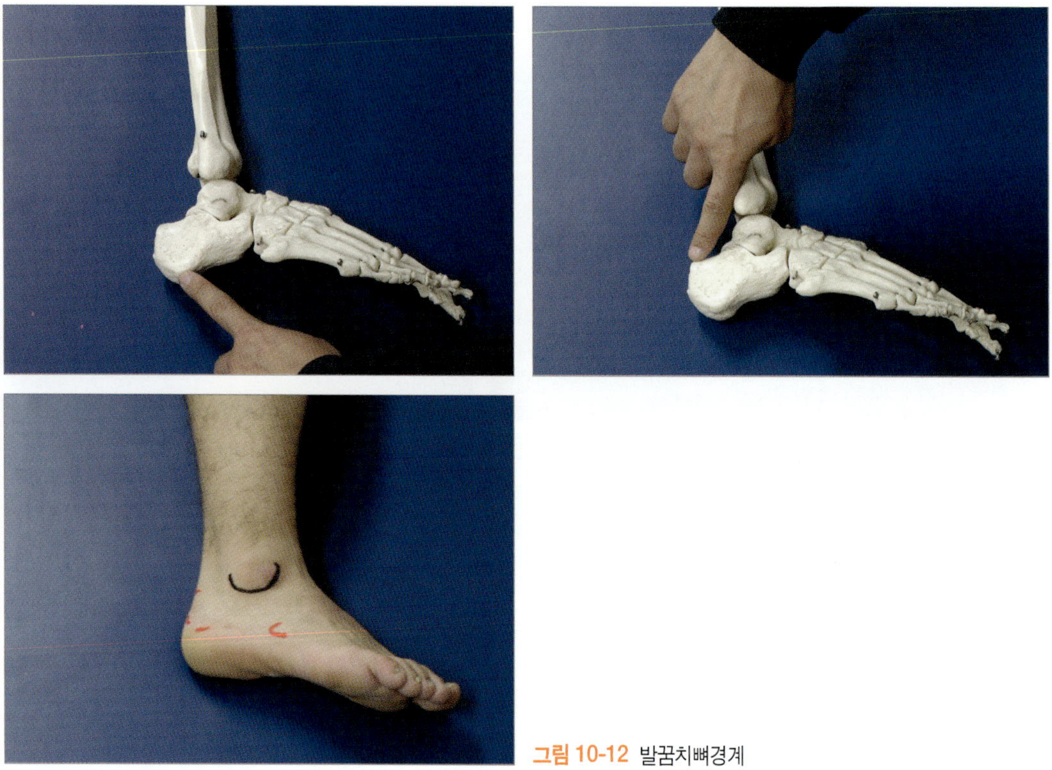

그림 10-12 발꿈치뼈경계

13) 다섯 번째 발허리뼈

발의 바깥쪽에서 다섯 번째 발허리뼈(5th metatarsal bone) 몸통을 따라, 몸쪽으로 이동하면서 넓어진 발허리뼈 바닥을 찾아 그 경계를 표시하고, 먼쪽으로 이동하여 두꺼워진 발허리뼈 머리를 촉지하여 그 경계를 표시한다. 이 후 네 번째 발허리뼈와의 경계를 찾아 표시하고 이 경계들을 기준으로 하여 다섯 번째 발허리뼈를 두번째 손가락으로 촉지하여 그 외형을 표시할 수 있다.

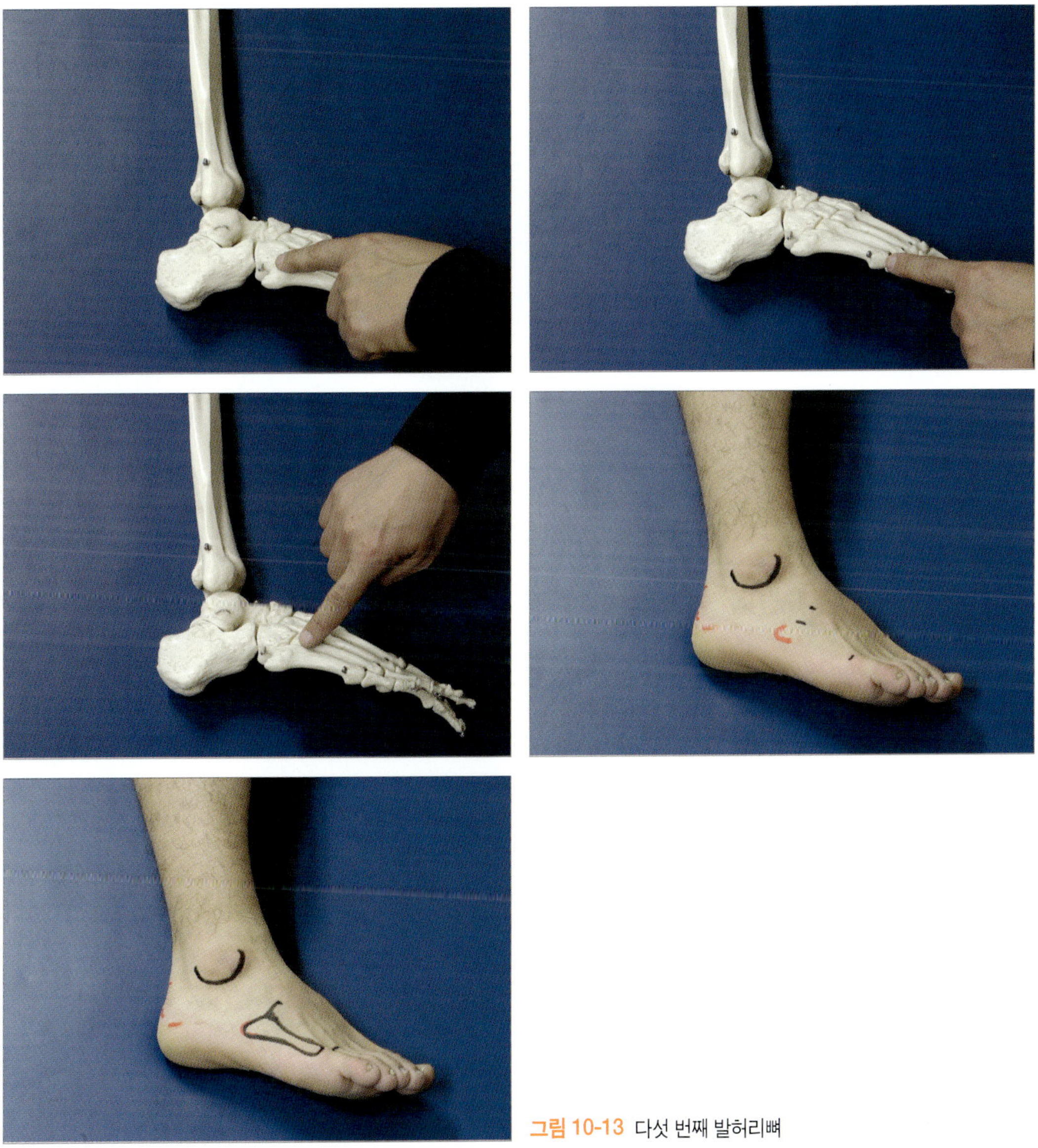

그림 10-13 다섯 번째 발허리뼈

14) 네 번째 발허리뼈

네 번째 발허리뼈(4th metatarsal bone) 몸통의 중간부를 기준으로, 몸쪽으로 이동하여 넓어진 발허리뼈 바닥 경계를 촉지하여 표시하고, 먼쪽으로 이동하여 두꺼워진 발허리뼈 머리의 경계를 촉지하여 표시한 후, 이 경계들을 기준으로 하여 네 번째 발허리뼈의 외형을 두번째 손가락으로 촉지하여 표시한다.

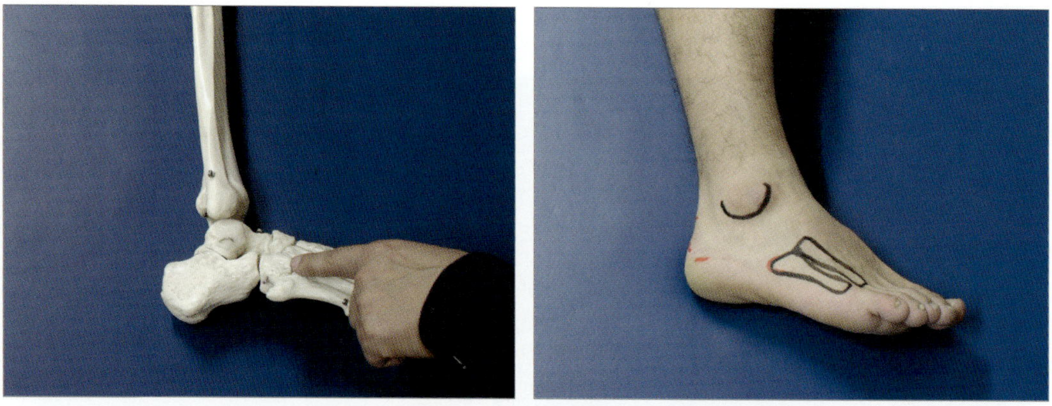

그림 10-14 네 번째 발허리뼈

15) 입방뼈

네 번째, 다섯 번째 발허리뼈 바닥 경계는 입방뼈(cuboud)의 먼쪽 경계가 된다. 이 경계를 기준으로 수동으로 입방뼈를 움직여 가며 바깥쪽과 안쪽 그리고 몸쪽 경계를 찾아 표시한 다음 이 경계들을 연결하면 입방뼈의 외형을 표시할 수 있게 된다.

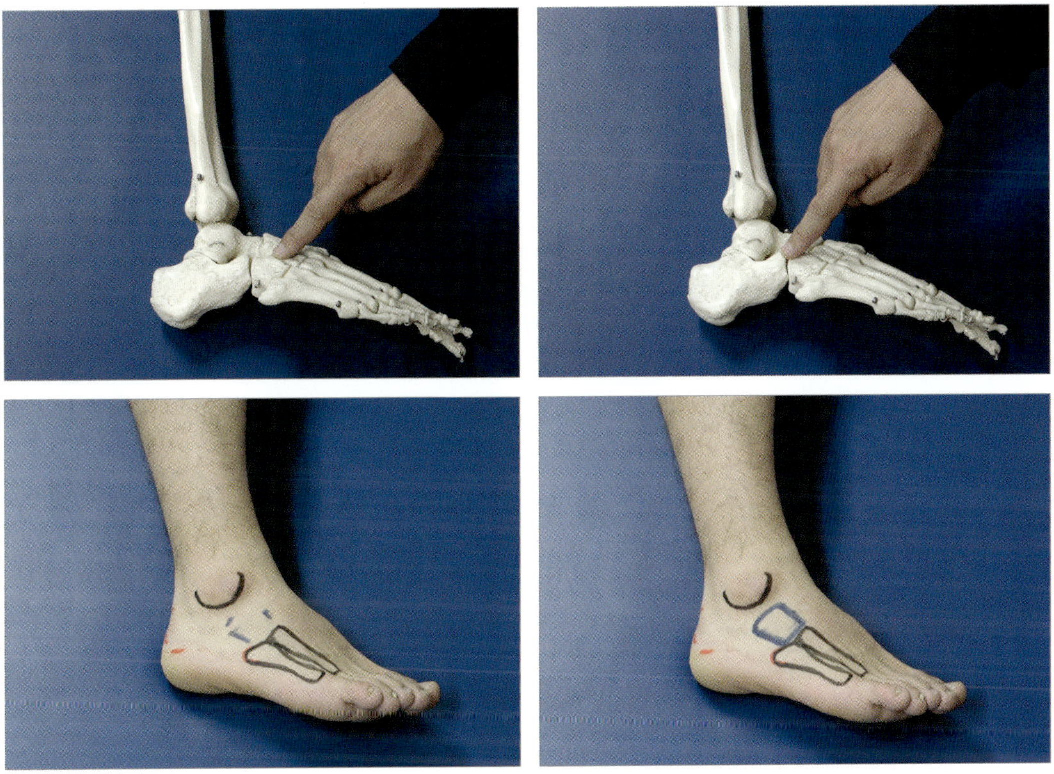

그림 10-15 입방뼈

16) 발꿈치뼈

입방뼈의 몸쪽 경계와 발의 바깥쪽에 표시한 발꿈치뼈(calcaneus) 융기의 돌출부 위쪽, 아래쪽 그리고 뒤쪽 경계를 연결하면 바깥쪽의 발꿈치뼈 외형을 표시할 수 있다.

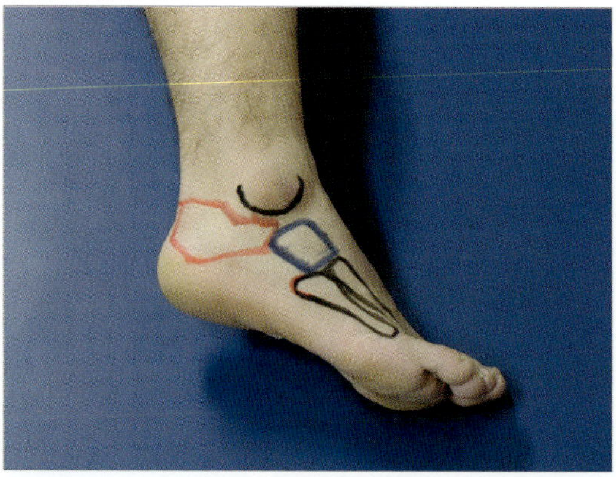

그림 10-16 발꿈치뼈

17) 발목뼈 굴

발목뼈 굴(talsal sinus)은 가쪽복사와 목말뼈, 발꿈치뼈 사이의 함몰부로, 앞목말종아리인대(anterior talofibular ligament)가 통과하며, 내반 손상 시 삼출물이 고이는 곳으로 임상적으로 중요하다.

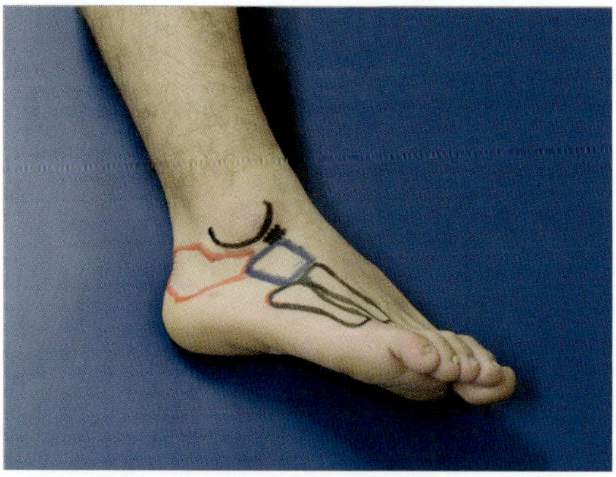

그림 10-17 발목뼈동

18) 먼쪽 정강종아리인대결합

종아리의 먼쪽끝 앞쪽에서 가쪽복사를 촉지하여 정강쪽으로 이동하다보면, 먼쪽 정강종아리인대결합(distal tibiofibular syndesmosis)의 경계를 찾아 표시할 수 있다. 이 경계를 기준으로 정강뼈와 종아리뼈의 외형을 표시하면 종아리의 먼쪽끝에서 먼쪽정강종아리인대결합을 확인할 수 있다.

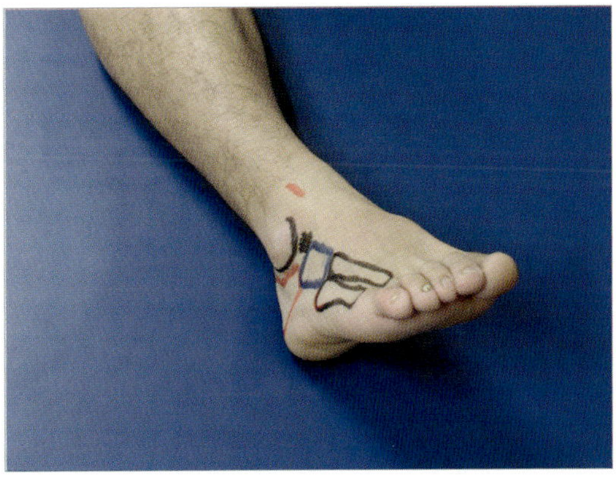

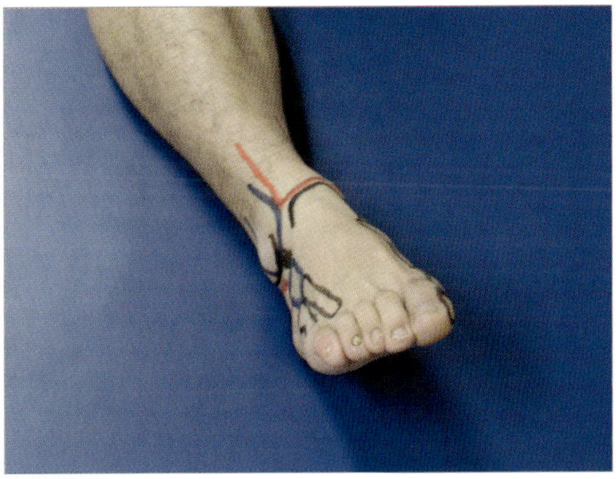

그림 10-18 먼쪽 정강종아리인대결합

2. 몸쪽 · 먼쪽발가락뼈사이관절

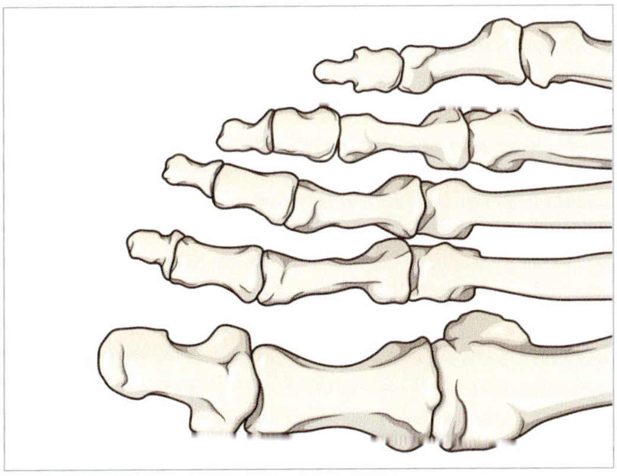

그림 10-19 발가락사이관절

1) 기능해부학

(1) **관절의 구성**: 몸쪽발가락사이관절(PIP joint), 먼쪽발가락사이관절(DIP joint)/ 엄지발가락은 먼쪽발가락사이관절(PIP joint)만 있다.

(2) **해부학적 분류**: 단순관절

(3) **역학적인 분류**: 1축 경첩관절(변형된 안장형)

(4) **볼록 관절면**: 발가락뼈 머리

(5) **오목 관절면**: 발가락뼈 바닥

(6) **치료면**: 발가락뼈 바닥 오목한 면에 위치

2) 뼈운동형상학

(1) **발바닥쪽굽힘**: 발가락뼈 머리를 통과하는 전두축을 기준으로 발바닥 쪽으로 구부러짐

(2) **발등굽힘**: 발가락뼈 머리를 통과하는 전두축을 기준으로 발등 쪽으로 펴짐

3) 관절운동형상학

(1) 발바닥쪽굽힘 시

구르기: 오목법칙에 따라 발바닥쪽굽힘이 진행되는 발바닥 방향으로 구르기가 일어난다.

활주: 오목법칙에 따라 발바닥쪽굽힘이 진행되는 발바닥 방향으로 활주가 일어난다.

(2) 발등굽힘 시

구르기: 오목법칙에 따라 발등굽힘이 진행되는 발등 방향으로 구르기가 일어난다.

활주: 오목법칙에 따라 발등굽힘이 진행되는 발등 방향으로 활주가 일어난다.

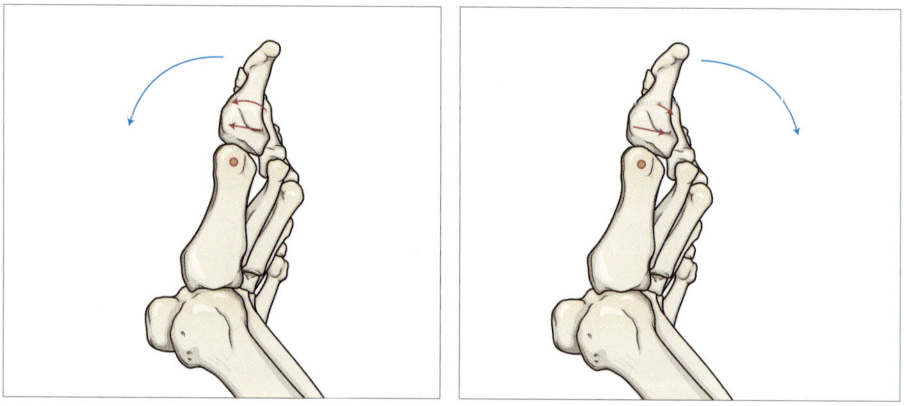

그림 10-20 발가락사이관절 발바닥쪽, 발등쪽굽힘, 관절운동형상학

4) 회선검사

(1) 발바닥쪽굽힘 회선 검사

자세 • 환자: 치료대 가장자리 밖으로 발목이 나가게 하여 바로누운 자세
치료사: 검사하고자 하는쪽 옆에 선 자세

① **능동검사**

양쪽 발의 발가락 발가락사이관절들의 발바닥쪽굽힘운동을 능동적으로 시작위치에서 발바닥쪽굽힘이 가능한 마지막 위치까지 수행하게 한다.

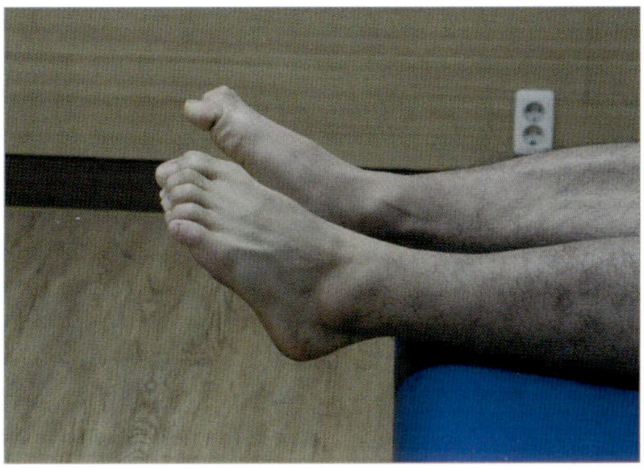

그림 10-21 발가락사이관절 발바닥쪽굽힘능동검사

② **능동부가검사**

고정 • 치료사는 고정하는 손의 엄지와 두번째 손가락으로 환자의 첫마디 발가락뼈를 잡고, 나머지 손가락으로 발을 안정시켜 치료사 몸에 붙여 고정한다.

실행 • 환자가 능동적으로 수행한 발바닥쪽굽힘의 마지막 위치(첫 번째 정지위치)에서 치료사는 실행하는 손의 엄지와 두번째 손가락을 이용하여 끝마디 발가락뼈의 먼쪽을 발등쪽에서 발바닥쪽굽힘방향으로 수동적인 압력을 가해 마지막 정지위치까지 동작이 일어나도록 한다.

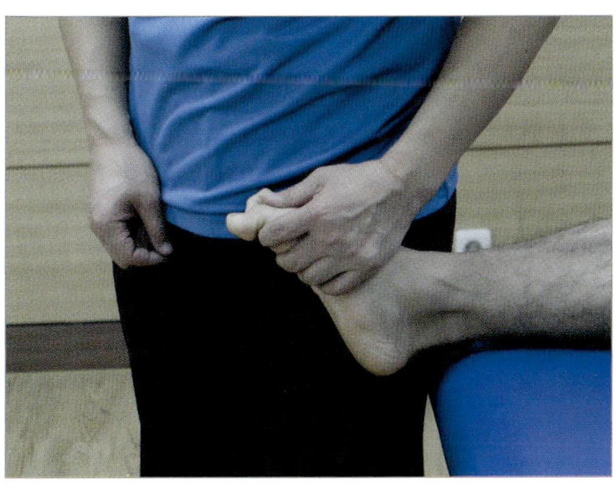

그림 10-22 발가락사이관절 발바닥쪽굽힘능동부가검사

③ **수동검사**

고정 • 치료사는 고정하는 손의 엄지와 두번째 손가락을 이용하여 환자의 첫마디 발가락뼈를 고정하고 나머지 손가락으로 발을 안정시켜 치료사 몸에 고정시킨다.

실행 • 시작위치에서 치료사는 실행하는 손의 엄지와 두번째 손가락을 이용하여 끝마디 발가락뼈의 먼쪽을 발등쪽에서 잡고, 마지막 정지 위치까지 수동 발바닥쪽굽힘운동을 실시한다.

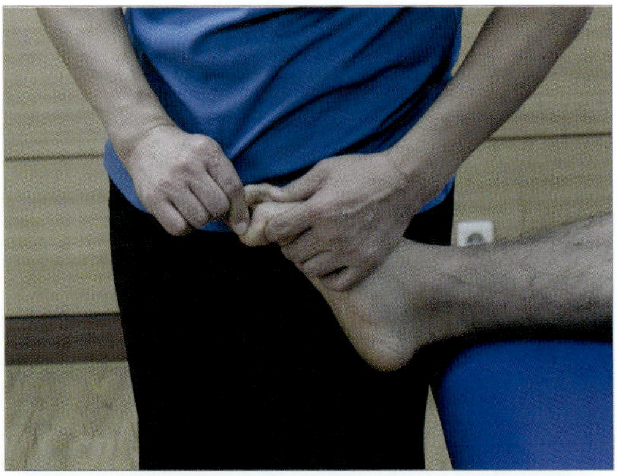

그림 10-23 발가락사이관절 발바닥쪽굽힘수동검사

(2) 발등굽힘 회선 검사

자세 • 환자: 치료대 가장자리 밖으로 발목이 나가게 하여 바로누운 자세
치료사: 검사하고자 하는쪽 옆에 선 자세

① **능동검사**

발가락사이관절들의 발등굽힘운동을 시작위치에서 능동적으로 가능한 마지막 위치까지 수행한다.

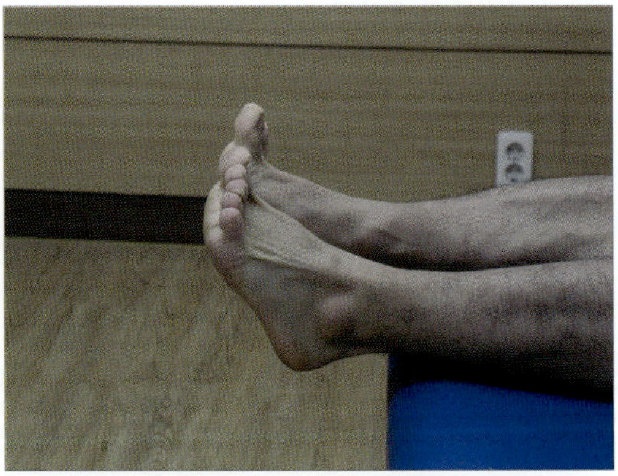

그림 10-24 발가락사이관절 발등쪽굽힘 능동검사

② 능동부가검사

고정 • 치료사는 고정하는 손의 엄지와 두번째 손가락을 이용하여 환자의 첫마디 발가락뼈를 고정하고 나머지 손가락으로 발을 안정시켜 치료사 몸에 고정한다.

실행 • 환자가 능동적으로 수행한 발등굽힘의 마지막 위치에서 치료사는 실행하는 손의 엄지와 두번째 손가락을 이용하여 끝마디 발가락뼈의 먼쪽을 발바닥 쪽에서 발등굽힘방향으로 수동적인 압력을 가해 마지막 정지위치까지 간다.

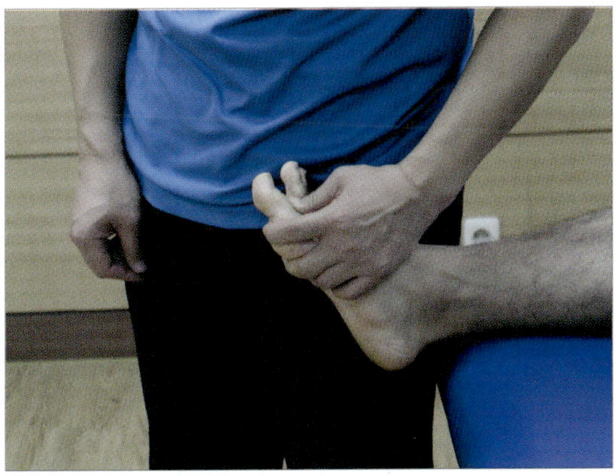

그림 10-25 발가락사이관절 발등쪽굽힘 능동부가검사

③ 수동검사

고정 • 치료사의 고정하는 손의 엄지와 두번째 손가락을 이용하여 환자의 첫마디 발가락뼈를 고정하고 나머지 손가락으로 발을 안정시켜 치료사 몸에 고정한다.

실행 • 시작위치에서 치료사는 실행하는 손의 엄지와 두번째 손가락을 이용하여 끝마디 발가락뼈의 먼쪽을 발바닥 방향에서 잡고 마지막 정지 위치까지 수동 폄운동을 실시한다.

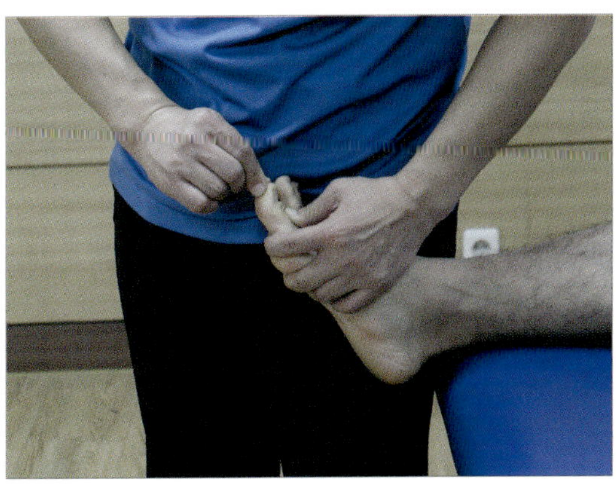

그림 10-26 발가락사이 발등쪽굽힘 수동검사

5) 곁인대 안정성 검사

(1) 안쪽 곁인대 안정성 검사

자세 • 환자: 바로누운 자세에서 발을 치료대 가장자리 밖으로 나오게 한다.
치료사: 검사하고자 하는쪽 옆에 선다.

고정 • 치료사의 고정하는 손의 엄지와 두번째 손가락을 이용하여 환자의 첫마디 발가락뼈의 안쪽·바깥쪽을 잡고 나머지 손가락으로 발을 안정시켜 치료사 몸에 고정한다.

실행 • 치료사의 실행하는 손의 엄지와 두번째 손가락을 이용하여 환자의 끝마디 발가락뼈의 안쪽·바깥쪽을 잡고, 끝마디 발가락뼈에 외반 스트레스를 가해 안쪽곁인대의 안정성을 검사한다.

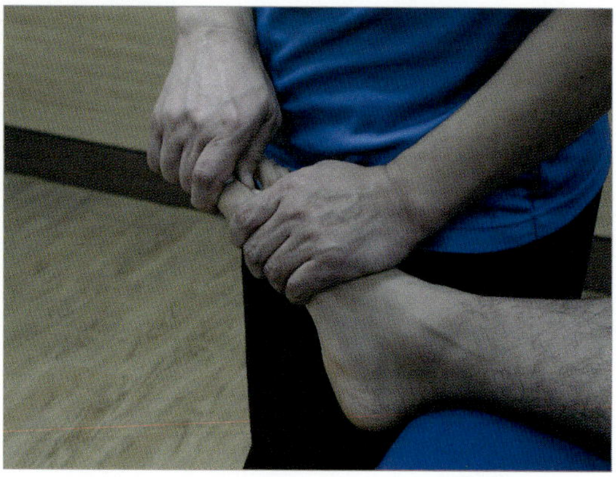

그림 10-27 발가락사이관절 안쪽안정성검사

(2) 바깥쪽 곁인대 안정성 검사

자세 • 환자: 바로누운 자세에서 발을 치료대 가장자리 밖으로 나오게 한다.
치료사: 검사하고자 하는쪽 옆에 선다.

고정 • 치료사의 고정하는 손의 엄지와 두번째 손가락을 이용하여 환자의 첫마디 발가락뼈를 안쪽·바깥쪽에서 잡고 나머지 손가락으로 발을 안정시켜 치료사 몸에 고정한다.

실행 • 치료사의 실행하는 손의 엄지와 두번째 손가락을 이용하여 환자의 끝마디 발가락뼈를 안쪽·바깥쪽에서 잡고, 끝마디 발가락뼈에 내반 스트레스를 가해 바깥쪽곁인대의 안정성을 검사한다.

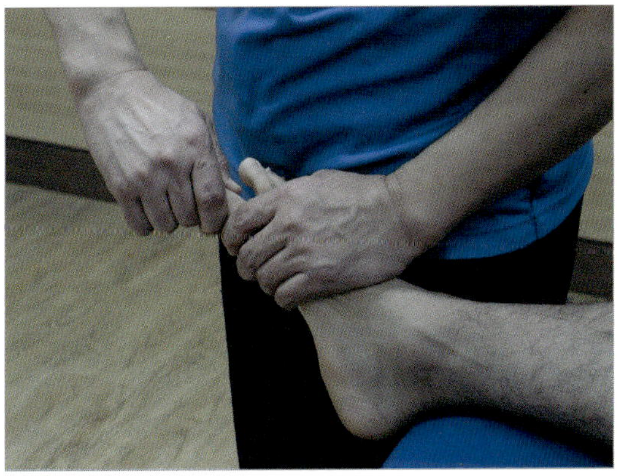

그림 10-28 발가락사이관절 바깥쪽안정성검사

6) 직선검사

(1) 견인 직선검사

자세 • 환자: 바로누운 자세에서 발을 치료대 가장자리 밖으로 나오게 한다.
치료사: 검사하고자 하는쪽 옆에 선다.

고정 • 치료사의 고정하는 손의 엄지와 두번째 손가락을 이용하여 환자의 첫마디 발가락뼈를 관절틈 가까운쪽에서 잡고 나머지 손가락으로 발을 안정시켜 치료사 몸에 고정한다.

실행 • 치료사의 실행하는 손의 엄지와 두번째 손가락을 이용하여 환자의 끝마디 발가락뼈의 관절틈 가까운쪽을 접촉하고 치료면에 수직으로 직선적인 견인력을 가하여 검사한다.

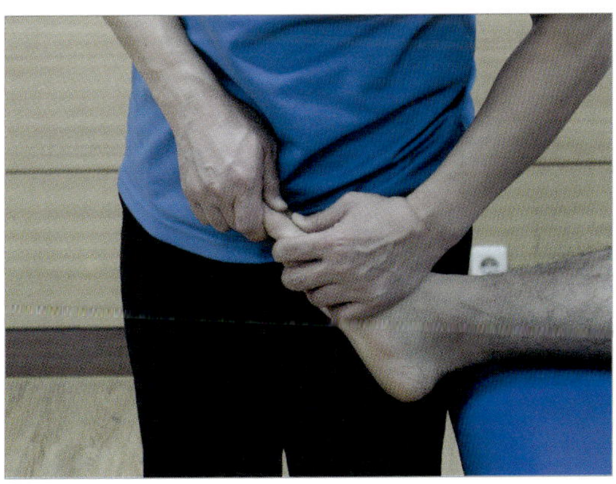

그림 10-29 발가락사이관절 견인검사

(2) 압박 직선검사

자세 • 환자: 바로누운 자세에서 발을 치료대 가장자리 밖으로 나오게 한다.
치료사: 검사하고자 하는쪽 옆에 선다.

고정 • 치료사의 고정하는 손의 엄지와 두번째 손가락을 이용하여 환자의 첫마디 발가락뼈를 관절틈 가까운쪽에서 잡고 나머지 손가락으로 발을 안정시켜 치료사 몸에 고정한다.

실행 • 치료사의 실행하는 손의 엄지와 두번째 손가락을 이용하여 환자의 끝마디 발가락뼈의 관절틈 가까운쪽을 접촉하고 치료면에 수직으로 직선적인 압박력을 가하여 검사한다.

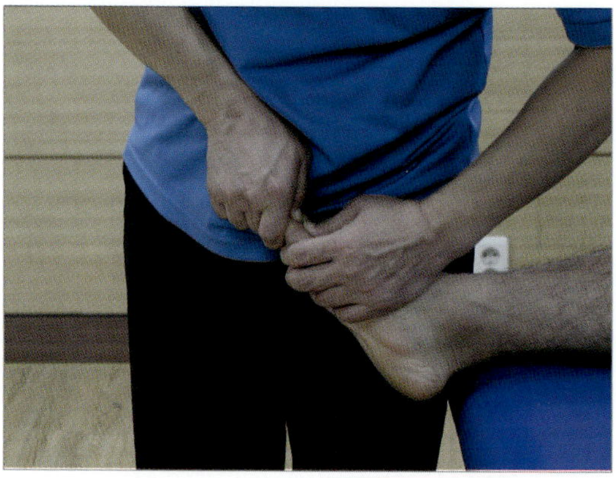

그림 10-30 발가락사이관절 압박검사

(3) 발등쪽 미끄러트림 직선검사

자세 • 환자: 바로누운 자세에서 발을 치료대 가장자리 밖으로 나오게 한다.
치료사: 검사하고자 하는쪽 옆에 선다.

고정 • 치료사의 고정하는 손의 엄지와 두번째 손가락을 이용하여 환자의 첫마디 발가락뼈를 관절틈 가까운쪽에서 잡고 나머지 손가락으로 발을 안정시켜 치료사 몸에 고정한다.

실행 • 치료사의 실행하는 손의 엄지와 두번째 손가락을 이용하여 환자의 끝마디 발가락뼈의 관절틈 가까운쪽을 접촉하고 치료면에 평행하게 발등 방향으로 직선적인 전단력을 가하여 검사한다.

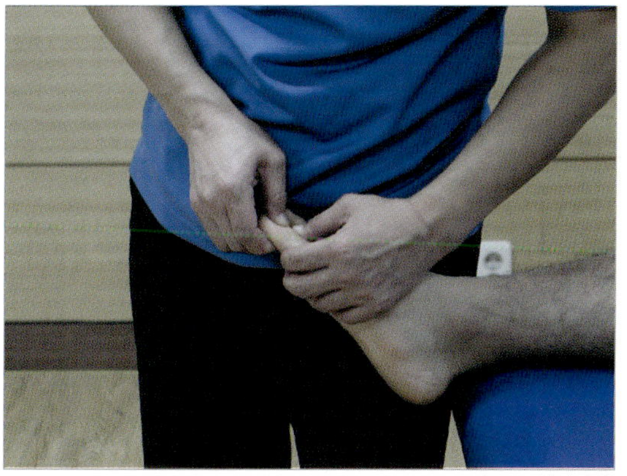

그림 10-31 발가락사이관절 발등쪽 미끄러트림검사

(4) 발바닥쪽 미끄러트림 직선검사

자세 • 환자: 바로누운 자세에서 발을 치료대 가장자리 밖으로 나오게 한다.
치료사: 검사하고자 하는쪽 옆에 선다.

고정 • 치료사의 고정하는 손의 엄지와 두번째 손가락을 이용하여 환자의 첫마디 발가락뼈를 관절틈 가까운쪽에서 고정하고 나머지 손가락으로 발을 안정시킨다.

실행 • 치료사의 실행하는 손의 엄지와 두번째 손가락을 이용하여 환자의 끝마디 발가락뼈의 관절틈 가까운쪽을 접촉하고 치료면에 평행하게 발바닥 방향으로 직선적인 전단력을 가하여 검사한다.

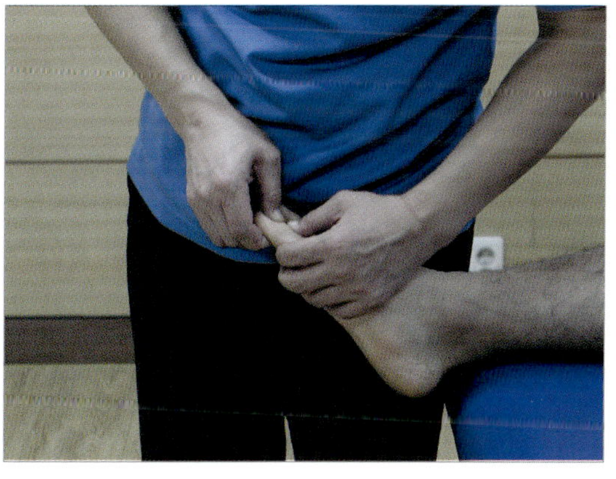

그림 10-32 발가락사이관절 발바닥쪽 미끄러트림검사

7) 저항검사

(1) 몸쪽발가락사이관절 발바닥쪽굽힘

자세 • 환자: 치료대에 엎드린 자세에서 발허리이하 부분이 치료대 가장자리 밖으로 나오게 한다.

치료사: 검사하고자 하는쪽 뒤에 앉거나 선다.

고정 • 고정하는 손을 이용하여 발허리부를 치료대에 고정하고 발허리이하 부분은 치료대 가장자리에 고정되게 한다, 실행하는 손의 손가락을 이용하여 중간마디발가락뼈의 먼쪽 발바닥쪽면을 접촉한다.

실행 • 환자는 발바닥쪽굽힘운동을 실시하고 치료사는 실행하는 손을 이용하여 발등굽힘 방향으로 수동적인 저항을 가해, 발바닥쪽굽힘운동에 대한 근력을 검사한다.

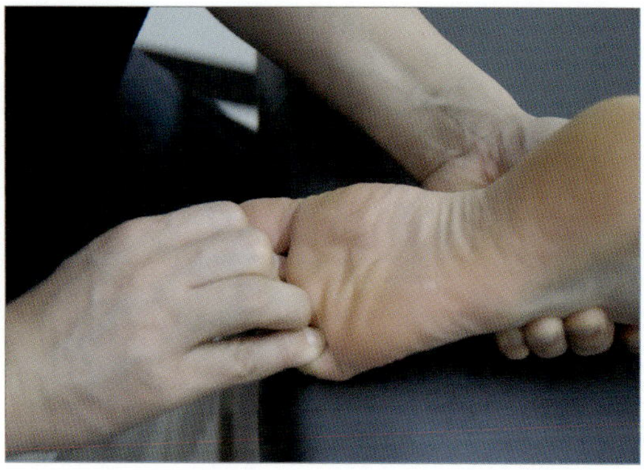

그림 10-33 몸쪽발가락사이관절 발바닥쪽굽힘저항검사

(2) 먼쪽발가락사이관절 발바닥쪽굽힘

자세 • 환자: 치료대에 엎드린 자세에서 발허리이하 부분이 치료대 가장자리 밖으로 나오게 한다.

치료사: 검사하고자 하는쪽 뒤에 앉거나 선다.

고정 • 고정하는 손을 이용하여 발허리부를 치료대에 고정하고 발허리이하 부분은 치료대 가장자리에 고정한다. 실행하는 손의 손가락을 이용하여 끝마디발가락뼈의 먼쪽 발바닥쪽면을 접촉한다.

실행 • 환자는 발바닥쪽굽힘운동을 실시하고 치료사는 실행하는 손을 이용하여 발등굽힘 방향으로 수동적인 저항을 가해, 발바닥쪽굽힘운동에 대한 근력을 검사한다.

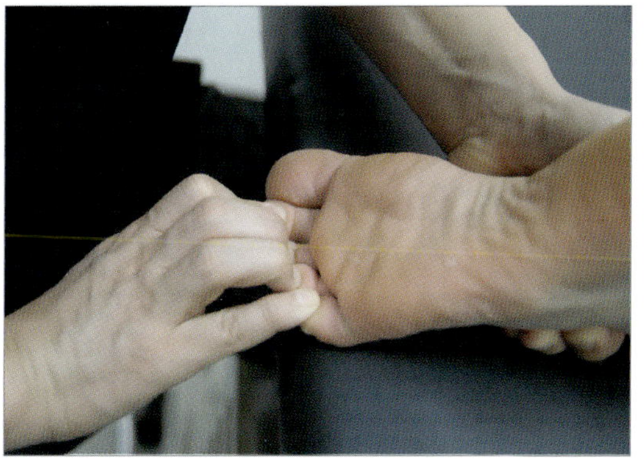

그림 10-34 먼쪽발가락사이관절 발바닥쪽굽힘저항검사

3. 발허리발가락관절

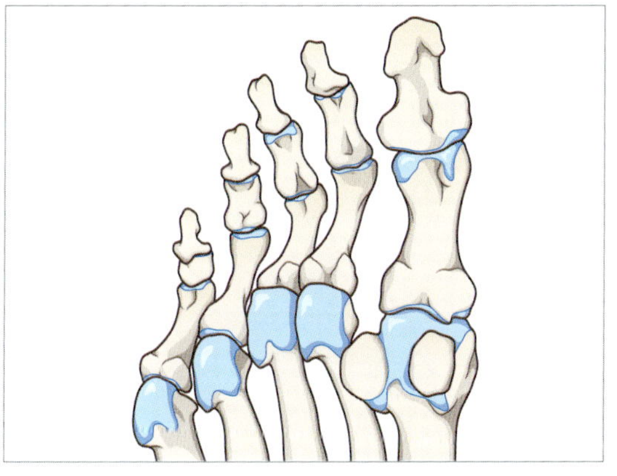

그림 10-35 발허리발가락관절

1) 기능해부학

(1) **해부학적 분류:** 단순관절

(2) **역학적인 분류:** 2축 관절(변형된 계란형)

(3) **볼록 관절면:** 발허리뼈 머리

(4) **오목 관절면:** 몸쪽 발가락뼈 바닥

(5) **치료면:** 몸쪽 발가락뼈 바닥의 오목한 면에 위치

2) 뼈운동형상학

(1) **발바닥쪽굽힘**: 발허리뼈들의 머리를 통과하는 전두축을 기준으로 발바닥 쪽으로 구부러짐

(2) **발등굽힘**: 발허리뼈들의 머리를 통과하는 전두축을 기준으로 발등 쪽으로 펴짐

(3) **정강쪽옆굽힘(엄지발가락 기준 벌림)**

(4) **종아리쪽옆굽힘(엄지발가락 기준 모음)**

발허리뼈들의 머리를 통과하는 수직축을 축으로 하여 다른 발가락들이 두 번째 발가락으로부터 멀어지는 움직임을 벌림으로 표기하고, 다시 두 번째 발가락 쪽으로 되돌아가는 움직임을 모음이라고 말한다.

3) 관절운동형상학

(1) 발바닥쪽굽힘 시

구르기: 오목법칙에 따라 발바닥쪽굽힘이 진행되는 발바닥 방향으로 구르기가 일어난다.

활주: 오목법칙에 따라 발바닥쪽굽힘이 진행되는 발바닥 방향으로 활주가 일어난다.

(2) 발등굽힘 시

구르기: 오목법칙에 따라 발등굽힘이 진행되는 발등 방향으로 구르기가 일어난다.

활주: 오목법칙에 따라 발등굽힘이 진행되는 발등 방향으로 활주가 일어난다.

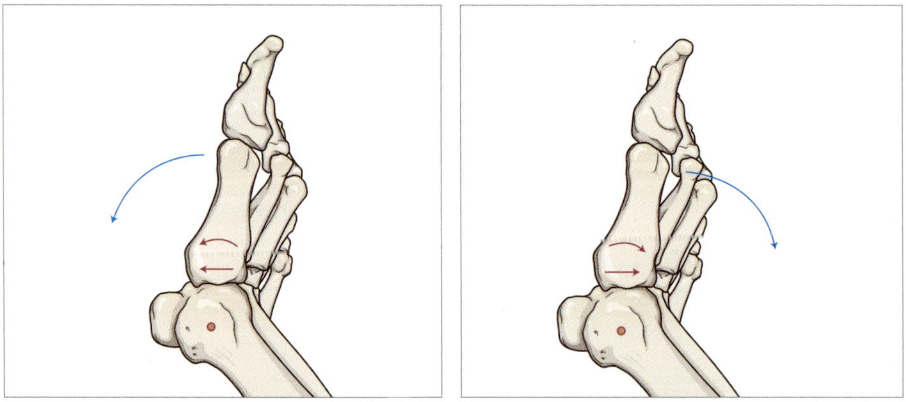

그림 10-36 발허리발가락관절 발바닥쪽, 발등쪽굽힘, 관절운동형상학

(3) 정강쪽옆굽힘 시

구르기: 오목법칙에 따라 정강쪽옆굽힘이 진행되는 정강쪽 방향으로 구르기가 일어난다.

활주: 오목법칙에 따라 정강쪽옆굽힘이 진행되는 정강쪽 방향으로 활주가 일어난다.

(4) 종아리쪽옆굽힘 시

구르기: 오목법칙에 따라 종아리쪽옆굽힘이 진행되는 종아리쪽 방향으로 구르기가 일어난다.

활주: 오목법칙에 따라 종아리쪽옆굽힘이 진행되는 종아리쪽 방향으로 활주가 일어난다.

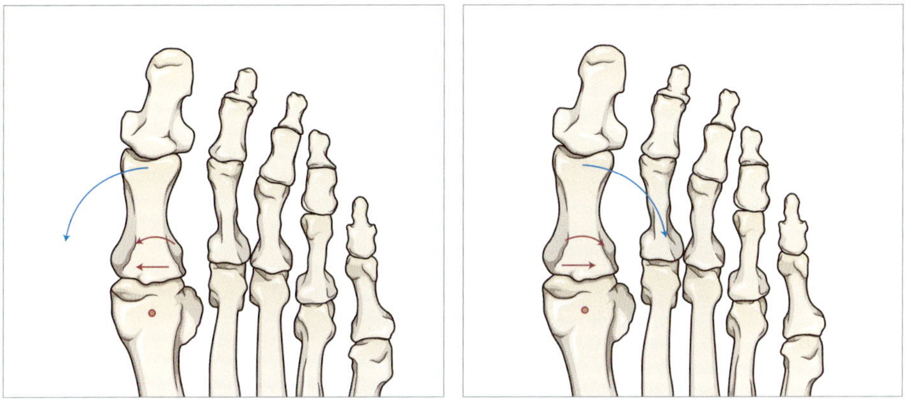

그림 10-37 발허리발가락관절 정강쪽, 종아리쪽옆굽힘 관절운동형상학

4) 회선검사

(1) 발바닥쪽굽힘 회선 검사

자세 • 환자: 바로누운 자세에서 발을 치료대 가장자리 밖으로 나오게 한다.
치료사: 검사하고자 하는쪽 옆에 선다.

① 능동검사

발허리발가락관절들의 발바닥쪽굽힘운동을 능동적으로 시작위치에서 발바닥쪽굽힘이 가능한 마지막 위치까지 수행하게 한다.

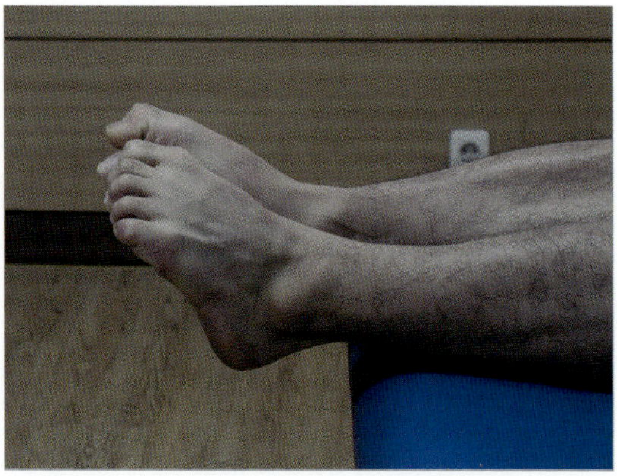

그림 10-38 발허리발가락관절 발바닥쪽굽힘능동검사

② 능동부가검사

고정 • 치료사의 고정하는 손의 엄지와 두번째 손가락으로 환자의 발허리뼈 머리를 고정하고 나머지 손가락으로 발을 잡아 치료사 넙다리에 안정시킨다.

실행 • 환자가 능동적으로 수행한 발바닥쪽굽힘의 마지막 위치에서 치료사는 실행하는 손의 엄지와 두번째 손가락을 이용하여 첫마디 발가락뼈의 먼쪽을 발등 방향에서 잡고 발바닥쪽굽힘방향으로 수동적인 압력을 가해 마지막 정지 위치까지 간다.

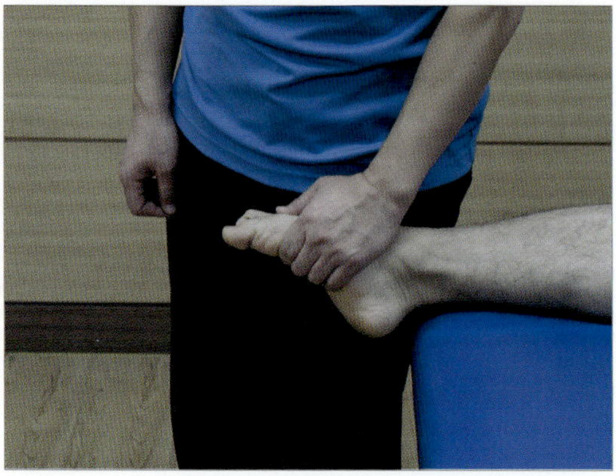

그림 10-39 발허리발가락관절 발바닥쪽굽힘능동부가검사

③ **수동검사**

고정 • 치료사의 고정하는 손의 엄지와 두번째 손가락으로 환자의 발허리뼈 머리를 고정하고 나머지 손가락으로 발을 잡아 치료사 넙다리에 안정시킨다.

실행 • 시작위치에서 치료사 실행하는 손 엄지와 두번째 손가락을 이용하여 첫마디 발가락뼈의 면쪽을 발등 방향에서 잡고 마지막 정지 위치까지 수동 발바닥쪽굽힘 운동을 실시한다.

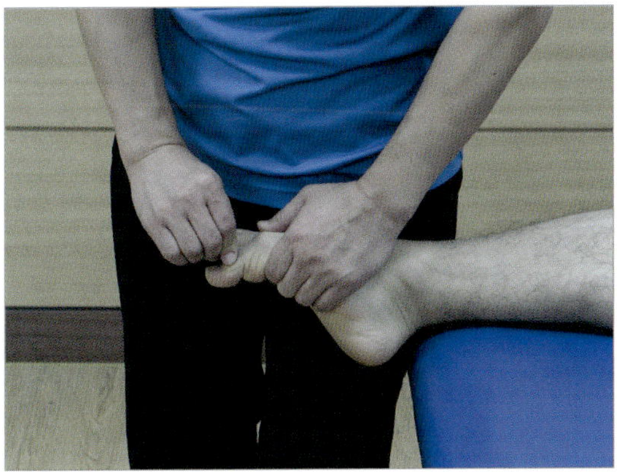

그림 10-40 발허리발가락관절 발바닥쪽굽힘수동검사

(2) 발등굽힘 회선 검사

자세 • 환자: 바로누운 자세에서 발을 치료대 가장자리 밖으로 나오게 한다.
치료사: 검사하고자 하는쪽 옆에 선다.

① **능동검사**

발허리발가락관절들의 발등굽힘운동을 능동적으로 시작위치에서 발등쪽굽힘이 가능한 마지막 위치까지 수행하게 한다.

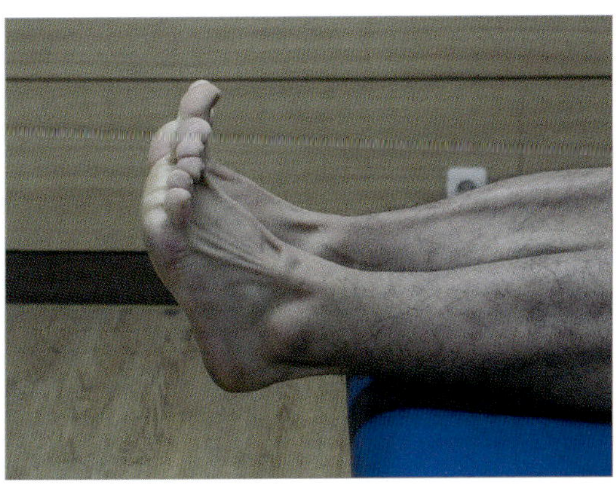

그림 10-41 발허리발가락관절 발등쪽굽힘능동검사

② 능동부가검사

고정 • 치료사의 고정하는 손의 엄지와 두번째 손가락으로 환자의 발허리뼈 머리를 고정하고 나머지 손가락으로 발을 잡아 치료사 넙다리에 안정시킨다.

실행 • 환자가 능동적으로 수행한 발등쪽굽힘의 마지막 위치에서 치료사는 실행하는 손의 엄지와 두번째 손가락을 이용하여 첫마디 발가락뼈의 먼쪽을 발바닥 방향에서 잡고, 발등쪽굽힘방향으로 수동적인 압력을 가해 마지막 정지 위치까지 간다.

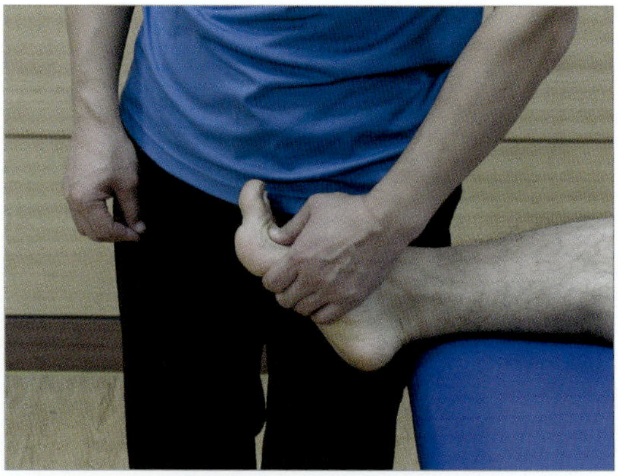

그림 10-42 발허리발가락관절 발등쪽굽힘능동부가검사

③ 수동검사

고정 • 치료사의 고정하는 손의 엄지와 두번째 손가락으로 환자의 발허리뼈 머리를 고정하고 나머지 손가락으로 발을 잡고 치료사 넙다리에 안정시킨다.

실행 • 시작위치에서 치료사는 실행하는 손의 엄지와 두번째 손가락을 이용하여 첫마디 발가락뼈의 먼쪽을 발바닥 방향에서 잡고, 마지막 정지 위치까지 수동 발등쪽굽힘운동을 실시한다.

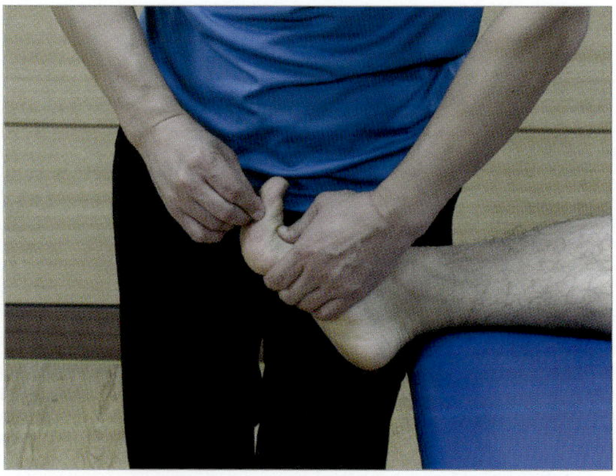

그림 10-43 발허리발가락관절 발등쪽굽힘수동검사

(3) 정강쪽옆굽힘 회선검사

자세 • 환자: 바로누운 자세에서 발을 치료대 가장자리 밖으로 나오게 한다.
치료사: 검사하고자 하는쪽 옆에 선다.

① 능동검사

발허리발가락관절들의 벌림운동을 능동적으로 시작위치에서 벌림이 가능한 마지막 위치까지 수행하게 한다.

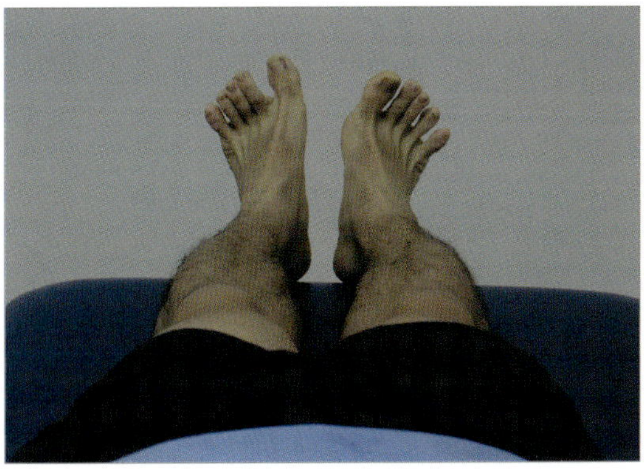

그림 10-44 발허리발가락관절 벌림능동검사

② 능동부가검사

고정 • 치료사의 고정하는 손의 엄지와 두번째 손가락으로 환자의 발허리뼈 머리를 고정하고 나머지 손가락으로 발을 잡아 치료사 넙다리에 안정시킨다.

실행 • 흰지기 능동적으로 수행한 정강쪽옆굽힘의 마지막 위치에서 치료사는 실행하는 손의 엄지와 두번째 손가락을 이용하여 첫마디 발가락뼈의 먼쪽을 종아리쪽에서 잡고, 정강쪽옆굽힘방향으로 수동적인 압력을 가해 마지막 정지 위치까지 간다.

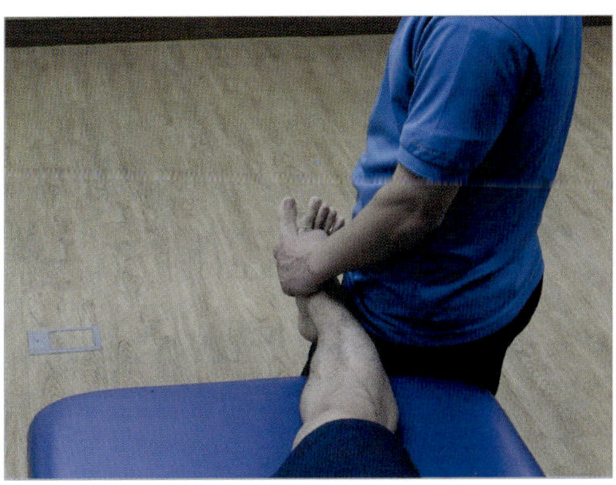

그림 10-45 발허리발가락관절 정강쪽옆굽힘능동부가검사

③ **수동검사**

고정 • 치료사는 고정하는 손의 엄지와 두번째 손가락으로 환자의 발허리뼈 머리를 고정하고 나머지 손가락으로 발을 잡아 치료사 넙다리에 안정시킨다.

실행 • 시작위치에서 치료사 실행하는 손 엄지와 두번째 손가락을 이용하여 첫마디 발가락뼈의 먼쪽을 종아리쪽에서 잡고, 마지막 정지 위치까지 수동 정강쪽옆굽힘을 실시한다.

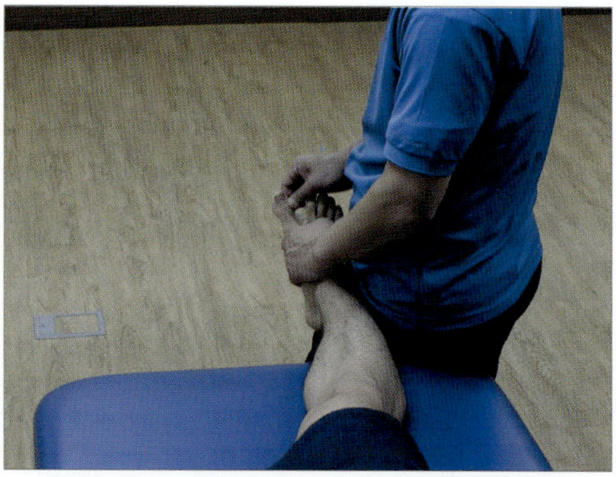

그림 10-46 발허리발가락관절 정강쪽옆굽힘수동검사

(4) 종아리쪽옆굽힘 회선검사

자세 • 환자: 바로 누운자세에서 발을 치료대 가장자리 밖으로 나오게 한다.
치료사: 검사하고자 하는쪽 옆에 선다.

① **능동검사**

발허리발가락관절들의 모음운동을 능동적으로 시작위치에서 모음이 가능한 마지막 위치까지 수행한다.

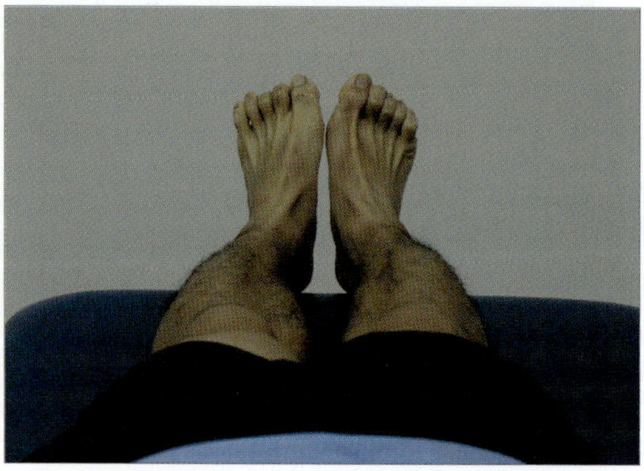

그림 10-47 발허리발가락관절 모음능동검사

② 능동부가검사

고정 • 치료사는 고정하는 손의 엄지와 두번째 손가락으로 환자의 발허리뼈 머리를 고정하고 나머지 손가락으로 발을 잡아 치료사 넙다리에 안정시킨다.

실행 • 환자가 능동적으로 수행한 종아리쪽옆굽힘의 마지막 위치에서 치료사는 실행하는 손의 엄지와 두번째 손가락을 이용하여 첫마디 발가락뼈의 먼쪽을 정강쪽에서 잡고, 종아리쪽옆굽힘방향으로 수동적인 압력을 가해 마지막 정지위치까지 간다.

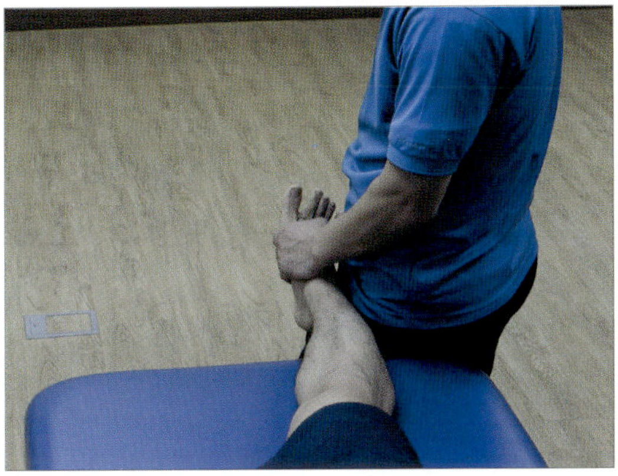

그림 10-48 발허리발가락관절 종아리쪽옆굽힘능동부가검사

③ 수동검사

고정 • 치료사는 고정하는 손의 엄지와 두번째 손가락으로 환자의 발허리뼈 머리를 고정하고 나머지 손가락으로 발을 잡아 치료사 넙다리에 안정시킨다.

실행 • 시작위치에서 치료사는 실행하는 손의 엄지와 두번째 손가락을 이용하여 첫마디 발가락뼈의 먼쪽을 정강쪽에서 잡고, 마지막 정지 위치까지 수동 종아리쪽옆굽힘 운동을 실시한다.

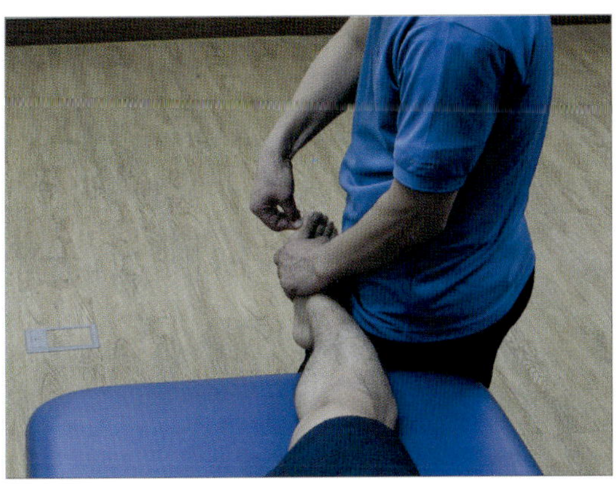

그림 10-49 발허리발가락관절 종아리쪽옆굽힘수동검사

5) 직선검사

(1) 견인 직선검사

자세 • 환자: 바로누운 자세에서 발을 치료대 가장자리 밖으로 나오게 한다.
치료사: 검사하고자 하는쪽 옆에 선다.

고정 • 치료사는 고정하는 손의 엄지와 두번째 손가락으로 환자의 발허리뼈 머리를 고정하고 나머지 손가락으로 발을 잡아 치료사 넙다리에 안정시킨다.

실행 • 치료사는 실행하는 손의 엄지와 두번째 손가락을 이용하여 환자의 첫마디 발가락뼈의 관절틈 가까이를 접촉하고 치료면에 수직으로 직선적인 견인력을 가하여 검사한다.

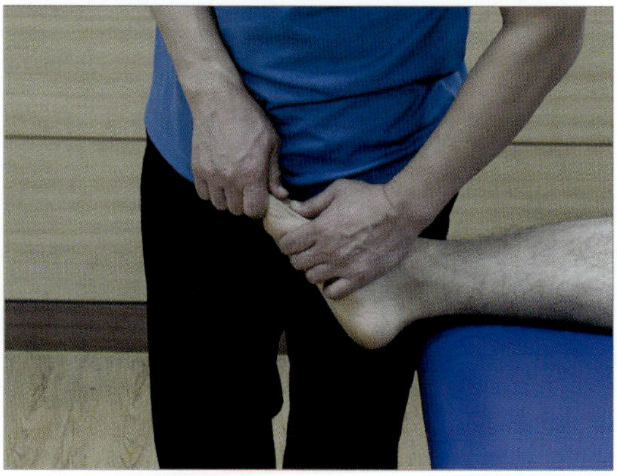

그림 10-50 발허리발가락관절 견인검사

(2) 압박 직선검사

자세 • 환자: 바로누운 자세에서 발을 치료대 가장자리 밖으로 나오게 한다.
치료사: 검사하고자 하는쪽 옆에 선다.

고정 • 치료사는 고정하는 손의 엄지와 두번째 손가락으로 환자의 발허리뼈 머리를 고정하고 나머지 손가락으로 발을 잡아 치료사 넙다리에 안정시킨다.

실행 • 치료사는 실행하는 손의 엄지와 두번째 손가락을 이용하여 환자의 첫마디 발가락뼈의 관절틈 가까이를 접촉하고 치료면에 수직으로 직선적인 압박력을 가하여 검사한다.

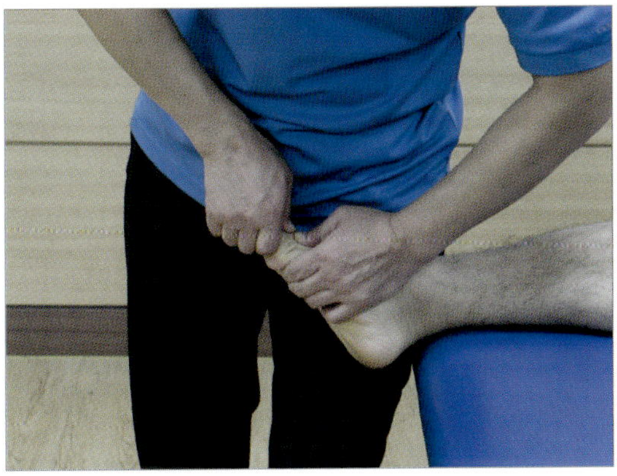

그림 10-51 발허리발가락관절 압박검사

(3) 발등쪽 미끄러트림 직선검사

자세 • 환자: 바로누운 자세에서 발을 치료대 가장자리 밖으로 나오게 한다.
치료사: 검사하고자 하는쪽 옆에 선다.

고정 • 치료사는 고정하는 손의 엄지와 두번째 손가락으로 환자의 발허리뼈 머리를 고정하고 나머지 손가락으로 발을 잡아 치료사 넙다리에 안정시킨다.

실행 • 치료사는 실행하는 손의 엄지와 두번째 손가락을 이용하여 환자의 첫마디 발가락뼈의 관절틈 가까이를 접촉하고 치료면에 평행하게 발등 방향으로 직선적인 전단력을 가하여 검사한다.

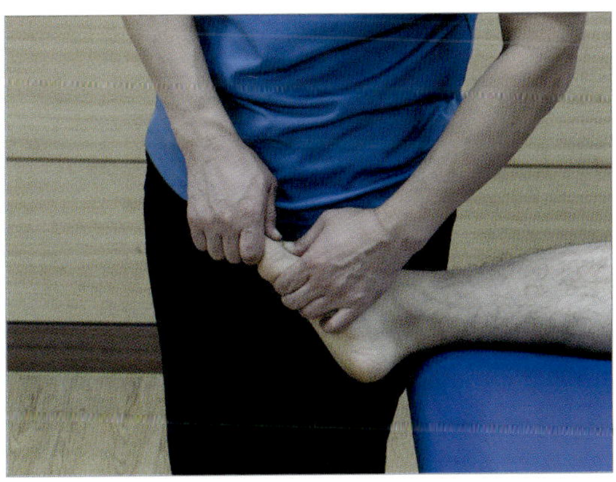

그림 10-52 발허리발가락관절 발등쪽 미끄러트림검사

(4) 발바닥쪽 미끄러트림 직선검사

자세 • 환자: 바로누운 자세에서 발을 치료대 가장자리 밖으로 나오게 한다.
치료사: 검사하고자 하는쪽 옆에 선다.

고정 • 치료사는 고정하는 손의 엄지와 두번째 손가락으로 환자의 발허리뼈 머리를 고정하고 나머지 손가락으로 발을 잡아 치료사 넙다리에 안정시킨다.

실행 • 치료사는 실행하는 손의 엄지와 두번째 손가락을 이용하여 환자의 첫마디 발가락뼈의 관절틈 가까이를 접촉하고 치료면에 평행하게 발바닥 방향으로 직선적인 전단력을 가하여 검사한다.

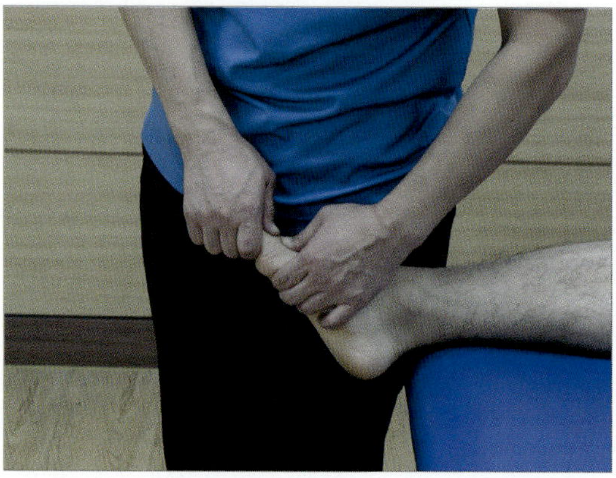

그림 10-53 발허리발가락관절 발바닥쪽 미끄러트림검사

(5) 정강쪽 미끄러트림 직선검사

자세 • 환자: 바로누운 자세에서 발을 치료대 가장자리 밖으로 나오게 한다.
치료사: 검사하고자 하는쪽 옆에 선다.

고정 • 치료사는 고정하는 손의 엄지와 두번째 손가락으로 환자의 발허리뼈 머리를 고정하고 나머지 손가락으로 발을 잡아 치료사 넙다리에 안정시킨다.

실행 • 치료사는 실행하는 손의 엄지와 두번째 손가락을 이용하여 환자의 첫마디 발가락뼈의 관절틈 가까이를 접촉하고 치료면에 평행하게 정강쪽 방향으로 직선적인 전단력을 가하여 검사한다.

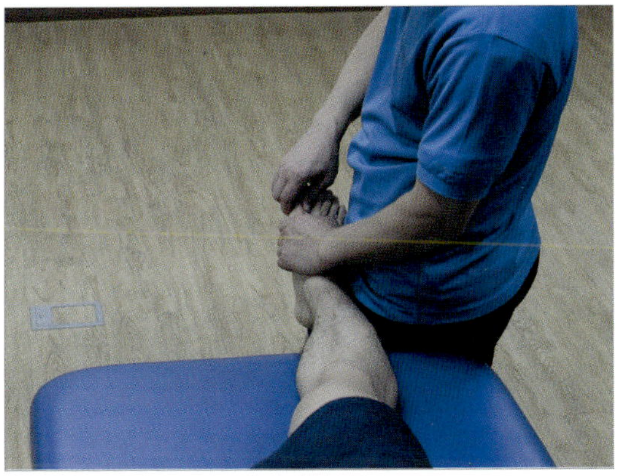

그림 10-54 발허리발가락관절 정강쪽 미끄러트림검사

(6) 종아리쪽 미끄러트림 직선검사

자세 • 환자: 바로누운 자세에서 발을 치료대 가장자리 밖으로 나오게 한다.
치료사: 검사하고자 하는쪽 옆에 선다.

고정 • 치료사는 고정하는 손의 엄지와 두번째 손가락으로 환자의 발허리뼈 머리를 고정하고 나머지 손가락으로 발을 잡아 치료사 넙다리에 안정시킨다.

실행 • 치료사는 실행하는 손 엄지와 두번째 손가락을 이용하여 환자의 첫마디 발가락뼈의 관절틈 가까이를 접촉하고 치료면에 평행하게 종아리쪽 방향으로 직선적인 전단력을 가하여 검사한다.

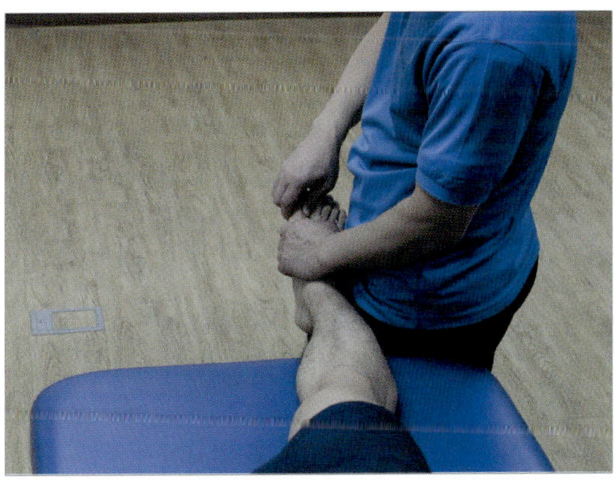

그림 10-55 발허리발가락관절 종아리쪽 미끄러트림검사

6) 저항검사

(1) 발바닥쪽굽힘

자세 • 환자: 치료대에 엎드린 자세에서 치료대 머리판을 경사지게하여 슬관절굴곡을 유도한다. 발허리이하 부분이 치료대 가장자리 밖으로 나오게 한다.
치료사: 검사하고자 하는쪽 뒤에 앉거나 선다.

고정 • 고정하는 손을 이용하여 발허리부를 치료대에 고정하고 발허리이하 부분은 치료대 가장자리에 고정되게 한다. 실행하는 손의 손가락을 이용하여 첫마디발가락뼈의 발바닥쪽면을 접촉한다.

실행 • 환자는 발바닥쪽굽힘운동을 실시하고 치료사는 실행하는 손을 이용하여 발등굽힘 방향으로 수동적인 저항을 가해, 발바닥쪽굽힘운동에 대한 근력을 검사한다.

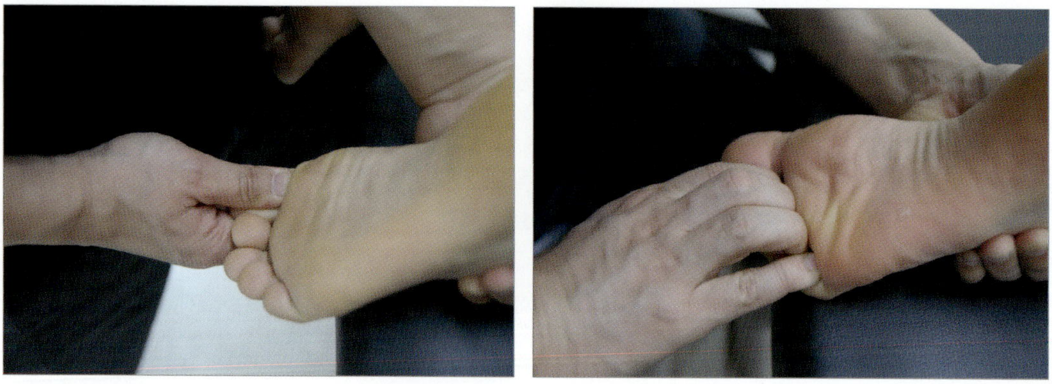

그림 10-56 발허리발가락관절 발바닥쪽굽힘저항검사

(2) 발등굽힘

자세 • 환자: 바로 누운자세에서 검사하고자 하는쪽 무릎관절 아래 쿠션을 넣고, 발목이 치료대 가장자리 밖으로 나오게 한다.
치료사: 검사하고자 하는쪽 앞에 앉거나 선다.

고정 • 고정하는 손을 이용하여 발허리부를 발바닥쪽에서 고정하고, 실행하는 손의 손가락을 이용하여 첫마디발가락뼈의 발등쪽면을 접촉한다.

실행 • 환자는 발등굽힘운동을 실시하고 치료사는 실행하는 손을 이용하여 발바닥쪽굽힘 방향으로 수동적인 저항을 가해, 발등굽힘운동에 대한 근력을 검사한다.

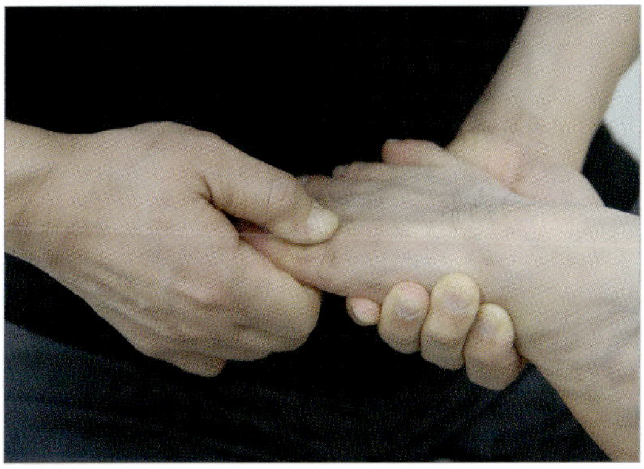

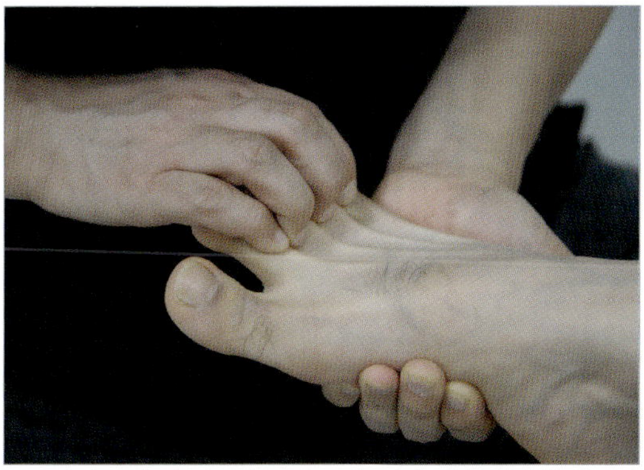

그림 10-57 발허리발가락관절 발등굽힘저항검사

(3) 벌림

자세 • 환자: 바로 누운자세에서 검사하고자 하는쪽 무릎관절 아래 쿠션을 넣고, 발목이 치료대 가장자리 밖으로 나오게 한다.
치료사: 검사하고자 하는쪽 앞에 앉거나 선다.

고정 • 고정하는 손을 이용하여 발허리부를 발바닥쪽에서 고정하고, 실행하는 손의 엄지와 두번째 손가락을 이용하여 검사하고 하는 발의 첫마디발가락뼈 바깥쪽의 양쪽면을 접촉한다.

실행 • 환자는 벌림운동을 실시하고 치료사는 실행하는 손을 이용하여 모음방향으로 수동적인 저항을 가해, 벌림운동에 대한 근력을 검사한다.

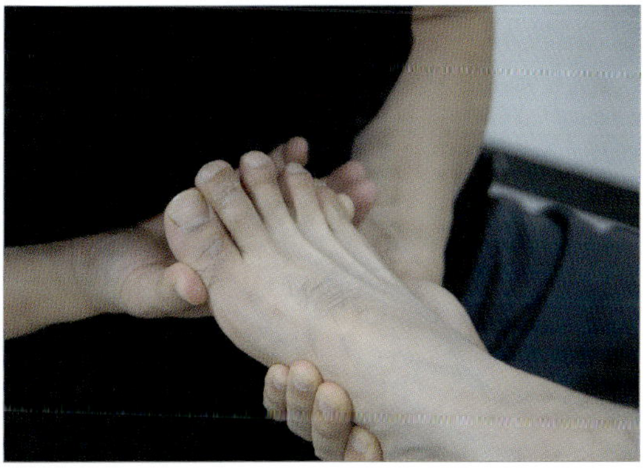

그림 10-58 발허리발가락관절 벌림저항검사

(4) 모음

자세 • 환자: 바로 누운자세에서 검사하고자 하는쪽 무릎관절 아래 쿠션을 넣고, 발목이 치료대 가장자리 밖으로 나오게 한다.

치료사: 검사하고자 하는쪽 앞에 앉거나 선다.

고정 • 고정하는 손을 이용하여 발허리부를 발바닥쪽에서 고정하고, 실행하는 손의 엄지와 두번째 손가락을 이용하여 검사하고 하는 발 첫마디발가락뼈의 양쪽 안쪽면을 접촉한다.

실행 • 환자는 모음운동을 실시하고 치료사는 실행하는 손을 이용하여 벌림방향으로 수동적인 저항을 가해, 모음운동에 대한 근력을 검사한다.

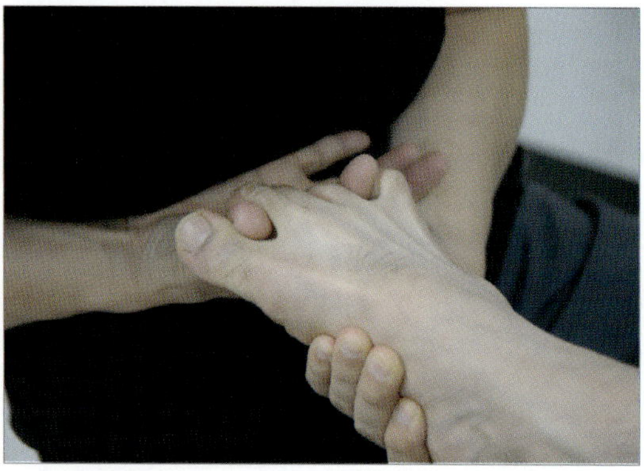

그림 10-59 발허리발가락관절 모음저항검사

CHAPTER 11

발허리

발허리(metatarsus)는 5개의 발허리뼈(metatarsal bone)로 이루어지며, 모든 발허리뼈들은 머리(head)에 볼록면과 바닥(base)에 오목면을 갖는다.

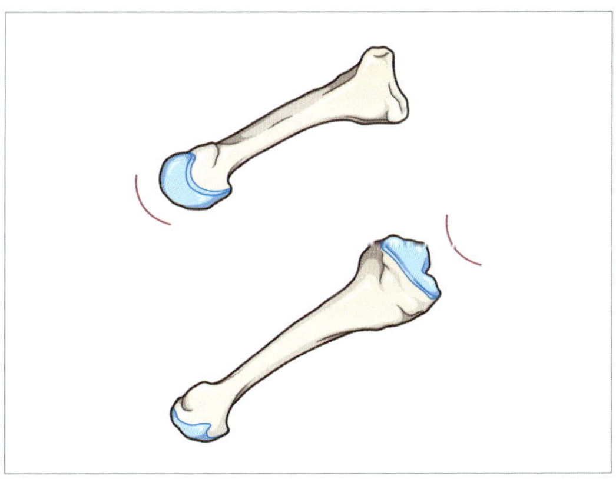

그림 11-1 발허리뼈

1. 먼쪽 발허리

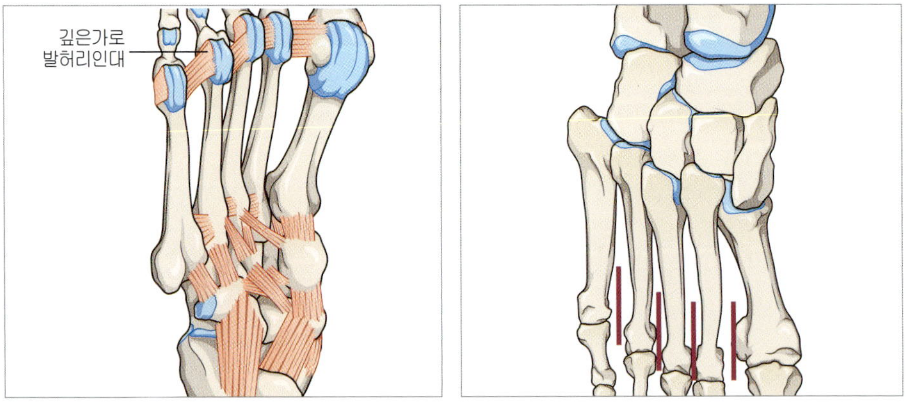

그림 11-2 먼쪽발허리부

관절의 특성은 제 1~5 발허리뼈 머리들은 깊은가로발허리인대(deep transverse metatarsal ligament)에 의한 인대결합(syndesmosis)을 하고 있다는 것이고, 기능적인 특성으로는 발의 먼쪽 가로활(distal transverse arch) 형성하며, 먼쪽 발허리뼈의 움직임은 몸쪽 발허리뼈의 움직임을 뒤따르며 그 움직임의 크기는 더 크다는 것이다.

2. 몸쪽 발허리

1) 기능해부학

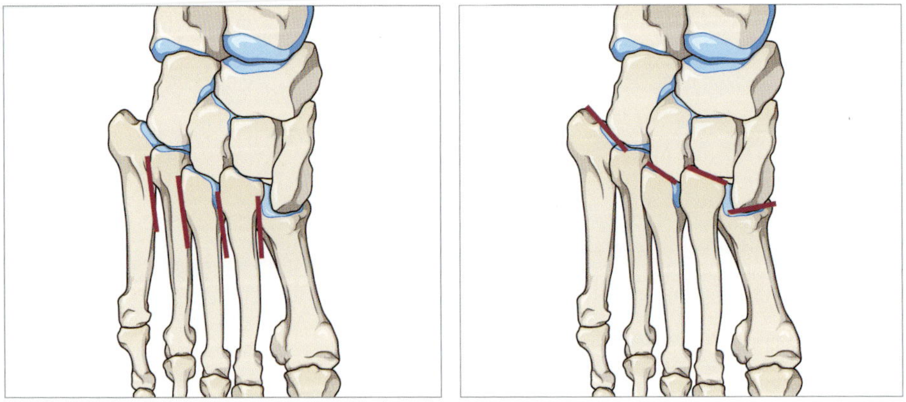

그림 11-3 몸쪽발허리부

(1) 몸쪽 발허리 특성

관절의 분류: 발허리뼈사이관절(intermetatarsal joint), 제 1~5 발목발허리관절

해부학적 분류: 단순관절

역학적인 분류: 복합관절

(2) 발허리뼈사이관절

관절의 특성: 각 발허리뼈 바닥 사이에 형성된 관절

기능적인 특성: 발 몸쪽 가로활(proximal transverse arch)형성

치료면: 각 발허리뼈 바닥측 사이에 위치

(3) 제 1~5 발목발허리관절

볼록 관절면: 발목뼈의 먼쪽

오목 관절면: 제 1~5 발허리뼈 바닥

치료면: 발허리뼈 바닥 오목한 면에 위치

2) 뼈운동형상학

(1) 발허리뼈간 관절

이 관절은 정해지지 않은 축을 중심으로 움직이며, 이 때 발의 가로활의 만곡이 증가 또는 감소한다.

(2) 발목발허리관절

발바닥쪽굽힘: 제 1~3 쐐기뼈와 입방뼈의 먼쪽을 통과하는 전두축을 중심으로 발바닥 방향으로 굽힘

발등쪽굽힘: 제 1~3 쐐기뼈와 입방뼈의 먼쪽을 통과하는 전두축을 중심으로 발등 방향으로 굽힘

3) 회선검사

(1) 오목회선검사

자세 • 환자: 바로누운 자세에서 발을 치료대 가장자리 밖으로 나오게 한다.
치료사: 검사하고자 하는쪽을 마주보고 앉거나 선다.

고정 • 치료사는 양손을 이용하여 환자 발 두번째 발허리뼈의 발등쪽에 자신의 양쪽 엄지가 위치하게 하고 나머지 손가락으로 발의 양쪽면을 잡는다.

실행 • 치료사는 환자 발허리부가 발등쪽으로 최대한 오목형을 이루도록 양손을 이용하여 시작자세에서 마지막 정지 위치까지 수동운동을 실시한다.

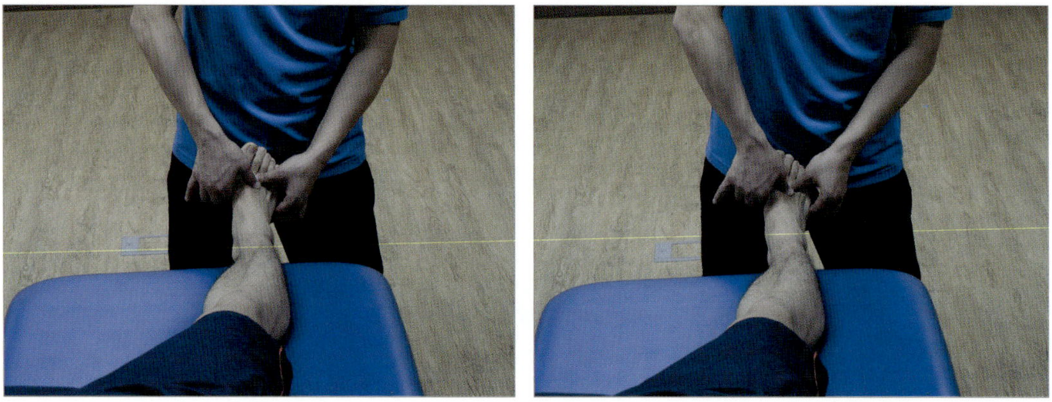

그림 11-4 오목회선검사

(2) 볼록회선검사

자세 • 환자: 바로누운 자세에서 발을 치료대 가장자리 밖으로 나오게 한다.
치료사: 검사하고자 하는쪽을 마주보고 앉거나 선다.

고정 • 치료사는 양손을 이용하여 환자 발 두번째 발허리뼈의 발바닥면에 자신의 양쪽 두번째 손가락이 위치하게 하고 엄지 손가락으로 발의 발등쪽에서 양쪽면을 잡는다.

실행 • 치료사는 환자 발허리부의 발등 쪽이 최대한 볼록형을 이루도록 양손을 이용하여 시작자세에서 마지막 정지 위치까지 수동운동을 실시한다.

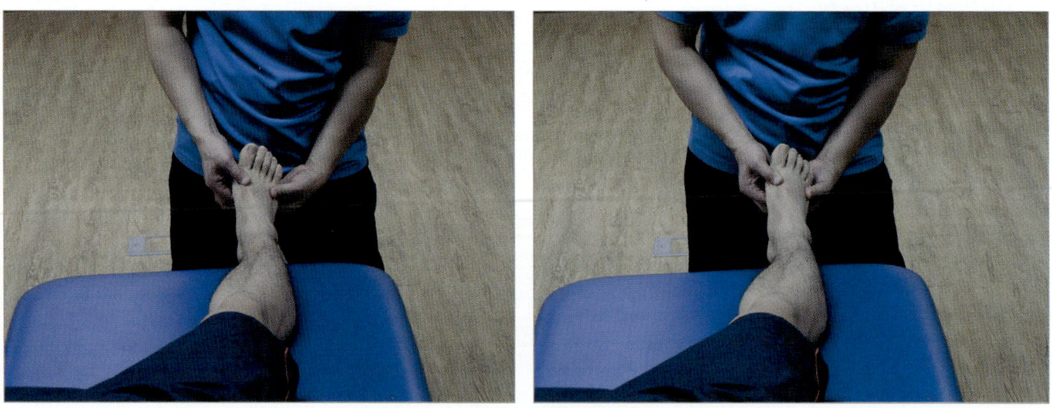

그림 11-5 볼록회선검사

(3) 먼쪽발허리인대결합 검사

자세 • 환자: 바로누운 자세에서 발을 치료대 가장자리 밖으로 나오게 한다.
치료사: 검사하고자 하는쪽을 마주보고 앉거나 선다.

고정 • 치료사는 고정하는 손의 엄지와 나머지 손가락을 이용하여 환자 두 번째 발허리뼈 머리를 고정한다.

실행 • 치료사 실행하는 손 엄지와 두번째 손가락, 세번째 손가락을 이용하여 환자 첫 번째 발허리뼈 머리를 잡고, 발등 방향과 발바닥 방향으로 수동적인 움직임을 실시한다.

이외에도 두 번째 발허리뼈 머리를 고정하고 세 번째 발허리뼈 머리를 움직여 검사할 수 있고, 세 번째 발허리뼈 머리를 고정하고 네 번째 발허리뼈 머리를 움직여 검사할 수 있고, 네 번째 발허리뼈 머리를 고정하고 다섯 번째 발허리뼈 머리를 차례로 움직여 검사할 수 있다.

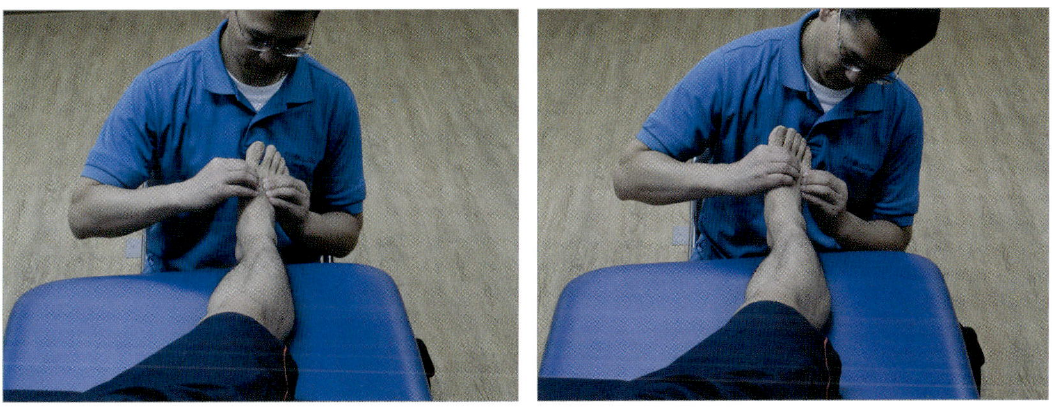

그림 11-6 먼쪽발허리뼈간인대결합 회선검사

(4) 발허리뼈사이관절

자세 • 환자: 바로누운 자세에서 발을 치료대 가장자리 밖으로 나오게 한다.
치료사: 검사하고자 하는쪽을 마주보고 앉거나 선다.

고정 • 치료사는 고정하는 손의 엄지와 나머지 손가락을 이용하여 환자 두 번째 발허리뼈 바닥을 고정한다.

실행 • 치료사는 실행하는 손의 엄지와 두번째 손가락, 세번째 손가락을 이용하여 환자 첫 번째 발허리뼈 바닥을 잡고, 발등 방향과 발바닥 방향으로 수동적인 움직임을 실시한다.

이외에도 두 번째 발허리뼈 바닥을 고정하고 세 번째 발허리뼈 바닥을 움직여 검사할 수 있고, 세 번째 발허리뼈 바닥을 고정하고 네 번째 발허리뼈 바닥부를 움직여 검사할 수 있고, 네 번째 발허리뼈 몸쪽을 고정하고 다섯 번째 발허리뼈 바닥을 차례로 움직여 검사할 수 있다.

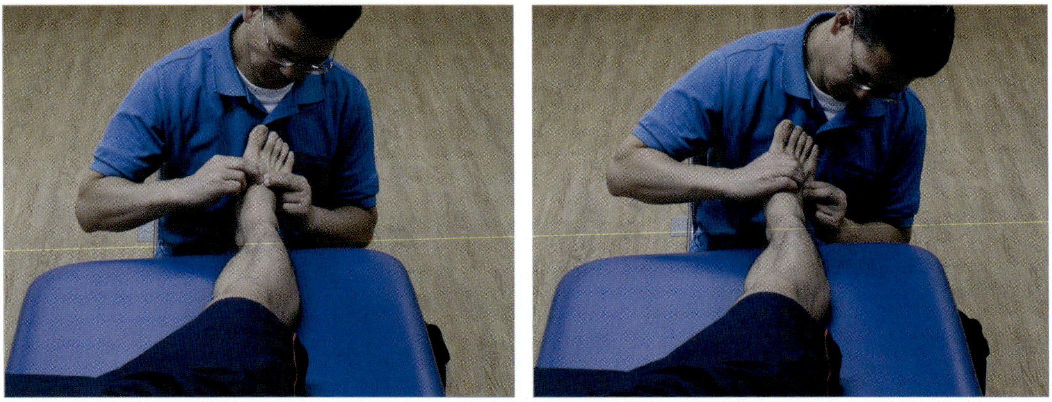

그림 11-7 몸쪽발허리뼈간 회선검사

(5) 발목발허리관절

자세 • 환자: 바로누운자세 치료대 가장자리 밖으로 발이 나오게 한다.
치료사: 검사하고자 하는쪽 옆에 선다.

① 발바닥쪽굽힘회선검사

고정 • 치료사는 고정하는 손의 엄지와 두번째 손가락을 이용하여 환자 (각각의)발목뼈 먼쪽을 고정한다.

실행 • 치료사는 실행하는 손의 엄지와 두번째 손가락을 이용하여 환자 (I~V)발허리뼈 먼쪽을 잡고, 발바닥 방향으로 수동적인 회선움직임을 시작자세에서 마지막 정지 위치까지 실시한다.

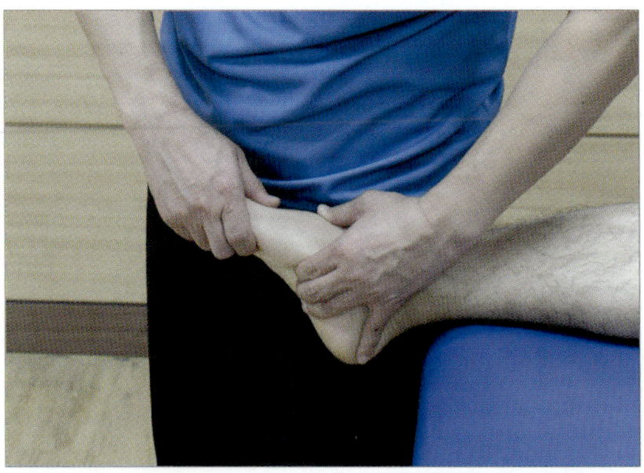

그림 11-8 발목발허리관절 발바닥쪽굽힘회선검사

② **발등쪽굽힘 회선검사**

고정 • 치료사는 고정하는 손의 엄지와 두번째 손가락을 이용하여 환자 (각각의)발목뼈 먼쪽을 고정한다.

실행 • 치료사는 실행하는 손의 엄지와 두번째 손가락을 이용하여 환자 (I~V)발허리뼈 먼쪽을 잡고, 발등 방향으로 수동적인 회선움직임을 시작자세에서 마지막 정지 위치까지 실시한다.

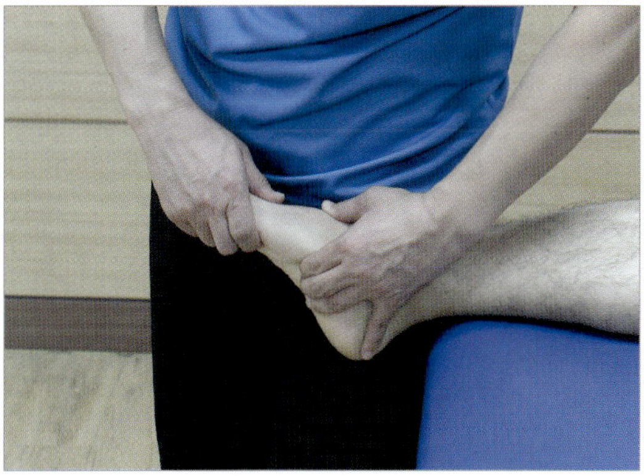

그림 11-9 발목발허리관절 발등쪽굽힘회선검사

4) 직선검사

(1) 몸쪽 발허리뼈사이관절 압박검사

자세 • 환자: 바로누운자세 치료대 가장자리 밖으로 발이 나오게 한다.
치료사: 검사하고자 하는쪽 앞에 선다.

고정 • 치료사는 고정하는 손의 엄지두덩과 새끼두덩 사이에 환자 다섯 번째 발허리뼈의 종아리쪽을 접촉하여 고정한다.

실행 • 치료사는 실행하는 손의 엄지두덩과 새끼두덩 사이에 환자 발의 첫 번째 발허리뼈의 정강쪽을 접촉하고 몸쪽 발허리뼈 사이 인대결합에 압박이 가하도록 수동적인 압력을 가한다.

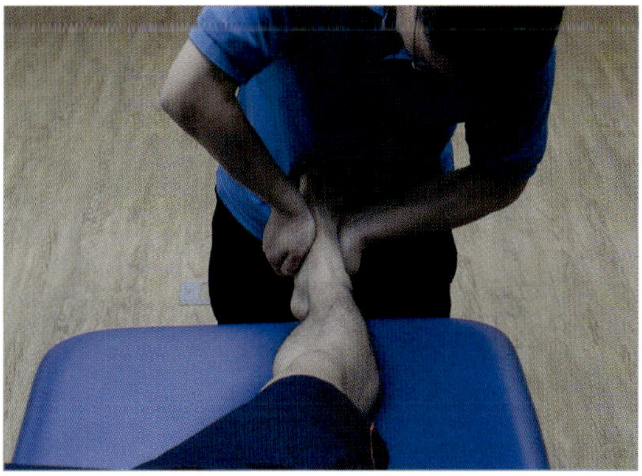

그림 11-10 발허리부 압박검사

(2) 발목발허리관절 견인직선검사

자세 • 환자: 바로누운자세 치료대 가장자리 밖으로 발이 나오게 한다.
치료사: 검사하고자 하는쪽 옆에 선다.

고정 • 치료사는 고정하는 손의 엄지와 두번째 손가락을 이용하여 환자 (각각의)발목뼈 관절틈 가까운쪽을 잡고, 나머지 손가락으로 발을 잡아 치료사 넙다리에 고정한다.

실행 • 치료사는 실행하는 손의 엄지와 두번째 손가락을 이용하여 환자 (I~V)발허리뼈를 잡고, 치료면에 수직으로 직선적인 견인력을 가하여 검사한다.

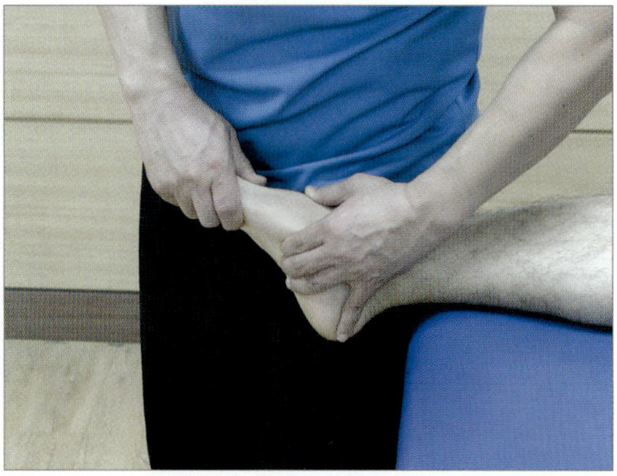

그림 11-11 발목발허리관절 견인검사

(3) 발목발허리관절 압박직선검사

자세 • 환자: 바로누운자세 치료대 가장자리 밖으로 발이 나오게 한다.
치료사: 검사하고자 하는쪽 앞에 선다.

고정 • 치료사는 고정하는 손의 엄지와 두번째 손가락을 이용하여 환자 (각각의)발목뼈 관절틈 가까운쪽을 잡고, 나머지 손가락으로 발을 잡아 치료사 넙다리에 고정한다.

실행 • 치료사는 실행하는 손의 엄지와 두번째 손가락을 이용하여 환자 (I~V)발허리뼈를 잡고, 치료면에 수직으로 직선적인 압박력을 가하여 검사한다.

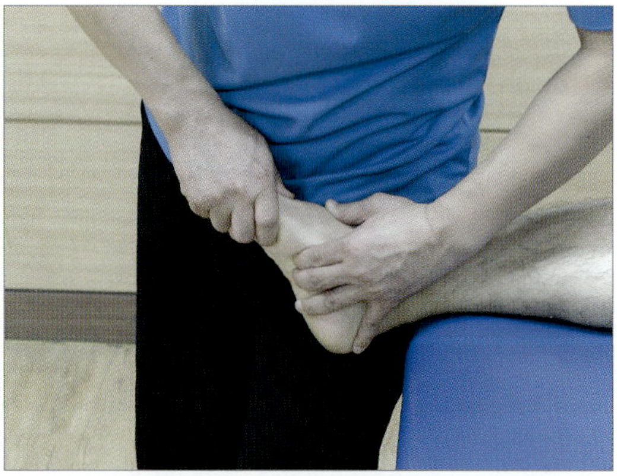

그림 11-12 발목발허리관절 압박검사

5) 저항검사

(1) 오목동작 저항검사

자세 • 환자: 바로 누운자세에서 검사하고자 하는쪽 무릎관절 아래 쿠션을 넣고, 발목이 치료대 가장자리 밖으로 나오게 한다.
치료사: 검사하고자 하는쪽을 마주보고 앉거나 선다.

고정 • 치료사는 양손을 이용하여 환자 발 두번째 발허리뼈 먼쪽의 발바닥면에 자신의 양쪽 두번째 손가락과 세번째 손가락이 위치하게 하고 양쪽 엄지를 발허리부 각각의 가쪽을 발등쪽에서 접촉한다.

실행 • 환자는 발허리부가 발등쪽으로 최대한 오목형을 이루도록 시도하고, 치료사는 양손을 이용하여 볼록방향으로 수동적인 저항을 가해, 오목운동에 대한 근력을 검사한다.

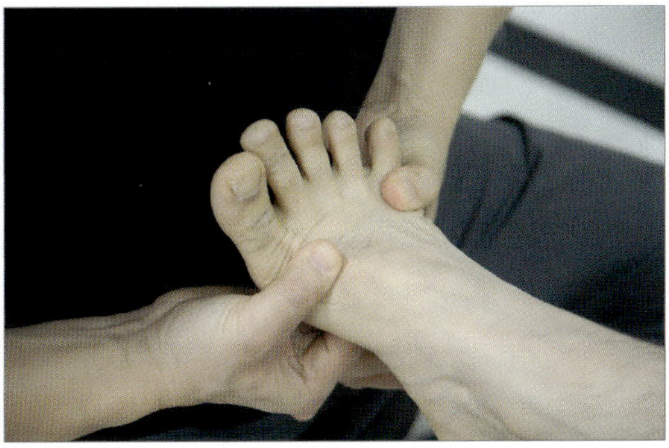

그림 11-13 발허리부 오목동작저항검사

(2) 볼록동작 저항검사

자세 • 환자: 바로 누운자세에서 검사하고자 하는쪽 무릎관절 아래 쿠션을 넣고, 발목이 치료대 가장자리 밖으로 나오게 한다.
치료사: 검사하고자 하는쪽을 마주보고 앉거나 선다.

고정 • 치료사는 양손을 이용하여 환자 발 두번째 발허리뼈 먼쪽의 발등쪽에 자신의 양쪽 엄지가 위치하게 하고 나머지 양쪽 손가락(두번째 손가락과 세번째 손가락)을 각각 발의 바깥쪽에서 발바닥쪽을 접촉한다.

실행 • 환자는 발허리부가 발등쪽으로 최대한 볼록형을 이루도록 시도하고, 치료사는 양손을 이용하여 오목방향으로 수동적인 저항을 가해, 볼록운동에 대한 근력을 검사한다.

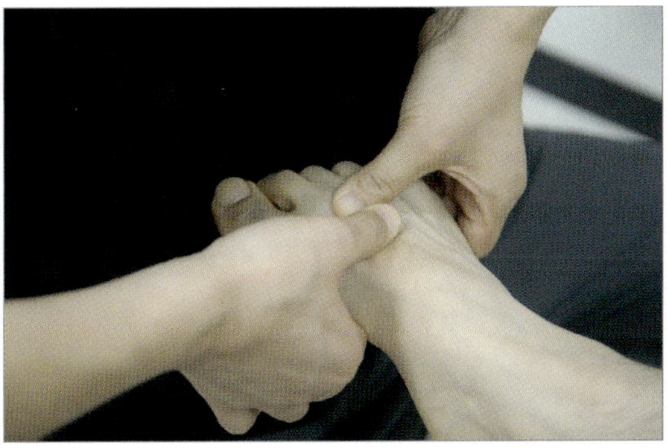

그림 11-14 발허리부 볼록동작저항검사

CHAPTER 12

발목과 발목관절

발목부(tarsus)는 7개의 발목뼈로 구성되어 있다.

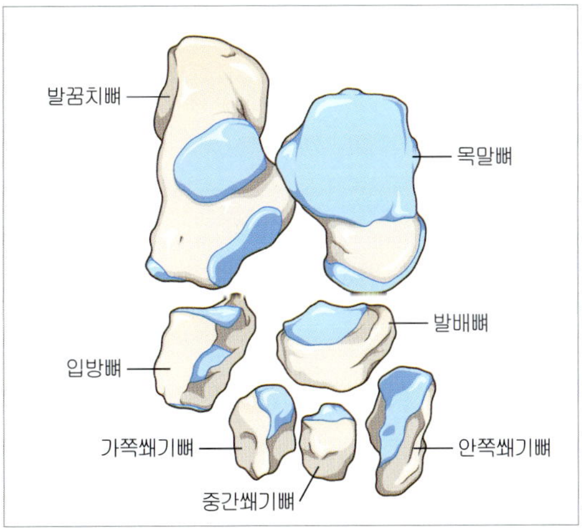

그림 12-1 발목뼈

1. 발목뼈사이 관절Inter tarsal joint

1) 기능해부학

해부학적 분류: 단순관절

역학적인 분류: 복합관절

(1) 쐐기발배관절cuneonavicularis articulation

발배뼈 앞쪽의 볼록한 세면과 각 쐐기뼈의 오목면사이의 관절

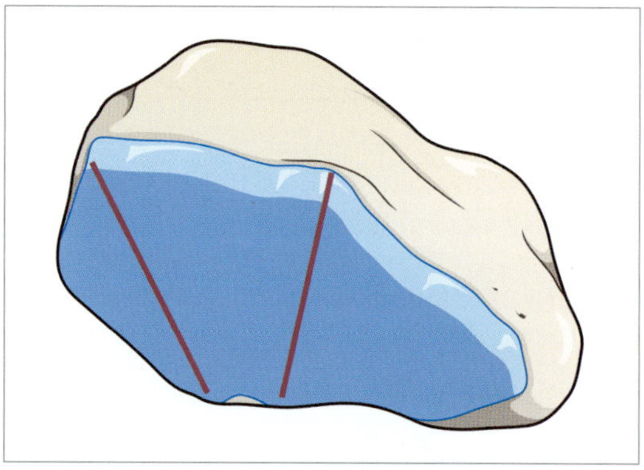

그림 12-2 발배뼈 앞쪽

(2) 입방뼈와 가쪽쐐기뼈/발배뼈cuneonaviculocuboidea articulation

입방뼈 안쪽에 기울어진 볼록면과 이에 대응하는 가쪽쐐기뼈와 발배뼈의 오목면 사이의 관절

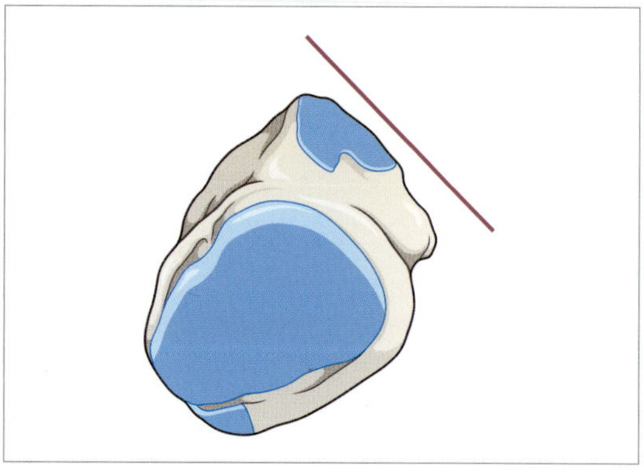

그림 12-3 입방뼈

(3) 발꿈치입방관절calcaneocuboid articulation

발꿈치뼈 앞쪽의 안장형태 관절면과 이에 상응하는 입방뼈 사이의 관절

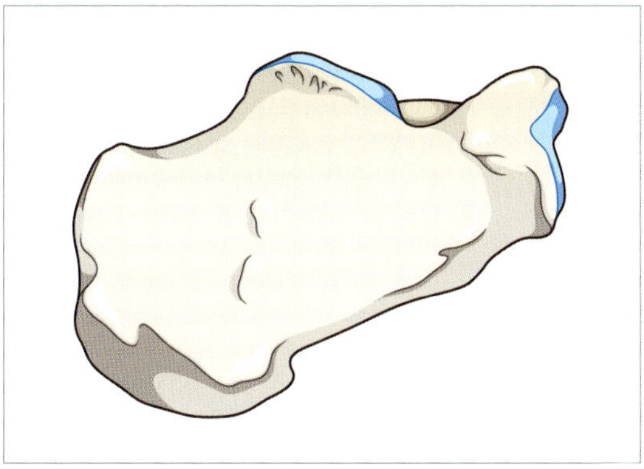

그림 12-4 발꿈치뼈

(4) 목발발배관절talonavicular articulation

목말뼈 머리의 볼록면과 발배뼈의 오목한 뒤쪽면간의 관절

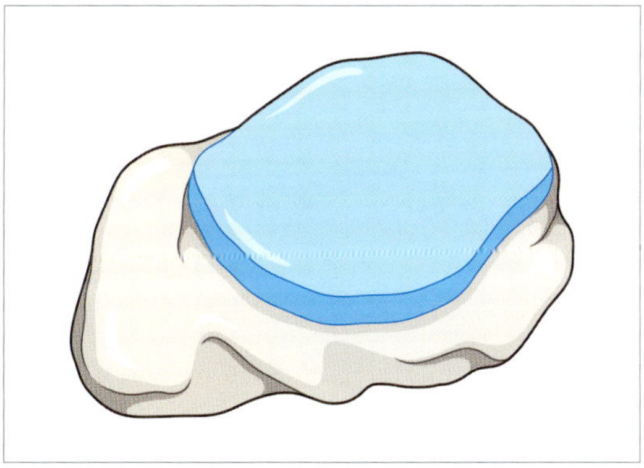

그림 12-5 발배뼈 뒤쪽

(5) 목발발꿈치관절talocalcaneal articulation

목말뼈와 발꿈치뼈 사이에 이루어지는 앞쪽과 중간 부분의 관절로 목말뼈의 앞쪽 아래쪽의 볼록면과 이에 상응하는 발꿈치뼈의 오목면간 관절

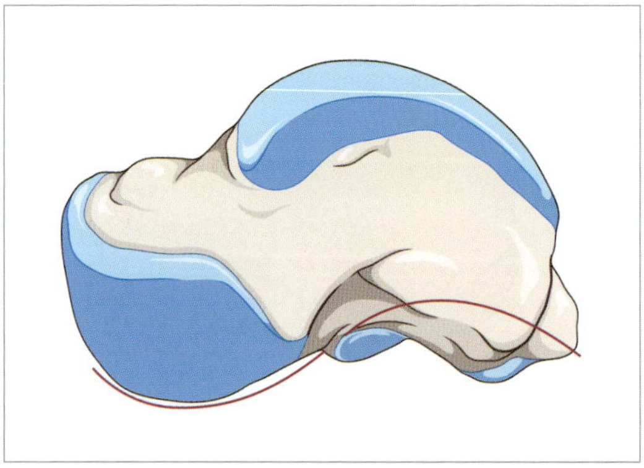

그림 12-6 목말뼈 안쪽면

(6) 목말밑관절subtalar joint

목말뼈와 발꿈치뼈 사이 뒤쪽 부분의 관절로 목말뼈의 뒤쪽 아래쪽 큰 오목면과 발꿈치뼈의 볼록면 사이의 관절

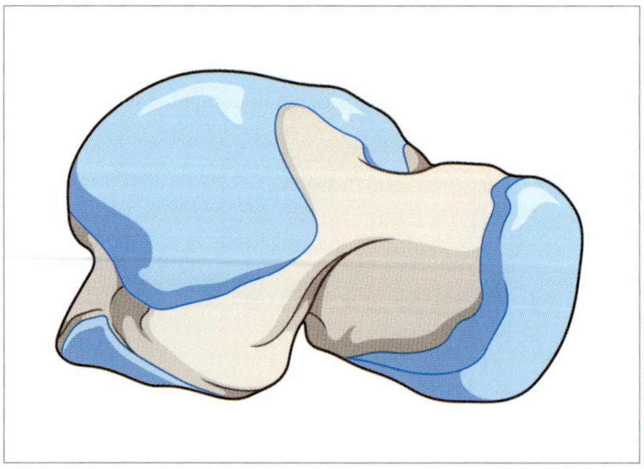

그림 12-7 목말뼈 바깥쪽

2. 발목관절Tarocrural joint

1) 기능해부학

(1) **해부학적 분류**: 단순관절

(2) **역학적인 분류**: 단순 1축 경첩관절(변형된 안장형)

(3) **볼록 관절면**: 목말뼈 도르래

(4) **오목 관절면**: 정강뼈와 종아리뼈의 정강종아리인대 결합에 의해 이루어진 오목면

(5) **치료면**: 정강뼈와 종아리뼈의 정강종아리인대 결합에 의해 이루어진 오목면에 위치

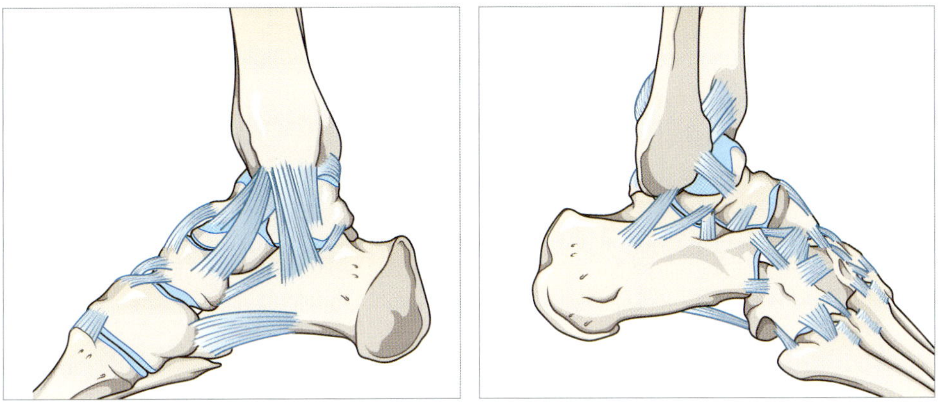

그림 12-8 발목관절의 안쪽·바깥쪽곁인대

2) 뼈운동형상학

(1) **발바닥쪽굽힘**: 목말뼈를 통과하는 전두축을 중심으로 발바닥 방향으로 굽힘

(2) **발등굽힘**: 목말뼈를 통과하는 전두축을 중심으로 발등 방향으로 굽힘

(3) **엎침**: 제 2 발허리뼈를 통과하는 장축을 중심으로 주로 발앞쪽부가 안쪽으로 돈다.

(4) **뒤침**: 제 2 발허리뼈를 통과하는 장축을 중심으로 주로 발앞쪽부가 바깥쪽으로 돈다.

(5) **안쪽번짐**: 주로 목말발꿈치관절과 목말발배관절에서 일어나는 움직임으로 뒤침-모음-발바닥쪽굽힘이 복합적으로 수행된 것이다.

(6) **가쪽번짐**: 주로 목말발꿈치관절과 목말발배관절에서 일어나는 움직임으로 엎침-벌림-발등굽힘이 복합적으로 수행된 것이다

3) 관절운동형상학

(1) 발목관절

① 발바닥쪽굽힘

구르기: 볼록법칙에 따라 발바닥쪽굽힘이 진행되는 뒤쪽 방향으로 구르기가 일어난다.

활주: 볼록법칙에 따라 발바닥쪽굽힘이 진행되는 발바닥쪽굽힘 방향의 반대 방향인 앞쪽으로 활주가 일어난다.

② 발등쪽굽힘 시

구르기: 볼록법칙에 따라 발등굽힘이 진행되는 앞쪽으로 구르기가 일어난다.

활주: 볼록법칙에 따라 발등굽힘이 진행되는 발등굽힘 방향의 반대 방향인 뒤쪽으로 활주가 일어난다.

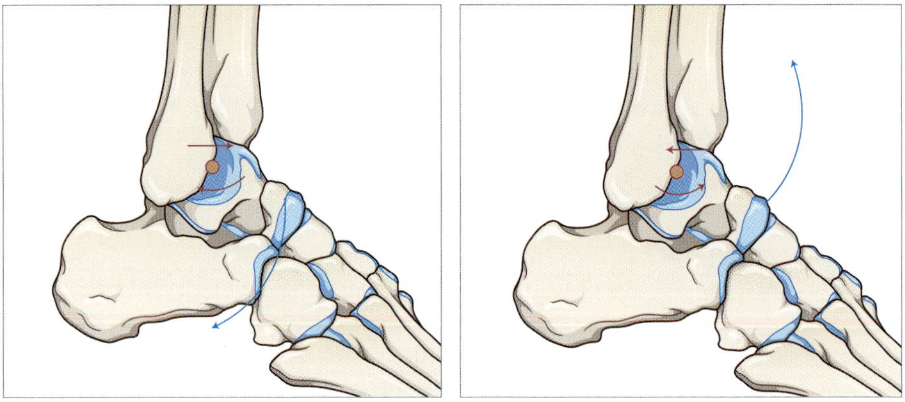

그림 12-9 발목관절 발바닥쪽, 발등쪽굽힘, 관절운동형상학

(2) 목말발꿈치관절

① 안쪽번짐

구르기: 오목법칙에 따라 안쪽번짐이 진행되는 정강쪽 방향으로 구르기가 일어난다.

활주: 오목법칙에 따라 안쪽번짐이 진행되는 정강쪽 방향으로 활주가 일어난다.

② 가쪽번짐

구르기: 오목법칙에 따라 가쪽번짐이 진행되는 종아리쪽 방향으로 구르기가 일어난다.

활주: 오목법칙에 따라 가쪽번짐이 진행되는 종아리쪽 방향으로 활주가 일어난다.

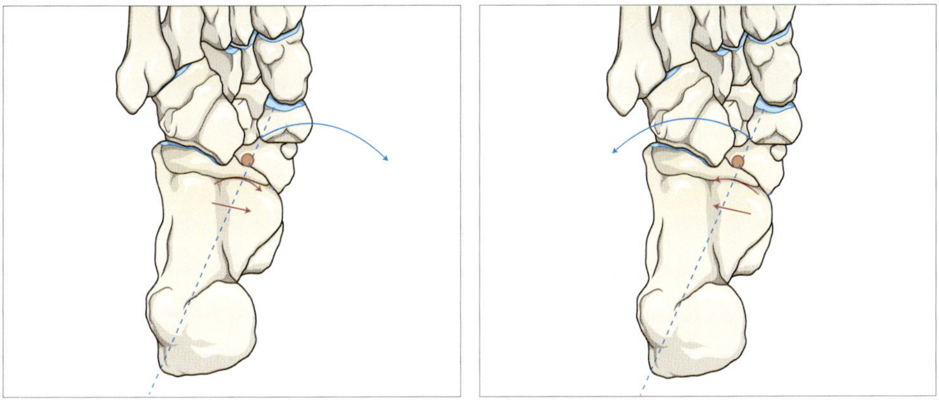

그림 12-10 목말발꿈치관절 안쪽번짐, 가쪽번짐 관절운동형상학

(3) 목말밑관절

① **안쪽번짐**

구르기: 볼록법칙에 따라 안쪽번짐이 진행되는 정강쪽 방향으로 구르기가 일어난다.

활주: 볼록법칙에 따라 안쪽번짐이 진행되는 정강쪽 방향의 반대 방향인 종아리쪽으로 활주가 일어난다.

② **가쪽번짐**

구르기: 볼록법칙에 따라 가쪽번짐이 진행되는 종아리쪽 방향으로 구르기가 일어난다.

활주: 볼록법칙에 따라 가쪽번짐이 진행되는 종아리쪽 방향의 반대 방향인 정강쪽으로 활주가 일어난다.

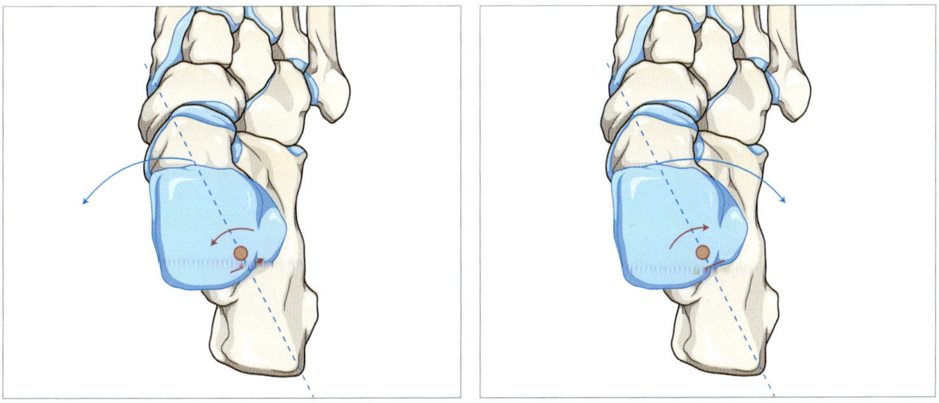

그림 12-11 목말밑관절 안쪽번짐, 가쪽번짐 관절운동형상학

4) 목말밑관절(목말발꿈치관절) 회선검사

(1) 안쪽번짐회선검사

자세 • 환자: 바로누운자세에서, 치료대 가장자리 밖으로 발이 나오게 한다.
치료사: 검사하고자 하는쪽 옆에 선다.

① 능동검사

목말밑관절의 안쪽번짐운동을 능동적으로 시작위치에서 안쪽번짐이 가능한 마지막 위치까지 수행하게 한다.

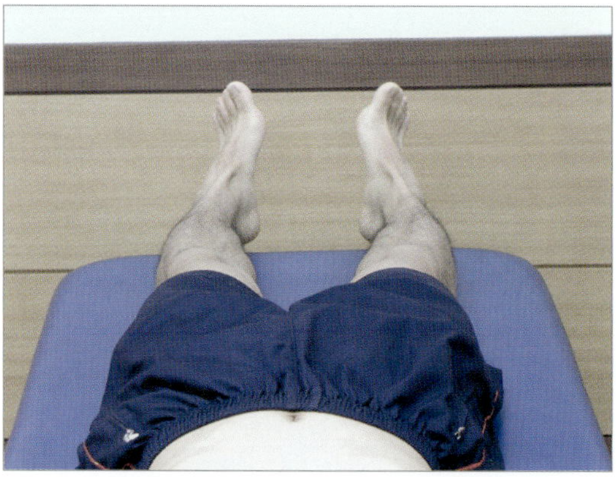

그림 12-12 목말밑관절 안쪽번짐능동검사

② 능동부가검사

고정 • 치료사의 고정하는 손은 발목관절 주위에서 목말뼈와 종아리를 치료대에 안정시킨다.

실행 • 환자가 능동적으로 수행한 안쪽번짐의 마지막 위치에서, 치료사 실행하는 손은 발꿈치뼈를 발바닥 방향에서 잡고 안쪽번짐방향으로 수동적인 압력을 가해 마지막 정지위치까지 간다.

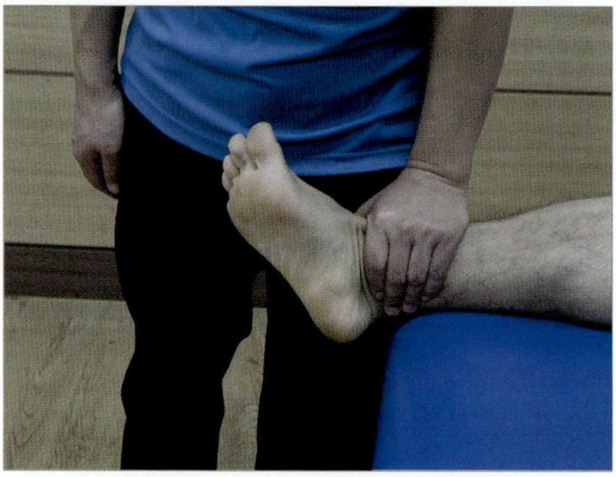

그림 12-13 목말밑관절 안쪽번짐능동부가검사

③ **수동검사**

고정 • 치료사의 고정하는 손은 발목관절 주위에서 목말뼈와 종아리를 치료대에 안정시킨다.

실행 • 시작위치에서 치료사 실행하는 손은 발꿈치뼈를 발바닥 방향에서 잡고 안쪽번짐방향으로 마지막 정지 위치까지 수동안쪽번짐운동을 실시한다.

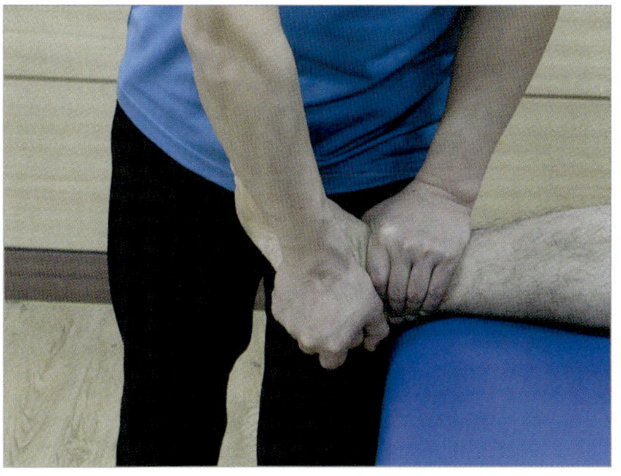

그림 12-14 목말밑관절 안쪽번짐수동검사

(2) 가쪽번짐회선검사

자세 • 환자: 바로누운자세에서, 치료대 가장자리 밖으로 발이 나오게 한다.
치료사: 검사하고자 하는쪽 옆에 선다.

① **능동검사**

목말밑관절의 가쪽번짐운동을 능동적으로 시작위치에서 가쪽번짐이 가능한 마지막 위치까지 수행하게 한다.

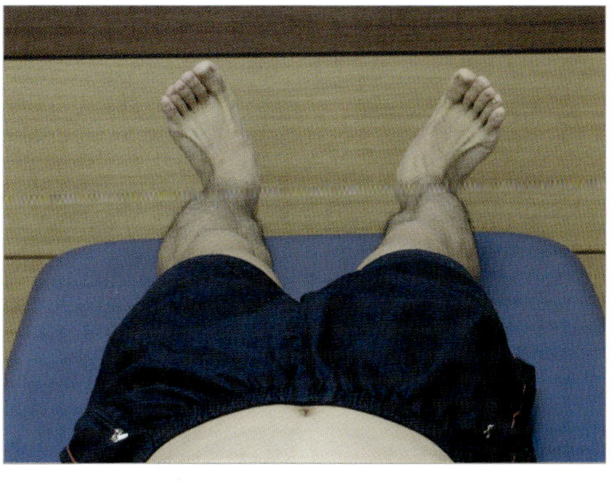

그림 12-15 목말밑관절 가쪽번짐능동검사

② **능동부가검사**

고정 • 치료사의 고정하는 손은 발목관절 주위에서 목말뼈와 종아리를 치료대에 안정시킨다.

실행 • 환자가 능동적으로 수행한 가쪽번짐의 마지막 위치에서, 치료사 실행하는 손은 발꿈치뼈를 발바닥 방향에서 잡고 가쪽번짐방향으로 수동적인 압력을 가해 마지막 정지 위치까지 간다.

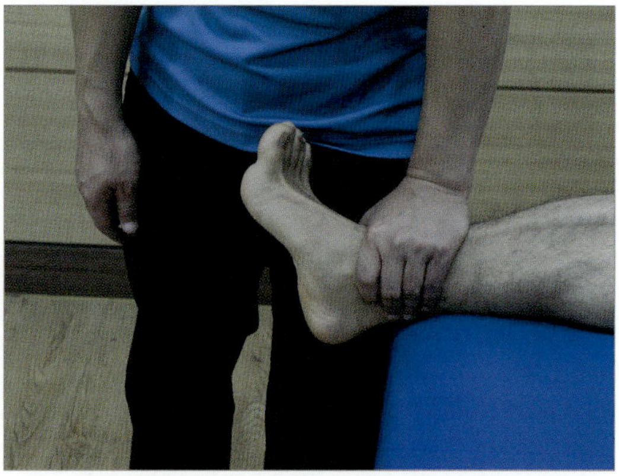

그림 12-16 목말밑관절 가쪽번짐능동부가검사

③ **수동검사**

고정 • 치료사의 고정하는 손은 발목관절 주위에서 목말뼈와 종아리를 치료대에 안정시킨다.

실행 • 시작위치에서 치료사 실행하는 손은 발꿈치뼈를 발바닥 방향에서 잡고 가쪽번짐방향으로 마지막 정지위치까지 수동가쪽번짐운동을 실시한다.

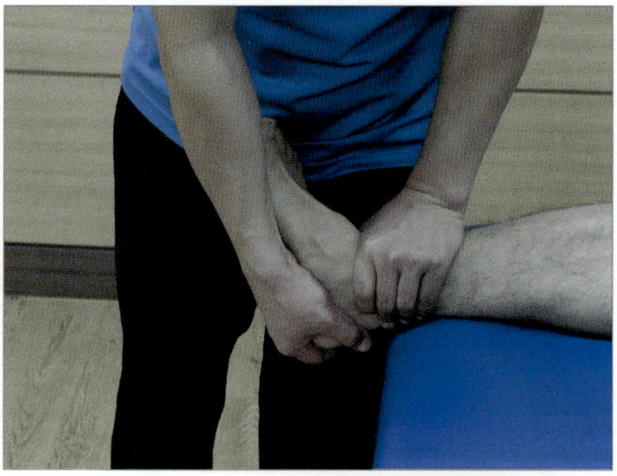

그림 12-17 목말밑관절 가쪽번짐수동검사

5) 목말밑관절(목말발꿈치관절) 직선검사

(1) 견인직선검사

자세 • 환자: 바로누운자세에서, 치료대 가장자리 밖으로 발이 나오게 한다.
치료사: 검사하고자 하는쪽 옆에 선다.

고정 • 치료사의 고정하는 손은 발목관절 주위에서 목말뼈와 종아리를 치료대에 안정시킨다.

실행 • 치료사 실행하는 손은 발꿈치뼈를 발바닥 방향에서 잡고 치료면에 수직으로 직선적인 견인력을 가하여 검사한다.

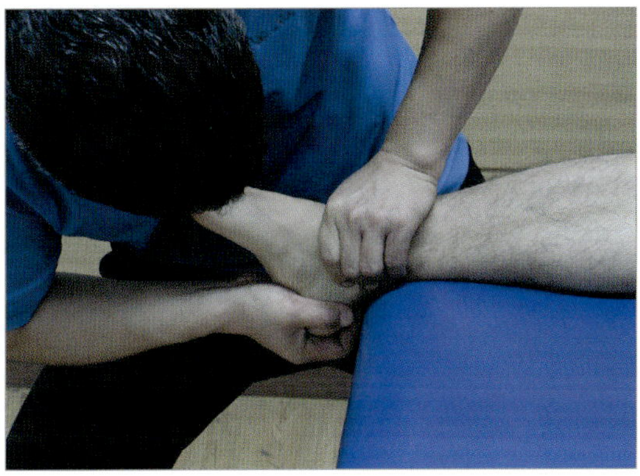

그림 12-18 목말밑관절 견인검사

(2) 압박직선검사

자세 • 환자: 바로누운자세에서, 치료대 가장자리 밖으로 발이 나오게 한다.
치료사: 검사하고자 하는쪽 옆에 선다.

고정 • 치료사의 고정하는 손은 발목관절 주위에서 목말뼈와 종아리를 치료대에 안정시킨다.

실행 • 치료사 실행하는 손은 발꿈치뼈를 발바닥 방향에서 잡고 치료면에 수직으로 직선적인 압박력을 가하여 검사한다.

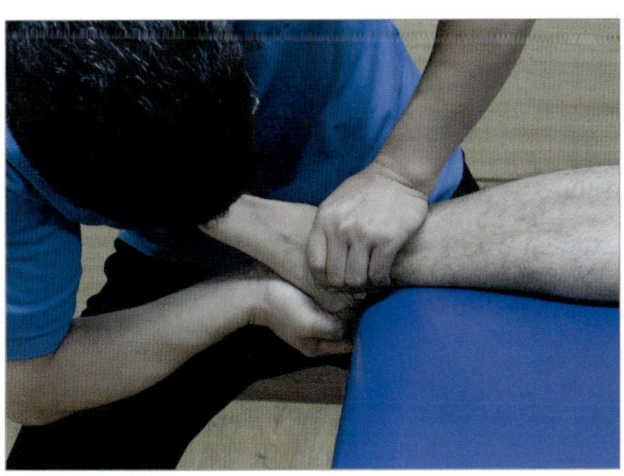

그림 12-19 목말밑관절 압박검사

(3) 정강쪽 미끄러트림 직선검사

자세 • 환자: 치료대에 앉은자세에서 치료대 가장자리 모서리 밖으로 발이 나오게 한다.
치료사: 검사하고자 하는쪽 앞쪽(목말밑관절)이나 뒤쪽(목말발꿈치관절)에 선다.

고정 • 치료사 고정하는 손의 두번째 손가락으로 관절틈을 촉지하고 나머지 손가락으로 종아리를 치료대 모서리에 안정시킨다.

실행 • 치료사 실행하는 손은 환자 발꿈치뼈를 관절틈 가까운곳에서 잡고, 정강쪽으로 치료면에 평행하게 전단력을 가하여 검사한다.

목말발꿈치관절

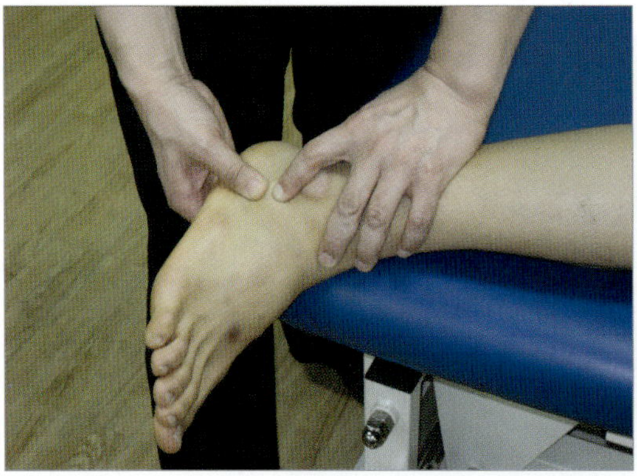

목말밑관절

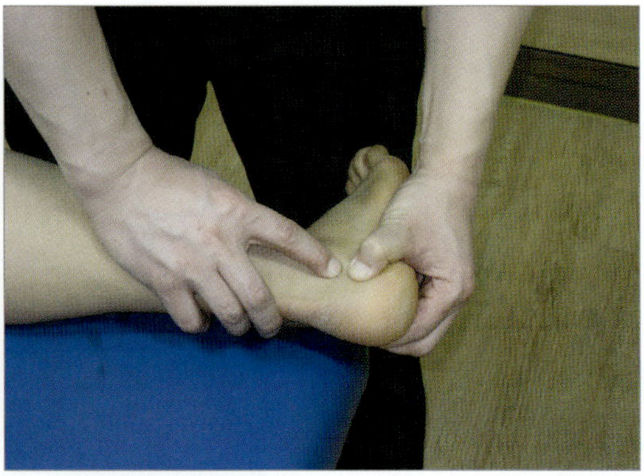

그림 12-20 정강쪽 미끄러트림검사

(4) 종아리쪽 미끄러트림 직선검사

자세 • 환자: 치료대에 앉은자세에서 가장자리 모서리 밖으로 발이 나오게 한다.
치료사: 검사하고자 하는쪽 앞쪽이나 뒷쪽에 선다.

고정 • 치료사 고정하는 손의 두번째 손가락으로 관절틈을 촉지하고 나머지 손가락으로 종아리를 치료대 모서리에 안정시킨다.

실행 • 치료사 실행하는 손은 환자 발꿈치뼈를 관절틈 가까운곳에서 잡고, 종아리쪽으로 치료면에 평행가게 전단력을 가하여 검사한다.

목말발꿈치관절

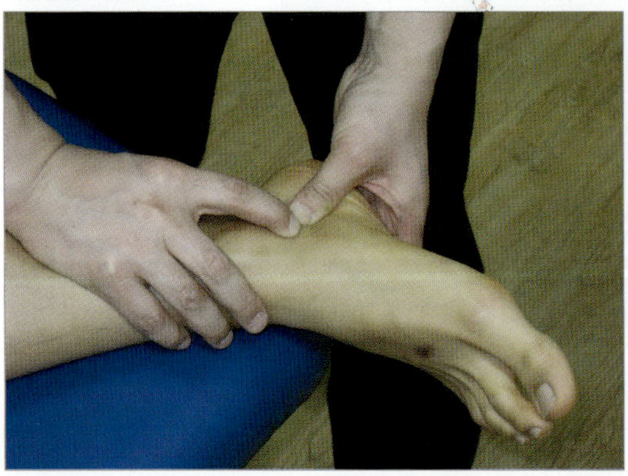

목말밑관절

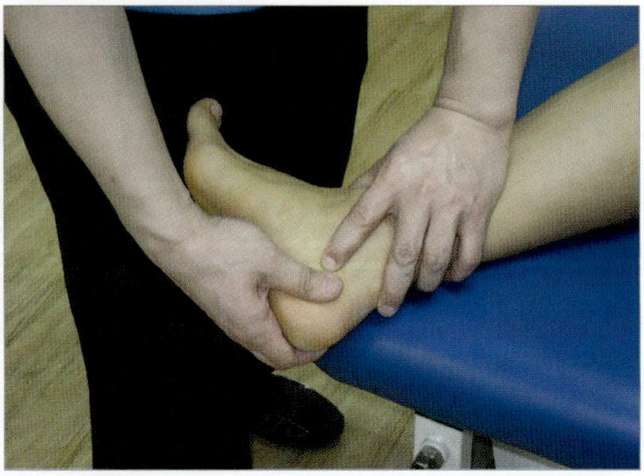

그림 12-21 종아리쪽 미끄러트림검사

6) 목말밑관절(목말발꿈치관절) 저항검사

(1) 안쪽번짐(뒤침)

자세 • 환자: 바로 누운자세에서 검사하고자 하는쪽 무릎관절 아래 쿠션을 넣고, 발목이 치료대 가장자리 밖으로 나오게 한다.
치료사: 검사하고자 하는쪽 앞에 앉거나 선 자세

고정 • 치료사의 고정하는 손은 종아리의 먼쪽 뒤쪽을 바깥쪽에서 접촉하여 종아리를 치료대에 안정시킨다. 실행하는 손은 발뒤쪽부(발허리부)를 안쪽에 접촉한다.

실행 • 환자는 안쪽번짐(뒤침)운동을 실시하고 치료사는 실행하는 손을 이용하여 가쪽번짐(엎침)방향으로 수동적인 저항을 가해, 안쪽번짐(뒤침)운동에 대한 근력을 검사한다.

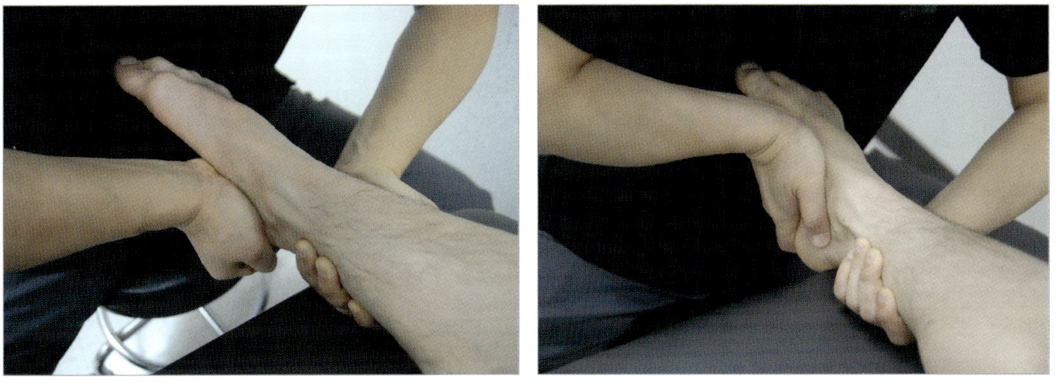

그림 12-22 목말밑관절 안쪽번짐(뒤침)저항검사

(2) 가쪽번짐(엎침)

자세 • 환자: 바로 누운자세에서 검사하고자 하는쪽 무릎관절 아래 쿠션을 넣고, 발목이 치료대 가장자리 밖으로 나오게 한다.
치료사: 검사하고자 하는쪽 앞에 앉거나 선 자세

고정 • 치료사의 고정하는 손은 종아리의 먼쪽 뒤쪽을 안쪽에서 접촉하여 종아리를 치료대에 안정시킨다. 실행하는 손은 발뒤쪽부(발허리부) 바깥쪽에 접촉한다.

실행 • 환자는 가쪽번짐(엎침)운동을 실시하고 치료사는 실행하는 손을 이용하여 안쪽번짐(뒤침)방향으로 수동적인 저항을 가해, 가쪽번짐(엎침)운동에 대한 근력을 검사한다.

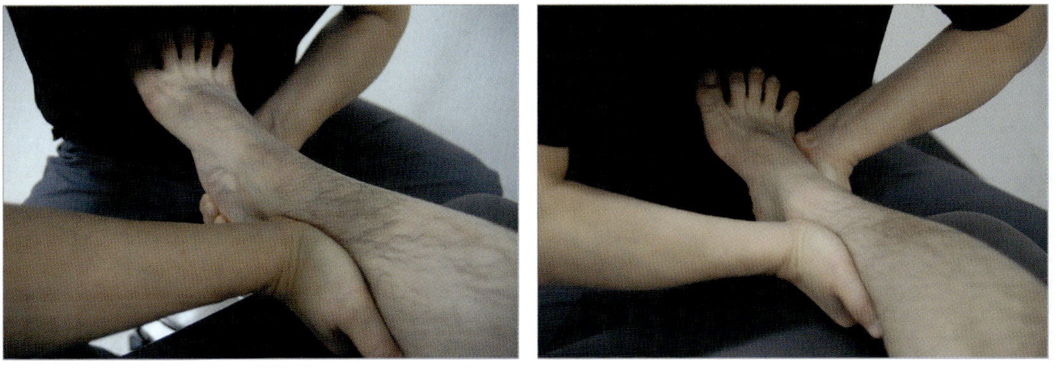

그림 12-23 목말밑관절 가쪽번짐(엎침)저항검사

7) S_1-레벨 신경학적 검사대상

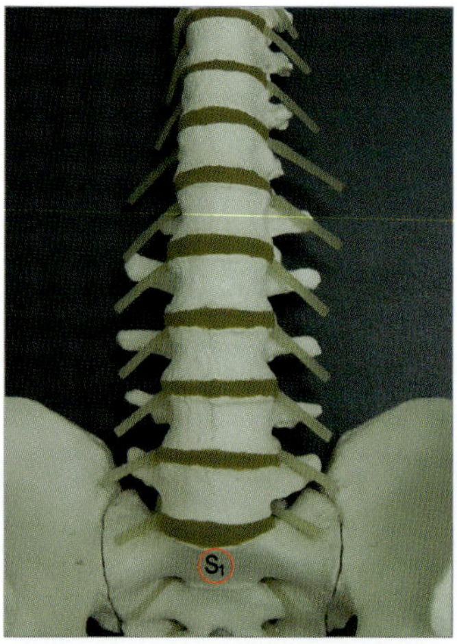

근력검사: 긴종아리근과 짧은종아리근
(peroneus longus & brevis)

반사검사: 아킬레스 힘줄 반사

감각검사: 발의 바깥쪽

그림 12-24 S_1 신경학적 레벨

(1) 근력검사

① 긴·짧은종아리근

자세 • 환자: 바로 누운자세에서 검사하고자 하는쪽 무릎관절 아래 쿠션을 넣고, 발목이 치료대 가장자리 밖으로 나오게 한다.
치료사: 검사하고자 하는쪽 앞에 앉거나 선 자세

고정 • 치료사의 고정하는 손은 종아리의 먼쪽 뒤쪽을 안쪽에서 접촉하여 종아리를 치료대에 안정시킨다. 실행하는 손은 발뒤쪽부 바깥쪽에 접촉한다.

실행 • 환자는 가쪽번짐운동을 실시하고 치료사는 실행하는 손을 이용하여 안쪽번짐방향으로 수동적인 저항을 가해, 긴·짧은종아리근에 대한 근력의 정도를 평가한다.

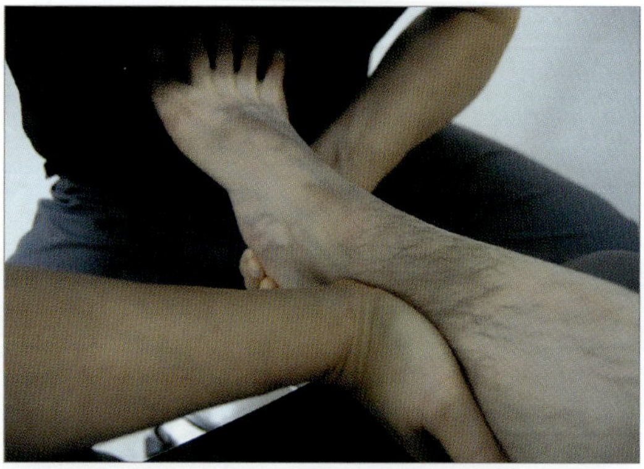

그림 12-25 S_1 신경학적 레벨 근력검사

(2) 반사검사

자세 • 환자: 의자나 치료대에 두발을 늘어뜨리고 걸터앉은 자세
치료사: 검사하고자 하는쪽 옆에 앉는다.

고정 • 고정하는 손으로 발앞쪽부를 잡아 가볍게 발등굽힘 시킨 상태에서 발을 안정시킨다.

실행 • 검사용 망치를 이용하여 아킬레스힘줄을 직각방향으로 두드린다. 오른쪽, 왼쪽 양측 비교를 통해 반사의 항진, 감소 등의 변화를 평가하여본다.

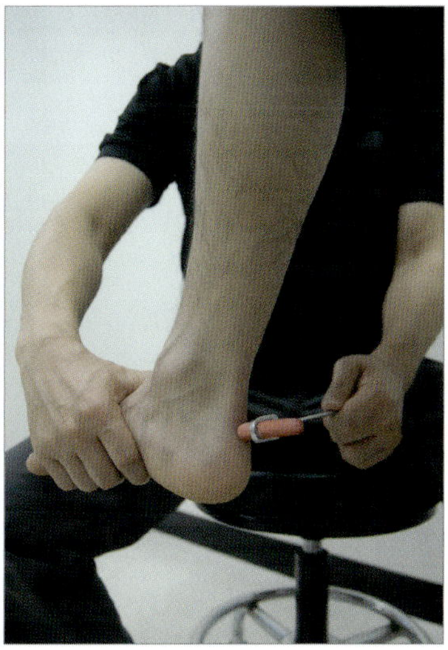

그림 12-26 S_1 신경학적 레벨 반사검사

(3) 감각검사

S_1의 신경학적 레벨인 가쪽복사, 발의 바깥쪽과 발바닥에 지각 이상이 있는지 다른 신경학적 레벨 부위와 비교하여 보고, 오른쪽, 왼쪽 양측을 비교 평가하여본다.

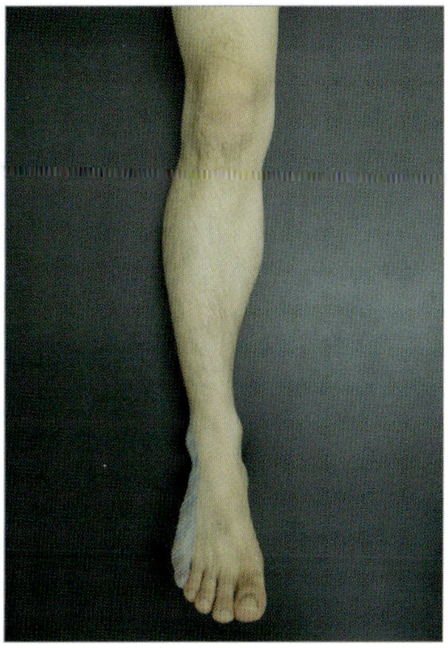

그림 12-27 S_1 신경학적 레벨 감각검사

8) 발목관절 회선검사

(1) 발등굽힘회선검사

자세 • 환자: 바로 누운자세에서, 검사하고자 하는쪽 무릎관절 아래 쿠션을 넣고, 발목이 치료대 가장자리 밖으로 나오게 한다.

치료사: 검사하고자 하는쪽 옆에 선다.

① **능동검사**

발목관절의 발등굽힘 운동을 능동적으로 시작위치에서 발등굽힘이 가능한 마지막 위치까지 수행하게 한다.

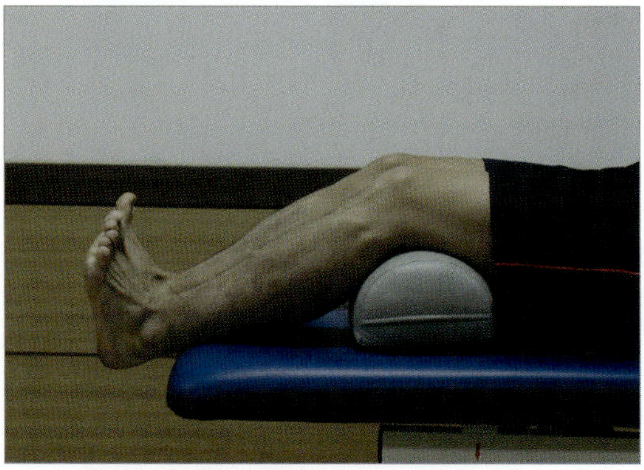

그림 12-28 발목관절 발등굽힘능동검사

② **능동부가검사**

고정 • 치료사 고정하는 손으로 발목관절 바로 위에서 종아리를 치료대에 고정한다.

실행 • 환자가 능동적으로 수행한 발목관절 발등굽힘의 마지막 위치에서, 치료사는 실행하는 손을 이용하여 발바닥쪽에서 발꿈치뼈와 목말뼈를 잡고 발등굽힘방향으로 수동적인 압력을 가해 마지막 정지 위치까지 간다.

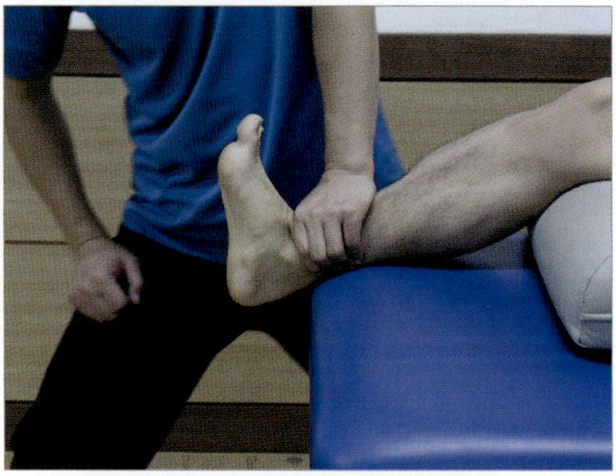

그림 12-29 발목관절 발등굽힘능동부가검사

③ **수동검사**

고정 • 치료사 고정하는 손으로 발목관절 바로 위에서 종아리를 치료대에 고정한다.

실행 • 시작위치에서 치료사는 실행하는 손을 이용하여 발바닥쪽에서 발꿈치뼈와 목말뼈를 잡고 발등굽힘방향으로 마지막 정지 위치까지 수동 발등굽힘운동을 실시한다.

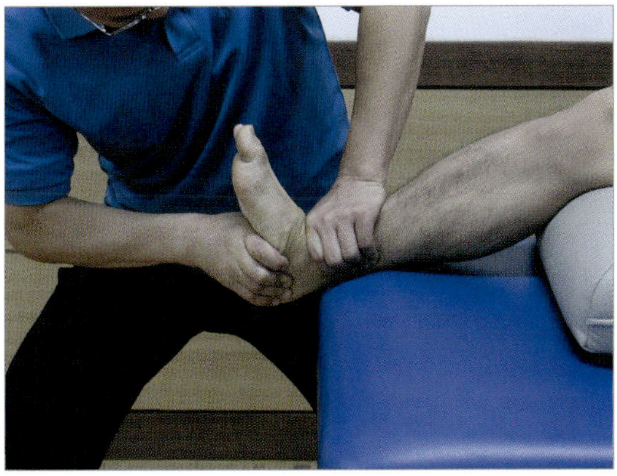

그림 12-30 발목관절 발등굽힘수동검사

(2) 발바닥쪽굽힘회선검사

자세 • 환자: 바로 누운자세에서 검사하고자 하는쪽 무릎관절 아래 쿠션을 넣고, 발목이 치료대 가장자리 밖으로 나오게 한다.

치료사: 검사하고자 하는쪽 옆에 선다.

① **능동검사**

발목관절의 발바닥쪽굽힘 운동을 능동적으로 시작위치에서 발바닥쪽굽힘이 가능한 마지막 위치까지 수행하게 한다.

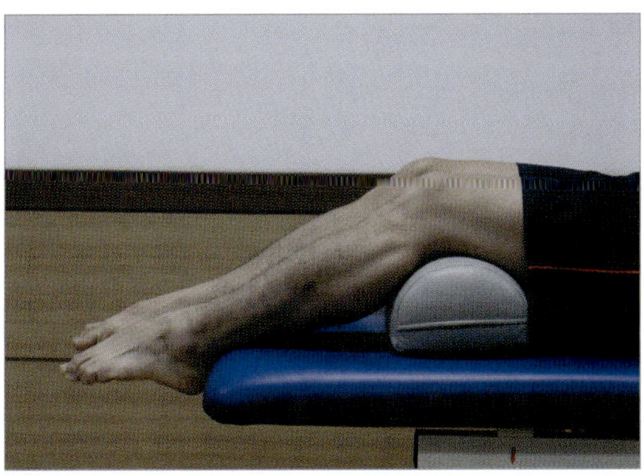

그림 12-31 발목관절 발바닥쪽굽힘능동검사

② **능동부가검사**

고정 • 치료사 고정하는 손으로 발목관절 바로 위에서 종아리를 치료대에 고정한다.

실행 • 환자가 능동적으로 수행한 발목관절 발바닥쪽굽힘의 마지막 위치에서 치료사는 실행하는 손을 이용하여 발등쪽에서 목말뼈를 잡고 발바닥쪽굽힘방향으로 수동적인 압력을 가해 마지막 정지 위치까지 간다.

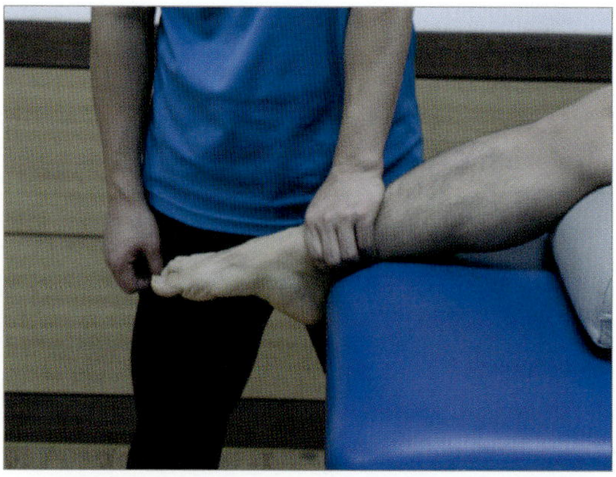

그림 12-32 발목관절 발바닥쪽굽힘능동부가검사

③ **수동검사**

고정 • 치료사 고정하는 손으로 발목관절 바로 위에서 종아리를 치료대에 고정한다.

실행 • 시작위치에서 치료사는 실행하는 손을 이용하여 발등쪽에서 목말뼈를 잡고 발바닥쪽굽힘방향으로 마지막 정지위치까지 수동 발바닥쪽굽힘운동을 실시한다.

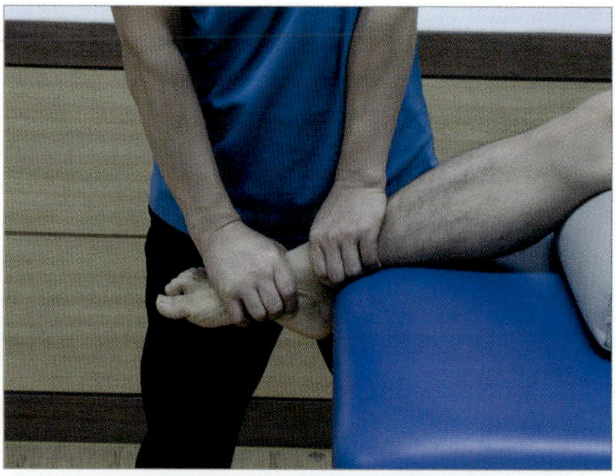

그림 12-33 발목관절 발바닥쪽굽힘수동검사

9) 발목관절 안정성검사

(1) 안쪽 안정성 검사

자세 • 환자: 바로 누운자세에서 검사하고자 하는쪽 무릎관절 아래 쿠션을 넣고, 발목이 치료대 가장자리 밖으로 나오게 한다.
치료사: 검사하고자 하는쪽 바깥쪽에 선다.

고정 • 치료사 고정하는 손으로 발목관절 바로 위에서 종아리를 안쪽에서 잡아 치료대에 고정한다.

실행 • 치료사 실행하는 손으로 목말뼈를 앞쪽·안쪽에서 잡고 발목관절에 바깥쪽 방향으로 외반 스트레스(Valgus stress)를 가해 안쪽 안정성을 검사한다.

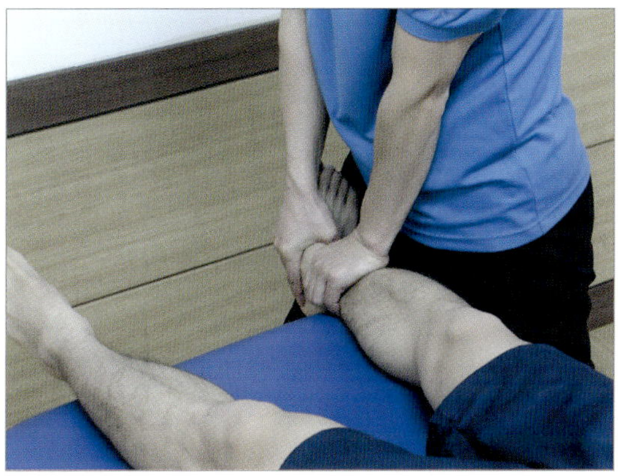

그림 12-34 발목관절 안쪽안정성검사

(2) 바깥쪽 안정성 검사

자세 • 환자: 바로 누운자세에서 검사하고자 하는쪽 무릎관절 아래 쿠션을 넣고, 발목이 치료대 가장자리 밖으로 나오게 한다.
치료사: 검사하고자 하는쪽 안쪽에 선다.

고정 • 치료사 고정하는 손으로 발목관절 바로 위에서 종아리를 바깥쪽에서 잡아 치료대에 고정한다.

실행 • 치료사는 실행하는 손으로 목말뼈를 앞쪽·바깥쪽에서 잡고 발목관절에 안쪽 방향으로 내반 스트레스(varus stress)를 가해 바깥쪽 안정성을 검사한다.

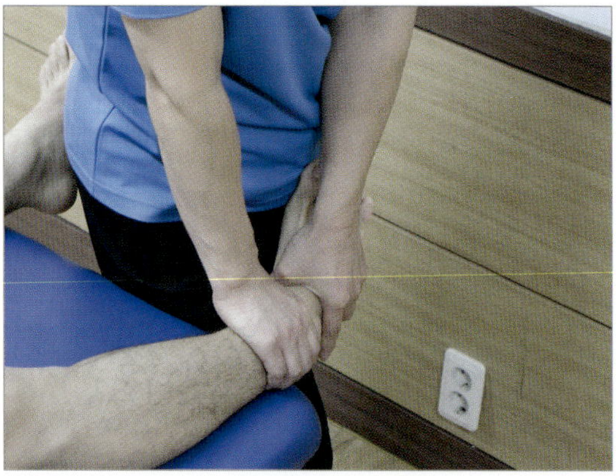

그림 12-35 발목관절 바깥쪽안정성검사

10) 발목관절 직선검사

(1) 견인직선검사

자세 • 환자: 바로 누운자세에서 검사하고자 하는쪽 무릎관절 아래 쿠션을 넣고, 발목이 치료대 가장자리 밖으로 나오게 한다.
치료사: 검사하고자 하는 발 아래쪽에 선다.

고정 • 치료사 고정하는 손으로 발목관절 바로 위에서 종아리를 잡아 치료대에 고정한다.

실행 • 치료사 실행하는 손의 새끼손가락과 새끼두덩으로 목말뼈의 앞쪽 · 안쪽을 접촉하고 손의 나머지 부분으로는 발허리부를 잡아 안정시킨 후, 치료면에 수직으로 직선적인 견인력을 가하여 검사한다.

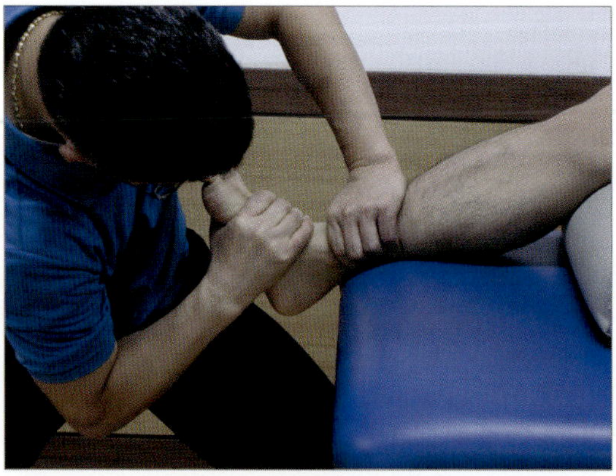

그림 12-36 발목관절 견인검사

(2) 압박직선검사

자세 • 환자: 바로 누운자세에서 검사하고자 하는쪽 무릎관절 아래 쿠션을 넣고, 발목이 치료대 가장자리 밖으로 나오게 한다.
치료사: 검사하고자 하는 발 아래쪽에 선다.

고정 • 치료사 고정하는 손으로 발목관절 바로 위에서 종아리를 잡아 치료대에 고정한다.

실행 • 치료사 실행하는 손으로 발바닥 방향에서 상대적으로 발꿈치뼈를 잡고, 치료면에 수직으로 직선적인 압박력을 가하여 발꿈치뼈를 통해 간접적으로 발목관절에 압박이 일어나도록 하여 압박검사를 실시한다.

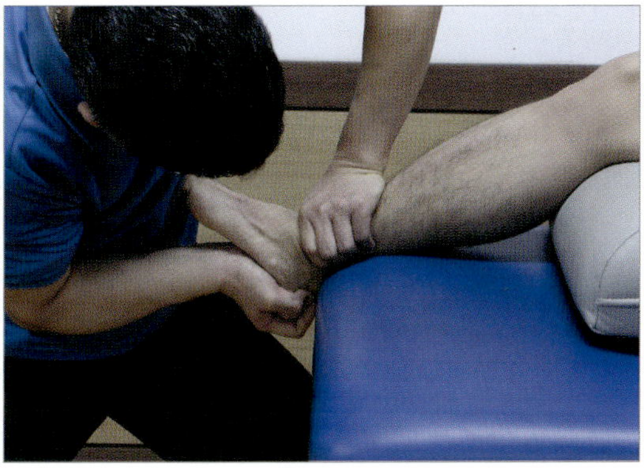

그림 12-37 발목관절 압박검사

(3) 뒤쪽 미끄러트림 직선검사

자세 • 환자: 바로 누운자세에서 검사하고자 하는쪽 무릎관절 아래 쿠션을 넣고, 발목이 치료대 가장자리 밖으로 나오게 한다.
치료사: 검사하고자 하는쪽 발 아래쪽에 선다.

고정 • 고정벨트를 이용하여 종아리를 치료대 위에 고정한다.

실행 • 치료사 고정하는 손으로는 환자 발꿈치뼈를 잡아 환자 발을 치료사 실행측 넙다리에 안정시키고, 실행하는 손 엄지와 두번째 손가락 사이에 목말뼈가 오도록 하여 접촉하고 목말뼈에 뒤쪽방향으로 치료면에 평행하게 전단력을 가하여 검사한다.

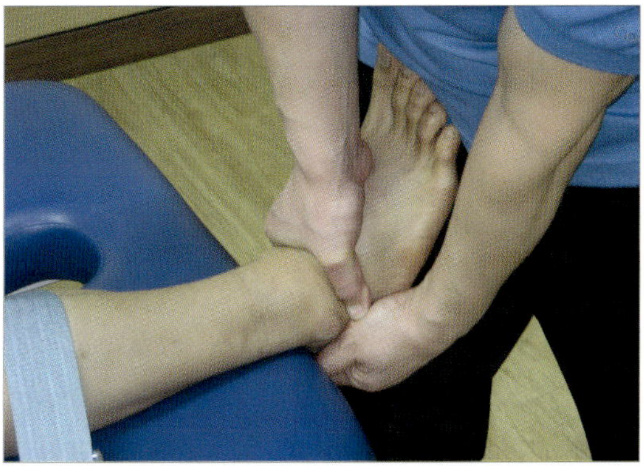

그림 12-38 목말뼈 뒤쪽미끄러트림검사

(4) 앞쪽 미끄러트림 직선검사

자세 • 환자: 바로 누운자세에서 검사하고자 하는쪽 무릎관절과 엉덩관절을 굽혀 발뒤꿈치가 치료대 바닥에 접촉되게 한다.
치료사: 검사하고자 하는쪽 발 아래쪽에 선다.

고정 • 상대적으로 발꿈치뼈를 치료대 위에 접촉하여 간접적으로 목말뼈가 고정되게 한다. 치료사 고정하는 손으로 환자 발의 앞쪽부를 잡아 안정시킨다.

실행 • 치료사 실행하는 손으로 발목관절 바로 위에서 종아리의 앞쪽을 잡고 뒤쪽으로 치료면에 평행하게 전단력을 가하여 상대적으로 목말뼈가 앞쪽으로 움직이도록 하여 검사한다.

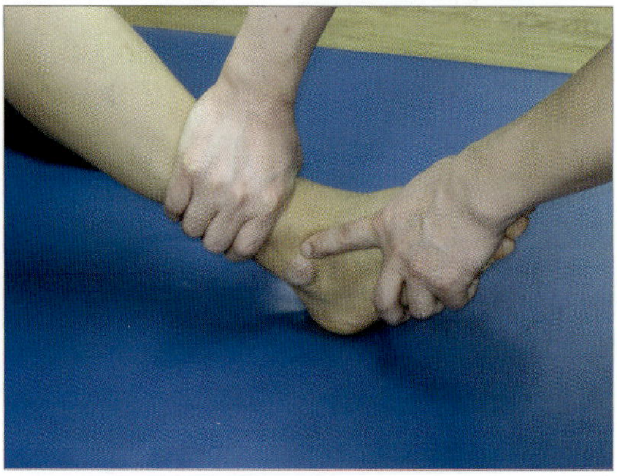

그림 12-39 발목관절 앞쪽미끄러트림검사

11) 발목관절 저항검사

(1) 발바닥쪽굽힘

자세 • 환자: 검사하고자 하는쪽 다리의 무릎관절 폄상태에서 한발 지지 자세로 선다. 환자는 균형을 유지하기 위해 치료대나 벽에 손을 가볍게 접촉하되 체중이 지지 되지 않도록 주의한다.
치료사: 환자 옆쪽에 선다.

고정 • 환자 체중에 의해 안정이 제공된다. (환자의 근력이 약한 경우 맨손으로 저항을 가해 검사 할 수도 있다)

실행 • 발뒤꿈치를 바닥으로부터 들어올리는 횟수를 측정하여 근력을 검사한다.

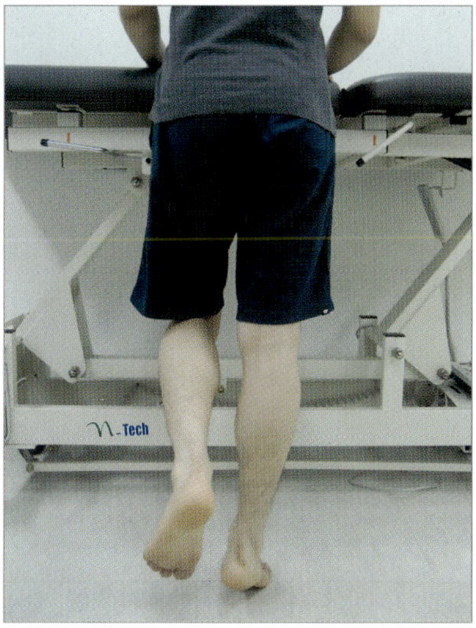
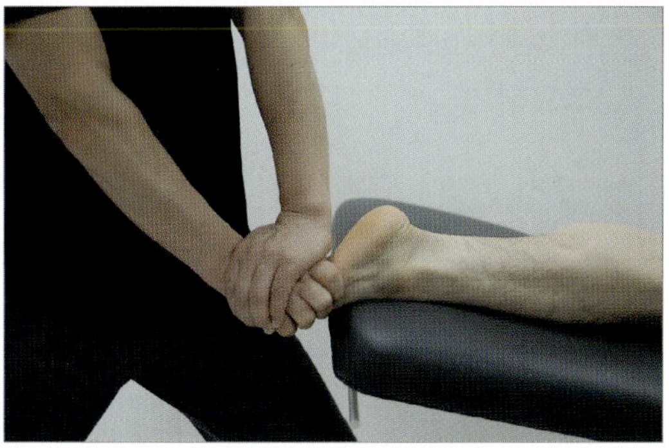

그림 12-40 발목관절 발바닥쪽굽힘저항검사

(2) 발등굽힘

자세 • 환자: 바로 누운자세에서 검사하고자 하는쪽 무릎관절 아래 쿠션을 넣고, 발목이 치료대 가장자리 밖으로 나오게 한다.
치료사: 검사하고자 하는쪽 옆에 선다.

고정 • 치료사의 고정하는 손은 넙다리의 먼쪽을 고정하고, 실행하는 손은 발허리부를 발등쪽에서 접촉한다(팔을 교차하여 다른 손잡기 방법으로 맨손 저항을 가할 수 있다).

실행 • 환자는 발등굽힘을 실시하고 치료사는 실행하는 손을 이용하여 발바닥쪽굽힘 운동 방향으로 수동적인 저항을 가해, 발등굽힘 운동에 대한 근력을 검사한다.

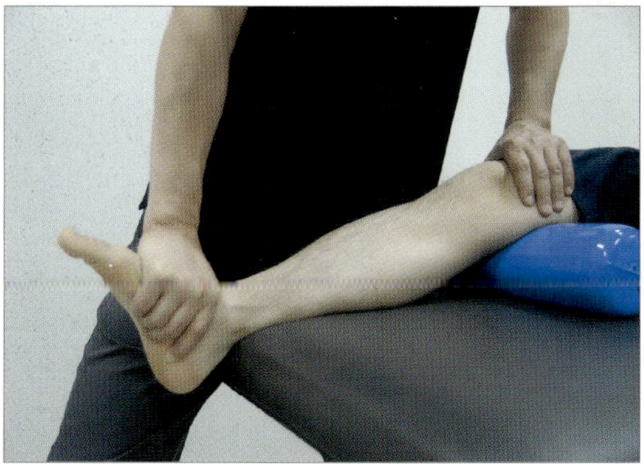
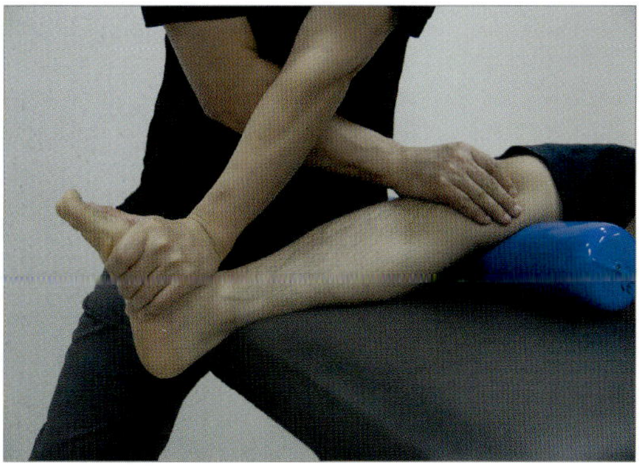

그림 12-41 발목관절 발등굽힘저항검사

12) 발목관절 근육의 감별검사

(1) 발목관절 발등쪽굽힘에서 증상유발

대상근육: 긴발가락폄근(extensor digitorum longus),
긴엄지폄근(extensor hallucis longus), 앞정강이근(tibialis anterior)

① 긴발가락폄근 감별

자세 • 환자: 바로 누운자세에서 검사하고자 하는쪽 무릎관절 아래 쿠션을 넣고, 발목이 치료대 가장자리 밖으로 나오게 한다. 발가락들로 연필이나 볼펜을 집게 한다.

치료사: 검사하고자 하는쪽 옆에 선다.

고정 • 치료사의 고정하는 손은 종아리의 몸쪽·앞쪽을 고정하고, 실행하는 손은 발허리부의 발등쪽을 접촉한다.

실행 • 환자는 발등굽힘을 실시하고 치료사는 실행하는 손을 이용하여 발바닥쪽굽힘운동방향으로 수동적인 저항을 가해, 발등굽힘운동에 의해 증상에 변화가 있는지 검사한다.

감별 • 발목관절 발등굽힘에 대한 증상완화 위치에서, 볼펜을 이용한 발가락 관절 굽힘 상태를 유지하고 실시한 발목관절 발등굽힘에 대한 저항운동에서 증상의 변화가 있을 시에는 앞정강이근과 긴엄지폄근의 문제를 의심해 볼 수 있다. 이 검사에서 긴발가락폄근은 상반억제 개념에 따라 그 작용이 억제된 상태이기 때문이다.

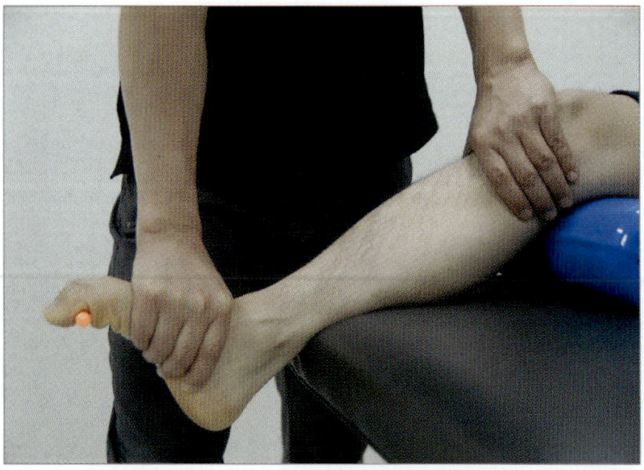

그림 12-42 긴발가락폄근 근육감별검사

② 긴엄지폄근 감별

자세 • 환자: 바로 누운자세에서 검사하고자 하는쪽 무릎관절 아래 쿠션을 넣고, 발목이 치료대 가장자리 밖으로 나오게 한다.

치료사: 검사하고자 하는쪽 발 아래쪽에 앉거나 선다.

고정 • 치료사의 고정하는 손은 발허리의 발바닥쪽을 고정하고, 실행하는 손 손가락을 이용하여 엄지발가락 끝마디 발가락뼈의 발등쪽을 접촉한다.

실행 • 환자는 엄지발가락 발등굽힘운동을 실시하고 치료사는 실행하는 손을 이용하여 발바닥쪽굽힘방향으로 수동적인 저항을 가해, 엄지발가락 발등굽힘저항운동에 의해 증상에 변화가 있는지 검사한다.

감별 • 발목관절 발등굽힘에 대한 증상완화 위치에서, 실시한 엄지발가락사이관절의 발등굽힘에 대한 저항운동에서 증상의 변화가 있을 시에는 긴엄지폄근의 문제를 의심해 볼 수 있다.

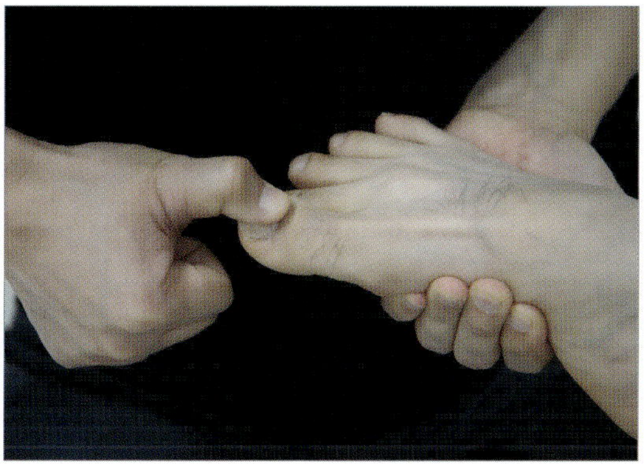

그림 12-13 긴엄지폄근 근육감별검사

③ 앞정강이근 감별

자세 • 환자: 바로 누운자세에서 검사하고자 하는쪽 무릎관절 아래 쿠션을 넣고, 발목이 치료대 가장자리 밖으로 나오게 한다.

치료사: 검사하고자 하는쪽 발 아래쪽에 앉거나 선 자세

고정 • 치료사의 고정하는 손은 종아리의 먼쪽 뒤쪽을 바깥쪽에서 접촉하여 종아리를 치료대에 안정시킨다. 실행하는 손은 발허리부의 안쪽에 접촉한다.

실행 • 환자는 안쪽번짐운동을 실시하고 치료사는 실행하는 손을 이용하여 가쪽번짐방향으로 수동적인 저항을 가해, 안쪽번짐운동에 대한 증상의 변화가 있는지 검사한다.

감별 • 발목관절 발등굽힘에 대한 증상완화 위치에서, 실시한 안쪽번짐에 대한 저항운동에서 증상의 변화가 있을 시에는 앞정강이근의 문제를 의심해 볼 수 있다.

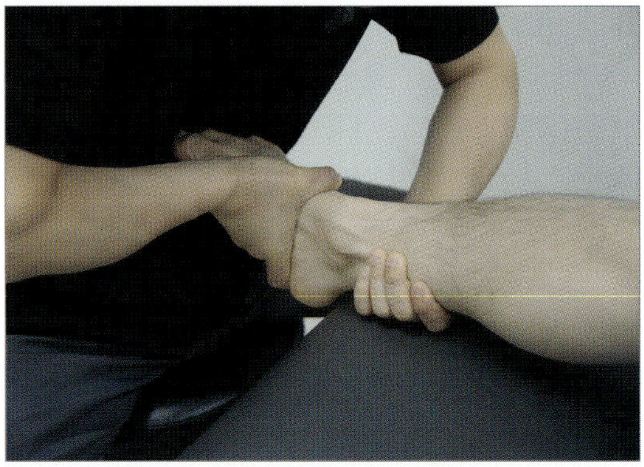

그림 12-44 앞정강이근 근육감별검사

13) L_4-레벨 신경학적 검사

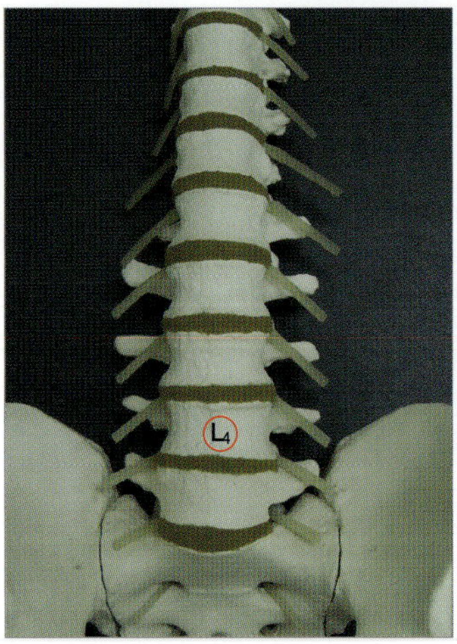

근력검사: 앞정강이근(tibialis anterior)
반사검사: 슬개힘줄 반사
감각검사: 종아리의 안쪽복사 발의 안쪽

그림 12-45 L_4 신경학적 레벨

(1) 근력검사

① 앞정강이근

자세 • 환자: 바로 누운자세에서 검사하고자 하는쪽 무릎관절 아래 쿠션을 넣고, 발목이 치료대 가장자리 밖으로 나오게 한다.
치료사: 검사하고자 하는쪽 옆에 선다.

고정 • 치료사는 팔을 서로 교차하여 고정하는 손은 넙다리의 먼쪽을 고정하고, 실행하는 손은 환자 발의 발허리부를 발등쪽에서 안쪽을 접촉한다.

실행 • 환자는 발등굽힘과 안쪽번짐 운동을 실시하고 치료사는 실행하는 손을 이용하여 발바닥쪽굽힘과 가쪽번짐운동방향으로 수동적인 저항을 가해, 앞정강이근에 대한 근력의 정도를 평가한다.

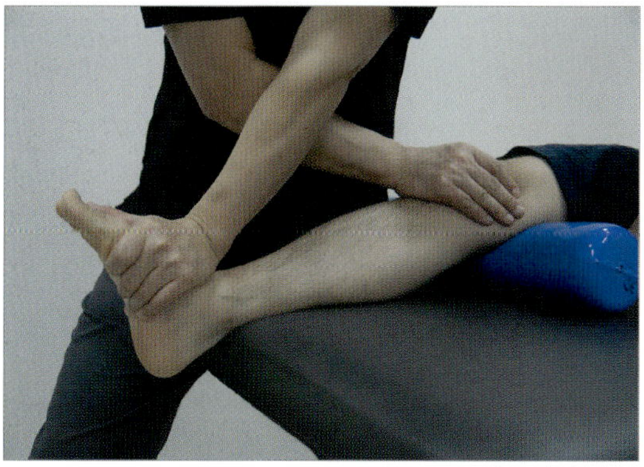

그림 12-46 L_4 신경학적 레벨 근력검사

(2) 반사검사

자세 • 환자: 의자나 치료대에 두발을 늘어뜨리고 걸터앉은 자세
치료사: 검사하고자 하는쪽 옆에 앉는다.

고정 • 넙다리의 안정을 보조한다.

실행 • 검사용 망치를 이용하여 무릎뼈 밑에서 슬개힘줄을 직각방향으로 두드린다. 오른쪽, 왼쪽 양측 비교를 통해 반사의 항진, 감소 등의 변화를 평가하여본다.

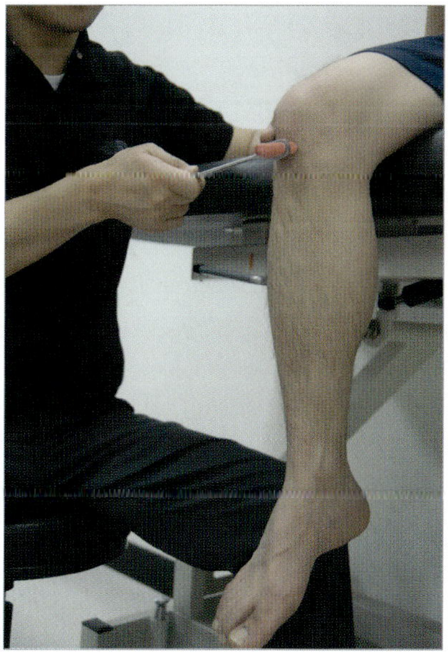

그림 12-47 L_4 신경학적 레벨 반사검사

(3) 감각검사

L_4의 신경학적 레벨인 종아리의 안쪽에 지각 이상이 있는지 다른 신경학적 레벨 부위와 비교하여 보고, 오른쪽, 왼쪽 양측을 비교 평가하여본다.

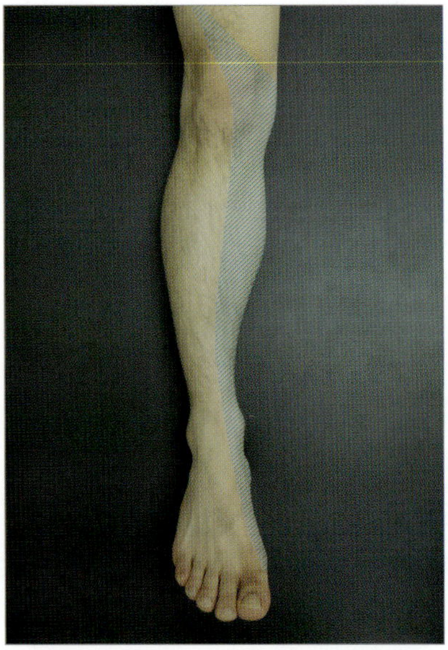

그림 12-48 L_4 신경학적 레벨 감각검사

14) L_5-레벨 신경학적 검사

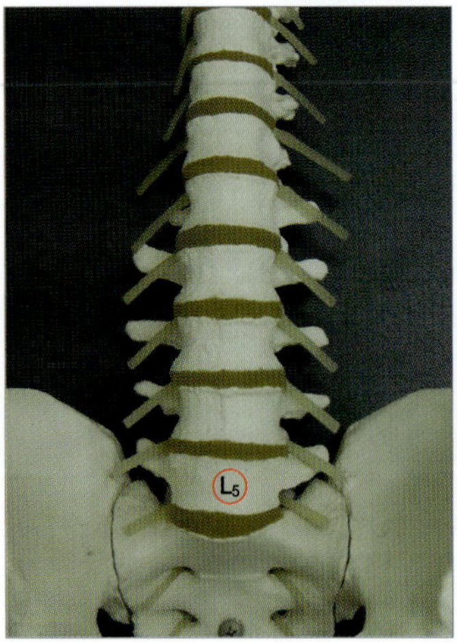

근력검사: 긴엄지폄근(extensor hallucis longus)

반사검사: 없음

감각검사: 종아리의 가쪽복사 발등

그림 12-49 L_5 신경학적 레벨

(1) 근력검사

① 긴엄지폄근

자세 • 환자: 바로 누운자세에서 검사하고자 하는쪽 무릎관절 아래 쿠션을 넣고, 발목이 치료대 가장자리 밖으로 나오게 한다.

치료사: 검사하고자 하는쪽 발 아래쪽에 앉거나 선다.

고정 • 고정하는 손을 이용하여 발허리부를 발바닥쪽에서 고정하고, 실행하는 손의 엄지손가락을 이용하여 끝마디 발가락뼈의 발등쪽을 접촉한다.

실행 • 환자는 발등굽힘운동을 실시하고 치료사는 실행하는 손을 이용하여 발바닥쪽굽힘방향으로 수동적인 저항을 가해, 긴엄지폄근에 대한 근력의 정도를 평가한다.

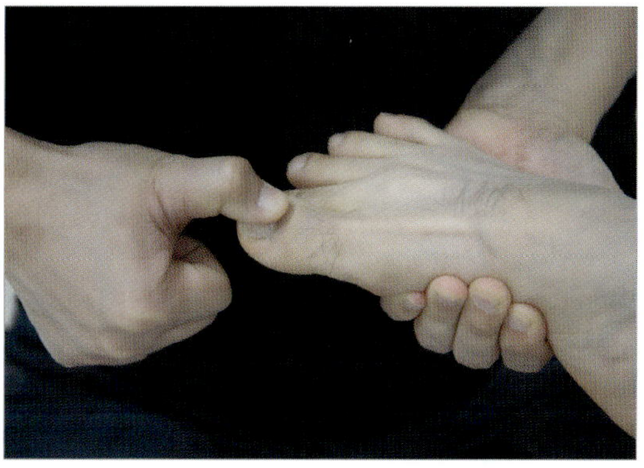

그림 12-50 L_5 신경학적 레벨 근력검사

(2) 감각검사

L_5의 신경학적 레벨인 종아리의 가쪽복사 발등에 지각 이상이 있는지 다른 신경학적 레벨 부위와 비교하여 보고, 오른쪽, 왼쪽 양측을 비교 평가하여본다.

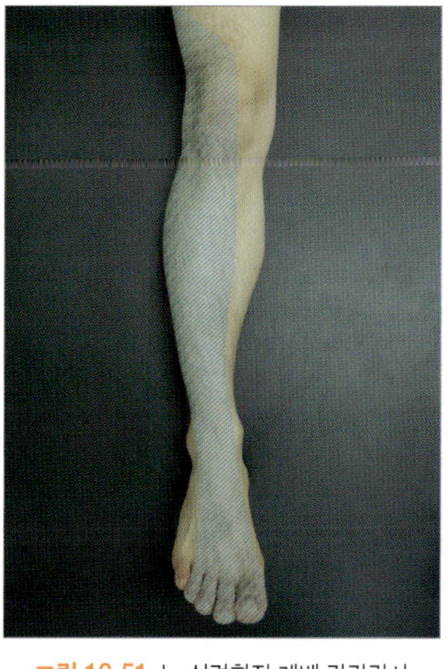

그림 12-51 L_5 신경학적 레벨 감각검사

3. 발목부 검진

치료사는 양손의 엄지와 두번째 손가락, 세번째 손가락을 이용하여 발목 주위 관절들을 구성하는 뼈들 중 몸쪽뼈를 고정하고 먼쪽뼈를 움직여 다음과 같이 발의 안쪽에서 앞쪽 그리고 바깥쪽 순으로 이동하면서 발목의 관절들을 하나씩 구분하여 검사해 볼 수 있다.

1) 발목 직선검사 추천하는 10가지 순서

(1) 목말뼈와 발배뼈

자세 • 환자: 바로 누운자세에서 검사하고자 하는쪽 무릎관절 아래 쿠션을 넣고, 발목은 치료대 가장자리 밖으로 나오게 한다.
치료사: 검사하고자하는 발 안쪽에 앉거나 선다.

고정 • 치료사는 고정하는 손의 엄지와 두번째 손가락을 이용하여 관절틈 가까운쪽에서 목말뼈를 잡아 안정시킨다.

실행 • 치료사는 실행하는 손의 엄지와 두번째 손가락을 이용하여 관절틈 가까운쪽에서 발배뼈를 잡고 치료면에 평행하게 발바닥쪽과 발등쪽으로 전단력을 가하여 검사한다.

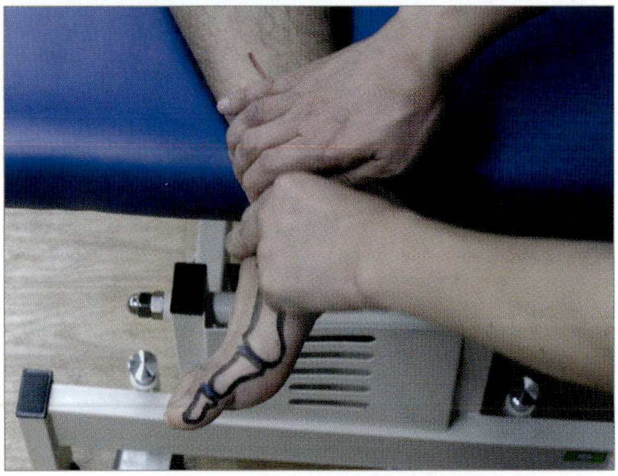

그림 10-52 목말뼈와 발배뼈

(2) 발배뼈와 안쪽, 중간, 가쪽 쐐기뼈

자세 • 환자: 바로 누운자세에서 검사하고자 하는쪽 무릎관절 아래 쿠션을 넣고, 발목이 치료대 가장자리 밖으로 나오게 한다.
치료사: 검사하고자하는 발 안쪽에 앉거나 선다.

고정 • 치료사는 고정하는 손의 엄지와 두번째 손가락을 이용하여 관절틈 가까운쪽에서 발배뼈 잡아 안정시킨다.

실행 • 치료사는 실행하는 손의 엄지와 두번째 손가락을 이용하여 관절틈 가까운쪽에서 쐐기뼈(안쪽, 중간, 가쪽)을 잡고 치료면에 평행하게 발바닥쪽과 발등쪽으로 전단력을 가하여 검사한다.

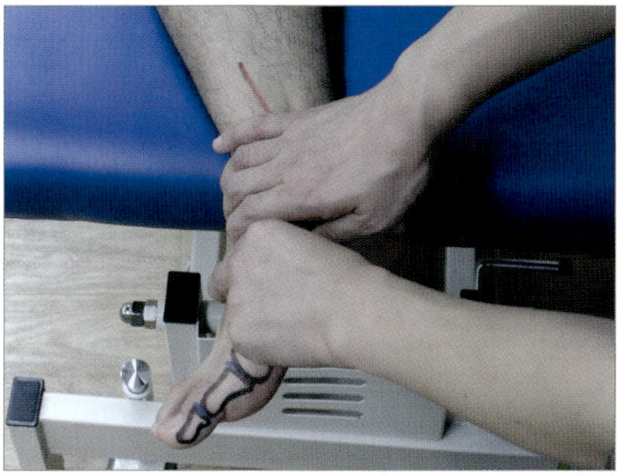

그림 12-53 발배뼈와 쐐기뼈

(3) 안쪽 쐐기뼈와 첫째 발허리뼈

자세 • 환자: 바로 누운자세에서 검사하고자 하는쪽 무릎관절 아래 쿠션을 넣고, 발목이 치료대 가장자리 밖으로 나오게 한다.
치료사: 검사하고자하는 발 안쪽에 앉거나 선다.

고정 • 치료사는 고정하는 손의 엄지와 두번째 손가락을 이용하여 관절틈 가까운쪽에서 안쪽 쐐기뼈를 잡아 안정시킨다.

실행 • 치료사는 실행하는 손의 엄지와 두번째 손가락을 이용하여 관절틈 가까운쪽에서 첫째 발허리뼈 잡고 치료면에 평행하게 발바닥쪽과 발등쪽으로 전단력을 가하여 검사한다.

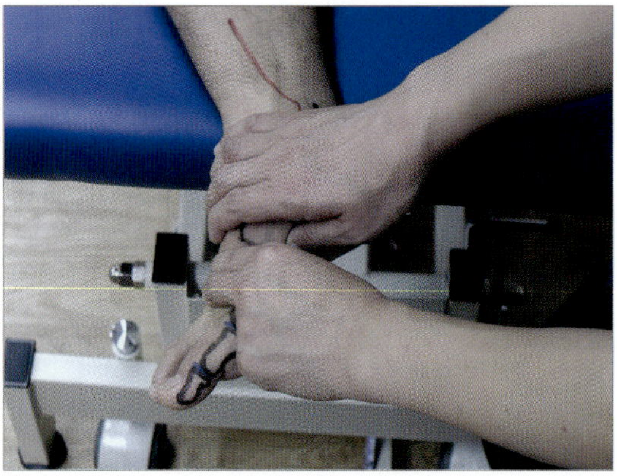

그림 12-54 첫 번째 쐐기뼈와 첫 번째 발허리뼈

(4) 중간 쐐기뼈와 둘째 발허리뼈

자세 • 환자: 바로 누운자세에서 검사하고자 하는쪽 무릎관절 아래 쿠션을 넣고, 발목이 치료대 가장자리 밖으로 나오게 한다.
치료사: 검사하고자하는 발아래쪽에 앉거나 선다.

고정 • 치료사는 고정하는 손의 엄지와 두번째 손가락, 세번째 손가락을 이용하여 관절틈 가까운쪽에서 중간 쐐기뼈를 잡아 안정시킨다.

실행 • 치료사는 실행하는 손의 엄지와 두번째 손가락, 세번째 손가락을 이용하여 관절틈 가까운쪽에서 둘째 발허리뼈 바닥을 잡고 치료면에 평행하게 발바닥쪽과 발등쪽으로 전단력을 가하여 검사한다.

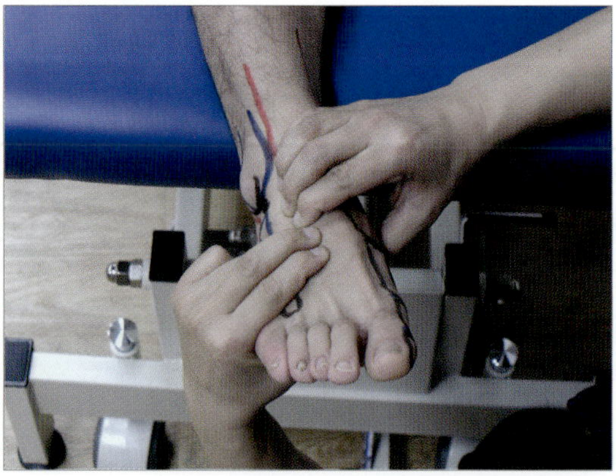

그림 12-55 두 번째 쐐기뼈와 두 번째 발허리뼈

(5) 가쪽 쐐기뼈 세째 발허리뼈

자세 • 환자: 바로 누운자세에서 검사하고자 하는쪽 무릎관절 아래 쿠션을 넣고, 발목이 치료대 가장자리 밖으로 나오게 한다.
치료사: 검사하고자하는 발아래에 앉거나 선다.

고정 • 치료사는 고정하는 손의 엄지와 두번째 손가락, 세번째 손가락을 이용하여 관절틈 가까운쪽에서 가쪽 쐐기뼈 잡아 안정시킨다.

실행 • 치료사는 실행하는 손의 엄지와 두번째 손가락, 세번째 손가락을 이용하여 관절틈 가까운쪽에서 세째 발허리뼈 바닥을 잡고 치료면에 평행하게 발바닥쪽과 발등쪽으로 전단력을 가하여 검사한다.

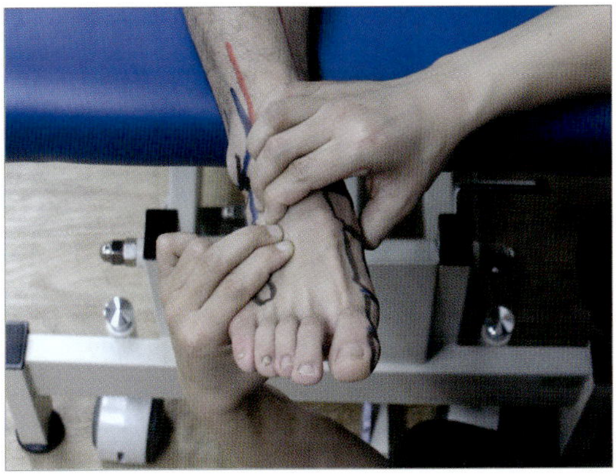

그림 12-56 세 번째 쐐기뼈와 세 번째 발허리뼈

(6) 입방뼈와 네째, 다섯째 발허리뼈

자세 • 환자: 바로 누운자세에서 검사하고자 하는쪽 무릎관절 아래 쿠션을 넣고, 발목이 치료대 가장자리 밖으로 나오게 한다.
치료사: 검사하고자하는 발 바깥쪽에 앉거나 선다.

고정 • 치료사는 고정하는 손의 엄지와 두번째 손가락, 세번째 손가락을 이용하여 관절틈 가까운쪽에서 입방뼈를 잡아 안정시킨다.

실행 • 치료사는 실행하는 손의 엄지와 두번째 손가락, 세번째 손가락을 이용하여 관절틈 가까운쪽에서 네째(다섯째) 발허리뼈 바닥을 잡고 치료면에 평행하게 발바닥쪽과 발등쪽으로 전단력을 가하여 검사한다.

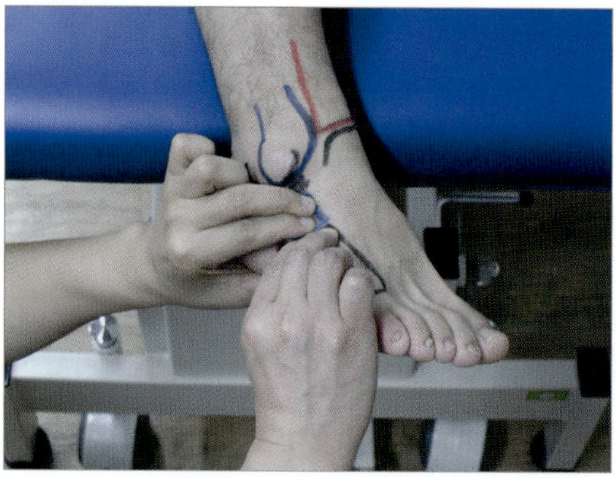

그림 12-57 입방뼈와 발허리뼈

(7) 발배뼈/가쪽 쐐기뼈와 입방뼈

자세 • 환자: 바로 누운자세에서 검사하고자 하는쪽 무릎관절 아래 쿠션을 넣고, 발목이 치료대 가장자리 밖으로 나오게 한다.
치료사: 검사하고자하는 발 바깥쪽에 앉거나 선다.

고정 • 치료사는 고정하는 손의 엄지와 두번째 손가락, 세번째 손가락을 이용하여 관절틈 가까운쪽에서 발배뼈와 가쪽 쐐기뼈의 바깥쪽을 동시에 잡아 안정시킨다.

실행 • 치료사는 실행하는 손의 엄지와 두번째 손가락, 세번째 손가락을 이용하여 관절틈 가까운쪽에서 입방뼈의 안쪽을 잡고 치료면에 평행하게 발바닥쪽과 발등쪽으로 전단력을 가하여 검사한다.

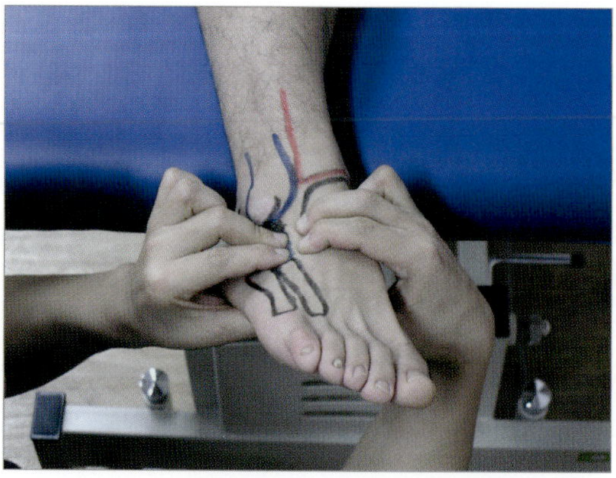

그림 12-58 발배뼈, 세 번째 쐐기뼈와 입방뼈

(8) 발꿈치뼈와 입방뼈

자세 • 환자: 바로 누운자세에서 검사하고자 하는쪽 무릎관절 아래 쿠션을 넣고, 발목이 치료대 가장자리 밖으로 나오게 한다.
치료사: 검사하고자하는 발 바깥쪽에 앉거나 선다.

고정 • 치료사는 고정하는 손의 엄지두덩과 새끼두덩 사이에 발꿈치뼈가 오게 하여 잡아 안정시킨다.

실행 • 치료사 실행하는 손의 엄지와 두번째 손가락, 두번째 손가락을 이용하여 관절틈 가까운쪽에서 입방뼈의 뒤쪽을 잡고 치료면에 평행하게 발바닥쪽과 발등쪽으로 전단력을 가하여 검사한다(손잡기를 반대로 하여 시행할 수도 있다).

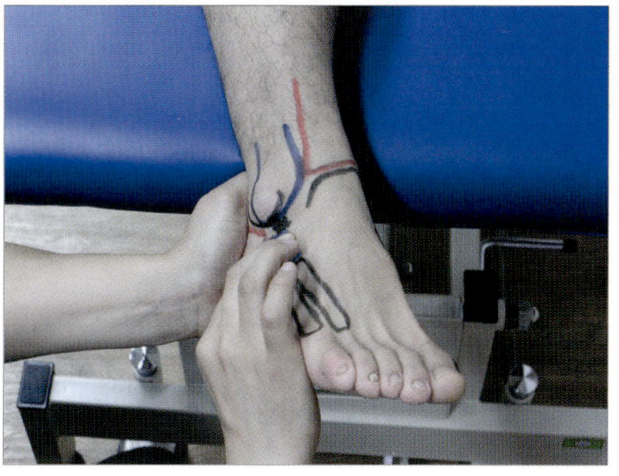

그림 12-59 발꿈치뼈와 입방뼈

(9) 목말뼈와 발꿈치뼈

자세 • 환자: 앉거나 측면으로 누워, 종아리와 목말뼈의 정강쪽면이 치료대 위에 접촉되게 한다.
치료사: 검사하고자 하는쪽 발 바깥쪽에 앉거나 선다.

고정 • 목말뼈의 안쪽을 치료대 모서리에 접촉하게 하고, 치료사는 고정하는 손으로 종아리의 바깥쪽을 접촉하여 목말뼈를 치료대에 고정한다.

실행 • 실행하는 손의 엄지두덩을 관절틈 가까이에서 발꿈치뼈에 접촉시키고 정강쪽 방향으로 전단력을 가해 검사한다. 이때 고정하는 손 두번째 손가락으로 관절틈을 촉지한다.

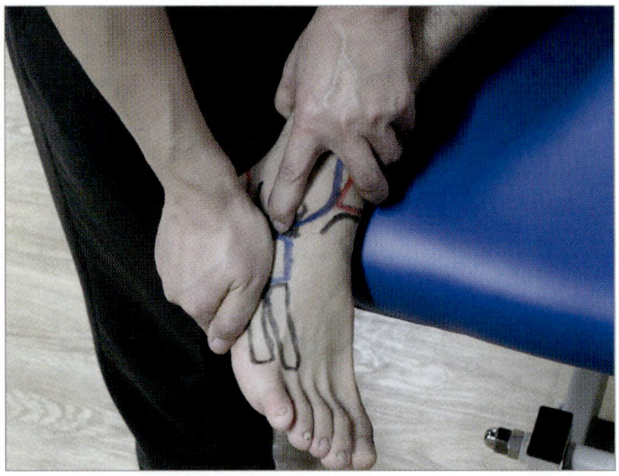

그림 12-60 목말뼈와 발꿈치뼈

(10) 발목관절

자세 • 환자: 바로누운자세에서 검사하고자 하는쪽 무릎관절을 굽혀 발뒤꿈치가 치료대에 접촉되게 하고, 발목관절은 10° 발바닥쪽굽힘이 일어나게 한다.
치료사: 검사하고자 하는 발 앞에 앉거나 선다.

고정 • 치료사 고정하는 손으로 환자의 발앞쪽부를 발등쪽에서 잡고, 발꿈치뼈를 치료대 위에 접촉시켜 간접적으로 목말뼈가 고정되도록 한다.

실행 • 치료사 실행하는 손으로 환자의 종아리를 잡고, 이것을 뒤쪽으로 움직여 상대적으로 목말뼈에 앞쪽 전단력이 가해지도록 하여 검사한다.

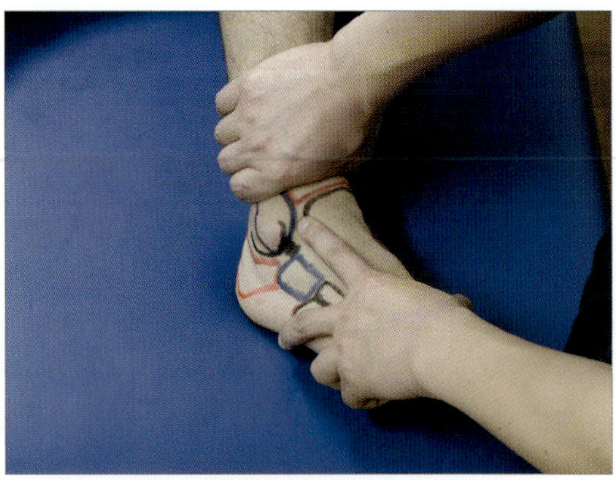

그림 12-61 발목관절

CHAPTER 13

다리

종아리는 정강뼈(tibia), 종아리뼈(fibular), 그리고 뼈사이막(interosseous membrane)으로 이루어지며, 먼쪽 정강종아리인대결합(distal tibiofibular syndesmosis) 뼈사이막에 의한 정강종아리인대결합(tibiofibular syndesmosis) 및 몸쪽 정강종아리관절(proximal tibiofibular joint)을 형성한다.

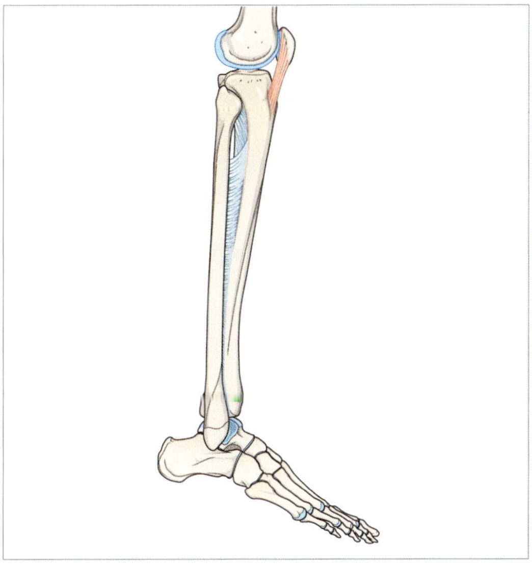

그림 13-1 종아리

1. 먼쪽 정강종아리인대결합 Distal tibiofibular syndesmosis

1) 기능해부학

앞·뒤 정강종아리인대(Ant. Post. tibiofibular ligament)에 의한 인대결합으로 단지 경미한 탄력적인 움직임만이 존재한다.

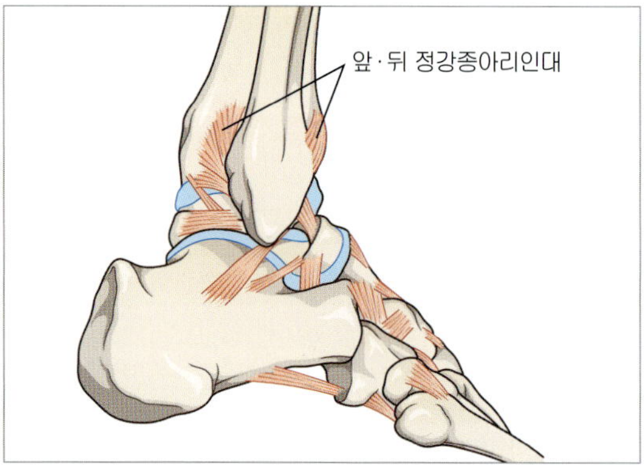

그림 13-2 앞·뒤 정강종아리인대

2. 정강종아리인대결합 Tibiofibular syndesmosis

1) 기능해부학

정강뼈와 종아리뼈 사이 뼈사이막에 의한 인대결합으로 정강뼈를 기준으로 종아리뼈의 약간의 움직임만이 가능하다.

3. 몸쪽 정강종아리관절 Proximal tibiofibular syndesmosis

1) 기능해부학

(1) **해부학적 분류:** 단순관절

(2) **역학적인 분류:** 무릎관절과 연결된 경우 복합관절

(3) **볼록 관절면:** 정강뼈의 관절면

(4) **오목 관절면:** 종아리뼈의 관절면

(5) **치료면:** 종아리뼈의 오목한 관절면에 위치

2) 뼈운동형상학

종아리뼈의 독자적인 움직임은 일어나지 않는다. 다만 발목관절의 움직임 시 종아리뼈의 동반 움직임이 일어나고, 이런 종아리뼈의 동반 움직임은 무릎관절 움직임에서도 수반된다.

(1) **목말밑관절 안쪽번짐**: 종아리뼈머리가 먼쪽 방향과 약간 뒤쪽으로 움직인다.
(2) **목말밑관절 가쪽번짐**: 종아리뼈머리가 몸쪽 방향과 약간 앞쪽으로 움직인다.
(3) **무릎관절 바깥쪽돌림(90° 굽힘 상태)**: 종아리뼈머리는 뒤쪽으로 움직인다.
(4) **무릎관절 안쪽돌림((90° 굽힘 상태)**: 종아리뼈머리는 앞쪽으로 움직인다.

3) 회선검사

(1) 발등쪽굽힘회선검사

자세 • 환자: 바로 누운자세에서 검사하고자 하는쪽 무릎관절 아래 쿠션을 넣고, 발목이 치료대 가장자리 밖으로 나오게 한다.
치료사: 검사하고자 하는쪽발 안쪽에 선다.

① **능동검사**

발목관절의 발등쪽굽힘 운동을 시작위치에서 발등쪽굽힘이 가능한 마지막 위치까지 능동적으로 수행하게 한다.

② **능동부가검사**

고정 • 치료사는 고정하는 손으로 발목관절 바로 위에서 종아리를 치료대에 고정한다.

실행 • 환자가 능동적으로 수행한 발목관절 발등쪽굽힘의 마지막 위치에서 치료사는 실행하는 손을 이용하여 발바닥쪽에서 발꿈치뼈와 목말뼈를 잡고 발등쪽굽힘방향으로 수동적인 압력을 가해 마지막 정지위치까지 간다

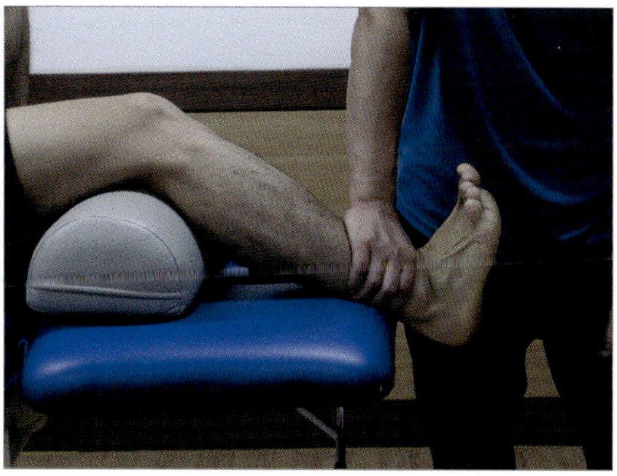

그림 13-3 종아리관절 발등쪽굽힘능동부가검사

③ **수동검사**

고정 • 치료사는 고정하는 손으로 발목관절 바로 위에서 종아리를 치료대에 고정한다.

실행 • 시작위치에서 치료사는 실행하는 손을 이용하여 발바닥쪽에서 발꿈치뼈와 목말뼈를 잡고 발등쪽굽힘방향으로 마지막 정지위치까지 수동 발등쪽굽힘운동을 실시한다.

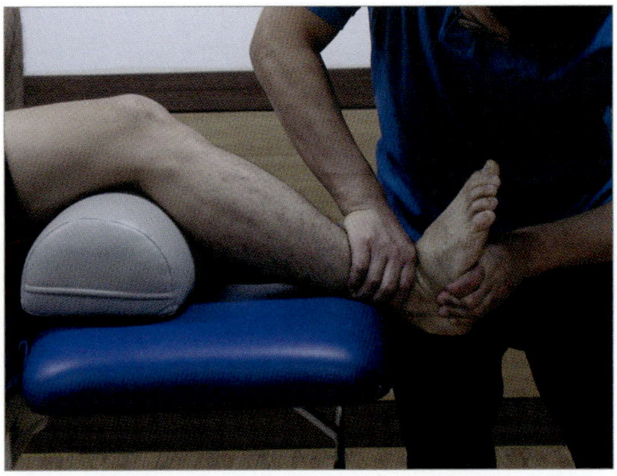

그림 13-4 종아리관절 발등쪽굽힘수동검사

(2) 발바닥쪽굽힘회선검사

자세 • 환자: 바로 누운자세에서 검사하고자 하는쪽 무릎관절 아래 쿠션을 넣고, 발목이 치료대 가장자리 밖으로 나오게 한다.
치료사: 검사하고자 하는쪽 발 안쪽에 선다.

① **능동검사**

발목관절의 발바닥쪽굽힘 운동을 시작위치에서 발바닥쪽굽힘이 가능한 마지막 위치까지 능동적으로 수행하게 한다.

② **능동부가검사**

고정 • 치료사는 고정하는 손으로 발목관절 바로 위에서 종아리를 치료대에 고정한다.

실행 • 환자가 능동적으로 수행한 발목관절 발바닥쪽굽힘의 마지막 위치에서 치료사는 실행하는 손을 이용하여 발등쪽에서 목말뼈를 잡고 발바닥쪽굽힘방향으로 수동적인 압력을 가해 마지막 정지위치까지 간다.

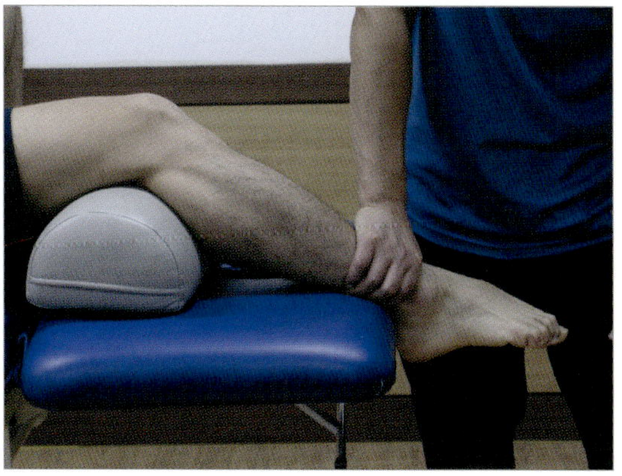

그림 13-5 종아리관절 발바닥쪽굽힘능동부가검사

③ **수동검사**

고정 • 치료사 고정하는 손으로 발목관절 바로 위에서 종아리를 치료대에 고정한다.

실행 • 시작위치에서 치료사의 실행하는 손을 이용하여 발등쪽에서 목말뼈를 잡고 발바닥쪽굽힘방향으로 마지막 정지위치까지 수동 발바닥쪽굽힘운동을 실시한다.

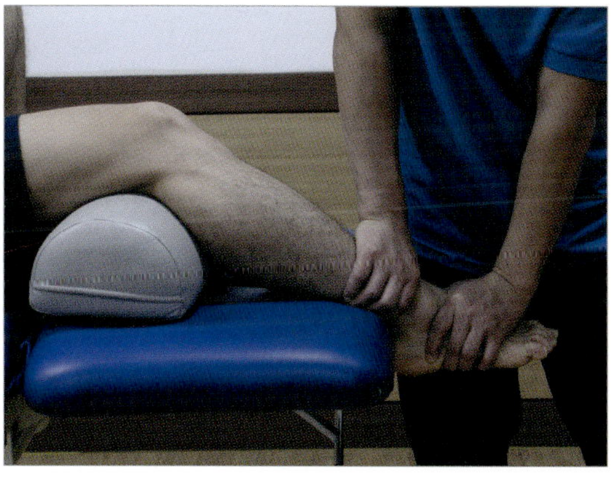

그림 13-6 종아리관절 발바닥쪽굽힘수동검사

4) 직선 검사(먼쪽 정강종아리인대결합)

(1) 압박 검사

자세 • 환자: 바로 누운자세에서 검사하고자 하는쪽 무릎관절 아래 쿠션을 넣고, 발목이 치료대 가장자리 밖으로 나오게 한다.
치료사: 검사하고자 하는쪽 발 아래쪽에 선다.

고정 • 치료사는 고정하는 손의 엄지두덩을 안쪽복사에 접촉하고 나머지 손가락으로 발목관절 뒤쪽을 잡아 안정시킨다.

실행 • 치료사의 실행하는 손의 엄지두덩을 가쪽복사에 접촉하고 나머지 손가락은 발목관절 뒤쪽에서 고정하는 손 손가락 위에 겹쳐 놓고, 양쪽 엄지두덩을 이용하여 안쪽·가쪽복사에 압박력을 가하여 검사한다.

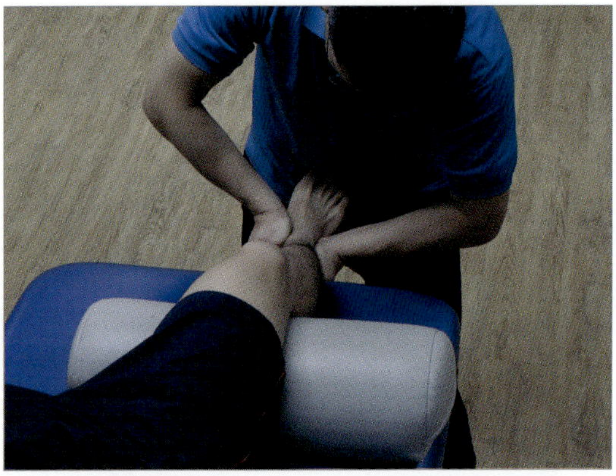

그림 13-7 먼쪽정강종아리인대결합 압박검사

(2) 앞쪽 미끄러트림 직선검사(먼쪽 정강종아리인대결합)

자세 • 환자: 바로 누운자세에서 검사하고자 하는쪽 무릎관절 아래 쿠션을 넣고, 발목이 치료대 가장자리 밖으로 나오게 한다.
치료사: 검사하고자 하는쪽 발앞에 선다.

고정 • 치료사의 고정하는 손은 발목관절 바로 위에서 종아리를 안쪽에서 잡아 정강이뼈를 치료대에 안정시킨다.

실행 • 치료사의 실행하는 손의 엄지와 두번째 손가락을 이용하여 가쪽복사의 앞·뒤를 접촉하고 치료면에 평행하게 앞쪽(바깥쪽)으로 직선적인 전단력을 가하여 검사한다.

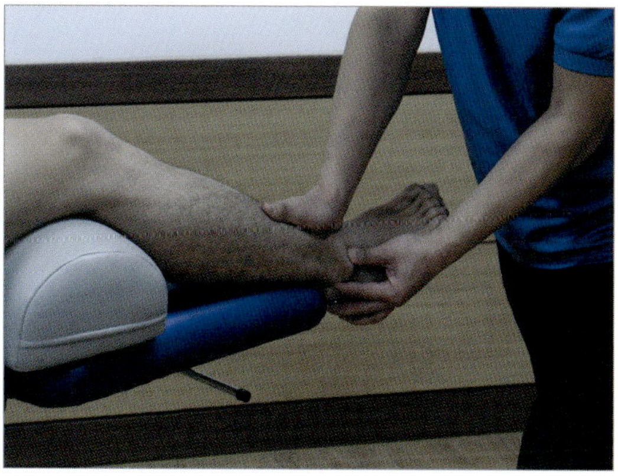

그림 13-8 먼쪽정강종아리인대결합 앞쪽미끄러트림검사

(3) 뒤쪽 미끄러트림 직선검사(먼쪽 정강종아리인대결합)

자세 • 환자: 바로 누운자세에서 검사하고자 하는쪽 무릎관절 아래 쿠션을 넣고, 발목이 치료대 가장자리 밖으로 나오게 한다.
치료사: 검사하고자 하는쪽 발 아래쪽에 선다.

고정 • 치료사의 고정하는 손은 발목관절 바로 위에서 종아리를 안쪽에서 잡아 정강이뼈를 치료대에 안정시킨다.

실행 • 치료사의 실행하는 손의 엄지와 두번째 손가락을 이용하여 가쪽복사를 앞·뒤를 접촉하고, 치료면에 평행하게 뒤쪽(안쪽)으로 직선적인 전단력을 가하여 검사한다.

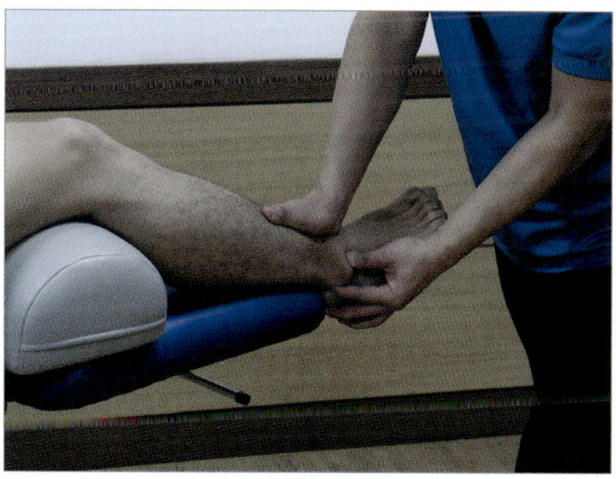

그림 13-9 먼쪽정강종아리인대결합 뒤쪽미끄러트림검사

(4) 압박직선검사(몸쪽 정강종아리관절)

자세 • 환자: 바로누운자세에서 검사하고자 하는쪽 무릎관절을 굽혀 발바닥이 치료대에 접촉하도록 한다.

치료사: 검사하고자 하는쪽을 마주보고 앉는다.

고정 • 치료사의 고정하는 손 엄지두덩을 무릎관절 바로 아래 종아리의 안쪽에서 정강뼈에 접촉하여 정강뼈를 고정한다.

실행 • 치료사의 실행하는 손 엄지두덩은 종아리의 바깥쪽에서 종아리뼈머리에 접촉하도록 하고, 양쪽 엄지두덩을 이용하여 치료면에 수직으로 직선적인 압박력을 가하여 검사한다.

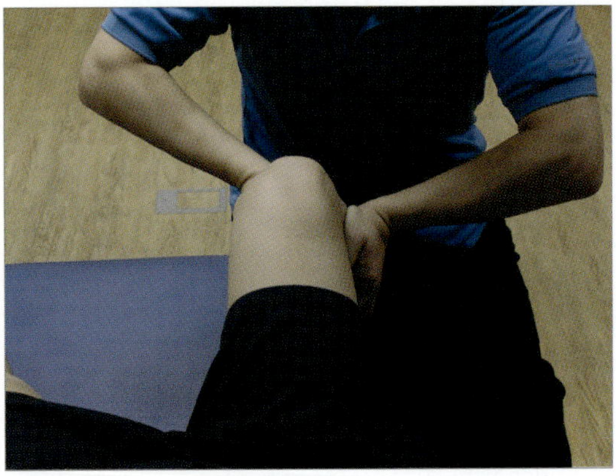

그림 13-10 몸쪽정강종아리관절 압박검사

(5) 앞쪽 미끄러트림 직선검사(몸쪽 정강종아리관절)

자세 • 환자: 바로누운자세에서 검사하고자 하는쪽 무릎관절을 굽혀 발바닥이 치료대에 접촉하도록 한다.

치료사: 검사하고자 하는쪽을 마주보고 서거나 앉는다.

고정 • 치료사의 고정하는 손은 무릎관절 바로 아래에서 종아리의 안쪽에서 정강뼈를 잡아 고정한다.

실행 • 치료사의 실행하는 손의 엄지와 두번째 손가락, 세번째 손가락을 이용하여 종아리뼈머리 앞·뒷면을 접촉하고 치료면에 평행하게 앞쪽(바깥쪽·꼬리쪽)으로 직선적인 전단력을 가하여 검사한다.

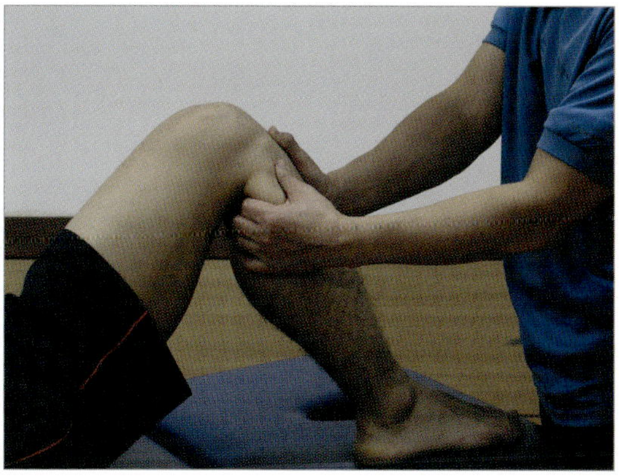

그림 13-11 몸쪽정강종아리관절 앞쪽미끄러트림검사

(6) 뒤쪽 미끄러트림 검사(몸쪽 정강종아리관절)

자세 • 환자: 바로누운자세에서 검사하고자 하는쪽 무릎관절을 굽혀 발바닥이 치료대에 접촉하도록 한다.

치료사: 검사하고자 하는쪽을 마주보고 앉거나 선다.

고정 • 치료사의 고정하는 손은 무릎관절 바로 아래에서 종아리의 안쪽에서 정강뼈를 잡아 고정한다.

실행 • 치료사의 실행하는 손의 엄지와 두번째 손가락, 세번째 손가락을 이용하여 종아리뼈머리의 앞·뒷면을 접촉하고 치료면에 평행하게 뒤쪽(안쪽·머리쪽)으로 직선적인 전단력을 가하여 검사한다.

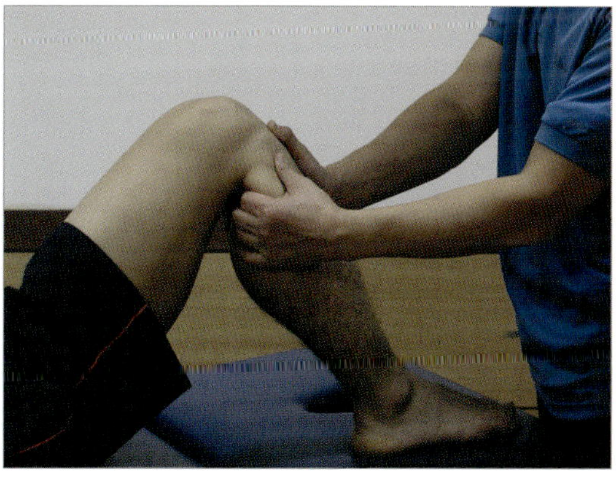

그림 13-12 몸쪽정강종아리관절 뒤쪽미끄러트림검사

CHAPTER 14

무릎

무릎관절부는 넙다리뼈(femur)와 반달(meniscus), 정강뼈(tibia)에 의한 무릎관절(knee joint)과 넙다리뼈와 무릎뼈(patellar)에 의한 슬개넙다리관절(patellofemoral joint)로 구분된다.

1. 무릎관절부 촉지

1) 무릎뼈

무릎뼈(patella)를 촉지할 때는 무릎뼈 바깥쪽 위쪽에서 무릎뼈와 넙다리뼈 가쪽관절융기와의 경계면을 먼저 확인해야 한다. 무릎관절 굽힘 시 물렁조직의 신장으로 이곳은 다른 부위보다 무릎뼈와 넙다리뼈가 밀착되어 그 경계가 명확하지 않아, 찾기가 어려워진다. 그래서 이 경계를 먼저 찾아 확인한 후, 이것을 기준으로 하여 무릎뼈 외형을 두 번째 손가락으로 촉지하며 무릎뼈를 표시할 수 있다.

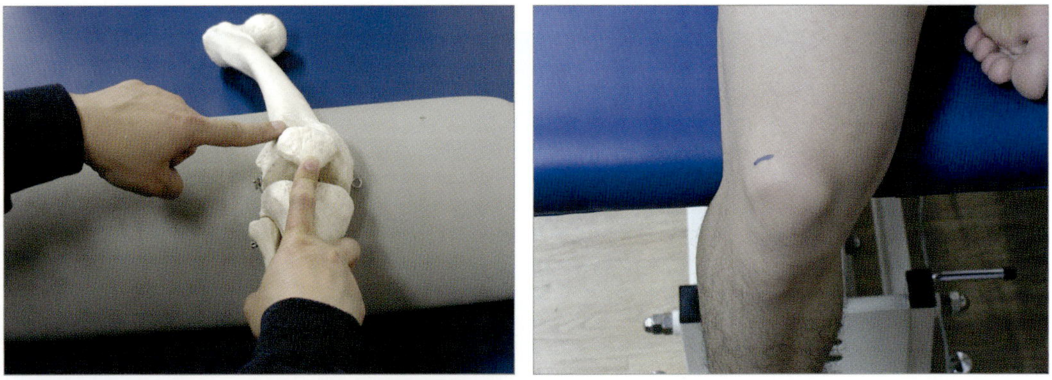

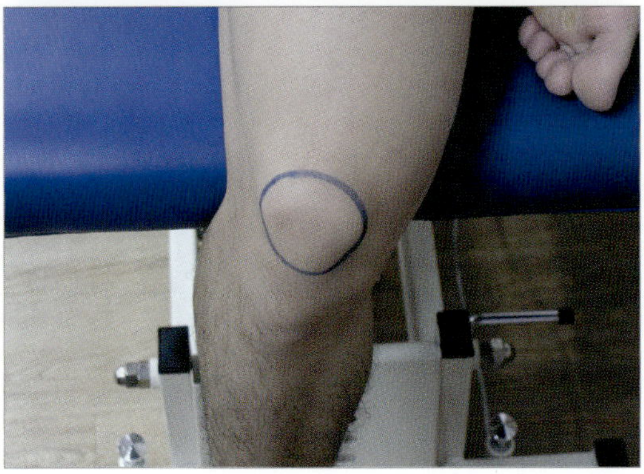

그림 14-1 무릎뼈

2) 정강뼈거친면

무릎뼈 끝(apex)에서 곧장 아래로 내려가면 무릎인대가 닿는 정강뼈의 돌출부인 정강뼈거친면(tibia tuberosity)을 쉽게 찾아 표시 할 수 있다.

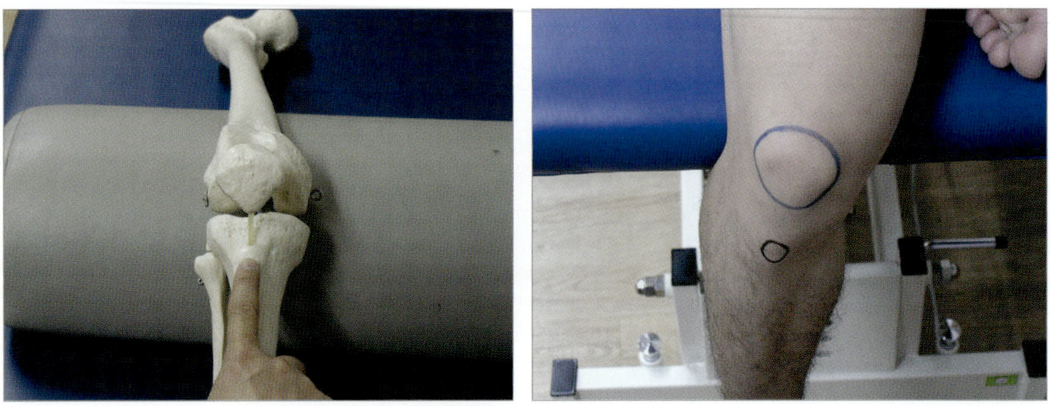

그림 14-2 정강뼈거친면

3) 무릎인대

무릎뼈와 정강뼈거친면 사이를 연결하는 무릎인대(patellar tendon)는 먼저 무릎인대의 안쪽·바깥쪽 경계를 찾아 확인하고 연이어 무릎뼈의 끝과 정강뼈거친면을 연결하면 무릎인대의 외형을 표시 할 수 있다.

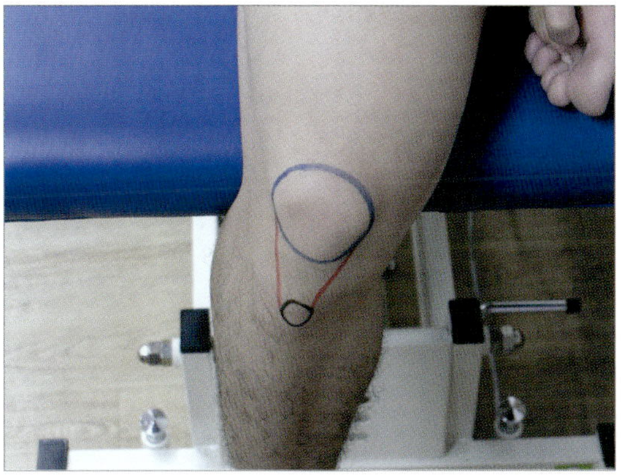

그림 14-3 무릎인대

4) 정강뼈고평부

대상자가 치료대 가장자리에 종아리를 늘어뜨리고 앉으면, 종아리의 무게로 인해 관절 간격이 넓어져 쉽게 정강뼈 고평부(tibia plateau) 경계를 촉진하여 표시할 수 있다.

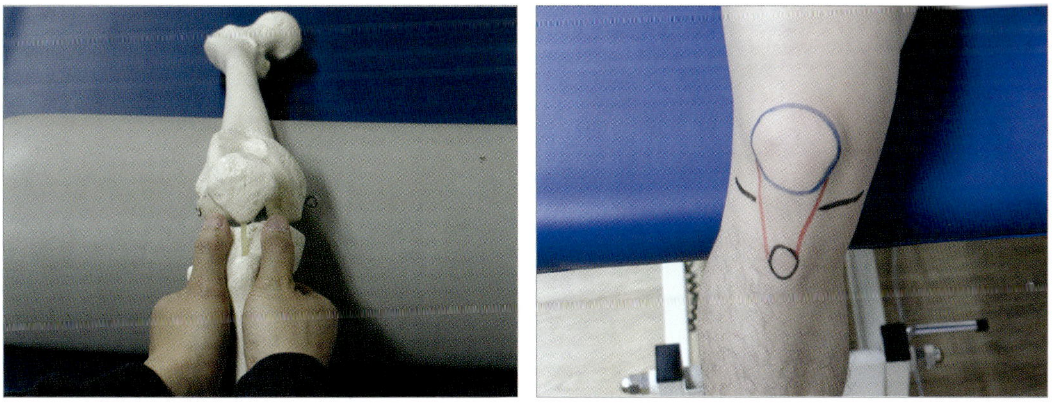

그림 14-4 정강뼈고평부

5) 정강뼈의 관절융기

정강뼈고평부의 바깥쪽 경계와 안쪽 경계를 기준으로 정강뼈의 안쪽관절융기(medial condyle)와 가쪽관절융기(lateral condyle)를 표시한다. 실제 정강뼈의 관절융기부는 앞쪽에서 측면 그리고 뒤쪽에 이르기까지 연이어 연결되어 위치하고 있는 입체적 구조이기 때문에 이것을 모두 다 표현하기에는 어려움이 있어 주로 앞쪽에서 확인되는 경계 부위까지만 표시하여 나타낸다.

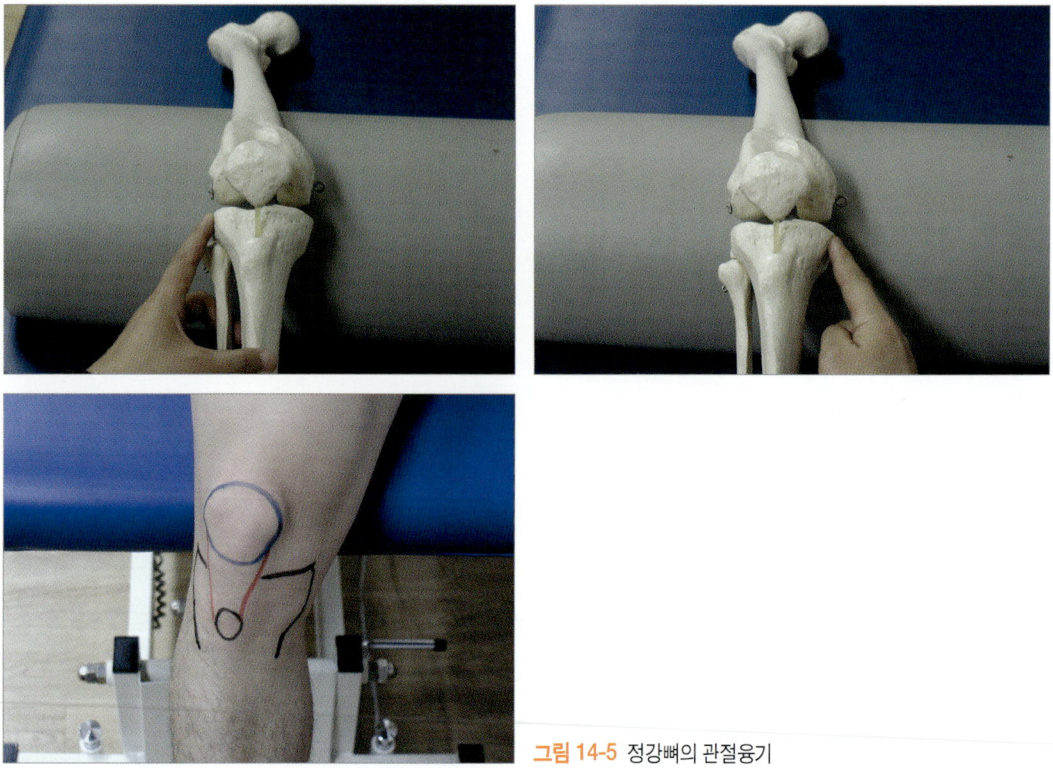

그림 14-5 정강뼈의 관절융기

6) 제르디씨결절과 거위발

정강뼈거친면에서 가쪽·위쪽으로 이동하다보면 정강뼈의 바깥쪽부분에서 돌출부가 촉지되는데, 이것이 엉덩정강근막띠(iliotibial band)가 닿는 정강뼈의 제르디씨결절(Gerdy' s tubercle)이다. 정강뼈거친면에서 안쪽·아래쪽으로 이동하다보면 명확하게 촉지 되는 것은 아니지만 정강뼈 안쪽관절융기에서 정강뼈로 이행되는 평편한 부위에서 반힘줄모양근(semitendinosus), 넙다리빗근(sartorius), 두덩정강근(gracilis) 등이 닿는 거위발(Pes anserinus) 부위를 확인할 수 있다.

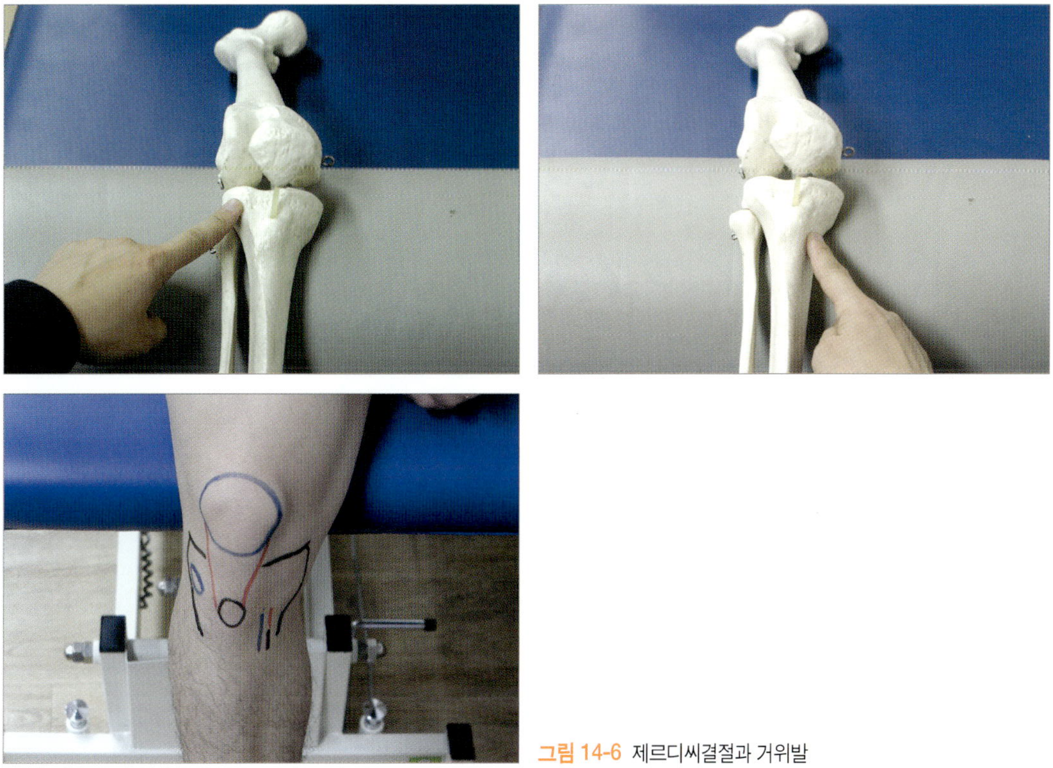

그림 14-6 제르디씨결절과 거위발

7) 종아리뼈 머리

종아리뼈 머리(head of fibular)는 정강뼈의 제르디씨결절 바깥쪽부에서 찾아 볼 수 있다. 종아리뼈머리는 정강뼈를 기준으로 앞쪽(바깥쪽 · 아래쪽)과 뒤쪽(안쪽 · 위쪽)방향으로 움직여지기 때문에 이 움직임을 통해 보다 명확하게 그 경계를 찾아 볼 수 있다. 또한 여기에서 몸쪽 정강종아리관절도 확인해 볼 수 있다.

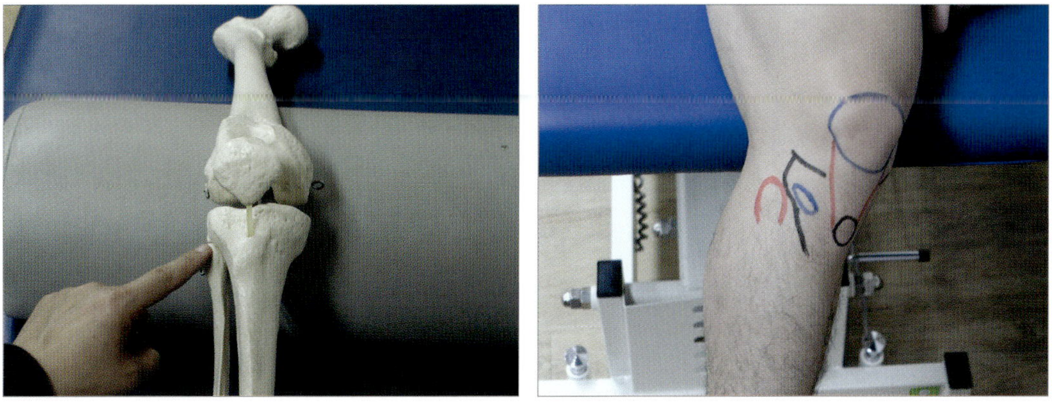

그림 14-7 종아리뼈머리

8) 넙다리뼈 가쪽관절융기

넙다리뼈 가쪽관절융기(lateral condyle of femur)의 경계는 무릎관절을 굽혔을 때 보다 명확해 진다. 따라서 무릎관절을 굽힌 상태에서 넙다리뼈의 바깥쪽, 먼쪽끝에서, 먼저 무릎뼈와 넙다리뼈 가쪽관절융기와의 경계를 찾고, 가쪽관절융기의 경계를 따라 바깥쪽으로 이동하면서 넙다리뼈의 가쪽관절융기 외형을 표시한다.

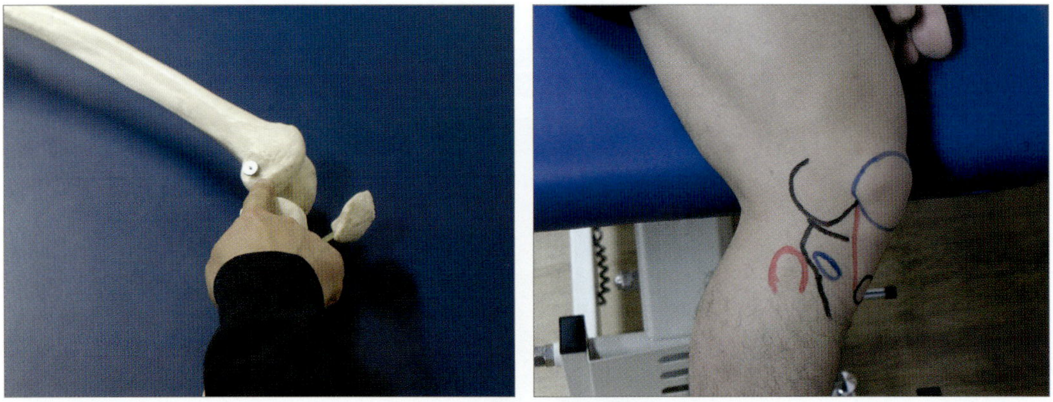

그림 14-8 넙다리뼈 가쪽관절융기

9) 넙다리뼈 안쪽관절융기

넙다리뼈 안쪽관절융기(medial condyle of femur)의 경계도 무릎관절을 굽혔을 때 보다 명확해 진다. 따라서 무릎관절을 굽히고 넙다리의 안쪽, 먼쪽끝에서 무릎뼈와 넙다리뼈 안쪽관절융기와의 경계를 찾고 넙다리뼈 안쪽관절융기의 경계를 따라 안쪽으로 이동하면서 넙다리뼈의 안쪽관절융기 외형을 표시한다. 넙다리뼈 안쪽관절융기의 안쪽끝에서 큰모음근(adductor magnus)의 닿는곳을 제공하는 모음근결절(adductor tubercle)을 촉지할 수 있다.

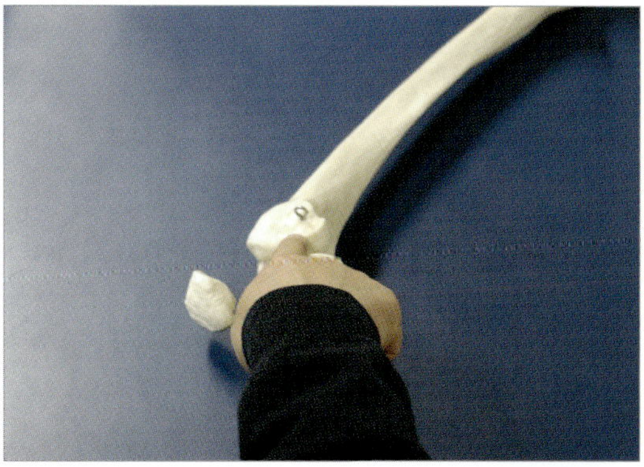
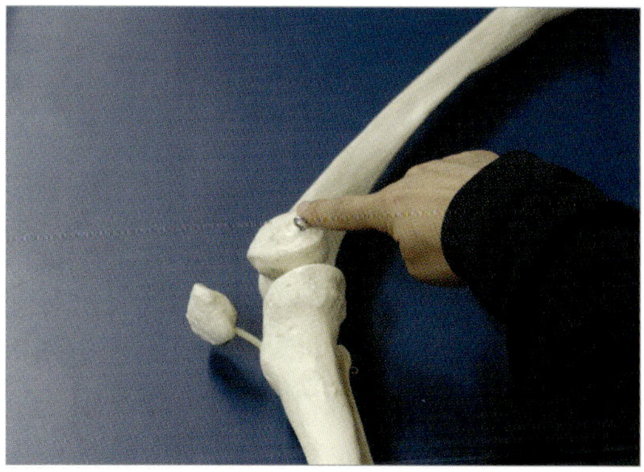
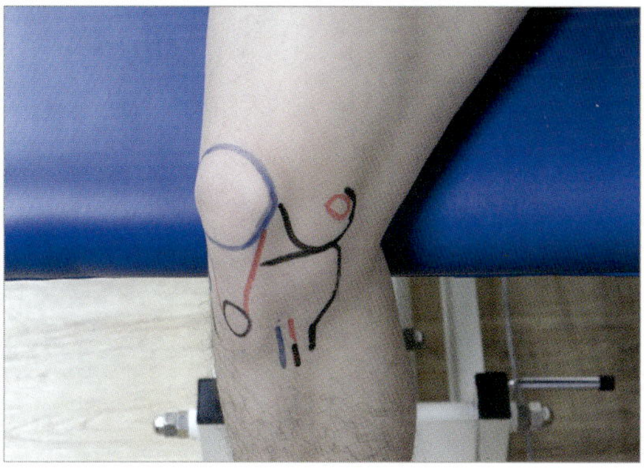

그림 14-9 넙다리뼈 안쪽관절융기

10) 먼쪽 넙다리뼈

넙다리뼈(femur)의 먼쪽 앞쪽에서는 넙다리네갈래근(quadriceps)으로 인해 넙다리뼈몸통을 명확하게 촉지해 볼 수는 없다. 그러므로 넙다리뼈의 안쪽관절융기와 가쪽관절융기를 기준으로 해서 몸쪽 넙다리의 바깥쪽·위쪽에 위치하고 있는 넙다리뼈큰돌기(greater trochanter)를 향해 있는 넙다리뼈몸통의 외형을 표시할 수 있게 된다.

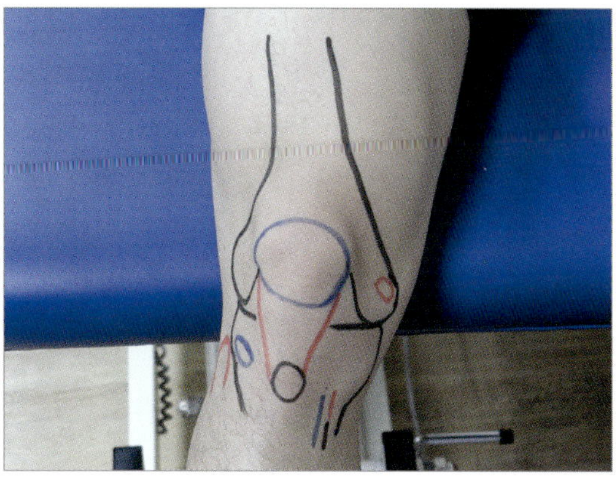

그림 14-10 넙다리뼈

2. 무릎관절knee joint

1) 기능해부학

(1) **해부학적**: 복합

(2) **역학적**: 단순 2축(변형된 계란형)/3축 관절(모음 · 벌림 포함; 변형되지 않은 계란형)/ 복합관절(몸쪽 정강종아리관절 포함)

(3) **볼록면**: 넙다리뼈 먼쪽

(4) **오목면**: 정강뼈의 몸쪽

(5) **치료면**: 정강뼈 몸쪽 오목면에 위치

정강뼈의 오목관절면은 융기사이융기(intercondylar eminence)에 의해 안쪽 · 가쪽관절융기로 나누어지며, 각각 안쪽 · 가쪽 반달(meniscus)의 아래쪽과 관절을 이루게 된다. 안쪽고평부의 안쪽과절면(medial facet)은 오목한 반면 가쪽고평부의 가쪽관절면(lateral facet)은 상대적으로 볼록하기 때문에 바깥쪽에서는 운동성이 크고, 이에 비해 안쪽에서는 안정성이 높은 특징을 가지게 된다.

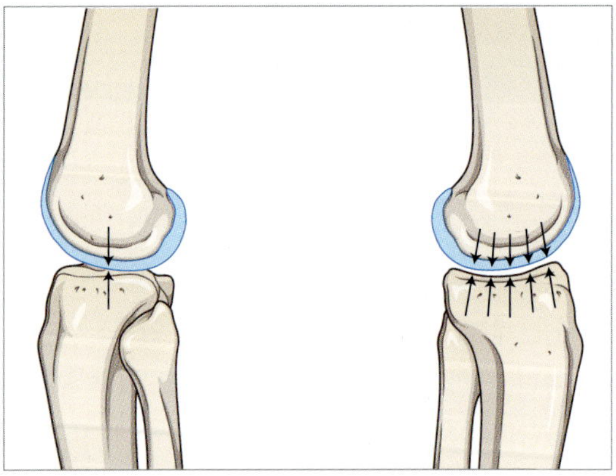

그림 14-11 무릎관절

넙다리뼈 먼쪽(안쪽 · 바깥쪽의) 양쪽 볼록면은 각각의 반달과 관절을 이루고, 정강뼈의 몸쪽 끝의 양쪽 오목면도 각각의 반달과 관절을 이룬다. 안쪽 반달은 C자 모양으로 안쪽 곁인대, 관절주머니 등과 붙어 있어 움직임성이 떨어지는 반면, O자 형태를 취하는 가쪽 반달은 이는 곳과 닿는곳 사이 간격이 좁고, 독립적이어서 움직임성이 상대적으로 크다.

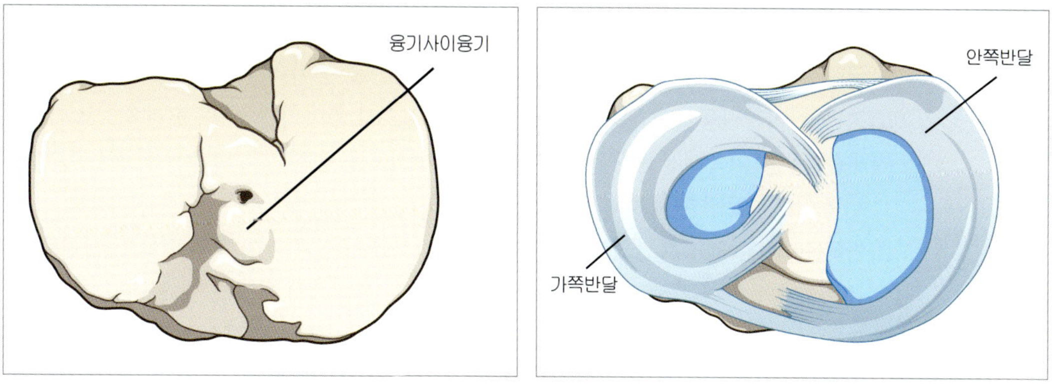

그림 14-12 정강뼈의 고평부와 반달

또한 반달은 관절의 적합성을 증가시키는 기능을 하고 있다. 즉, 관절하는 부위의 접촉면을 넓게 하여 넙다리뼈와 정강뼈사이에서 발생하는 접촉력을 감소시킨다. 특히 바깥쪽부의 상대적인 큰 움직임성은 정강뼈의 가쪽고평부 관절면이 볼록하기 때문에 발생하는데 이에 대응하여 잘 움직일 수 있도록, 가쪽반달이 O자 형태를 취하고 있다. 또한 가쪽반달은 넙다리뼈 움직임에 적절하게 반응하여 관절의 적합성을 증가시키기 위해 반달넙다리인대(meniscofemoral ligament)에 의해 앞쪽·안쪽방향과 앞쪽·위쪽방향으로 당겨지는 형태를 취하고 있다.

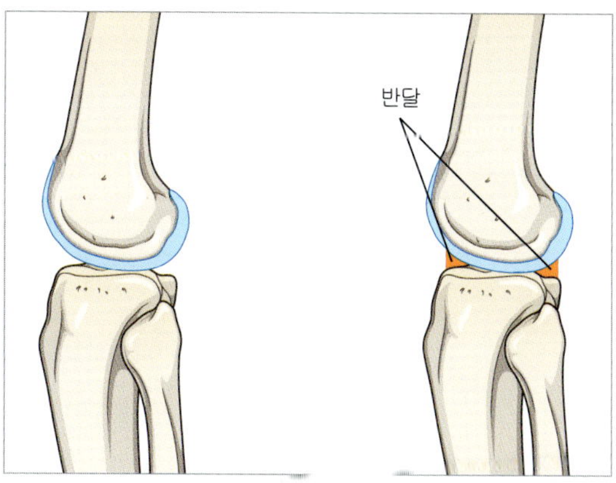

그림 14-13 반달

2) 뼈운동형상학

(1) **굽힘**: 넙다리관절융기를 통과하는 전두축을 중심으로 종아리가 뒤쪽, 머리쪽으로 이동한다.

(2) **폄**: 넙다리관절융기를 통과하는 전두축을 중심으로 종아리가 앞쪽, 꼬리쪽으로 이동한다.

(3) **바깥쪽돌림**: 안쪽정강뼈관절면을 통과하는 수직축을 중심으로 안쪽은 앞쪽으로, 바깥쪽은 뒤쪽으로 이동한다.

(4) **안쪽돌림**: 안쪽정강뼈관절면을 통과하는 수직축을 중심으로 안쪽은 뒤쪽으로, 바깥쪽은 앞쪽으로 이동한다(돌림운동은 무릎관절 90° 굽힘 상태에서 가장 크게 일어난다).

(5) **모음**: 수동적인 움직임으로 넙다리뼈를 통과하는 시상축을 중심으로 종아리의 안쪽옆굽힘 움직임

(6) **벌림**: 수동적인 움직임으로 넙다리뼈를 통과하는 시상축을 중심으로 종아리의 가쪽옆굽힘 움직임(모음과 벌림운동은 무릎관절 30° 굽힘 상태에서 가장 크다).

무릎관절의 굽힘과 폄 시 반달은 굽힘 시에는 뒤쪽으로 이동하고, 폄 시에는 앞쪽으로 이동한다. 반면 바깥쪽돌림 시에는 안쪽 반달은 뒤쪽으로 이동하고 바깥쪽 반달을 앞쪽으로 이동한다. 상대적으로 안쪽돌림 시에는 안쪽 반달은 앞쪽으로, 바깥쪽 반달은 뒤쪽으로 이동하게 된다.

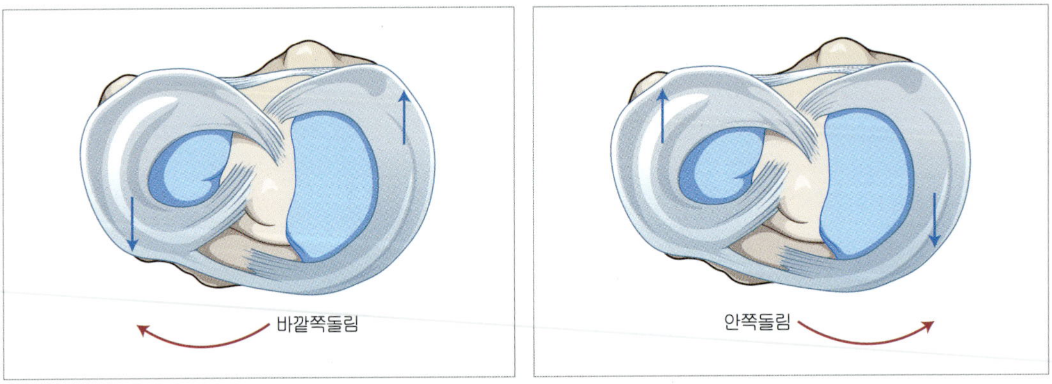

그림 14-14 무릎관절 돌림운동 뼈운동형상학

곁인대는 굽힘이나 폄 시 일정한 길이를 유지할 수 있다. 그 이유는 무릎관절 굽힘 시 앞쪽에 위치하는 섬유들은 팽팽해지는 반면, 뒤쪽에 위치한 섬유들은 오히려 느슨해지는 특성 때문이다. 이것은 무릎관절의 과도한 폄 시에도 상대적인 특성이 동일하게 적용되기 때문에 같은 원리로 작용한다. 따라서 이런 원리로 인해 관절움직임에도 불구하고 곁인대의 일정한 긴장이 유지될 수 있게 된다.

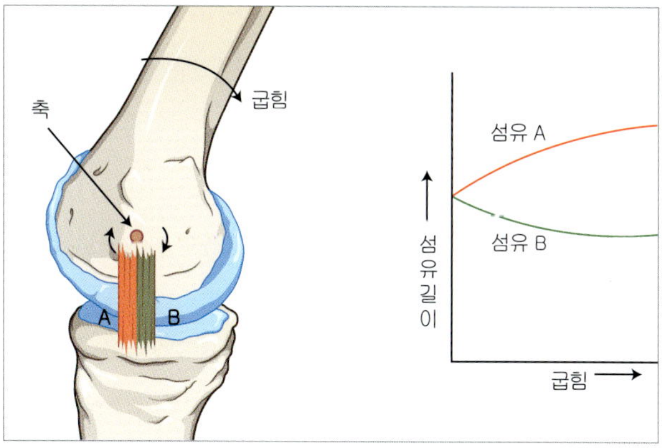

그림 14-15 인대의 역학

3) 관절운동형상학

(1) 굽힘

구르기: 오목법칙에 따라 굽힘이 진행되는 뒤쪽으로 구르기가 일어난다.

활주: 오목법칙에 따라 굽힘이 진행되는 뒤쪽으로 활주가 일어난다.

(2) 폄

구르기: 오목법칙에 따라 폄이 진행되는 앞쪽으로 구르기가 일어난다.

활주: 오목법칙에 따라 폄이 진행되는 앞쪽으로 활주가 일어난다.

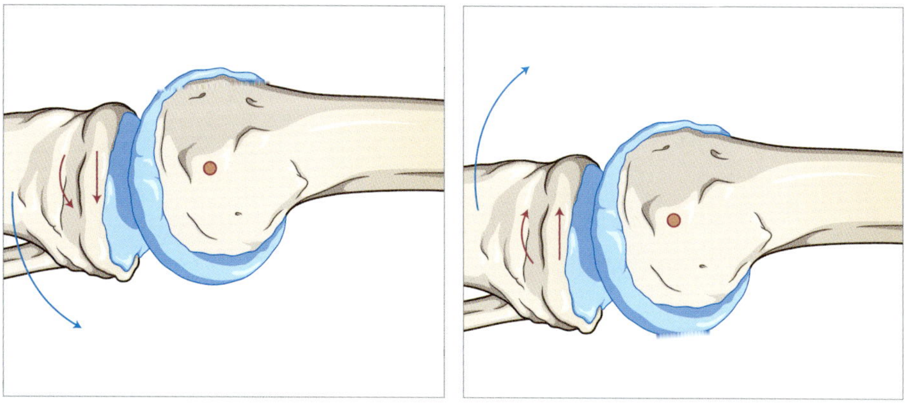

그림 14-16 무릎관절 굽힘, 폄 관절운동형상학

(3) 바깥쪽돌림

구르기: 오목법칙에 따라 바깥쪽돌림이 진행되는 안쪽은 앞쪽으로, 바깥쪽은 뒤쪽으로 구르기가 일어난다.

활주: 오목법칙에 따라 바깥쪽돌림이 진행되는 안쪽은 앞쪽으로, 바깥쪽은 뒤쪽으로 미끄러짐이 일어난다.

(4) 안쪽돌림

구르기: 오목법칙에 따라 안쪽돌림이 진행되는 안쪽은 뒤쪽으로, 바깥쪽은 앞쪽으로 구르기가 일어난다.

활주: 오목법칙에 따라 안쪽돌림이 진행되는 안쪽은 뒤쪽으로, 바깥쪽은 앞쪽으로 미끄러짐이 일어난다.

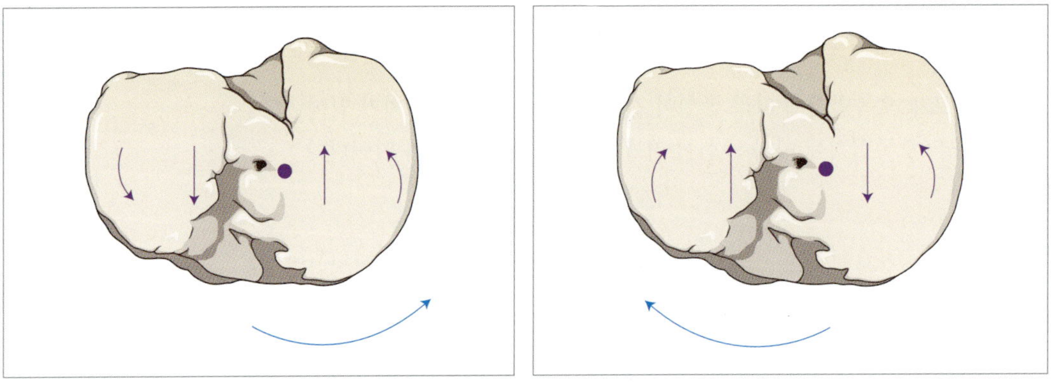

그림 14-17 무릎관절 안쪽돌림, 바깥쪽돌림 관절운동형상학

4) 회선검사

(1) 굽힘 회선 검사

자세 • 환자: 치료대에 바로누운자세
치료사: 검사하고자 하는쪽 옆에 선다.

① **능동검사**

무릎관절의 굽힘운동을 능동적으로 시작위치에서 굽힘이 가능한 마지막 위치까지 수행하게 한다.

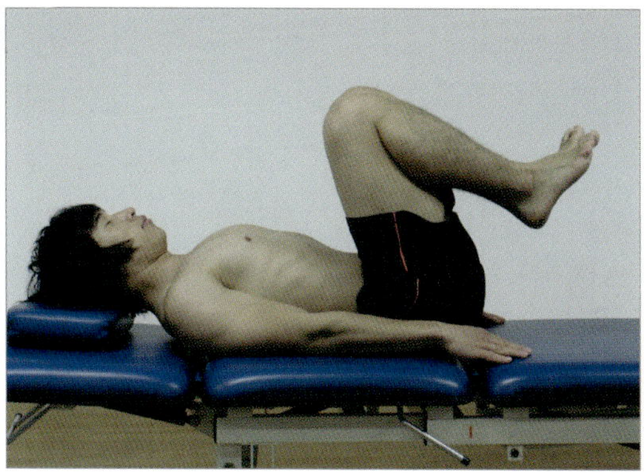

그림 14-18 무릎관절 굽힘능동검사

② **능동부가검사**

고정 • 치료사의 고정하는 손은 환자의 무릎관절 바로 위에서 넙다리 앞쪽을 접촉하여 안정시킨다.

실행 • 환자가 능동적으로 수행한 굽힘의 마지막 위치에서 치료사 실행하는 손을 발목관절 바로 위 종아리를 잡고 굽힘방향으로 수동적인 압력을 가해 마지막 (정지-위치)까지 간다.

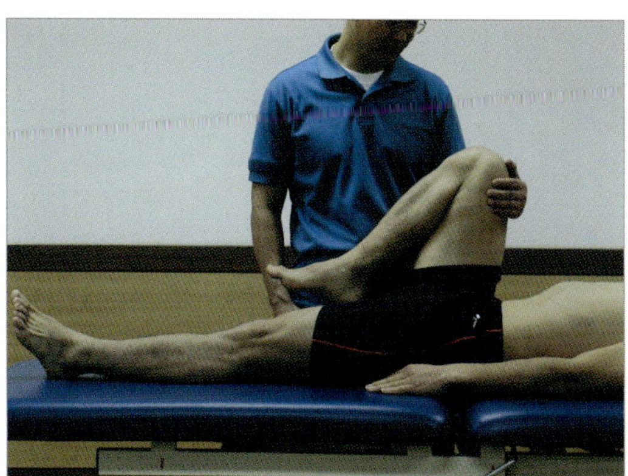

그림 14-19 무릎관절 굽힘능동부가검사

③ **수동검사**

고정 • 치료사의 고정하는 손은 환자의 무릎관절 바로 위에서 넙다리 앞쪽을 안정시킨다.

실행 • 시작위치에서 치료사 실행하는 손을 발목관절 바로 위 종아리를 잡고 마지막(정지위치)까지 수동굽힘운동을 실시한다.

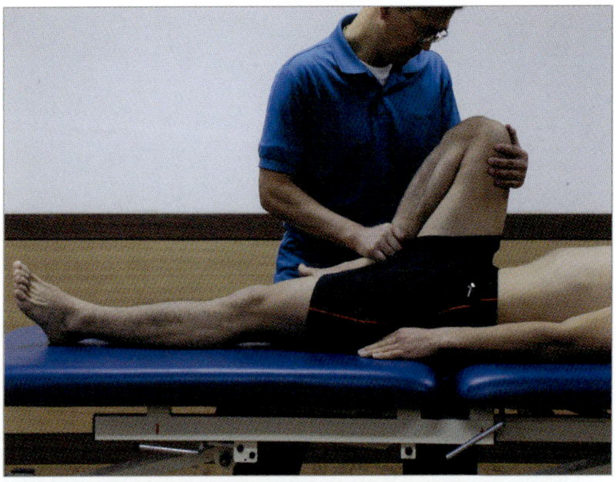

그림 14-20 무릎관절 굽힘수동검사

(2) 폄 회선 검사

자세 • 환자: 치료대에 바로누운자세
치료사: 검사하고자 하는쪽 옆에 선다.

① **능동검사**

무릎관절의 폄운동을 능동적으로 시작위치에서, 폄이 가능한 마지막 위치까지 수행하게 한다.

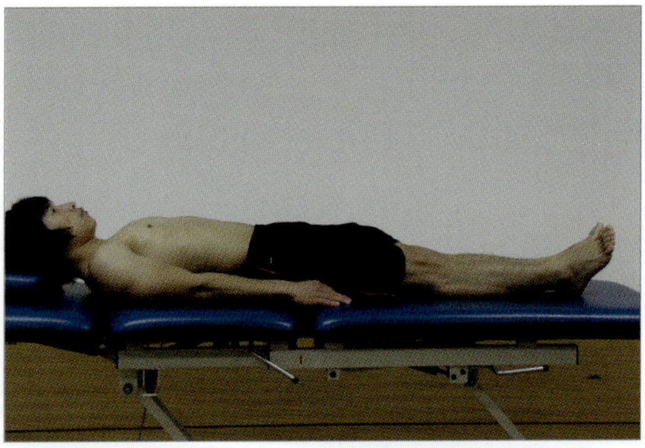

그림 14-21 무릎관절 폄능동검사

② **능동부가검사**

고정 • 치료사의 고정하는 손은 환자의 무릎관절 바로 위에서 넙다리 앞쪽을 접촉하여 치료대에 안정시킨다.

실행 • 환자가 능동적으로 수행한 굽힘의 마지막 위치에서 치료사는 실행하는 손으로 발목관절 바로 위 종아리를 잡고 폄방향으로 수동적인 압력을 가해 마지막(정지위치)까지 간다.

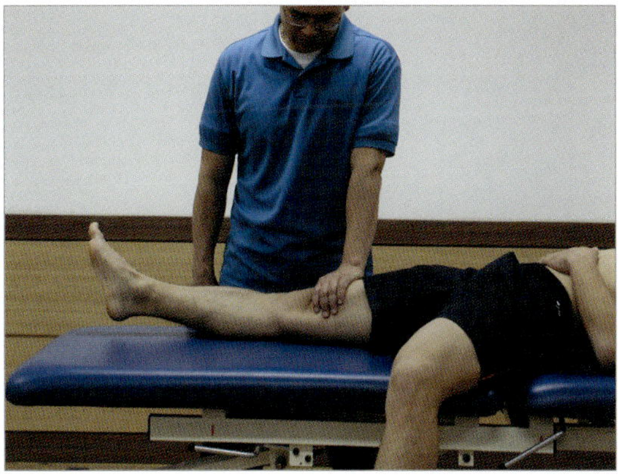

그림 14-22 무릎관절 폄능동부가검사

③ **수동검사**

고정 • 치료사의 고정하는 손은 환자의 무릎관절 바로 위에서 넙다리 앞쪽을 잡아 치료대에 안정시킨다.

실행 • 시작위치에서 치료사 실행하는 손을 발목관절 바로 위 종아리를 잡고 마지막(정지위치)까지 수동폄운동을 실시한다.

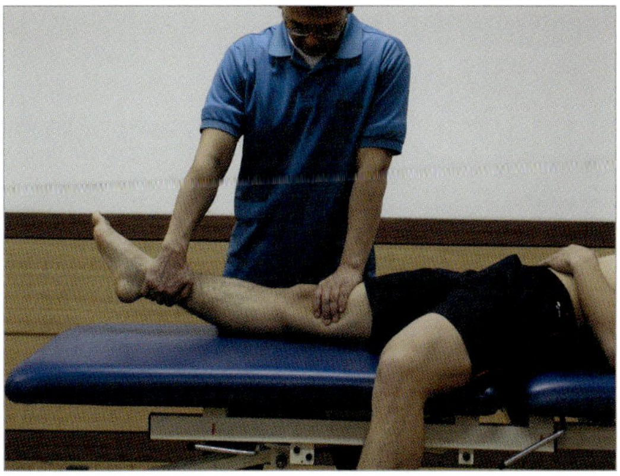

그림 14-23 무릎관절 폄수동검사

(3) 바깥쪽돌림 회선 검사

자세 • 환자: 바로 누운자세에서 검사하고자 하는쪽 무릎관절을 90° 굽혀 발뒤꿈치만 바닥에 닿게 한다.
치료사: 검사하고자 하는쪽 옆에 선다.

① 능동검사

양쪽무릎관절의 바깥쪽돌림운동을 능동적으로 시작위치에서 바깥쪽돌림이 가능한 마지막 위치까지 수행하게 한다(엉덩관절의 움직임을 제한하기 위해서 양쪽 무릎을 붙인다).

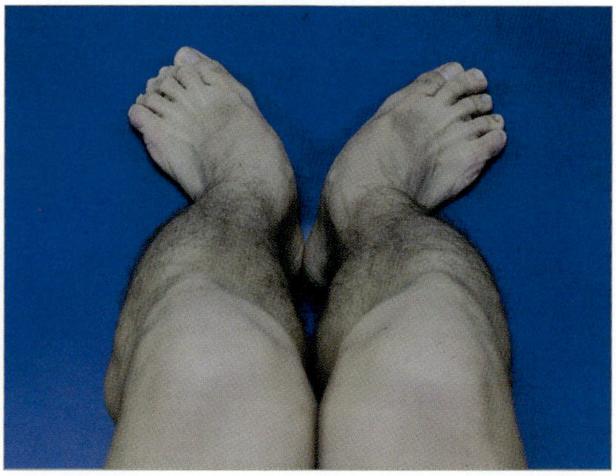

그림 14-24 무릎관절 바깥쪽돌림능동검사

② 능동부가검사

고정 • 치료사의 고정하는 손은 환자의 무릎관절 바로 위에서 넙다리 앞쪽을 접촉하여 안정시킨다.

실행 • 환자가 능동적으로 수행한 바깥쪽돌림의 마지막 위치에서, 치료사는 실행하는 손으로 발등쪽에서 목말뼈부를 잡고 발등굽힘을 시행하여 발목관절을 잠근 상태에서 바깥쪽돌림방향으로 수동적인 압력을 가해 마지막 정지 위치까지 간다.

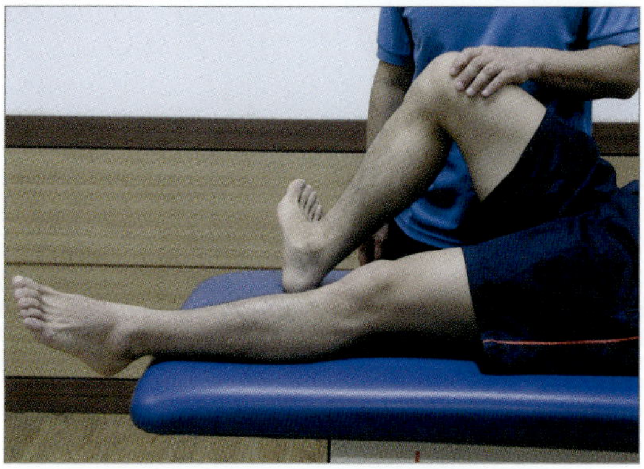

그림 14-25 무릎관절 바깥쪽돌림능동부가검사

③ **수동검사**

고정 • 치료사의 고정하는 손은 환자의 무릎관절 바로 위에서 넙다리 앞쪽을 잡고 안정시킨다.

실행 • 시작위치에서 치료사 실행하는 손은 환자 발등쪽에서 목말뼈부를 잡고 발등굽힘을 시행하여 발목관절을 잠근 상태에서 마지막(정시위치)까지 수동 바깥쪽돌림운동을 실시한다.

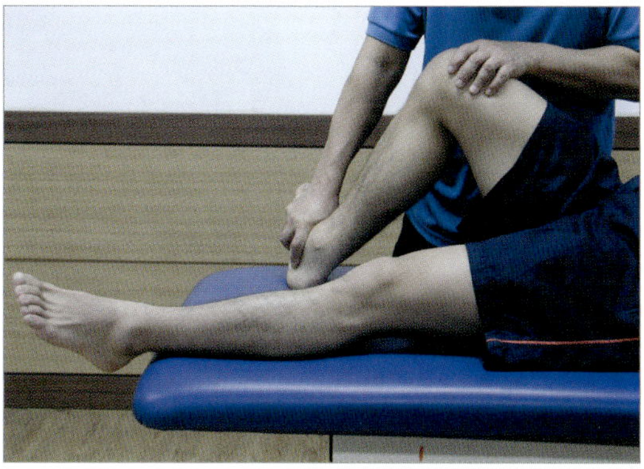

그림 14-26 무릎관절 바깥쪽돌림수동검사

(4) 안쪽돌림 회선 검사

자세 • 환자: 바로누운자세에서 검사하고자 하는쪽 무릎관절을 90° 굽혀 발뒤꿈치만 바닥에 닿게 한다.

치료사: 검사하고자 하는쪽 옆에 선다.

① **능동검사**

양쪽무릎관절의 안쪽돌림운동을 능동적으로 시작위치에서 안쪽돌림이 가능한 마지막 위치까지 수행하게 한다(엉덩관절의 움직임을 제한하기 위하여 양쪽 무릎을 붙인다).

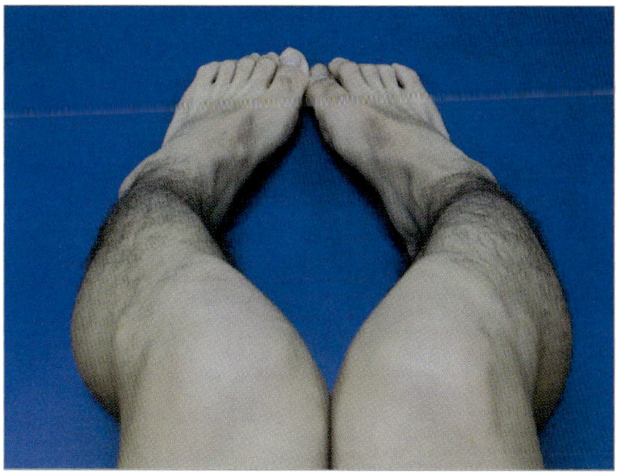

그림 14-27 무릎관절 안쪽돌림능동검사

② **능동부가검사**

고정 • 치료사의 고정하는 손은 환자의 무릎관절 바로 위에서 넙다리 앞쪽을 접촉하여 안정시킨다.

실행 • 환자가 능동적으로 수행한 안쪽돌림의 마지막 위치에서 치료사 실행하는 손은 환자 발 바닥측에서 목말뼈부를 잡고 발등굽힘을 시행하여 발목관절을 잠근 상태에서, 안쪽돌림방향으로 수동적인 압력을 가해 마지막(정지위치)까지 간다.

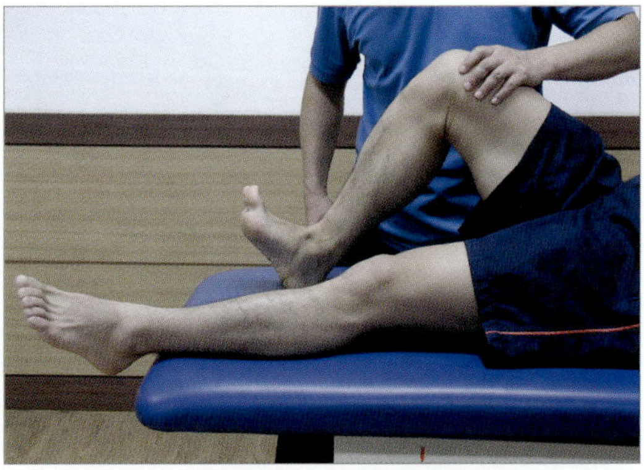

그림 14-28 무릎관절 안쪽돌림능동부가검사

③ **수동검사**

고정 • 치료사의 고정하는 손은 환자의 무릎관절 바로 위에서 넙다리 앞쪽을 접촉하여 안정시킨다.

실행 • 시작위치에서 치료사 실행하는 손은 환자 발바닥쪽에서 목말뼈부를 잡고 발등굽힘을 시행하여 발목관절을 잠근 상태에서 마지막(정지위치)까지 수동 안쪽돌림운동을 실시한다.

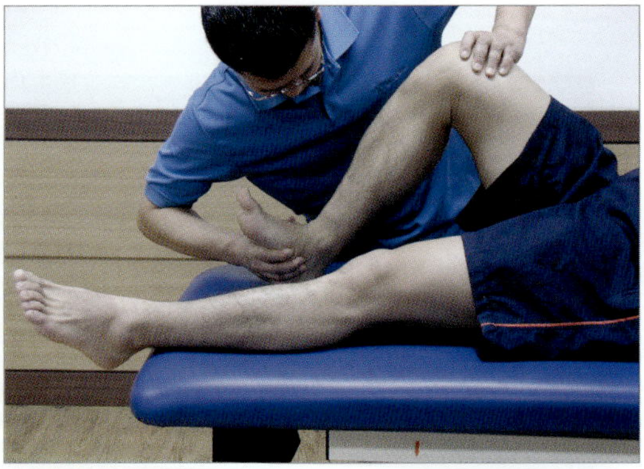

그림 14-29 무릎관절 안쪽돌림수동검사

(5) 바깥쪽 안정성 검사(수동벌림검사)

자세 • 환자: 치료대에 바로누운자세
치료사: 검사하고자 하는쪽 옆에 선다.

고정 • 치료사는 고정하는 손으로 검사하고자 하는쪽 다리의 무릎관절 위 안쪽을 잡고 들어올려, 환자의 넙다리를 자신의 몸통에 안정시킨다.

실행 • 실행하는 손은 발목관절 바로 위에서 종아리를 가쪽복사 발등쪽에서 잡고 무릎관절에 내반 스트레스(varus stress)를 가하여 바깥쪽 구조물의 안정성을 검사한다.

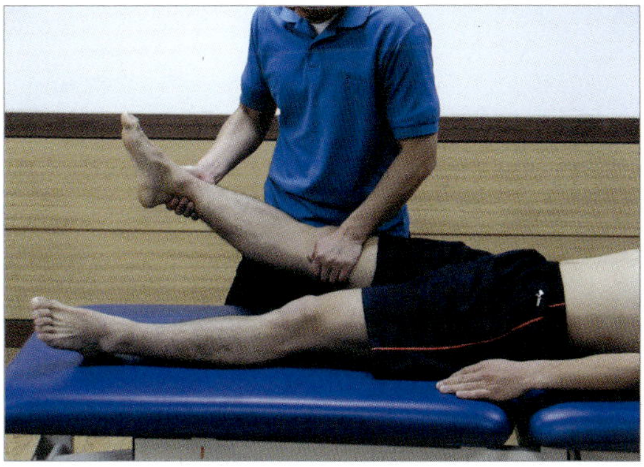

그림 14-30 무릎관절 바깥쪽안정성검사

(6) 안쪽 안정성검사(수동모음검사)

자세 • 환자: 치료대에 바로누운자세
치료사: 검사하고자 하는쪽 옆에 선다.

고정 • 치료사는 고정하는 손으로 검사하고자 하는쪽 엉덩관절을 굽히고, 무릎관절 위를 바깥쪽에서 잡아 들어올리고 이 자세를 유지하기 위해 치료사는 자신의 위팔을 몸통에다 지지한다.

실행 • 실행하는 손은 발목관절 바로 위에서 종아리를 안쪽복사 앞쪽에서 잡고 무릎관절에 외반 스트레스(valgus stress)를 가하여 안쪽 구조물의 안정성을 검사한다.

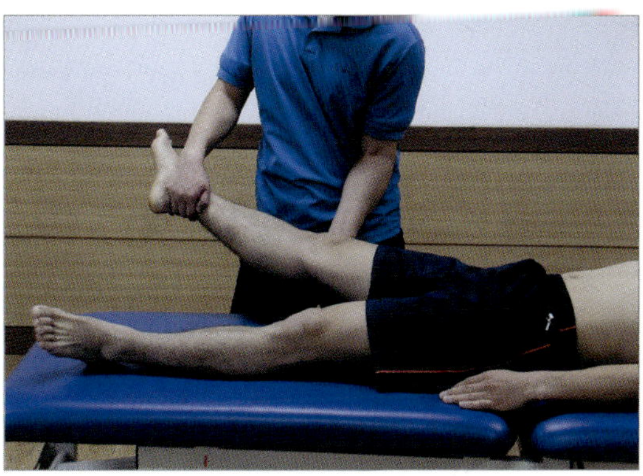

그림 14-31 무릎관절 안쪽안정성검사

5) 직선검사

(1) 견인 직선검사

자세 • 환자: 치료대에 엎드린 자세
치료사: 검사하고자 하는쪽 옆에 선다.

고정 • 치료사의 고정하는 손은 무릎관절 바로 위에서 넙다리부의 뒤쪽을 접촉하여 치료대에 안정시킨다.

실행 • 치료사의 실행하는 손은 발목관절 바로 위에서 정강뼈를 안쪽에서 잡고 무릎관절을 편안한 자세에서 치료면에 수직으로 직선적인 견인력을 가하여 검사한다.

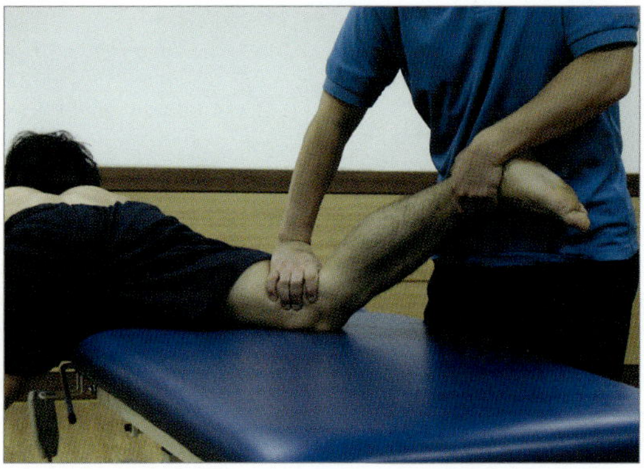

그림 14-32 무릎관절 견인직선검사

(2) 압박 직선검사

자세 • 환자: 치료대에 엎드린 자세
치료사: 검사하고자 하는쪽 옆에 선다.

고정 • 치료사의 고정하는 손은 무릎관절 바로 위에서 넙다리의 뒤쪽을 접촉하여 치료대에 안정시킨다.

실행 • 치료사의 실행하는 손은 발목관절 바로 위에서 정강뼈를 안쪽에서 잡고 치료사의 아래팔이 환자 종아리에 일직선이 되게 하여 무릎관절을 편안한 자세에서 치료면에 수직으로 직선적인 압박력을 가하여 검사한다.

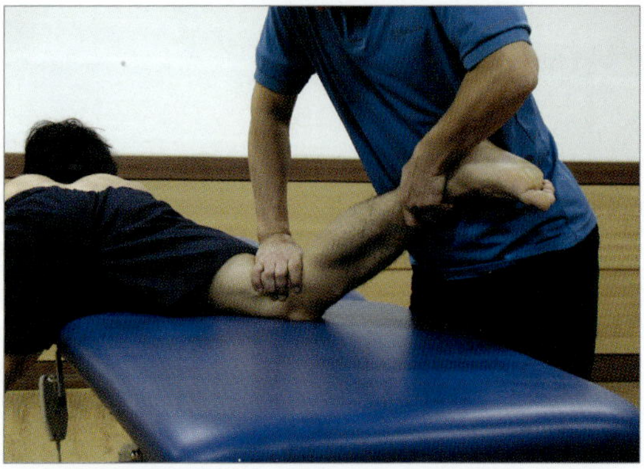

그림 14-33 무릎관절 압박직선검사

(3) 앞쪽 미끄러트림 직선검사(앞십자인대 안정성 검사)

자세 • 환자: 바로누운자세에서 검사하고자 하는쪽 무릎관절을 굽혀 발바닥을 치료대에 안정시킨다.

치료사: 검사하고자 하는쪽 앞에 앉는다.

고정 • 치료사 자신의 넙다리로 환자의 발을 치료대 위에 고정한다.

실행 • 치료사 양손으로 정강뼈의 안쪽·바깥쪽을 잡고 앞쪽으로 직선적인 전단력을 치료면에 평행하게 가하여 검사한다. 이 때 양쪽 엄지로 관절틈을 촉지할 수도 있다.

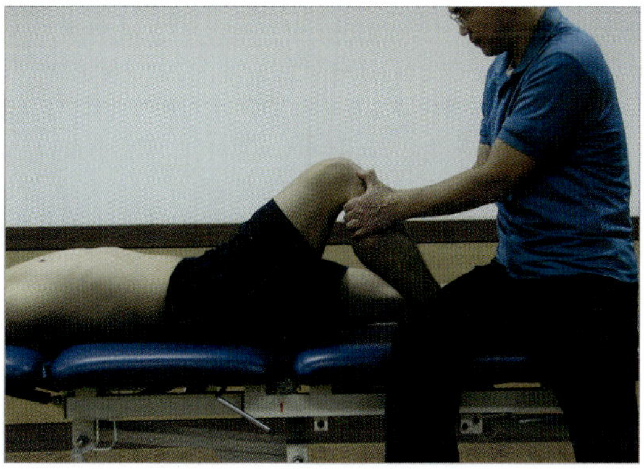

그림 14-34 무릎관절 앞쪽미끄러트림검사

(4) 뒤쪽 미끄러트림 직선검사(뒤십자인대 안정성 검사)

자세 • 환자: 바로누운자세에서 검사하고자 하는쪽 무릎관절을 굽혀 발바닥을 치료대에 안정시킨다

치료사: 검사하고자 하는쪽 앞에 앉는다.

고정 • 치료사 자신의 넙다리로 환자의 발을 치료대 위에 고정한다.

실행 • 치료사 양손으로 정강뼈의 안쪽·바깥쪽을 잡고 뒤쪽으로 직선적인 전단력을 치료면에 평행하게 가하여 검사한다. 이 때 양쪽 엄지로 관절틈을 촉지할 수도 있다.

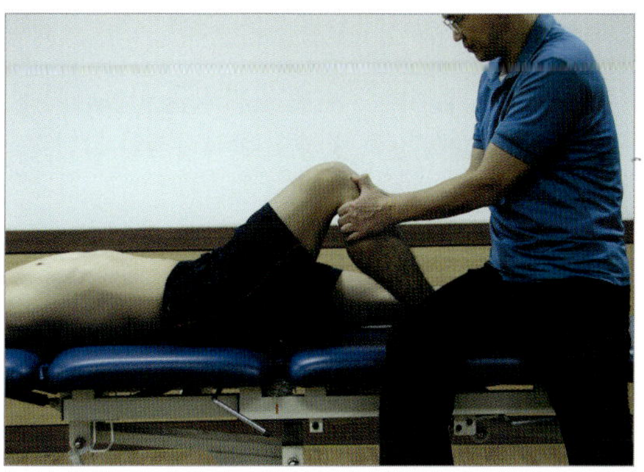

그림 14-35 무릎관절 뒤쪽미끄러트림검사

(5) 바깥쪽 미끄러트림 직선검사(안쪽 곁인대 안정성 검사)

자세 • 환자: 바로누운자세에서 검사하고자 하는쪽 종아리의 1/3정도가 치료대 가장자리 밖으로 나가게 한다.
치료사: 검사하고자 하는쪽 앞에 선다.

고정 • 무릎관절의 가벼운 굽힘을 유지하기 위해 치료사 넙다리사이에 환자 발을 고정한다. 고정하는 손을 이용하여 무릎관절 바로위에서 넙다리의 바깥쪽을 접촉하여 안정시킨다.

실행 • 실행하는 손의 엄지와 두번째 손가락을 이용하여 무릎관절 바로아래에서 종아리의 안쪽을 접촉하고 바깥쪽방향으로 직선적인 전단력을 가하여 검사한다.

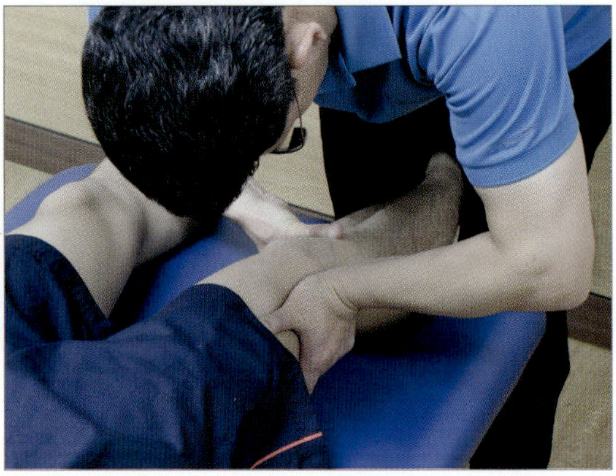

그림 14-36 무릎관절 바깥쪽미끄러트림검사

(6) 안쪽 미끄러트림 직선검사(바깥쪽 곁인대 안정성 검사)

자세 • 환자: 바로누운자세에서 검사하고자 하는쪽 종아리의 1/3정도가 치료대 가장자리 밖으로 나가게 한다.
치료사: 검사하고자 하는쪽 앞에 선다.

고정 • 무릎관절의 가벼운 굽힘을 유지하기 위해 치료사 넙다리사이에 환자 발을 고정한다. 고정하는 손을 이용하여 무릎관절 바로위에서 넙다리의 안쪽을 접촉하여 안정시킨다.

실행 • 실행하는 손의 엄지와 두번째 손가락을 이용하여 무릎관절 바로아래에서 종아리의 바깥쪽을 접촉하고 안쪽방향으로 직선적인 전단력을 가하여 검사한다.

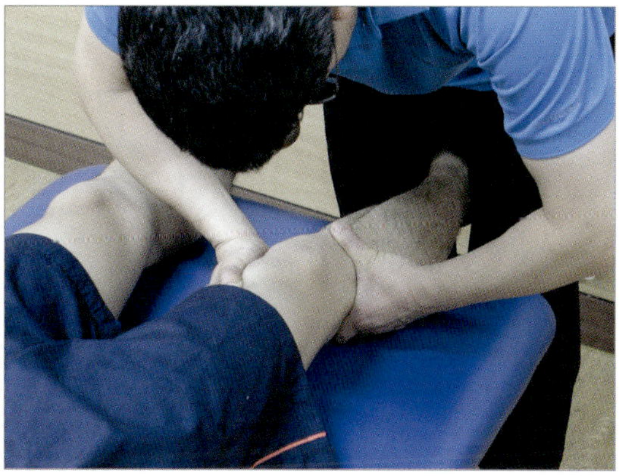

그림 14-37 무릎관절 안쪽미끄러트림검사

6) 저항검사

(1) 굽힘

자세 • 환자: 치료대에 검사하고자 하는쪽 무릎관절을 가볍게 굽혀 엎드린 자세
치료사: 검사하고자 하는쪽 옆에 선 자세

고정 • 치료사 고정하는 손은 환자 골반을 치료대에 안정시킨다. 실행하는 손은 종아리의 먼쪽에 접촉한다(팔을 교차하여 다른 손잡기 기술로 저항을 가한다).

실행 • 환자는 굽힘운동을 실시하고 치료사는 실행하는 손을 이용하여 폄방향으로 수동적인 저항을 가해, 굽힘운동에 대한 근력을 검사한다. 지나치게 강하게 가해지는 저항은 무릎관절 굽힘근의 경련을 일을 킬 수 있는 가능성이 있음으로 주의한다.

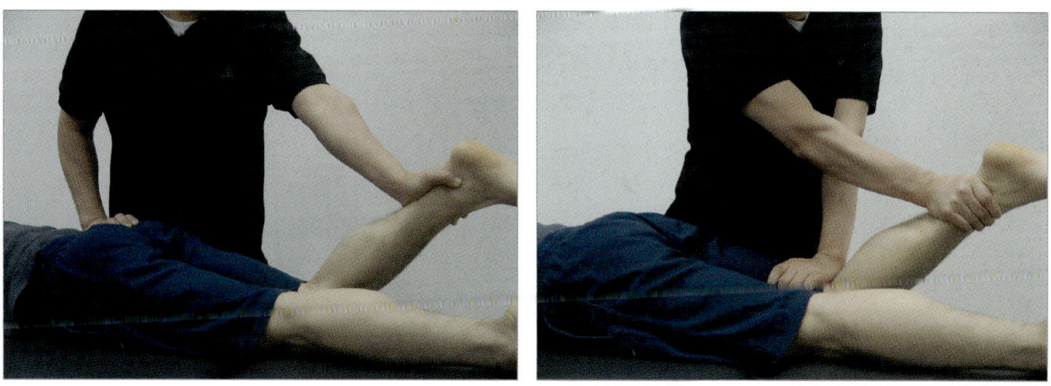

그림 14-38 무릎관절 굽힘저항검사

(2) 폄

자세 • 환자: 치료대를 경사지게 하여 엉덩관절과 무릎관절이 굽혀지게 하여 치료대에 걸터 앉은 자세
치료사: 검사하고자 하는쪽 옆에 선 자세

고정 • 치료사의 고정하는 손은 넙다리의 몸쪽에서 골반을 고정한다. 실행하는 손은 종아리 먼쪽의 앞쪽을 접촉한다.

실행 • 환자는 폄운동을 실시하고 치료사는 실행하는 손을 이용하여 굴곡방향으로 수동적인 저항을 가해, 폄운동에 대한 근력을 검사한다.

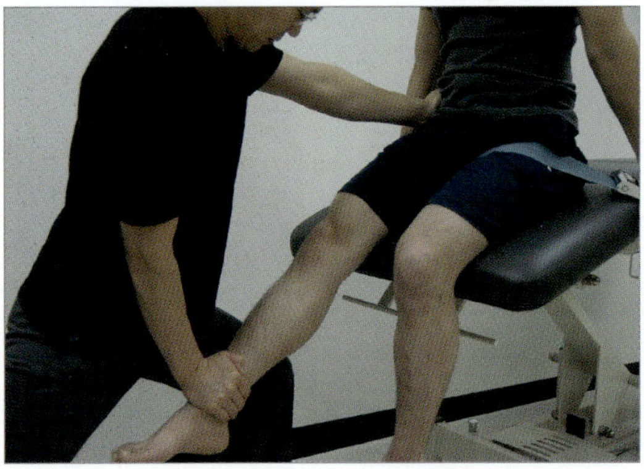

그림 14-39 무릎관절 폄저항검사

(3) 바깥쪽돌림

자세 • 환자: 바로 누운자세에서 검사하고자 하는쪽 무릎관절을 90° 굽혀 발뒤꿈치만 바닥에 닿게 한다.
치료사: 검사하고자 하는쪽 옆에 선다.

고정 • 치료사의 고정하는 손은 환자의 무릎관절 바로 위에서 넙다리 앞쪽을 접촉하여 안정시킨다. 실행하는 손은 환자 발의 바깥쪽·발바닥쪽에서 목말뼈부를 잡고 수동적인 발등굽힘을 시행하여 발목관절을 잠근 상태에서 안정시킨다.

실행 • 환자는 바깥쪽돌림운동을 실시하고 치료사는 실행하는 손을 이용하여 안쪽돌림방향으로 수동적인 저항을 가해, 바깥쪽돌림운동에 대한 근력을 검사한다.

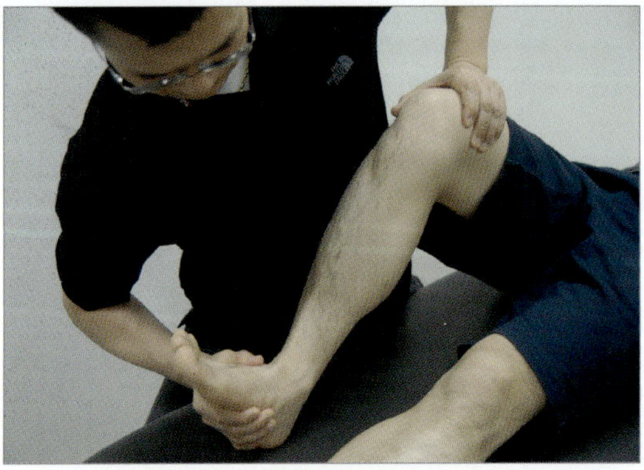

그림 14-40 무릎관절 바깥쪽돌림저항검사

(4) 안쪽돌림

자세 • 환자: 바로 누운자세에서 검사하고자 하는쪽 무릎관절을 90° 굽혀 발뒤꿈치만 바닥에 닿게 한다.
치료사: 검사하고자 하는쪽 옆에 선다.

고정 • 치료사의 고정하는 손은 환자의 무릎관절 바로 위에서 넙다리 앞쪽을 접촉하여 안정시킨다. 실행하는 손으로는 환자 발의 안쪽·발등쪽에서 목말뼈부를 잡고 수동적으로 발등굽힘을 시행하여 발목관절을 잠근 상태에서 안정시킨다.

실행 • 환자는 안쪽돌림운동을 실시하고 치료사는 실행하는 손을 이용하여 바깥쪽돌림방향으로 수동적인 저항을 가해, 안쪽돌림운동에 대한 근력을 검사한다.

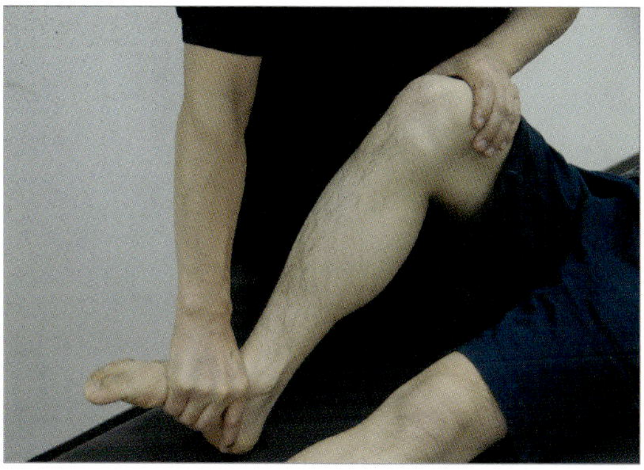

그림 14-41 무릎관절 안쪽돌림저항검사

7) 근육의 감별검사

(1) 무릎관절 굽힘에서 증상유발

대상근육: 넙다리두갈래근(biceps femoris), 반힘줄모양근(semitendinosus)/반막모양근(semimembranosus), 오금근(popliteus)

① 넙다리두갈래근 감별

자세 • 환자: 바로 누운자세에서 검사하고자 하는쪽 무릎관절을 90° 굽혀 발뒤꿈치만 바닥에 닿게 한다.
치료사: 검사하고 하는쪽 옆에 선다.

고정 • 치료사의 고정하는 손은 환자의 무릎관절 바로 위에서 넙다리 앞쪽을 접촉하여 안정시킨다. 치료사는 실행하는 손으로 환자 바깥쪽·발바닥쪽에서 목말뼈부를 잡고 수동적인 발등굽힘을 시행하여 발목관절의 잠근상태를 유지한다.

실행 • 환자는 바깥쪽돌림운동을 실시하고 치료사는 실행하는 손을 이용하여 안쪽돌림방향으로 수동적인 저항을 가해. 바깥쪽돌림운동에 의해 증상이 변화가 생기는지 검사한다.

감별 • 무릎관절 굽힘에 대한 증상완화 위치에서, 종아리 바깥쪽돌림 저항운동을 실시하여 증상의 변화가 있을 시에는 넙다리두갈래근의 문제를 의심해 볼 수 있다.

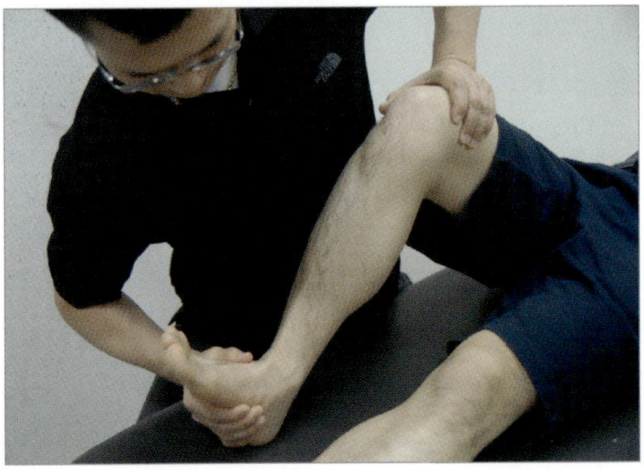

그림 14-42 넙다리두갈래근 근육감별검사

② **반힘줄모양근/반막모양근·오금근 감별**

자세 • 환자: 바로 누운자세에서 검사하고자 하는쪽 무릎관절을 90° 굽혀 발뒤꿈치만 바닥에 닿게 한다.

치료사: 검사하고 하는쪽 옆에 선다.

고정 • 치료사의 고정하는 손은 환자의 무릎관절 바로 위에서 넙다리 앞쪽을 접촉하여 안정시킨다. 치료사는 실행하는 손으로 안쪽·발등쪽에서 목말뼈부를 잡고 수동적인 발등굽힘을 시행하여 발목관절의 잠근 상태를 유지한다.

실행 • 환자는 안쪽돌림운동을 실시하고 치료사는 실행하는 손을 이용하여 바깥쪽돌림 방향으로 수동적인 저항을 가해. 안쪽돌림운동에 의해 증상의 변화가 생기는지 검사한다.

감별 • 무릎관절 굽힘에 대한 증상완화 위치에서, 종아리 안쪽돌림저항운동을 실시하여 증상의 변화가 있을 시에는 반힘줄모양근과 반막모양근의 문제를 의심해 볼 수 있다. 반힘줄모양근과 반막모양근은 촉지를 통해 감별한다(추가: 무릎관절 굽힘과 종아리 안쪽돌림의 같은 작용을 하는 오금근과 반힘줄모양근과 반막모양근을 감별을 위해 무릎관절 폄 상태에서 엉덩관절의 폄 저항 검사를 통한 증상의 변화를 확인하여 감별한다).

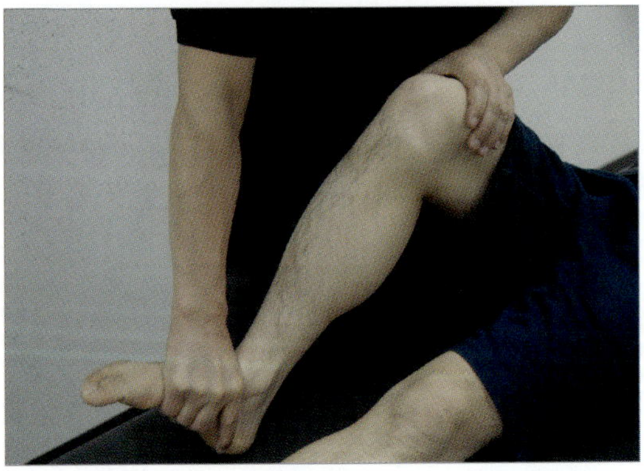

그림 14-43 반힘줄모양근/반막모양근·오금근 근육감별검사

3. 슬개넙다리관절 Patellofemoral joint

1) 기능해부학

(1) **해부학적**: 무릎관절에 포함

(2) **역학적**: 무릎관절에 포함

(3) **볼록면**: 넙다리뼈의 먼쪽 앞쪽

(4) **오목면**: 무릎뼈의 뒤쪽

(5) **치료면**: 무릎뼈 뒤쪽 오목면에 위치

2) 뼈운동형상학

(1) **굽힘**: 넙다리관절융기를 통과하는 전두축을 중심으로 먼쪽으로 이동한다.

(2) **폄**: 넙다리관절융기를 통과하는 전두축을 중심으로 몸쪽으로 이동한다.

3) 관절운동형상학

(1) 굽힘

활주: 오목법칙에 따라 굽힘이 진행되는 먼쪽으로 활주가 일어난다.

(2) 폄

활주: 오목법칙에 따라 폄이 진행되는 몸쪽으로 활주가 일어난다.

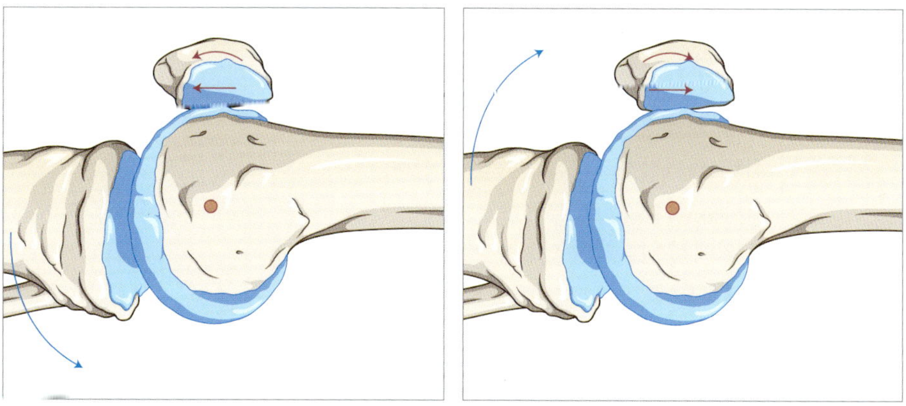

그림 14-44 슬개넙다리관절 관절운동형상학

4) 직선검사

(1) 견인직선검사

자세 • 환자: 치료대에 바로 누운자세
치료사: 검사하고자 하는쪽 옆에 선다.

고정 • 검사하고자 하는쪽 무릎관절 아래 모래주머니를 넣고, 고정하는 손의 엄지와 두번째 손가락을 제외한 나머지 손가락들을 이용하여 넙다리 먼쪽을 치료대에 안정시킨다.

실행 • 실행하는 손 엄지와 두번째 손가락 그리고 고정하는 손 엄지와 두번째 손가락을 이용하여 무릎뼈 주변을 잡고 치료면에 수직으로 직선적인 견인력을 가하여 검사한다.

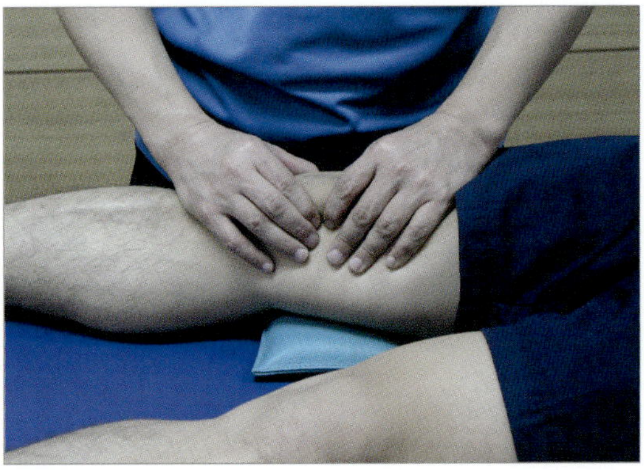

그림 14-45 슬개넙다리관절 견인검사

(2) 압박직선검사

자세 • 환자: 치료대에 바로누운자세
치료사: 검사하고자 하는쪽 옆에 선다.

고정 • 검사하고자 하는쪽 무릎관절 아래 모래주머니를 넣고, 고정하는 손은 무릎관절 바로 위에서 넙다리의 먼쪽을 치료대에 안정시킨다.

실행 • 실행하는 손으로 무릎뼈 앞쪽을 덮고 치료면에 수직으로 직선적인 압박력을 가하여 검사한다.

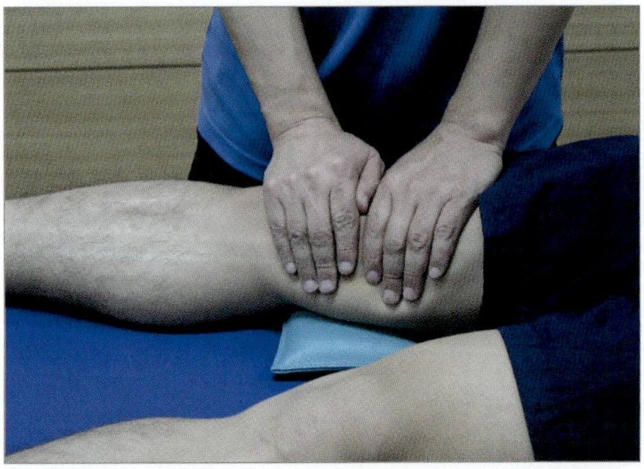

그림 14-46 슬개넙다리관절 압박검사

(3) 먼쪽 · 몸쪽 미끄러트림 직선검사

자세 • 환자: 치료대에 바로 누운자세
치료사: 검사하고자 하는쪽 옆에 선다.

고정 • 검사하고자 하는쪽 무릎관절 아래 모래주머니를 넣고, 고정하는 손은 엄지와 두번째 손가락을 제외한 나머지 손가락들을 이용하여 무릎관절 바로 위에서 넙다리의 먼쪽을 치료대에 안정시킨다.

실행 • 실행하는 손 엄지와 두번째 손가락 그리고 고정하는 손 엄지와 두번째 손가락을 이용하여 무릎뼈 주변을 잡고 몸쪽 · 먼쪽 방향으로 각각 전단력을 가하여 검사한다.

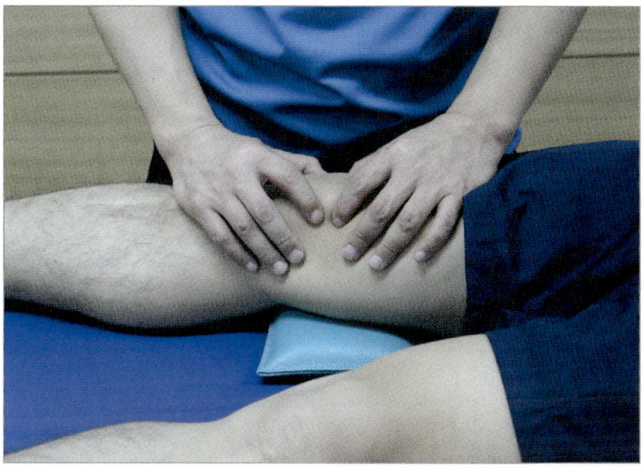

그림 14-47 슬개넙다리관절 먼쪽, 몸쪽 미끄러트림검사

(4) 안쪽 · 바깥쪽 미끄러트림 직선검사

자세 • 환자: 바로누운자세
치료사: 검사하고자 하는쪽 옆에 선다.

고정 • 검사하고자 하는쪽 무릎관절 아래 모래주머니를 넣고, 고정하는 손은 엄지와 두번째 손가락을 제외한 나머지 손가락들을 이용하여 무릎관절 바로 위에서 넙다리의 먼쪽을 치료대에 안정시킨다.

실행 • 실행하는 손 엄지와 두번째 손가락 그리고 고정하는 손 엄지와 두번째 손가락을 이용하여 무릎뼈 주변을 잡고 안쪽 · 바깥쪽 방향으로 각각 전단력을 가하여 검사한다.

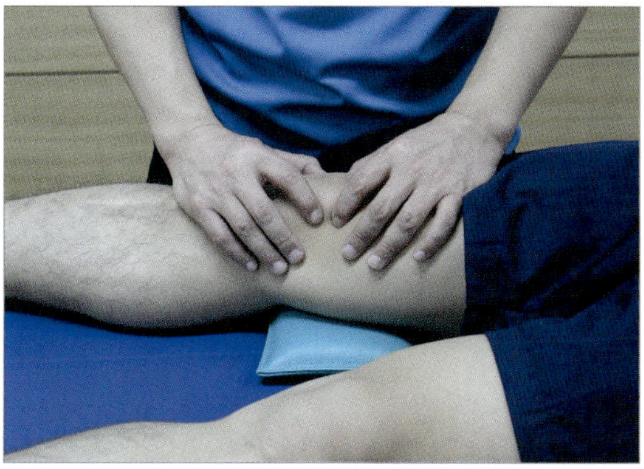

그림 14-48 슬개넙다리관절 안쪽, 바깥쪽 미끄러트림검사

CHAPTER 15

엉덩관절

엉덩관절(hip joint)은 상대적으로 관절의 접합성이 매우 높은 관절로 구르기 보다는 활주가 더 많은 관절이다.

1. 다리이음뼈pelvic girdle 촉지

1) 엉덩뼈능선

복부 앞쪽의 허리와 골반 이행부에서 엉덩뼈능선(iliac crest)을 따라 올라가 정점을 확인할 수 있다.

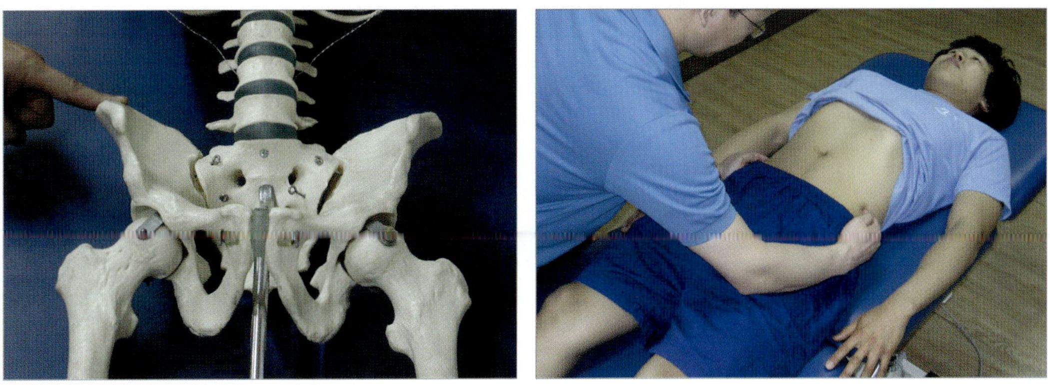

그림 15-1 앞쪽 엉덩뼈능선

2) 위앞엉덩뼈가시

엉덩뼈능선의 정점에서 앞쪽·아랫쪽 방향과 안쪽으로 엉덩뼈능선을 따라 이동하다가 만나게 되는 가장 앞쪽으로 돌출되어 있고, 두꺼워진 부분이 위앞엉덩뼈가시(ASIS)이다.

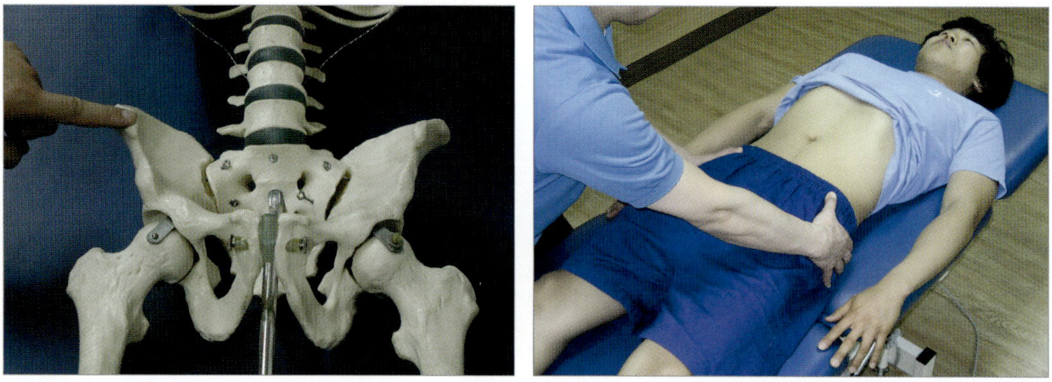

그림 15-2 위앞엉덩뼈가시

3) 두덩뼈결절

배꼽 바로 아래에서 양손의 두번째 손가락을 모아 곧장 아래방향으로 몸쪽에서 먼쪽으로 진행하다 보면 골반안에서 느껴지는 물렁조직의 부드러운 느낌이 없어지고 단단한 뼈가 느껴지게 되는데 이것이 두덩뼈결절(pubic tubercle)이다.

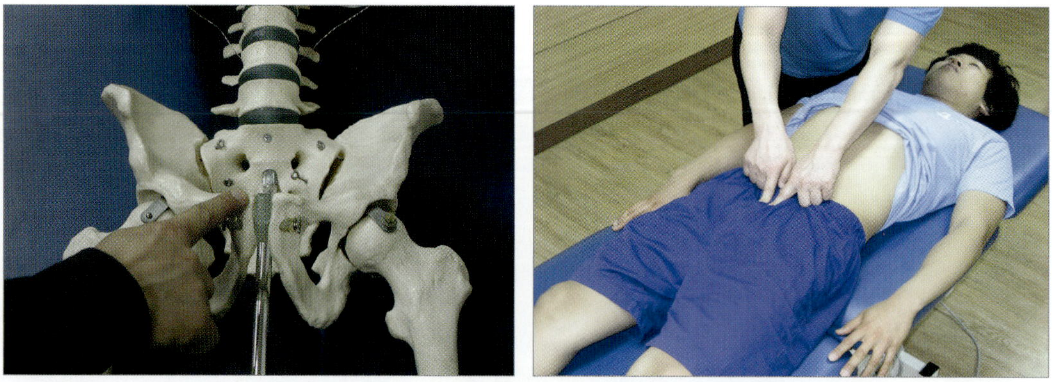

그림 15-3 두덩뼈결절

4) 넙다리뼈 큰돌기

두덩뼈결절과 대략 같은 높이의 넙다리의 앞쪽 몸쪽끝에서 심하게 바깥쪽으로 돌출된 넙다리뼈 큰돌기(greater trochanter)를 촉지해 볼 수 있다.

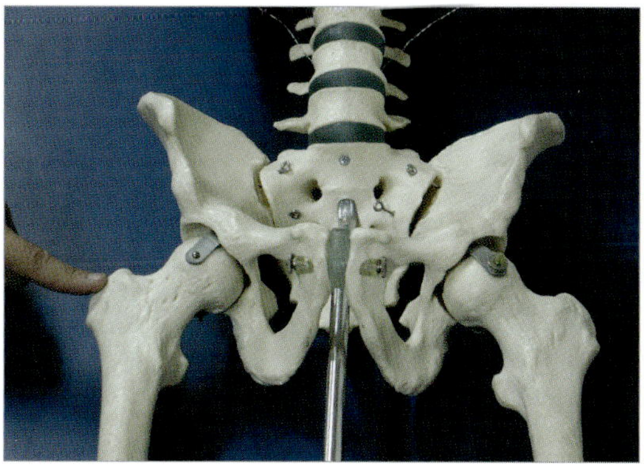
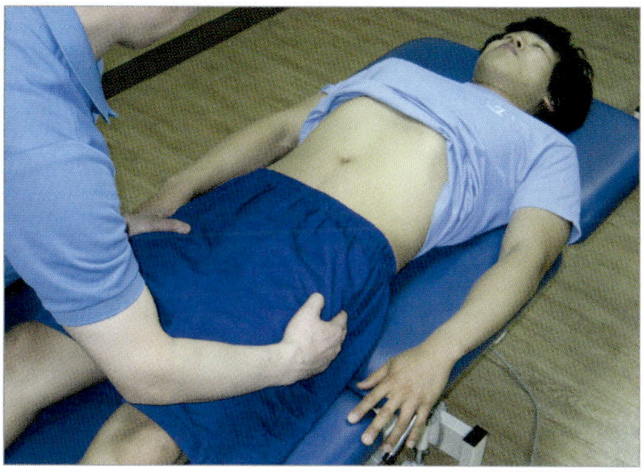

그림 15-4 넙다리뼈 큰돌기 앞쪽

5) 넙다리뼈 머리

위앞엉덩뼈가시와 두덩뼈결절을 연결하는 선. 즉, 샅굴인대(inguinal ligament)를 1/2로 양분하는 부위와 이곳과 넙다리뼈 큰돌기를 연결하선의 몸쪽 1/3되는 부위에서 넙다리뼈 머리(head of femur)를 촉지해 볼 수 있다. 넙다리 앞쪽부에는 많은 근육들이 있기 때문에 넙다리뼈머리의 명확한 경계를 촉지 하는 것은 어렵다.

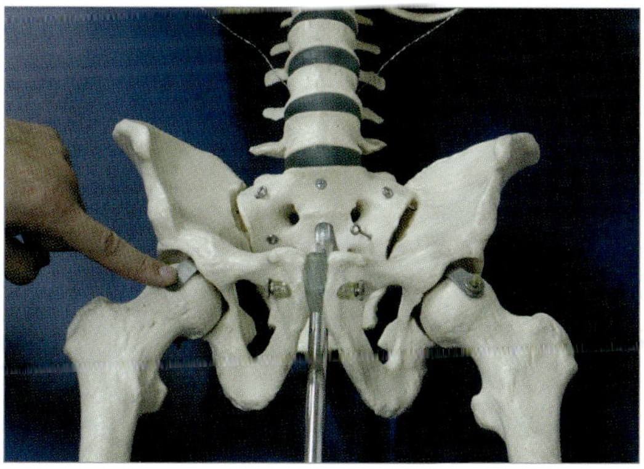
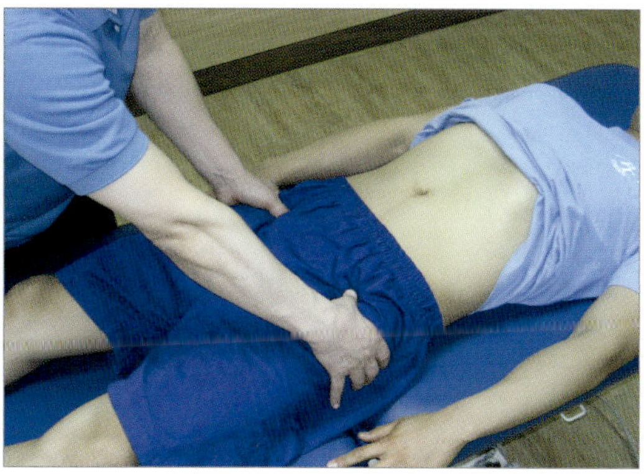

그림 15-5 넙다리뼈 머리

6) 엉덩뼈능선

등쪽의 허리와 골반의 이행부에서 엉덩뼈능선의 정점을 확인할 수 있다.

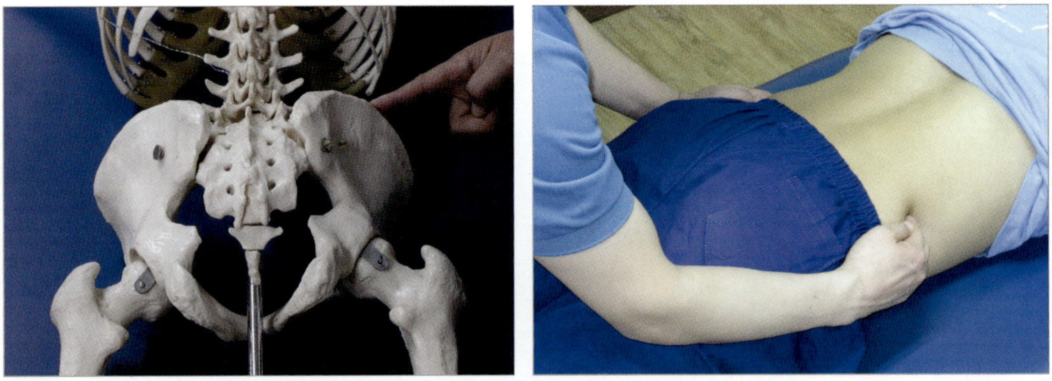

그림 15-6 뒤쪽 엉덩뼈능선

7) 위뒤엉덩뼈가시

엉덩뼈능선의 정점에서 뒤쪽·아래와 안쪽으로 엉덩뼈능선을 따라 이동하다가 만나게 되는 가장 뒤쪽으로 돌출되고 두꺼워진 부분이 위뒤엉덩뼈가시(PSIS)가 된다.

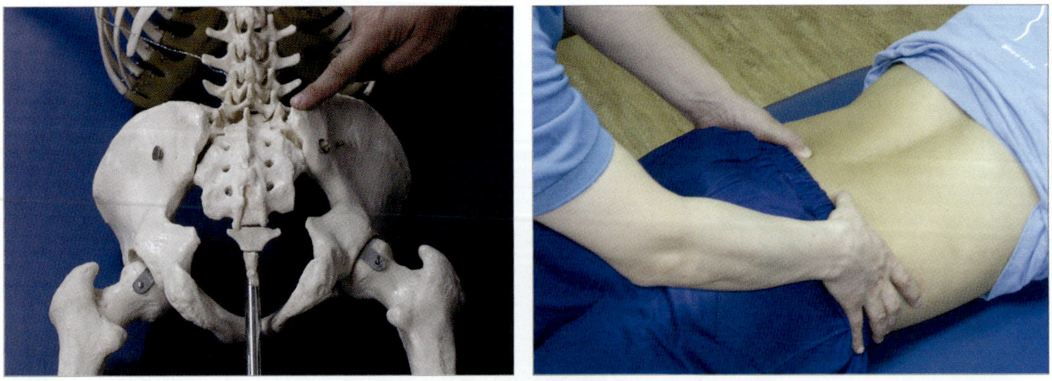

그림 15-7 위뒤엉덩뼈가시

8) 궁둥뼈결절

촉지하는 손의 엄지를 안쪽으로 하고 나머지 손가락을 바깥쪽으로 하여 넙다리의 뒤쪽에 접촉하고 넙다리의 뒤쪽을 따라 위쪽으로 이동하다 보면 골반과 넙다리의 이행부에서 부드러운 주변물렁조직에 비해 단단한 뼈가 엄지에 촉지 되는데 이것이 궁둥뼈결절(ischial tuberosity)이다.

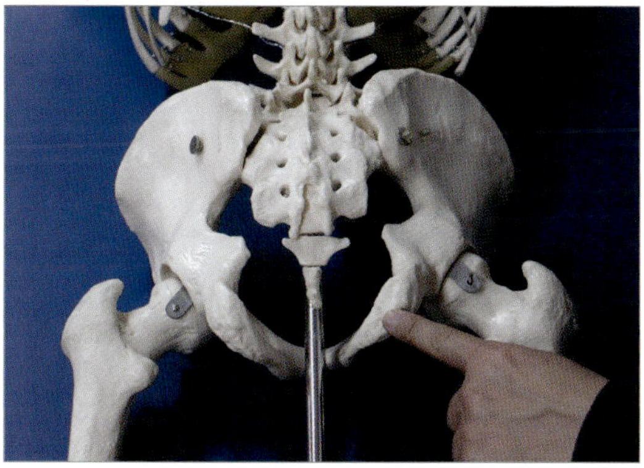
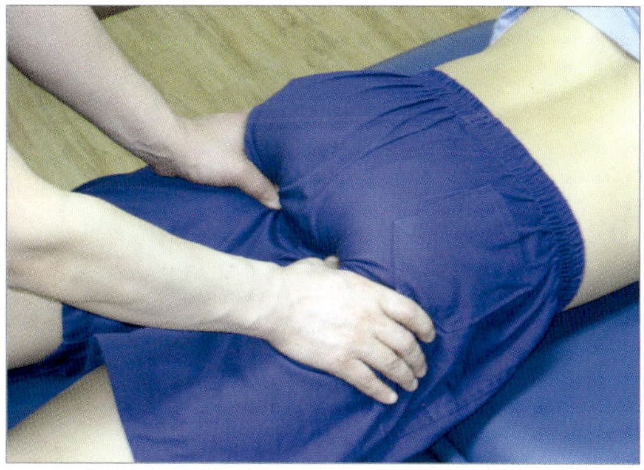

그림 15-8 궁둥뼈결절

9) 넙다리뼈 큰돌기

궁둥뼈결절과 대략 같은 높이에서 바깥쪽으로 이동하면, 넙다리의 뒤쪽·몸쪽끝에서 심하게 돌출된 넙다리뼈 큰돌기(greater trochanter)를 촉지해 볼 수 있다.

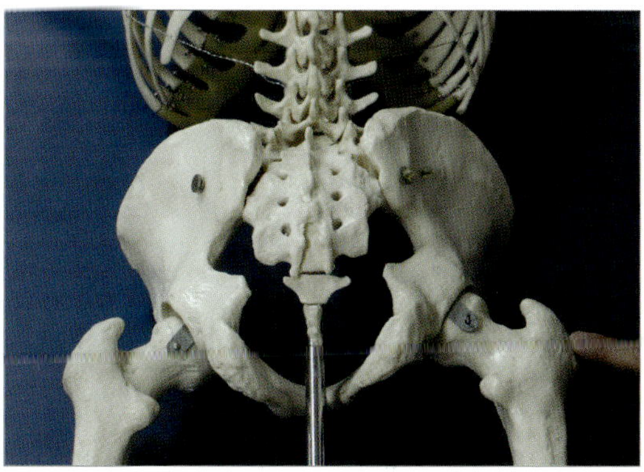
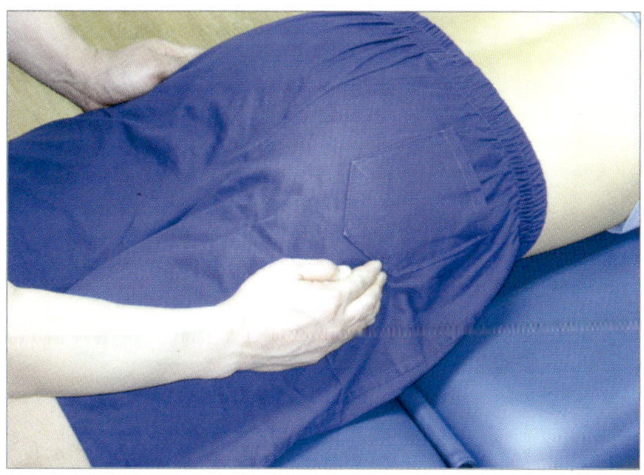

그림 15-9 넙다리뼈 큰돌기 뒤쪽

2. 엉덩관절 Hip joint

1) 기능해부학

(1) **해부학적**: 단순

(2) **역학적**: 단순 3축 절구관절(변형되지 않은 계란형)

(3) **볼록면**: 넙다리뼈머리

(4) **오목면**: 골반의 반달면(lunate surface)과 볼기뼈절구(acetabulum)

(5) **치료면**: 골반의 볼기뼈절구 오목면에 위치(복부쪽, 바깥쪽, 꼬리쪽으로 방향성을 가지고 있고 이러한 방향성은 상대적으로 엉덩관절의 폄과 안쪽돌림을 제한함)

치료면은 볼기뼈절구 중 몸무게를 지지하게 되는 위쪽부분에 임상적인 치료면이 한 개가 있고, 치료면 정의에 따라 전체적인 오목면에 존재하는 생리적인 치료면이 있어 치료면이 두 개가 존재한다.

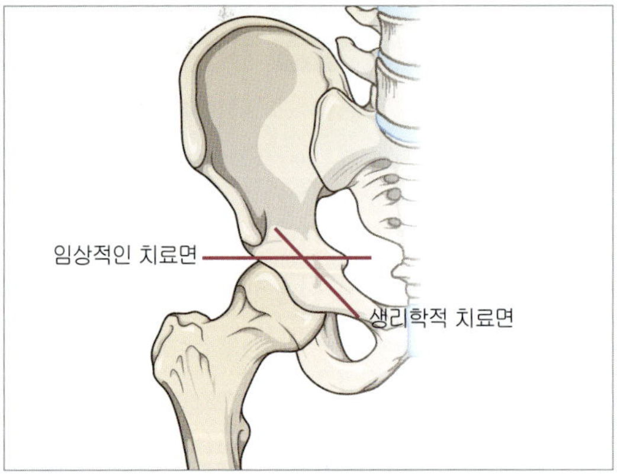

그림 15-10 엉덩관절

오목면인 볼기뼈절구에 있는 절구모서리(labrum)는 불완전한 반지 모양을 취하고 있으며, 이 불완전한 반지모양은 볼기뼈절구의 절구가로인대(transverse acetabular ligament)에 의하여 완전한 반지 모양을 취하게 된다. 이렇게 부착되어 있는 절구가로인대는 그 아래쪽으로 통로가 형성되고, 이곳을 통과하는 넙다리뼈머리인대(ligament of head of femur)를 통하여 신경과 혈관이 넙다리뼈 머리에 도달하게 된다. 이 인대는 주행방향이 아래에서 위쪽으로 향하고 있기 때문에 아래쪽으로 견인 시 인대가 오히려 이완된다.

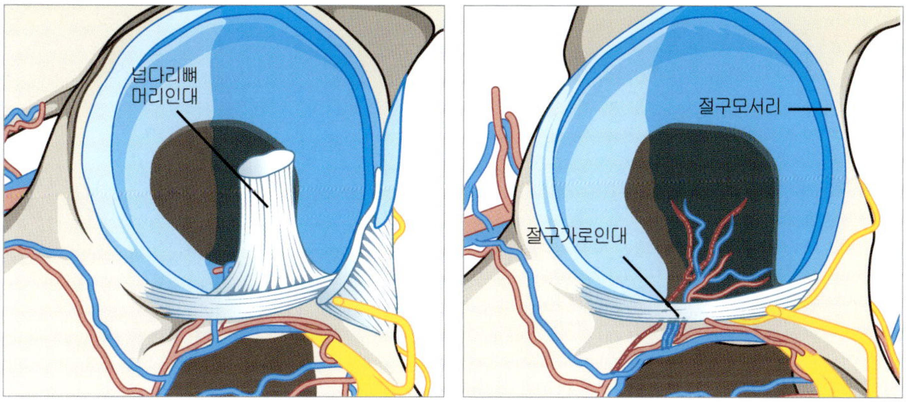

그림 15-11 볼기뼈절구

볼기뼈절구에는 지방덩어리가 있으며 관절에 가해지는 압축력 변화에 따라 절구가로인대 아래에서 이동하게 된다.

볼록면인 넙다리뼈머리는(약 2/3) 공형태의 모양을 갖추고 있으며, 넙다리뼈목은 넙다리뼈의 종축과 약 126° 의 각을 이루며, 전두면과 약 12° 의 각을 이룬다. 이로 인해 넙다리뼈머리는 안쪽, 상방 그리고 약간 앞쪽으로 향해 볼기뼈절구와 이상적인 결합을 할 수 있다.

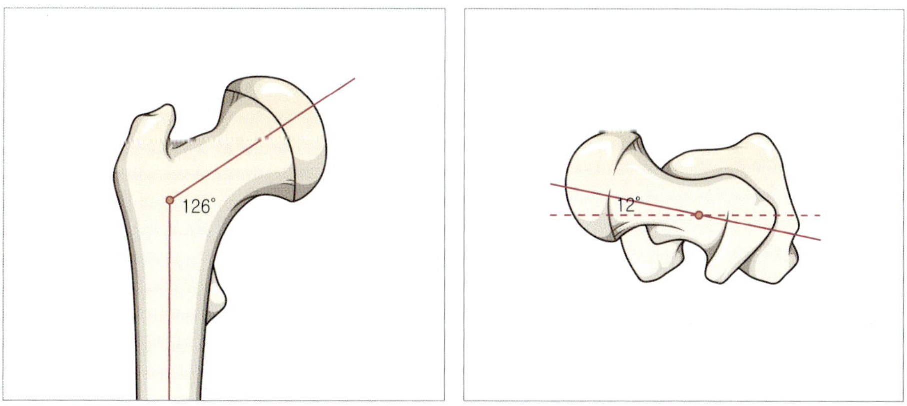

그림 15-12 넙다리목 경사각

엉덩관절 주위에서 관절을 안정시키는 엉덩넙다리인대(iliofemoral ligament), 두덩넙다리인대(pubofemoral ligament) 그리고 궁둥넙다리인대(ischiofemoral ligament) 등의 섬유 주행방향을 보면 과도한 특정움직임을 즉, 폄을 제한한다. 따라서 폄은 엉덩관절을 잠긴 위치에 놓이게 하는 하나의 구성 움직임이다. 또한 이러한 인대들은 관절주머니와 더불어 관절을 안정시키는 압박력을 유발시키게 된다. 이러한 압박력을 엉덩관절이 편안한 위치에 놓여질 때 현저하게 감소한다.

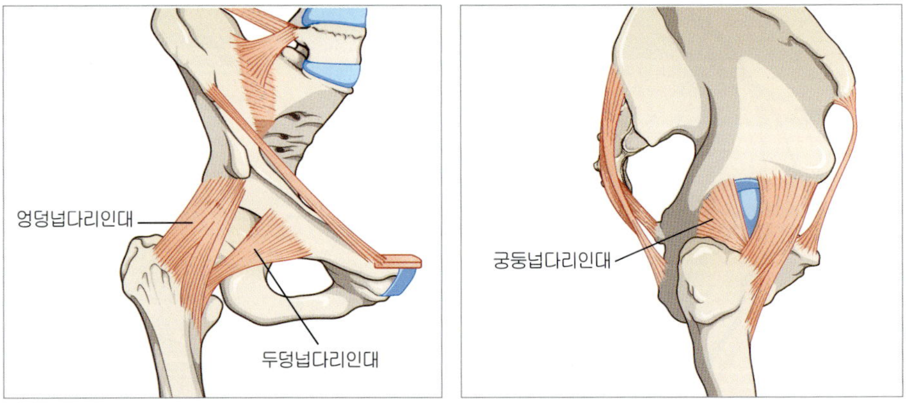

그림 15-13 엉덩관절 주변인대

2) 뼈운동형상학

(1) 굽힘: 넙다리뼈머리를 통과하는 전두축을 중심으로 해서 넙다리뼈가 앞쪽과 머리쪽으로 이동한다.

(2) 폄: 넙다리뼈머리를 통과하는 전두축을 중심으로 해서 넙다리뼈가 뒷쪽과 꼬리쪽으로 이동한다.

(3) 벌림: 넙다리뼈머리를 통과하는 시상축을 중심으로 해서 넙다리뼈가 바깥쪽으로 멀어진다.

(4) 모음: 넙다리뼈머리를 통과하는 시상축을 중심으로 해서 넙다리뼈가 안쪽으로 접근한다.

(5) 바깥쪽돌림: 넙다리뼈머리를 통과하는 종축을 중심으로 해서 넙다리뼈가 바깥쪽으로 회전한다.

(6) 안쪽돌림: 넙다리뼈머리를 통과하는 종축을 중심으로 해서 넙다리뼈가 안쪽으로 회전한다.

3) 관절운동형상학

(1) 굽힘

구르기: 볼록법칙에 따라 굽힘이 진행되는 앞쪽방향으로 구르기가 일어난다.

활주: 볼기뼈절구의 구조 때문에 볼록법칙에 따라 굽힘이 진행되는 반대방향인 뒤쪽(꼬리쪽)으로 활주가 일어난다.

(2) 폄

구르기: 볼록법칙에 따라 폄이 진행되는 뒤쪽방향으로 구르기가 일어난다.

활주: 볼기뼈절구의 구조 때문에 볼록법칙에 따라 폄이 진행되는 반대방향인 앞쪽(머리쪽)으로 활주가 일어난다.

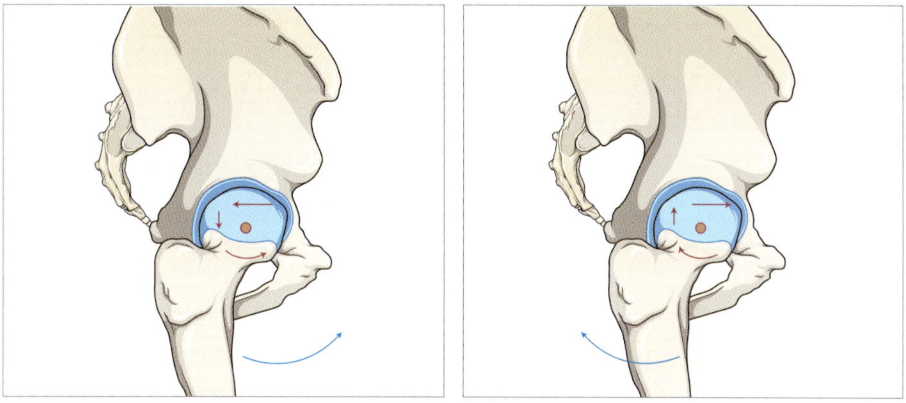

그림 15-14 엉덩관절 굽힘, 폄 관절운동형상학

(3) 벌림

구르기: 볼록법칙에 따라 벌림이 진행되는 머리쪽방향으로 구르기가 일어난다.

활주: 볼기뼈절구의 구조 때문에 볼록법칙에 따라 벌림이 진행되는 반대방향인 꼬리쪽(안쪽)방향으로 활주가 일어난다.

(4) 모음

구르기: 볼록법칙에 따라 모음이 진행되는 꼬리쪽방향으로 구르기가 일어난다.

활주: 볼기뼈절구의 구조 때문에 볼록법칙에 따라 모음이 진행되는 반대방향인 머리쪽(바깥쪽)방향으로 활주가 일어난다.

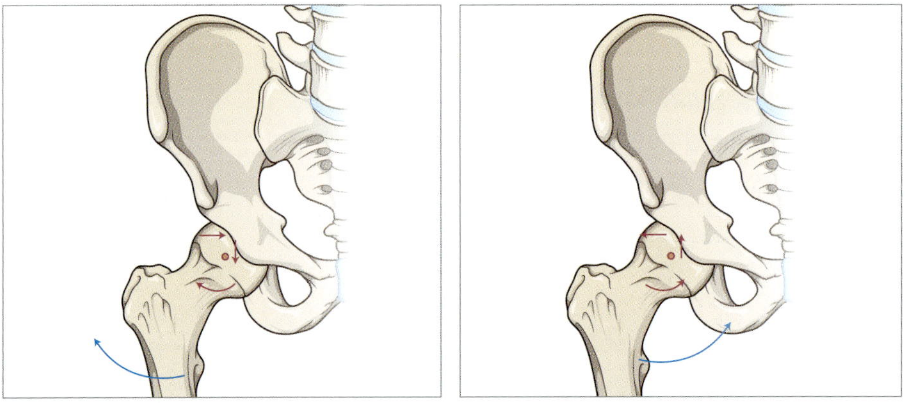

그림 15-15 엉덩관절 벌림, 모음 관절운동형상학

(5) 바깥쪽돌림

구르기: 볼록법칙에 따라 바깥쪽돌림이 진행되는 뒤쪽방향으로 구르기가 일어난다.

활주: 볼기뼈절구의 구조 때문에 볼록법칙에 따라 바깥쪽돌림이 진행되는 반대방향인 앞쪽(안쪽)으로 활주가 일어난다.

(6) 안쪽돌림

구르기: 볼록법칙에 따라 안쪽돌림이 진행되는 앞쪽방향으로 구르기가 일어난다.

활주: 볼기뼈절구의 구조 때문에 볼록법칙에 따라 안쪽돌림이 진행되는 반대방향인 뒤쪽(바깥쪽)으로 활주가 일어난다.

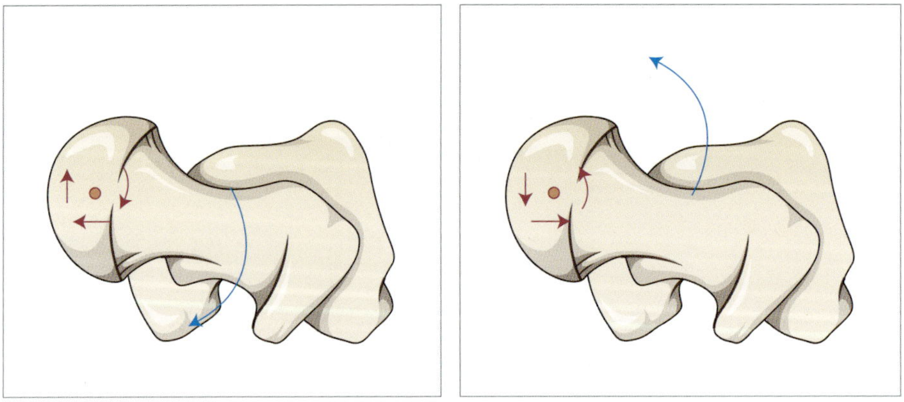

그림 15-16 엉덩관절 바깥쪽돌림, 안쪽돌림 관절운동형상학

4) 회선검사

(1) 굽힘회선검사

자세 • 환자: 치료대에 바로누운자세
치료사: 검사하고자 하는쪽 옆에 선다.

① **능동검사**

무릎관절을 포함하여 엉덩관절 굽힘운동을 능동적으로 시작위치에서 굽힘이 가능한 마지막 위치까지 수행하게 한다.

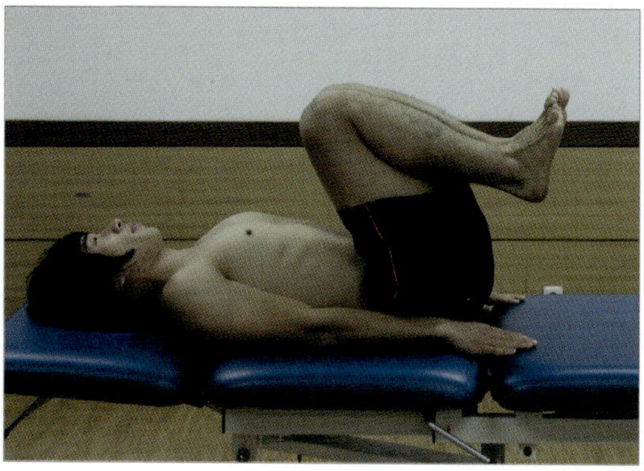

그림 15-17 엉덩관절 굽힘능동검사

② **능동부가검사**

고정 • 치료사는 엉덩관절 움직임에 수반되는 골반의 움직임을 방지하고, 촉지하기 위하여 고정하는 손을 치료대와 검사하고자 하는쪽 골반 사이에 넣고 골반을 안정시킨다.

실행 • 환자가 능동적으로 수행한 무릎관절을 포함한 엉덩관절 굽힘의 마지막 위치에서 치료사 실행하는 손은 무릎관절 뒤쪽의 넙다리 먼쪽을 접촉하여 굽힘방향으로 수동적인 압력을 가해 마지막 정지위치까지 간다.

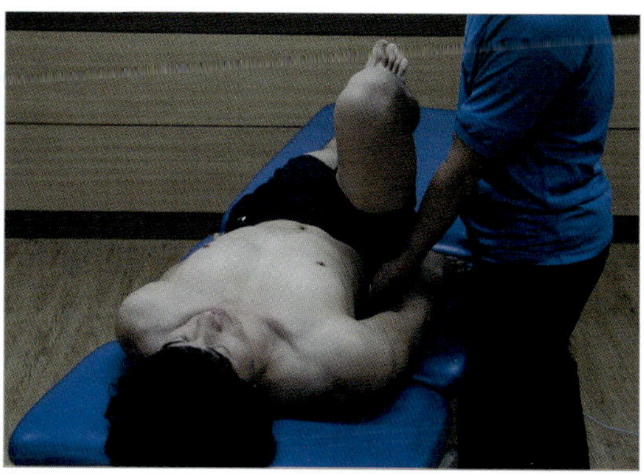

그림 15-18 엉덩관절 굽힘능동부가검사

③ **수동검사**

고정 • 치료사는 엉덩관절 움직임에 수반되는 골반의 움직임을 방지하고, 촉지하기 위하여 고정하는 손을 치료대와 검사하고자 하는쪽 골반 사이에 넣고 골반을 안정시킨다.

실행 • 시작위치에서 치료사 실행하는 손은 무릎관절 뒤쪽의 넙다리 먼쪽을 접촉하여 굽힘방향으로 마지막 정지위치까지 수동굽힘운동을 실시한다.

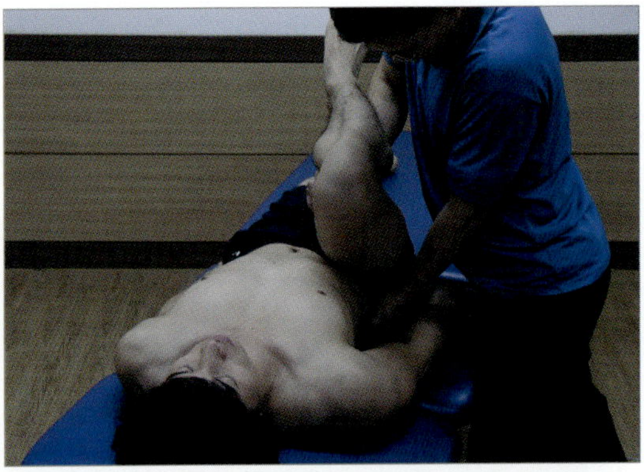

그림 15-19 엉덩관절 굽힘수동검사

(2) 폄회선검사

① **능동검사**

자세 • 환자: 치료대에 엎드린 자세
치료사: 검사하고자 하는쪽 옆에 선다.

실행 • 엉덩관절 폄운동을 능동적으로 시작위치에서 폄의 마지막 위치까지 수행한다.

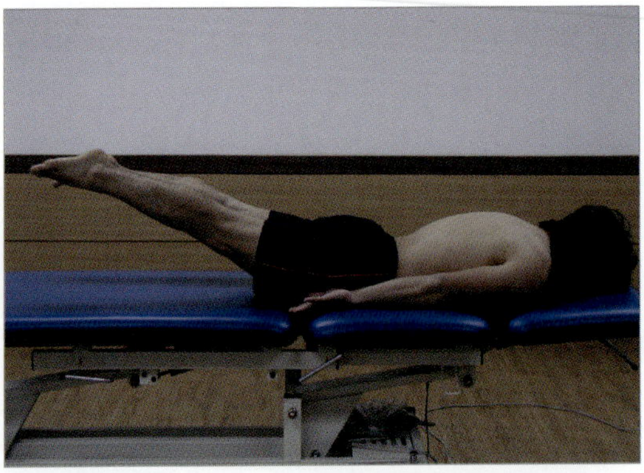

그림 15-20 엉덩관절 폄능동검사

② 능동부가검사

자세 • 환자: 치료대에 엎드린 자세에서, 검사하고자 하는쪽 다리는 치료대 위에 엉덩관절, 무릎관절 폄상태로 놓고, 폄회선검사를 시행하는 동안 과도한 요추 전만이 일어나는 것을 방지하기 위해 반대측 다리는 치료대 옆으로 내려 발을 가능하면 앞쪽으로 이동시켜 바닥에 밀착한다.

치료사: 검사하고자 하는쪽 인쪽옆에 서서 머리쪽에 놓인 발로 환자의 발을 안정시킨다.

고정 • 치료사는 엉덩관절 움직임에 수반되는 골반의 움직임을 방지하기 위해, 고정하는 손으로 검사하고자 하는쪽 골반을 치료대에 안정시킨다.

실행 • 환자가 능동적으로 수행한 엉덩관절 폄의 마지막 위치에서 치료사 실행하는 손은 무릎관절 앞쪽 바로 위에서 넙다리 면쪽을 접촉하여 폄방향으로 수동적인 압력을 가해 마지막 정지위치까지 간다.

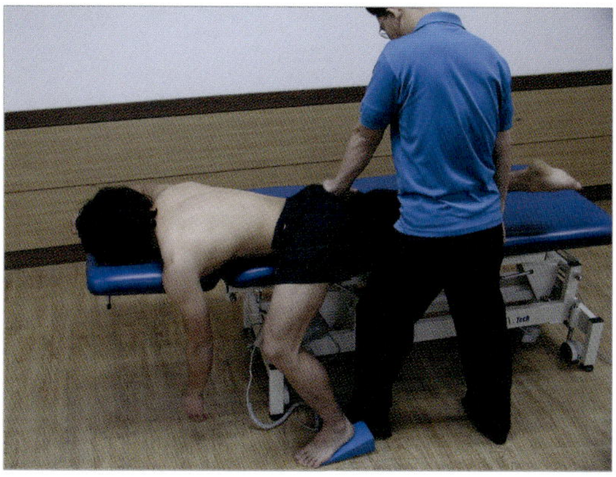

그림 15-21 엉덩관절 폄능동부가검사

③ 수동검사

고정 • 치료사는 엉덩관절 움직임에 수반되는 골반의 움직임을 방지하기 위해, 고정하는 손으로 검사하고자 하는쪽 골반을 치료대에 안정시킨다.

실행 • 시작위치에서 치료사 실행하는 손은 무릎관절 앞쪽 바로 위에서 넙다리 면쪽을 접촉하고 폄방향으로 마지막 정지위치까지 수동폄운동을 실시한다.

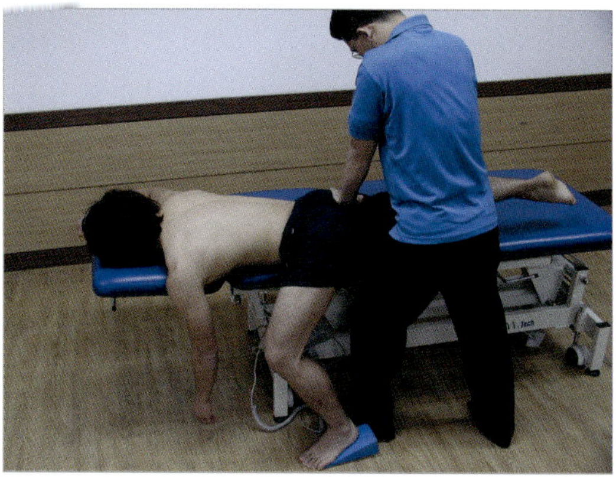

그림 15-22 엉덩관절 폄수동검사

(3) 벌림회선검사

자세 • 환자: 치료대에 바로누운자세
치료사: 검사하고자 하는쪽 옆에 선다.

① **능동검사**

엉덩관절 벌림운동을 능동적으로 시작위치에서 벌림이 가능한 마지막 위치까지 수행하게 한다.

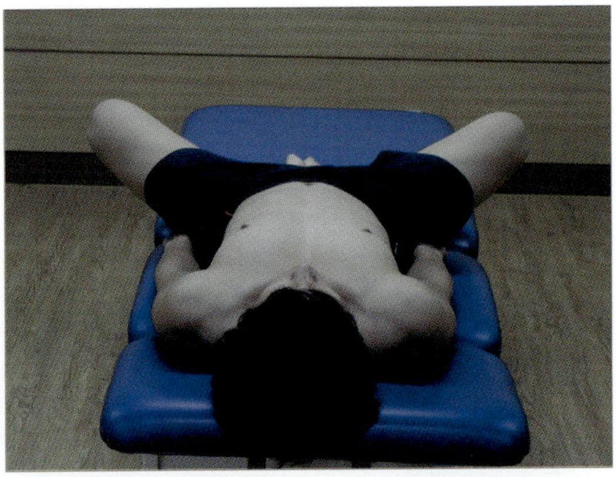

그림 15-23 엉덩관절 벌림능동검사

② **능동부가검사**

고정 • 치료사는 엉덩관절 움직임에 수반되는 골반의 움직임을 방지하기 위하여 고정하는 손으로 실행 반대측 골반을 치료대에 고정하고, 아래팔을 환자 몸에 밀착시켜 실행측 골반도 치료대에 안정시킨다.

실행 • 환자가 능동적으로 수행한 엉덩관절 벌림의 마지막 위치에서 치료사 실행하는 쪽 팔은 무릎관절 뒤쪽 바로 아래에서 치료사 아래팔로 환자종아리를 지지하고 손으로 환자넙다리 먼쪽, 안쪽을 접촉하여 벌림방향으로 수동적인 압력을 가해 마지막 정지위치까지 간다.

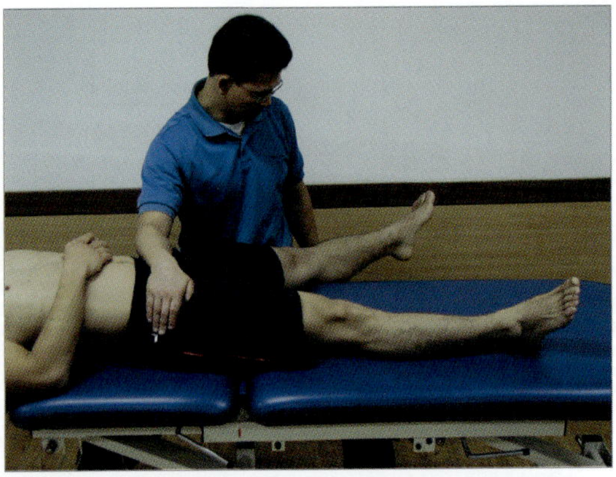

그림 15-24 엉덩관절 벌림능동부가검사

③ **수동검사**

고정 • 치료사는 엉덩관절 움직임에 수반되는 골반의 움직임을 방지하기 위하여 고정하는 손으로 실행 반대측 골반을 치료대에 고정하고 아래팔을 환자 몸에 밀착시켜 실행측 골반도 치료대에 안정시킨다.

실행 • 시작위치에서 치료사 실행하는쪽 팔은 무릎관절 뒤쪽 바로 아래서 치료사 아래팔로 환자종아리를 지지하고 손으로 환자넙다리 먼쪽, 안쪽을 접촉하여 벌림방향으로 마지막 정지위치까지 수동벌림운동을 실시한다.

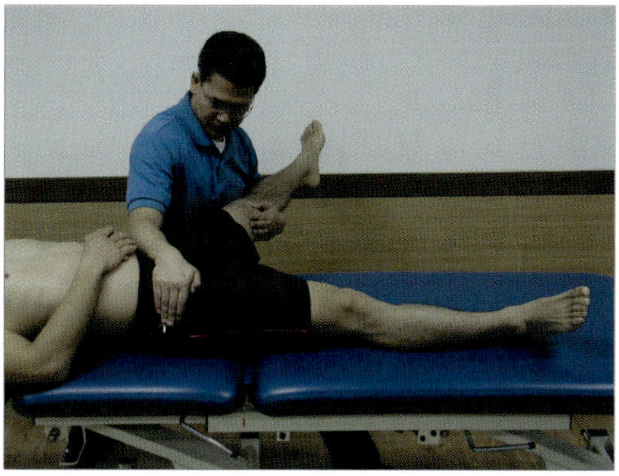

그림 15-25 엉덩관절 벌림수동검사

(4) 모음회선검사

자세 • 환자: 치료대에 바로누운자세에서 검사하는 반대측 다리를 검사하고자 하는쪽 다리 위로 교차하여 검사하고자 하는쪽 다리 바깥쪽에 놓는다.

치료사: 검사하고자 하는쪽 옆에 선다.

① **능동검사**

엉덩관절 모음운동을 능동적으로 시작위치에서 모음이 가능한 마지막 위치까지 수행하게 한다.

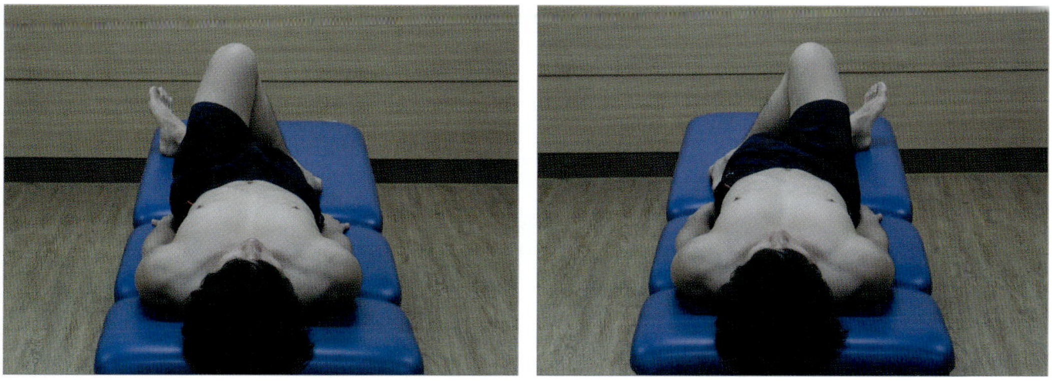

그림 15-26 엉덩관절 모음능동검사

② **능동부가검사**

고정 • 치료사는 엉덩관절 움직임에 수반되는 골반의 움직임을 방지하기 위하여 고정하는 손으로 실행 반대측 골반을 치료대에 고정하고 아래팔을 환자 몸에 밀착시켜 실행측 골반도 치료대에 안정시킨다.

실행 • 환자가 능동적으로 수행한 엉덩관절 모음의 마지막 위치에서 치료사 실행하는 손은 환자무릎관절 바로 위 넙다리 먼쪽, 바깥쪽을 접촉하여 모음방향으로 수동적인 압력을 가해 마지막 정지위치까지 간다.

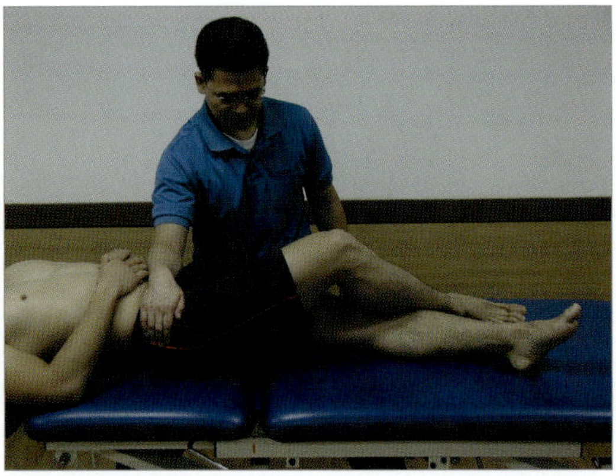

그림 15-27 엉덩관절 모음능동부가검사

③ **수동검사**

고정 • 치료사는 엉덩관절 움직임에 수반되는 골반의 움직임을 방지하기 위하여 고정하는 손으로 실행 반대측 골반을 치료대에 고정하고 아래팔을 환자 몸에 밀착시켜 실행측 골반도 치료대에 안정시킨다.

실행 • 시작위치에서 치료사 실행하는쪽 손은 환자무릎관절 바로위에서 넙다리 먼쪽, 바깥쪽을 접촉하여 모음방향으로 마지막 정지위치까지 수동 모음운동을 실시한다.

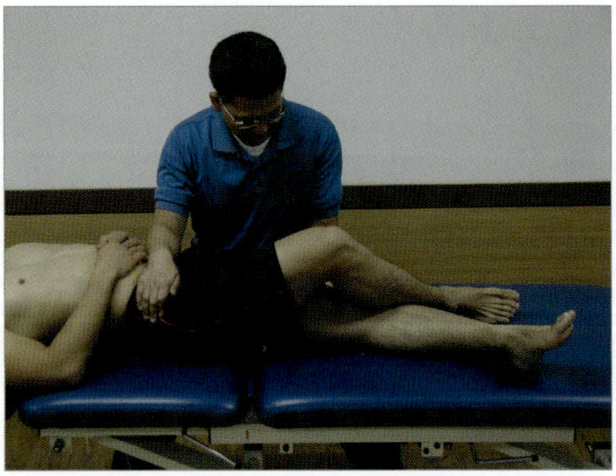

그림 15-28 엉덩관절 모음수동검사

(5) 바깥쪽돌림 회선운동

자세 • 환자: 엎드린 자세에서 검사하고자 하는쪽 무릎관절을 90° 굽힌다.
치료사: 검사하고자 하는쪽 반대편에 선다.

① 능동검사

엉덩관절 바깥쪽돌림운동을 능동적으로 시작위치에서 바깥쪽돌림이 가능한 마지막 위치까지 수행하게 한다.

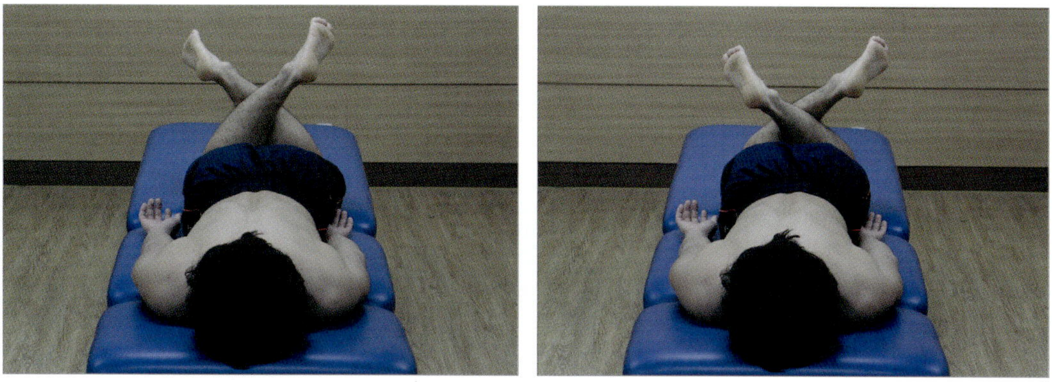

그림 15-29 엉덩관절 바깥쪽돌림능동검사

② 능동부가검사

고정 • 치료사는 엉덩관절 움직임에 수반되는 골반의 움직임을 방지하기 위하여 고정하는 손으로 검사하고자 하는쪽 골반을 치료대에 안정시킨다.

실행 • 환자가 능동적으로 수행한 엉덩관절 바깥쪽돌림이 마지막 위치에서 치료사 실행하는 손은 무릎관절 바로 아래에서 종아리를 바깥쪽 접촉하고 아래팔이 환자 종아리와 나란히 놓이도록 하여 종아리를 움직임을 통해 바깥쪽돌림방향으로 수동적인 압력을 가해 마지막 정지위치까지 간다.

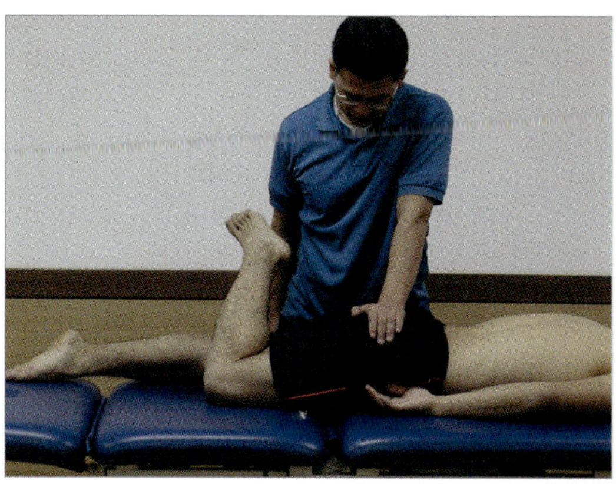

그림 15-30 엉덩관절 바깥쪽돌림능동부가검사

③ **수동검사**

고정 • 치료사는 엉덩관절 움직임에 수반되는 골반의 움직임을 방지하기 위하여 고정하는 손으로 검사하고자 하는쪽 골반을 치료대에 안정시킨다.

실행 • 시작위치에서 치료사 실행하는 손은 무릎관절 바로 아래에서 종아리를 바깥쪽 접촉하고 아래팔이 환자 종아리와 나란히 놓이도록 하고 종아리 움직임을 통해 바깥쪽돌림방향으로 마지막 정지위치까지 수동 바깥쪽돌림운동을 실시한다.

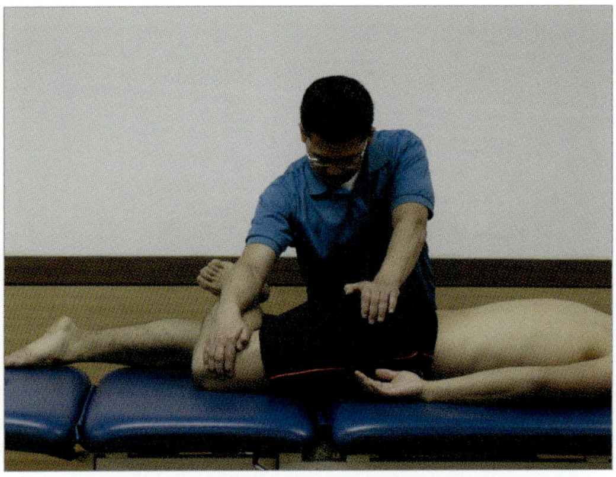

그림 15-31 엉덩관절 바깥쪽돌림수동검사

(6) 안쪽돌림 회선운동

자세 • 환자: 엎드린 자세에서 검사하고자 하는쪽 무릎관절을 90° 굽힌다.
치료사: 검사하고자 하는쪽 옆에 선다.

① **능동검사**

엉덩관절 안쪽돌림운동을 능동적으로 시작위치에서 안쪽돌림이 가능한 마지막 위치까지 수행하게 한다.

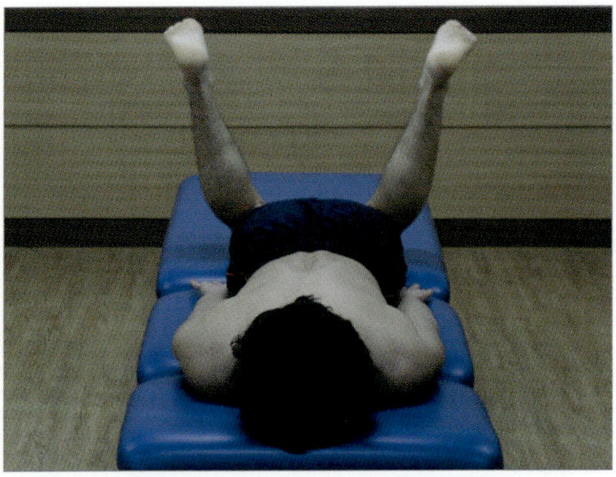

그림 15-32 엉덩관절 안쪽돌림능동검사

② 능동부가검사

고정 • 치료사는 엉덩관절 움직임에 수반되는 골반의 움직임을 방지하기 위하여 고정하는 손으로 검사하고자 하는쪽 골반을 치료대에 안정시킨다.

실행 • 환자가 능동적으로 수행한 엉덩관절 안쪽돌림의 마지막 위치에서 치료사 실행하는 손은 환자무릎관절 바로 아래에서 종아리 안쪽을 접촉하고 아래팔이 환자 종아리와 나란히 놓이도록 하고 종아리를 움직임을 통하여 안쪽돌림방향으로 수동적인 압력을 가해 마지막 정지위치까지 간다.

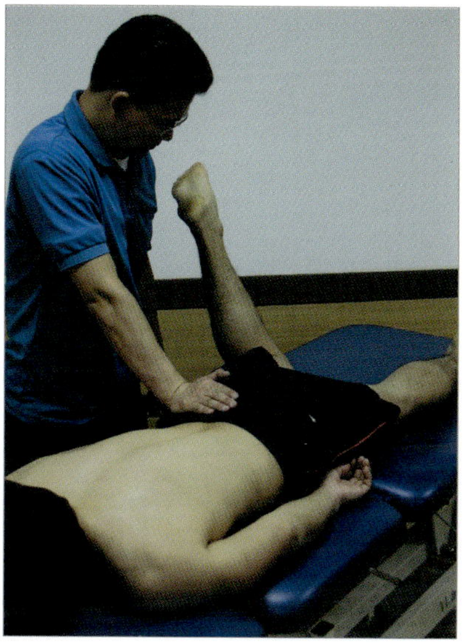

그림 15-33 엉덩관절 안쪽돌림능동부가검사

③ 수동검사

고정 • 치료사는 엉덩관절 움직임에 수반되는 골반의 움직임을 방지하기 위하여 고정하는 손으로 검사하고자 하는쪽 골반을 치료대에 안정시킨다.

실행 • 시작위치에서 치료사 실행하는 손은 무릎관절 바로 아래에서 환자종아리를 안쪽에서 접촉하고 아래팔이 환자 종아리와 나란히 놓이도록 하고 종아리 움직임을 통하여 안쪽돌림방향으로 마지막 정지위치까지 수동 안쪽돌림운동을 실시한다.

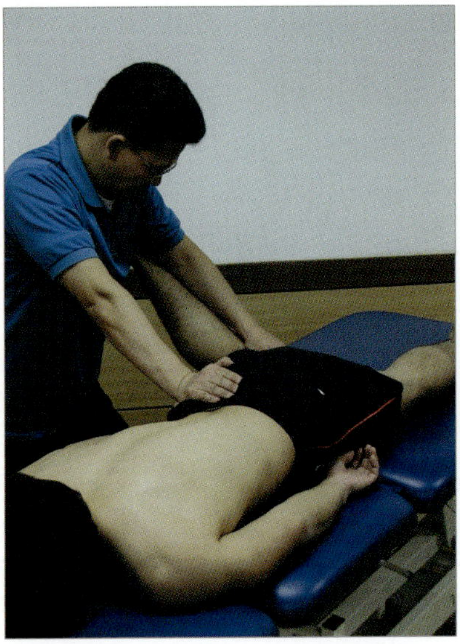

그림 15-34 엉덩관절 안쪽돌림수동검사

5) 직선검사

(1) 견인직선검사

자세 • 환자: 바로누운자세에서 검사하고자 하는쪽 엉덩관절을 가볍게 굽혀서 발바닥이 치료대에 놓이게 한다.
치료사: 환자를 마주보고 발아래쪽에 선다.

고정 • 이 검사에서는 특별한 고정이 필요 없다. 환자 체중에 의해 고정이 이루어진다.

실행 • 환자 무릎관절 바로 위에서 넙다리의 바깥쪽과 안쪽을 치료사 양손으로 잡고 엉덩관절의 편안한 위치를 찾아 치료면에 수직으로 직선적인 견인력을 가해 검사한다.

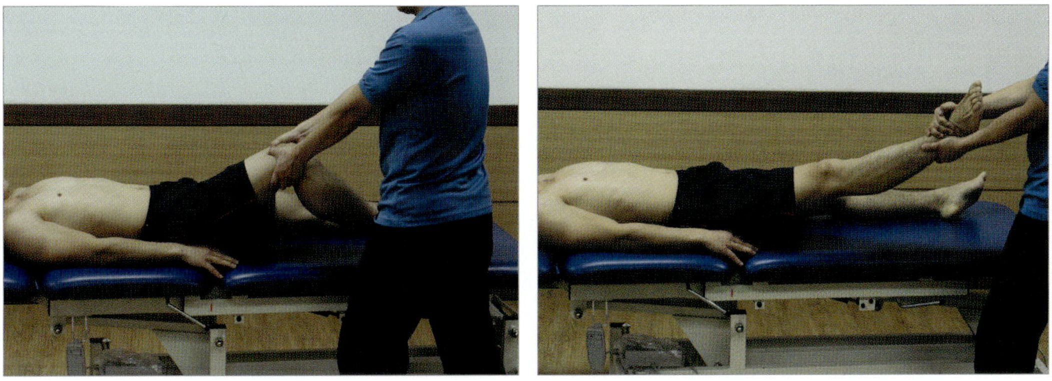

그림 15-35 엉덩관절 견인검사

(2) 압박직선검사

자세 • 환자: 바로누운자세에서 검사하고자 하는쪽 엉덩관절을 가볍게 굽혀 발바닥이 치료대에 놓이게 한다.
치료사: 환자를 마주보고 발아래쪽에 선다.

고정 • 치료사는 고정하는 손을 환자골반의 뒤쪽과 치료대 사이에 넣고 골반을 고정하는 동시에 촉지한다.

실행 • 엉덩관절의 편안한 위치에서, 치료사는 실행하는 손으로 무릎관절 앞쪽을 접촉하고 치료사 아래팔이 환자의 넙다리의 연장선상에 있게 한 다음, 체중을 이용하여 치료면에 수직으로 직선적인 압박력을 가해 검사한다.

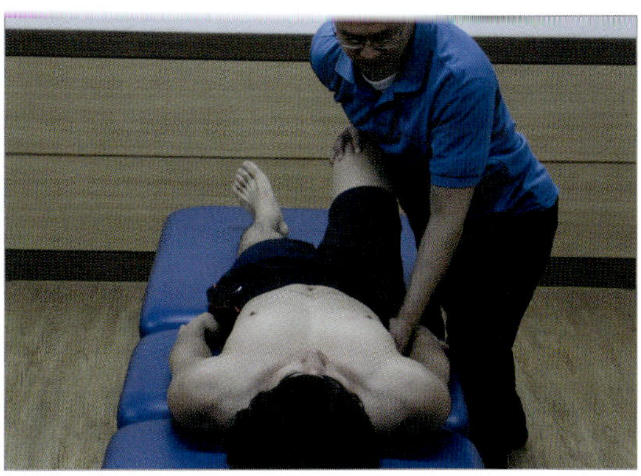

그림 15-36 엉덩관절 압박검사

6) 저항검사

(1) 굽힘

자세 • 환자: 경사도가 조절되는 치료대 머리판을 경사지게 하여 엉덩관절의 가벼운 굽힘 상태가 유지되게 하여 치료대에 걸터 앉는다. 환자는 치료대 양쪽 모서리를 잡아 안정성을 보조한다.

치료사: 검사하고자 하는쪽 옆에 선 자세

고정 • 벨트를 이용하여 검사하고자 하는쪽 반대 넙다리 몸쪽을 치료대에 고정한다. 치료사는 고정하는 손을 이용하여 골반을 치료대에 안정시키고, 실행하는 손은 넙다리 먼쪽을 접촉한다.

실행 • 환자는 굽힘운동을 실시하고 치료사는 실행하는 손을 이용하여 폄방향으로 수동적인 저항을 가해. 굽힘운동에 대한 근력을 검사한다.

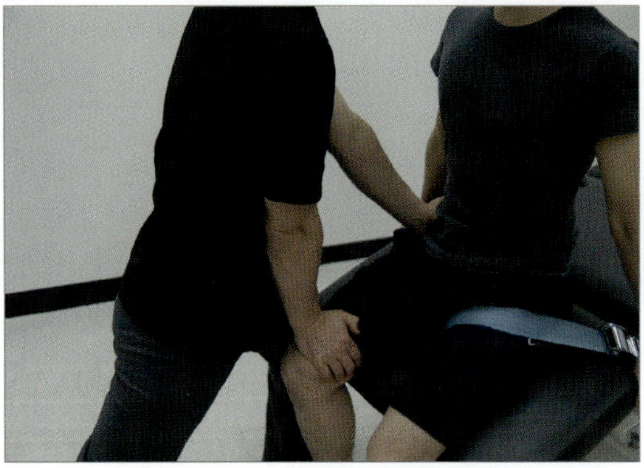

그림 15-37 엉덩관절 굽힘저항검사

(2) 폄

자세 • 환자: 치료대에 엎드린 자세에서, 경사도가 조절되는 치료대 머리판을 경사지게 하여 검사하고자 하는쪽 엉덩관절과 무릎관절의 가벼운 굽힘상태를 유지하게 하고, 폄저항검사를 시행하는 동안 과도한 요추 전만이 일어나는 것을 방지하기 위해 반대측 다리는 치료대 옆으로 내려 발을 가능하면 앞쪽으로 이동시켜 바닥에 밀착한다.

치료사: 검사하고자 하는쪽 안쪽옆에 서서 머리쪽에 놓인 발로 환자의 발을 안정시킨다.

고정 • 치료사는 엉덩관절 움직임에 수반되는 골반의 움직임을 방지하기 위해, 고정하는 손으로 검사하고자 하는쪽 골반을 치료대에 안정시킨다. 실행하는 손은 넙다리의 먼쪽을 접촉한다.

실행 • 환자는 폄운동을 실시하고 치료사는 실행하는 손을 이용하여 굽힘방향으로 수동적인 저항을 가해, 폄운동에 대한 근력을 검사한다.

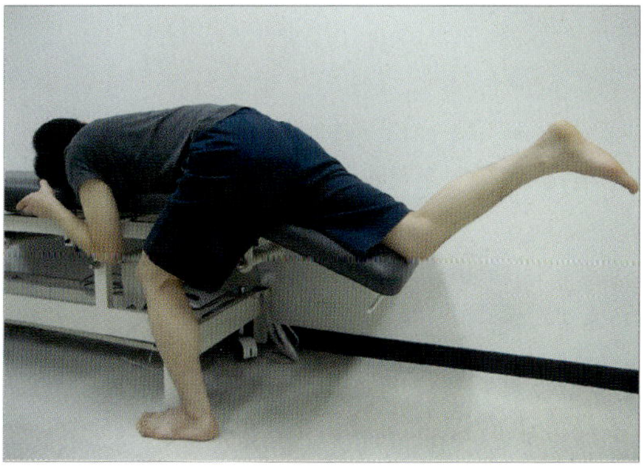

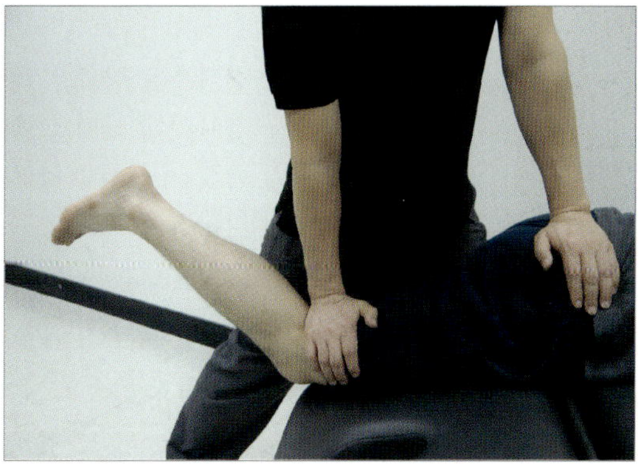

그림 15-38 엉덩관절 폄저항검사

(3) 벌림

자세 • 환자: 실행 반대측을 아래로 해서 옆으로 누운자세, 실행측 엉덩관절과 무릎관절은 가벼운 굽힘 상태를 유지한다.

치료사: 환자 뒤쪽에 선다.

고정 • 치료사의 고정하는 손을 실행측 골반에 접촉하여 골반을 치료대에 안정시킨다. 실행하는 손은 넙다리 먼쪽에 접촉한다.

실행 • 환자는 벌림운동을 실시하고 치료사는 실행하는 손을 이용하여 모음방향으로 수동적인 저항을 가해, 벌림운동에 대한 근력을 검사한다.

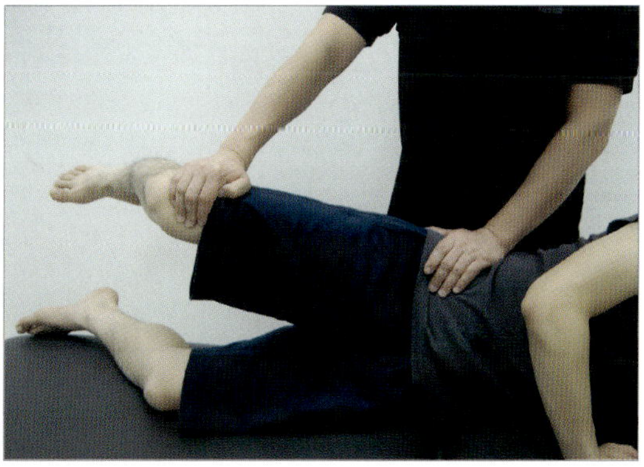

그림 15-39 엉덩관절 벌림저항검사

(4) 모음

자세 • 환자: 실행측을 아래로 해서 옆으로 누운자세, 경사도가 조절되는 치료대 머리판을 경사지게 하여 실행측 엉덩관절의 가벼운 벌림 상태을 유지하고, 동시에 엉덩관절, 무릎관절의 가벼운 굽힘상태가 유지되도록 한다.

치료사: 환자 뒤쪽에 선다.

고정 • 치료사의 고정하는 손과 아래팔을 실행 반대측 종아리에 접촉하여 환자다리를 안정시킨다. 실행하는 손은 실행측 넙다리 먼쪽 안쪽을 접촉한다.

실행 • 환자는 모음운동을 실시하고 치료사는 실행하는 손을 이용하여 벌림방향으로 수동적인 저항을 가해, 모음운동에 대한 근력을 검사한다.

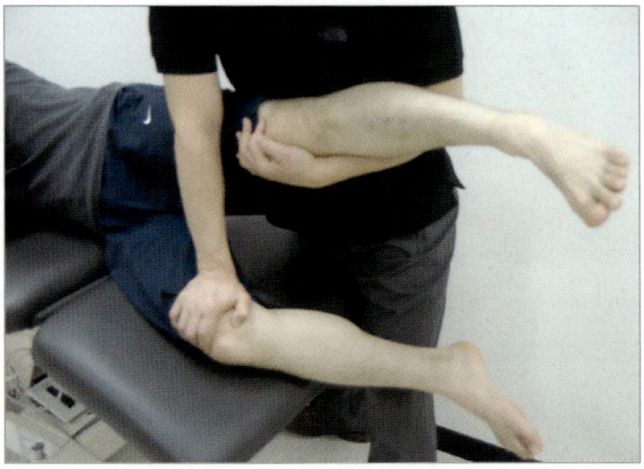

그림 15-40 엉덩관절 모음저항검사

(5) 바깥쪽돌림

자세 • 환자: 경사도가 조절되는 치료대 머리판을 경사지게 하여 실행측 엉덩관절의 굽힘과 벌림이 유지되게 하여 앉는다.

치료사: 검사하고자 하는쪽 앞에 서거나 앉은 자세

고정 • 벨트를 이용하여 실행 반대측 넙다리 몸쪽을 치료대에 고정한다. 치료사는 고정하는손을 이용하여 넙다리 먼쪽의 안쪽을 접촉하여 고정한다. 실행하는 손은 종아리의 먼쪽, 바깥쪽을 접촉한다.

실행 • 환자는 바깥쪽돌림운동을 실시하고 치료사는 실행하는 손을 이용하여 안쪽돌림방향으로 수동적인 저항을 가해. 바깥쪽돌림운동에 대한 근력을 검사한다.

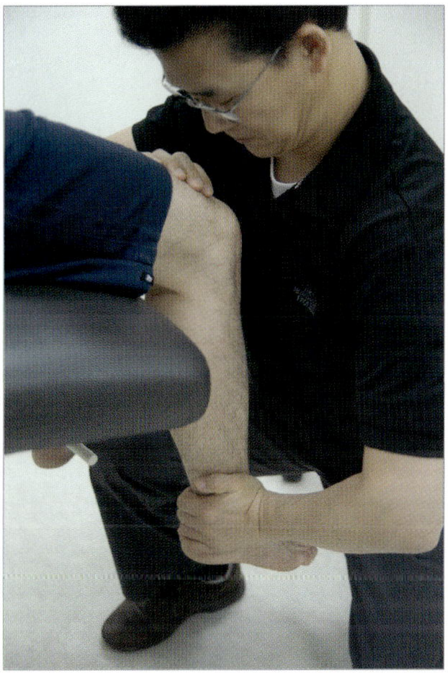

그림 15-41 엉덩관절 바깥쪽돌림저항검사

(6) 안쪽돌림

자세 • 환자: 경사도가 조절되는 치료대 머리판을 경사지게 하여 실행측 엉덩관절의 굽힘과 벌림이 유지되게 하여 앉는다.
치료사: 검사하고자 하는쪽 앞에 서거나 앉은 자세

고정 • 벨트를 이용하여 실행 반대측 넙다리 몸쪽을 치료대에 고정한다. 치료사는 고정하는 손을 이용하여 넙다리먼쪽의 바깥쪽을 접촉하여 고정한다. 실행하는 손은 종아리의 먼쪽 안쪽을 접촉한다.

실행 • 환자는 바깥쪽돌림운동을 실시하고 치료사는 실행하는 손을 이용하여 안쪽돌림방향으로 수동적인 저항을 가해, 바깥쪽돌림운동에 대한 근력을 검사한다.

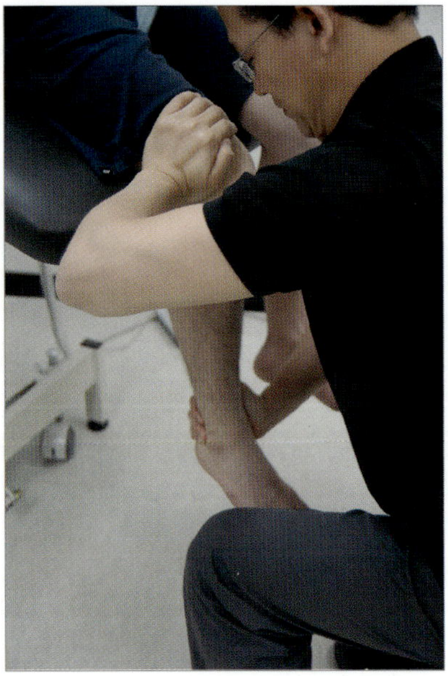

그림 15-42 엉덩관절 안쪽돌림저항검사

7) 근육의 감별검사

(1) 엉덩관절 굽힘에서 증상 유발

대상근육: 큰허리근(psoas major), 넙다리네갈래근(quadriceps)

① 넙다리네갈래근 감별

자세 • 환자: 경사도가 조절되는 치료대 머리판을 경사지게 하여, 환자 엉덩관절의 가벼운 굽힘이 유발되게 하여 치료대에 걸터 앉는다. 환자는 치료대 양쪽 모서리를 잡아 안정성을 보조한다.

치료사: 검사하고자 하는쪽 옆에 선 자세

고정 • 벨트를 이용하여 검사하고자 하는쪽 반대 넙다리 몸쪽을 치료대에 고정한다. 치료사의 고정하는 손은 검사하고자 하는쪽 골반을 안정시키고 실행하는 손은 종아리 먼쪽, 앞쪽을 접촉한다.

실행 • 환자는 무릎관절 폄운동을 실시하고 치료사는 굽힘방향으로 수동적인 저항을 가해, 무릎관절 폄운동에 의해 증상의 변화가 있는지 검사한다.

감별 • 엉덩관절 굽힘에 대한 증상완화 위치에서, 무릎관절 폄저항운동을 실시하여 증상의 변화가 있을 시에는 넙다리네갈래근의 문제를 의심해 볼 수 있다.

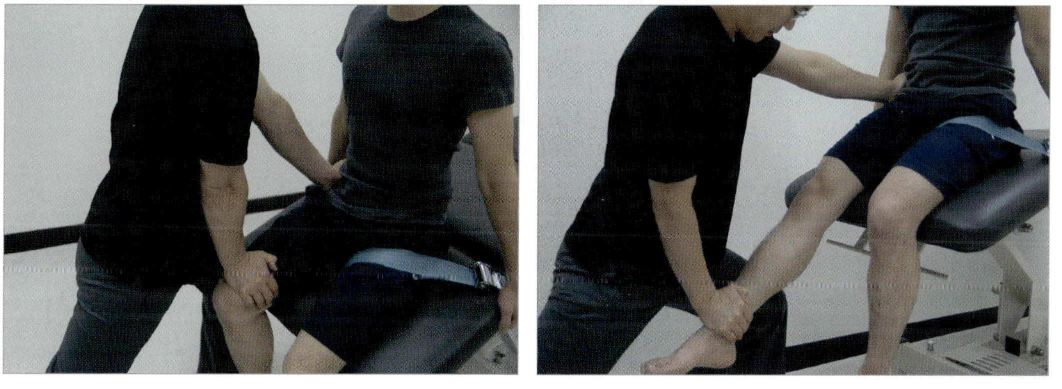

그림 15-43 넙다리네갈래근 근육감별검사

(2) 엉덩관절 폄에서 증상유발

대상근육: 큰볼기근(gluteus maximus), 무릎관절 굽힘근(Mamstring)

① 무릎관절 굽힘근 감별

자세 • 환자: 치료대에 엎드린 자세에서, 경사도가 조절되는 치료대 머리판을 경사지게 하여 검사하고자 하는쪽 엉덩관절과 무릎관절의 가벼운 굽힘상태를 유지하게 한다.

치료사: 검사하고자 하는쪽 옆에 서서 머리쪽에 놓인 발로 환자의 발을 안정시킨다.

고정 • 치료사는 엉덩관절 움직임에 수반되는 골반의 움직임을 방지하기 위해, 고정하는 손으로 검사하고자 하는쪽 골반을 치료대에 안정시킨다. 실행하는 손은 종아리의 먼쪽을 접촉한다.

실행 • 환자는 무릎관절 굽힘운동을 실시하고 치료사는 실행하는 손을 이용하여 폄방향으로 수동적인 저항을 가해, 무릎관절 굽힘운동에 의해 증상의 변화가 생기는지 검사한다.

감별 • 엉덩관절 폄에 대한 증상완화 위치에서, 무릎관절 굽힘저항운동을 실시하여 증상의 변화가 있을 시에는 무릎관절 굽힘근의 문제를 의심해 볼 수 있다.

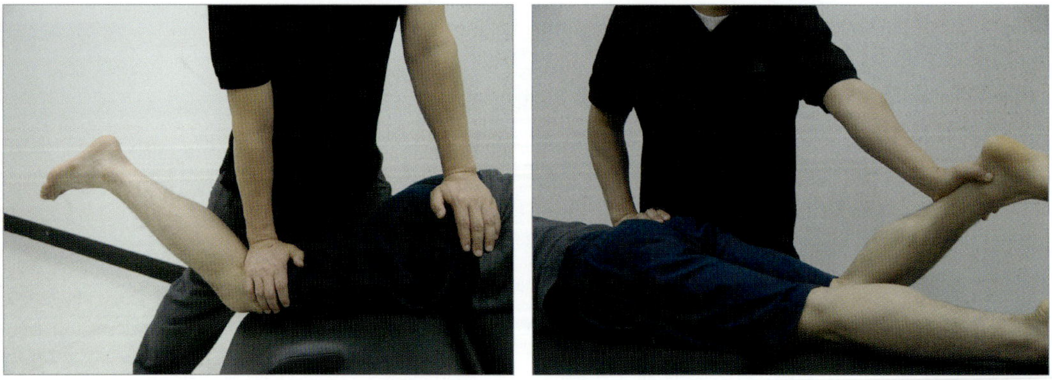

그림 15-44 무릎관절 굽힘근 근육감별검사

(3) 엉덩관절 벌림에서 증상유발

의심근육: 중간볼기근(gluteus medius), 작은볼기근(gluteus minimus), 넙다리근막긴장근(tensor fasciae latae)

① 넙다리근막긴장근 감별

자세 • 환자: 실행 반대측 다리를 아래로 해서 옆으로 누운자세, 실행측 엉덩관절은 굽힘과 폄 중립위지를 유지하고, 무릎관절은 폄상태를 유지한다.
치료사: 환자 뒤쪽에 선다.

고정 • 치료사의 고정하는 손은 실행측 골반에 접촉하여 골반을 치료대에 안정시킨다. 실행하는 손은 종아리 몸쪽 바깥쪽을 접촉한다.

실행 • 환자는 엉덩관절 굽힘과 폄의 중립 위에서 무릎관절 폄 상태를 유지한 채 엉덩관절벌림운동을 실시하고 치료사는 실행하는 손을 이용하여 모음방향으로 수동적인 저항을 가해, 중립위에서 실시한 벌림운동에 의해 증상에 변화가 있는지 검사한다.

감별 • 엉덩관절 벌림에 대한 증상완화 위치에서, 무릎관절 폄상태에서 엉덩관절 벌림저항운동을 실시하여 증상의 변화가 있을 시에는 넙다리근막긴장근의 문제를 의심해 볼 수 있다(같은 자세에서, 실시한 무릎관절 폄저항운동에 증상의 변화가 있을 경우에도 넙다리근막긴장근의 문제를 의심해 볼 수 있다).

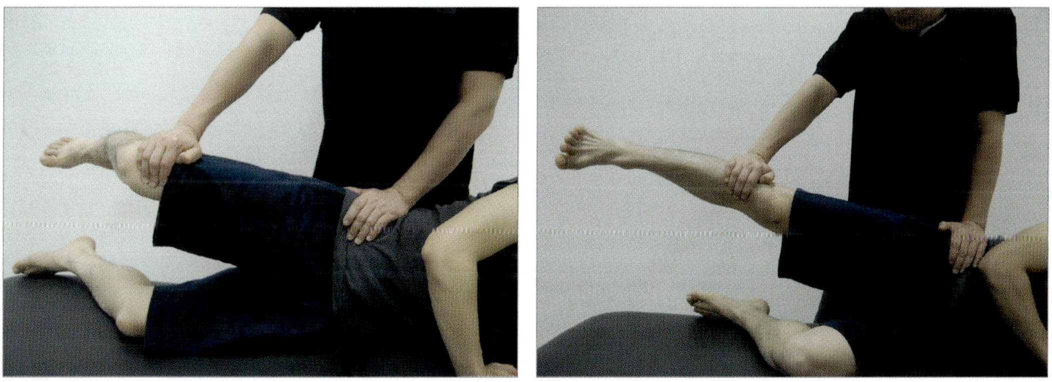

그림 15-45 넙다리근막긴장근 근육감별검사

(4) 엉덩관절 안쪽돌림에서 증상유발

대상근육: 넙다리근막긴장근(tensor fasciae latae), 중간볼기근(gluteus medius)/작은볼기근(gluteus minimus)

① 넙다리근막긴장근 감별

자세 • 환자: 경사도가 조절되는 치료대 머리판을 경사지게 하여 앉는다. 환자는 치료대 양쪽 모서리를 잡아 안정성을 보조한다.
치료사: 검사하고자 하는쪽 앞쪽에 앉거나 선 자세

고정 • 벨트를 이용하여 검사하고자 하는쪽 반대 넙다리 몸쪽을 치료대에 고정한다. 치료사는 고정하는 손을 이용하여 골반을 접촉하여 치료대에 안정시킨다. 실행하는 손은 종아리의 먼쪽, 앞쪽을 접촉한다.

실행 • 환자는 무릎관절 폄운동을 실시하고 치료사는 실행하는 손을 이용하여 굽힘방향으로 수동적인 저항을 가해, 무릎관절 폄운동에 의해 증상의 변화가 생기는지 검사한다.

감별 • 엉덩관절 바깥쪽돌림에 대한 증상완화 위치에서, 무릎관절 폄저항운동을 실시하여 증상의 변화가 있을 시에는 넙다리근막긴장근의 문제를 의심해 볼 수 있다.

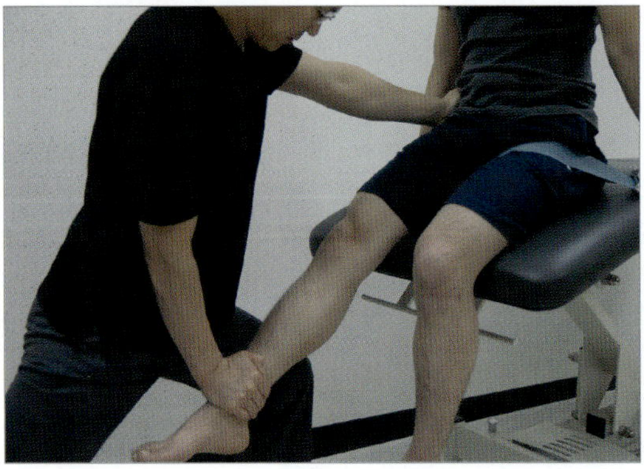

그림 15-46 넙다리근막긴장근 근육감별검사

② 중간볼기근 감별

자세 • 환자: 실행 반대측을 아래로 해서 옆으로 누운자세, 실행측 엉덩관절과 무릎관절은 가벼운 굽힘 상태를 유지한다.
치료사: 환자 뒤쪽에 선다.

고정 • 치료사의 고정하는 손을 실행측 골반에 접촉하여 골반을 치료대에 안정시킨다. 실행하는 손은 넙다리 먼쪽에 접촉한다.

실행 • 환자는 무릎관절 굽힘 상태에서 엉덩관절 벌림운동을 실시하고 치료사는 실행하는 손을 이용하여 모음방향으로 수동적인 저항을 가해 벌림저항운동에 의해 증상변화가 있는지를 확인해 본다.

감별 • 엉덩관절 바깥쪽돌림에 대한 증상완화 위치에서, 무릎관절 굽힘상태에서 엉덩관절 벌림저항운동을 실시하여 증상의 변화가 있을 시에는 중간볼기근의 문제를 의심해 볼 수 있다.

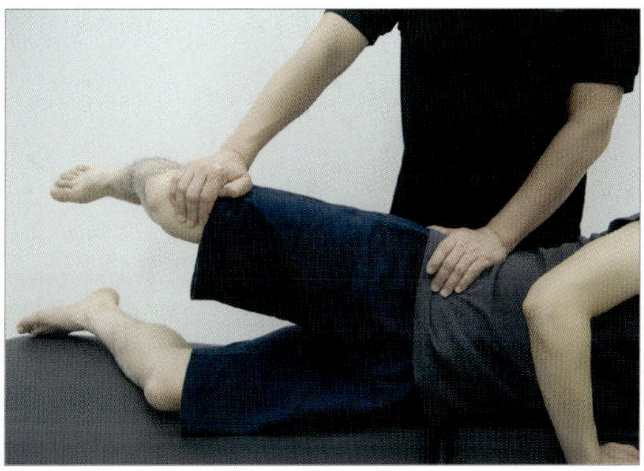

그림 15-47 중간볼기근 근육감별검사

참고문헌

강순희 등. 운동치료총론. 영문출판사. 2005.

김기열 등. 정형도수치료학. 하늘뜨락. 2008.

정형국, 배성수, 김연희. 기본생체역학. 정담미디어. 2003.

정진우 역. 척추와 사지의 검진. 대학서림. 2000.

백인협. kaltenborn 정형도수치료(사지편). 영문출판사. 2001.

백인협 등, 도수치료의 근육신장 적용지침. 메드라인. 2010.

Jochen Schomacher. Manuelle Therapie Bewegen und Spuren lernen Georg. Thieme Verlag Stuttgart-New York. 1998.

OMT Kaltenborn-Evienth 학회연수교육자료